Sheila Kelley

POLE DANCING

für jede Frau

Sheila Kelley

POLE DANCING

für jede Frau

riva

Impressum

1. Auflage 2008

Der Titel erschien 2004 bei Workman Publishing Company, New York.

Titel der amerikanischen Originalausgabe: *The S-Factor. Strip Workouts for Every Woman.*

Übersetzung: Andrea Schlosser
Lektorat: Jutta Friedrich
Korrektorat: Barbara Kappelmayr
Umschlaggestaltung und Layout: Sabine Krohberger
Satz: Agentur MCP, Holzkirchen
Druck: CPI – Ebner & Spiegel, Ulm

ISBN 978-3-936994-91-9

Bibliografische Information der Deutschen Bibliothek: Die Deutsche Bibliothek verzeichnet diese Publikation in der Deutschen Nationalbibliothek; detaillierte bibliografische Daten sind im Internet über http://dnb.ddb.de abrufbar.

Für Fragen und Anregungen zum Buch: sheilakelley@rivaverlag.de

Gerne senden wir Ihnen unser Verlagsprogramm: vp@rivaverlag.de

riva Verlag
ein Imprint der FinanzBuch Verlag GmbH
Nymphenburger Straße 86
80636 München
Tel.: 089 651285-0
Fax: 089 652096
E-Mail: info@rivaverlag.de

www.rivaverlag.de

riva

Vorwort

Ich widme dieses Buch meiner Familie – Richard, Ruby und Gus, die mein Leben in jeder Hinsicht bereichert haben. Und den einzigartigen Frauen in meinem Leben – meiner Mutter (die Heldin), meinen Schwestern Christine (ich vermisse dich), Kitty Kat (dem Wunderkind), Mary Ellen (Mamie, meinem Zwilling), Joyce und Michele (den beiden anderen kleinen Mädchen). Ihr habt mein Leben frauenreich gemacht.

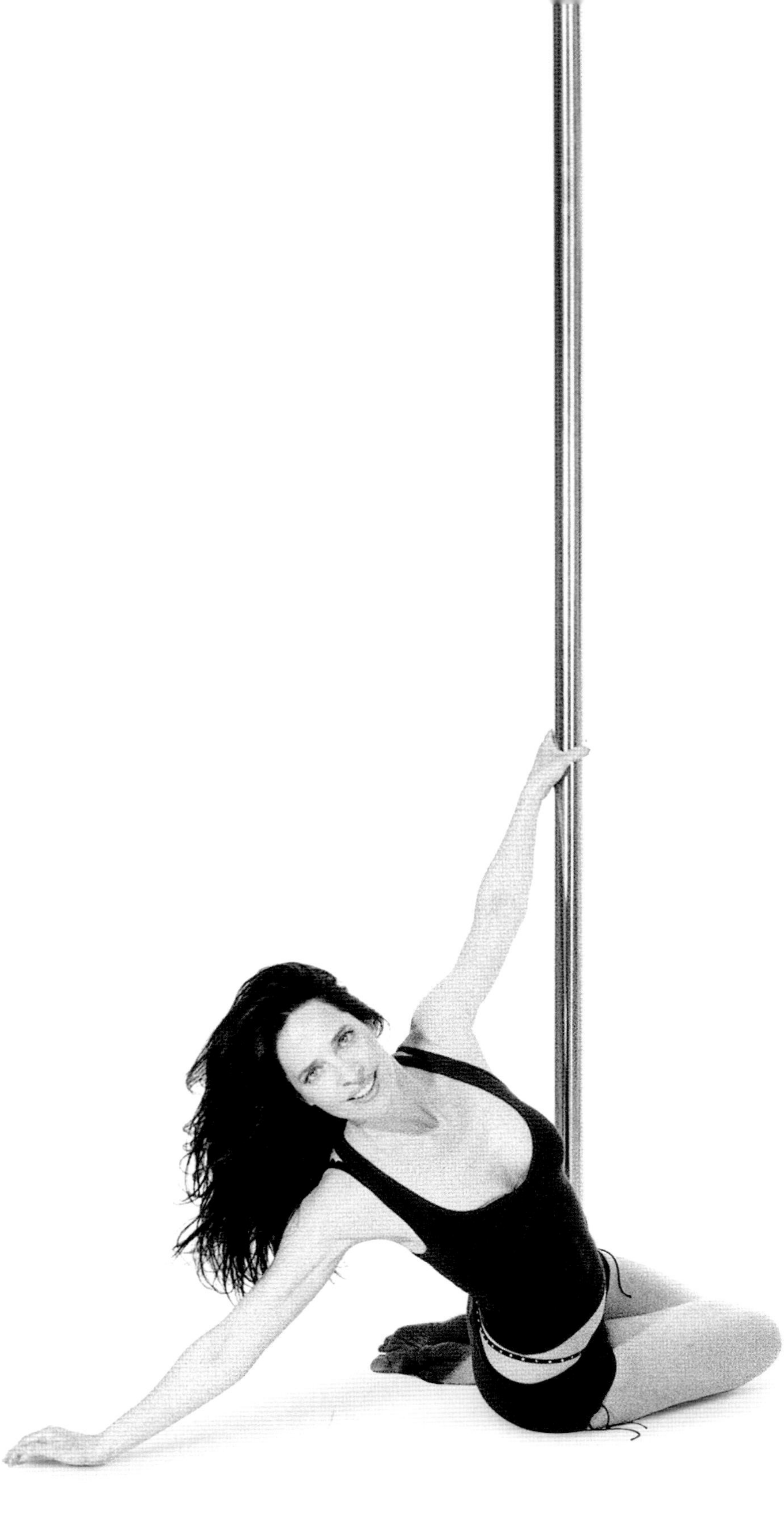

Dank

Ich möchte gerne folgenden Personen danken: allen Männern meiner Familie (meinem Vater, Lenny, Gerry und Patrick) für ihre Liebe und Unterstützung, Ruth Sullivan für ihre endlosen Bemühungen und kompromisslose Vision, Paul Hanson für seinen Blick und sein ästhetisches Gespür, Eve Epstein (meiner besseren Hälfte) für ihre Inspiration und Einsicht, Sara Goodman und Carrie Brown für die Gespräche, Merry Lee Traum und Donna Pappas für ihre Loyalität und Liebe, Cindye Friedmann für ihre unermüdlichen Versuche, mit mir Schritt zu halten, Ilene Feldmann, Wendy Murphy und allen IFA-Mitarbeitern dafür, dass sie an mich geglaubt haben (ich liebe euch!), Shawn Frederick für die wunderschönen Fotos, all meinen Mädels zu Hause: Sara, Donna, Carrie, Boni, Sally Ann, Kelly, Teri, Gabrielle, Kari, Adria, Julie, Tammara, Karen, Lauren, Vanna, Kathleen P., Nicole, Patty P., Sandy Skinner, Susan Shannon, Corinne, Kathleen C., Megan, Merry Lee, Ruth, Bess, Claire, Alex, Dara, Katelyn, Linda, Stacey Rae, Peri Ellen – ihr habt mich verblüfft, Juanna, Corina, Isolina und Roxana für eure Liebe und Fürsorge, den ganzen Kelley- und Schiff-Clans, die mein Abtauchen in der S-Faktor-Szene erdulden mussten, Carolan und Peter Workman für ihre Hartnäckigkeit und Überzeugung, Bob DiForio und dem Unternehmen für eure Ausdauer, Daphne Ortiz und David Lust für die Beleuchtung, David Linter – für immer, Jeanne Heaton, dass sie mir von Anfang an den Weg wies, Bill Forsythe, John Syles, John Boorman, Ridley Scott und vor allem Michael Hoffmann für seinen Überblick, meinen Freunden Michael, Ellie, Rob, Lucinda, John-Jack, Francesca, Bridget, Angela, Earl und Bob, die mich, wie viele andere, ermuntern und geistig fit halten, dem »Blue-Iguana«-Team, Devon, Symone, Castle, Nicki, Jezebel, Mili, Millenium, Synne, Daryl, Sandy, Jennifer, Charlotte, Bob, Earl, Elias, Etchie Stroh, Ram Bergman und Dana Leustig.

1

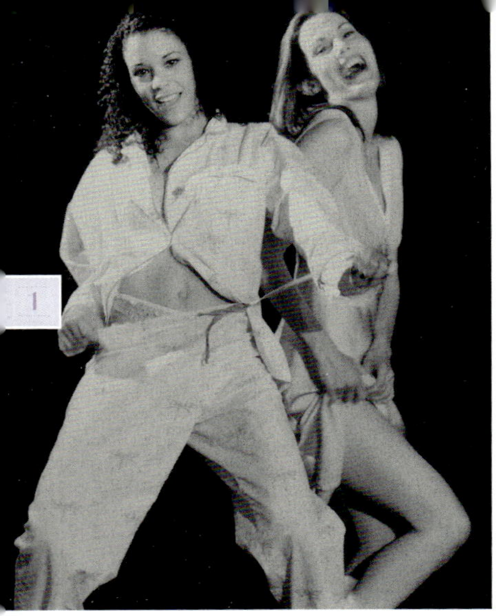

2

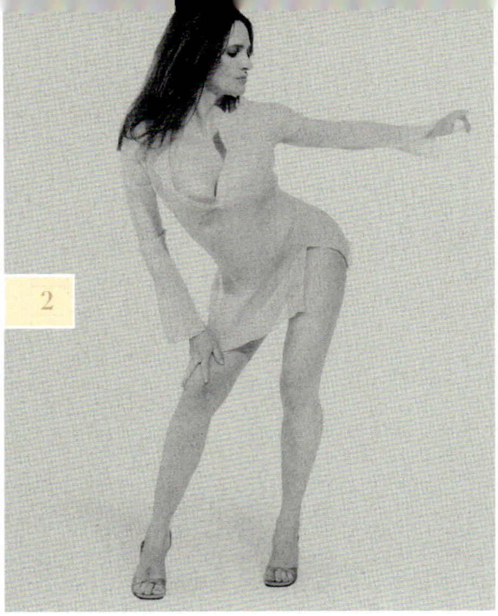

3

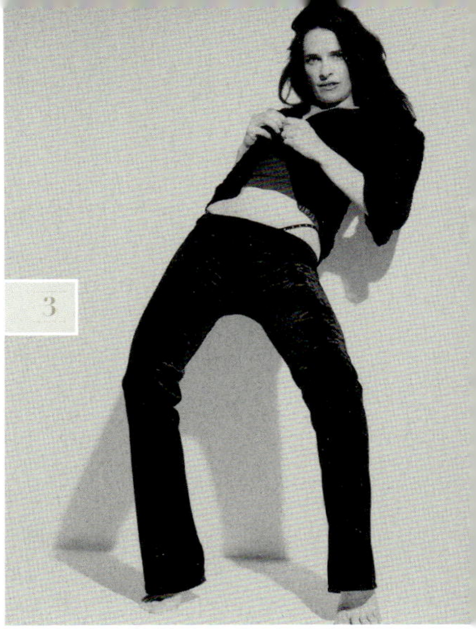

4

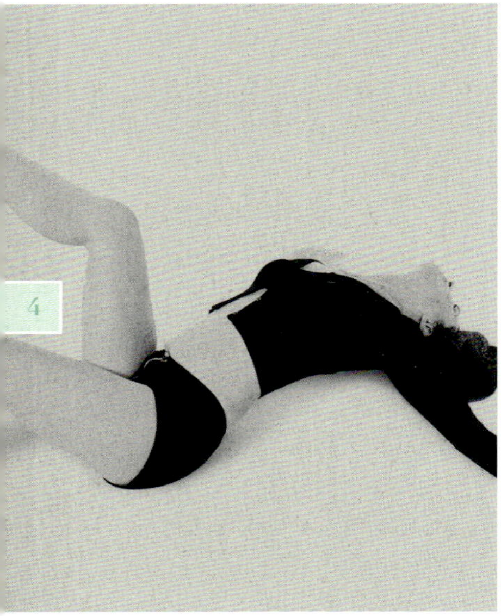

5

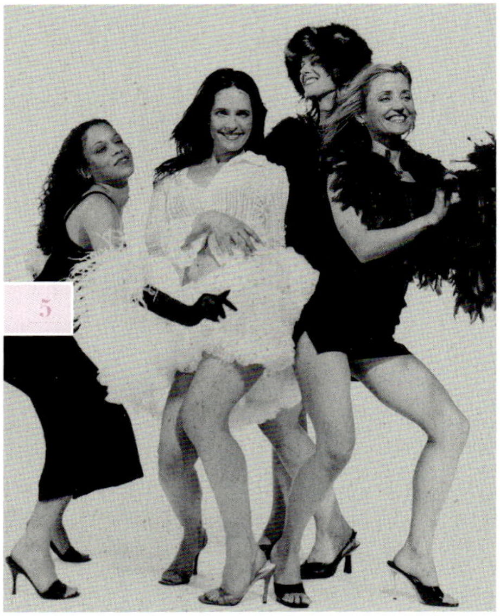

6

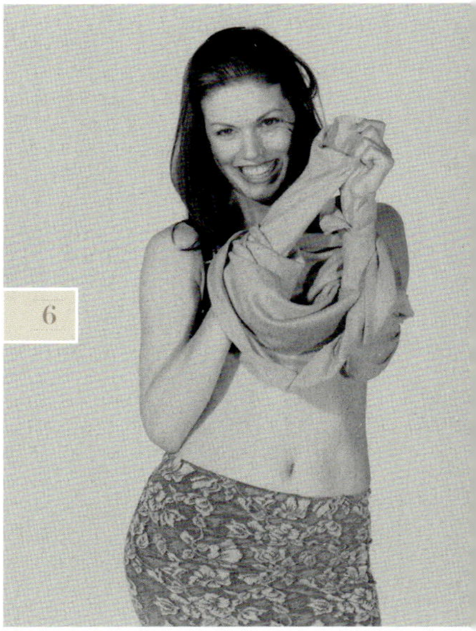

7

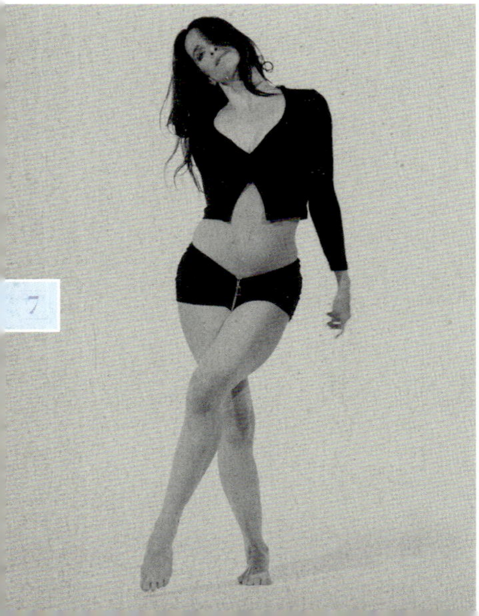

8

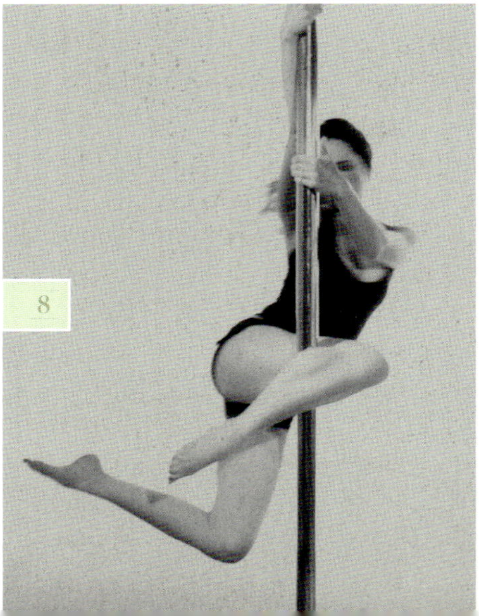

9

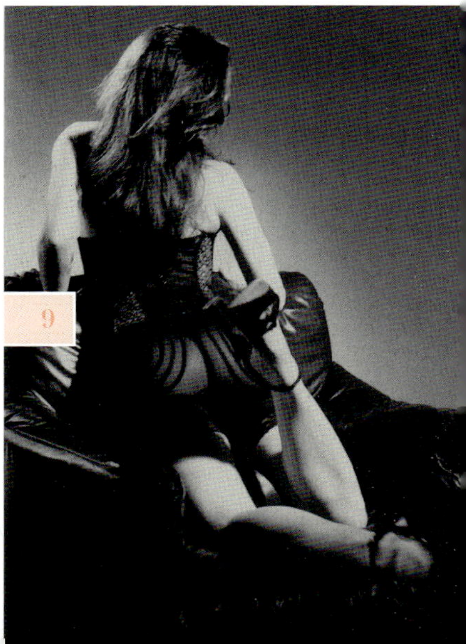

inhalt

EINLEITUNG

Die Ursprünge des S-Faktors

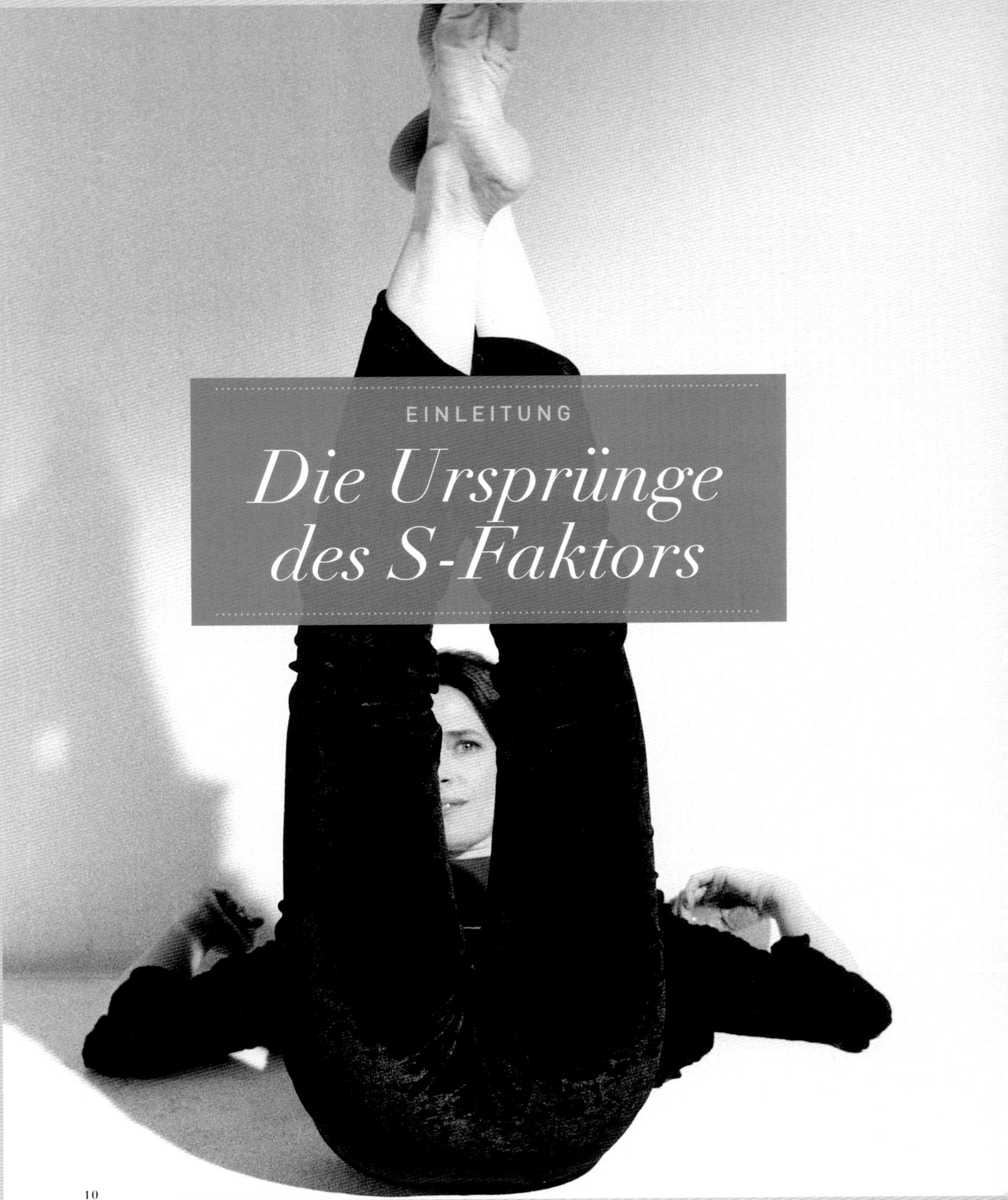

Okay, eine Sache vorweg. Ich bin eine ganz normale Frau. Ich habe zwei Kinder, einen vollen Terminkalender und einen sehr großen Haushalt. Man kann mich täglich beim »Fahrdienst« beobachten: Ich drehe meine Runden mit dem Krankenwagen oder hetze – normalerweise in einem schmuddeligen T-Shirt und einer Jeans – hektisch von einem Filmshooting zum Unterricht und zum nächsten Vorsprechen. Wenn ich Glück habe, komme ich vor neun Uhr abends unter die Dusche. Mit anderen Worten: Ich bin wahrscheinlich nicht anders als Sie.

Abgesehen von einer einzigen Sache. Ich habe eine Tanzstange im Büro meines Ehemanns. Ich liebe Pole-Dance und Strippen, ich tanze jeden Tag – außer an Sonntagen, denn selbst Besessene brauchen mal eine Pause. Ich mache es nicht für Geld und nicht für Fremde. Ich strippe für mich selbst und – wenn er sehr brav war – strippe ich für meinen Ehemann. Ich mache das, weil es mich gut aussehen lässt und mir ein einzigartiges Gefühl vermittelt. Es lässt mich weit über diese Welt und ihre Problemen hinwegschweben. Denn wenn ich tanze, werde ich frei von Selbstzweifeln und Hemmungen, und meine wahren eigenen Stärken kommen ans Licht. Kurz gesagt mache ich es, weil es mein Leben verändert hat und es immer noch verändert.

Erlauben Sie mir, Ihnen eine Geschichte zu erzählen, darüber, wie eine scheinbar normale Person wie ich ein Geheimnis im hintersten Winkel der Welt entdeckt hat, ein Geheimnis, das Hunderten Frauen geholfen hat, ihre größten Ängste abzulegen und ihre größten Sehn-

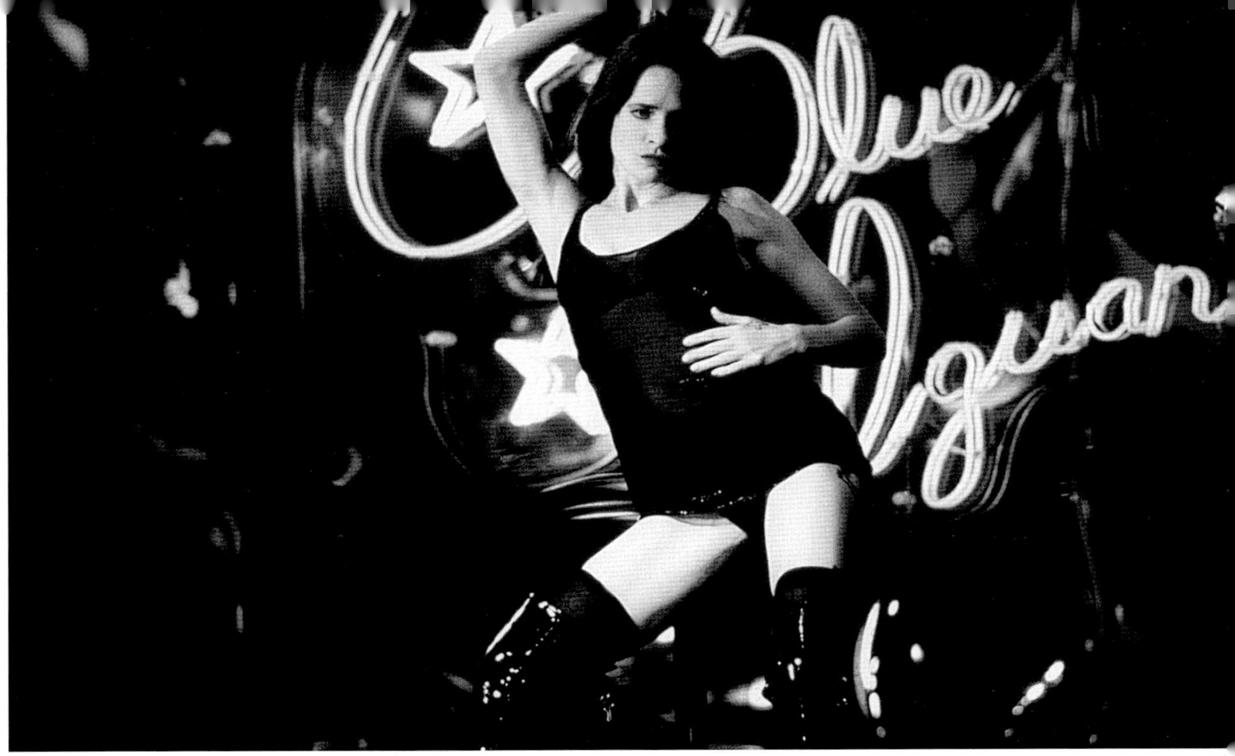

Sheila als Stormy in »Dancing at the Blue Iguana«

süchte umzusetzen. Es ist die Geschichte des S-Faktors, einer Bewegungstechnik, die auf Sportlichkeit und der sexuellen Ausdrucksform des Strippens und Pole-Dance basiert, hergeleitet von den natürlichen S-Kurven des weiblichen Körpers. Es ist meine Geschichte, aber es ist auch der Anfang Ihrer Geschichte: die ersten Schritte auf einer Reise ins Ich, auf der Sie Vergessenes oder Unbewusstes in sich selbst neu entdecken.

Wie der Titel bereits verrät, wird dieses Buch Ihnen beibringen, sich wie eine Stripperin zu bewegen und einen tollen Lap-Dance, also den erotischen Tanz für einen Zuschauer, sowie Tricks an der Stange zu performen. Das Buch bietet Ihnen neue Workout-Übungen, die Ihren Körper in Form und Ihr Liebesleben in Schwung bringen. Doch es wird noch viel mehr als das bewirken. Für mich und die Frauen, die ich trainiere, ist der S-Faktor, unserer Meinung nach, der beste Weg, um Selbstvertrauen, Selbstsicherheit und zudem ein gutes Körperbewusstsein zu erlangen. Gleichzeitig verbringen wir eine wahnsinnig gute Zeit miteinander.

Am Anfang

Das Strippen faszinierte mich bereits vor 14 Jahren, als ich noch eine junge eifrige Schauspielerin auf der Suche nach ihrer ersten bezahlten Rolle war. Ich wurde als Prostituierte und Stripperin unter dem Namen Carrie für den Film »Breaking In« gecastet und so beschloss ich, ein Striplokal aufzusuchen, um zu recherchieren. Ich tat es nicht gerne. Ich bin als irisch-katholisches Mädchen aufgewachsen und sehe mich selbst als überzeugte Feministin. Striplokale waren meiner Meinung nach der Platz für die Verzweifelten und Verdorbenen.

Also war ich skeptisch und etwas verängstigt, als ich mich auf den Weg ins abgelegene Star Strip machte, ein Lokal in einem Vorort von Beverly Hills. Es war an einem

Mittwochmittag gegen 14 Uhr, und trotz der Dunkelheit im Lokal konnte ich erkennen, dass es fast leer war. Ich schnappte mir einen der hinteren Sitzplätze, zog meine Schultern ein und stellte den Jackenkragen ganz hoch. Es dauerte ein Weilchen, bis ich den Mut fasste, auf die Bühne zu schauen.

Eine junge blonde Tänzerin mit zotteligen Haaren stand – falsch, thronte – über einem Mann mittleren Alters, der unter ihr saß. Sie war fast völlig nackt und im gelblich schimmernden Bühnenlicht glühte ihre Haut, so als würde sie von innen nach außen brennen. Die langsamen, wellenförmigen Bewegungen ihrer Hüfte wirkten hypnotisierend, als ob sie aus ihrem tiefsten Inneren, einem Ort der Erkenntnis, kämen und ihre Zerbrechlichkeit ihrer Umgebung mitteilten. Ihr Blick war wild, triumphierend. In dem Augenblick sah sie keineswegs wie das Opfer oder Objekt aus, das ich erwartet hätte. Und der verklärte Blick des Mannes zu ihren Füßen verlieh dem Augenblick noch mehr Spannung. In diesem Moment war sie eine verehrungswürdige Göttin. Das Lied endete, der Mann warf ihr zwei Dollarscheine zu, der Zauber war gebrochen und die Kraft in ihren Augen verblasste.

Dancing at the Blue Iguana

Dieser Augenblick ließ mich nicht mehr los. Ich war mir seiner Einzigartigkeit sehr bewusst. Ja, Striplokale waren zweifelhafte Orte, in denen Ausbeutung eher die Norm war. Doch da war noch etwas anderes, das mich faszinierte. Die Bewegungen waren so unfassbar schön und schienen nicht an einen solch zwielichtigen und dekadenten Ort zu gehören.

Ich fing an, ein Skript über eine junge Stripperin in Hollywood zu schreiben. Einige Jahre und noch mehr Überarbeitungen später wurde daraus das Drehbuch zu »Dancing at the Blue Iguana«, einem Film im San Fernando Valley. Als Schauspielerin, deren Aufgabe es war, eine Rolle und Handlung zu erschaffen, wurde mir bewusst, dass es an der Zeit war, die besagten Lokalitäten erneut aufzusuchen, aber diesmal nicht nur als Beobachterin, sondern um alles genau kennen und verstehen zu lernen.

Crazy Girls, ein Lokal mitten in Los Angeles, wurde zu meinem Klassenzimmer. Vor allem die beiden Stripperinnen Symone und Devon waren meine Lehrerinnen. Beide waren ausgezeichnete Tänzerinnen, erstaunlich gute Athletinnen und wahre Künstlerinnen. Symone, eine finstere, bezaubernde Einzelgängerin, bewegte sich mit langen, scharfen, gleitenden Bewegungen und raschen Drehungen. Wie ein Cirque-du-Soleil-Akrobat war sie in der Lage, ihren Körper seitlich an der Stange frei schweben zu lassen. Devon hingegen war die Verkörperung der Sinnlichkeit, ähnlich wie Jessica Rabbit unter Opium, als sie ihren Körper, in Träumen versunken, von einer langsamen, wellenförmigen Bewegung zur nächsten schwang.

Während ich die beiden beobachtete und mit ihnen zusammenarbeitete, stellte ich fest, dass Strippen und Pole-Dance nicht nur Techniken waren, die schon immer »gelehrt« wurden. Die Bewegungen, die diese Frauen so gut beherrschten, wurden stillschweigend, wie eine chemische Reaktion weitergegeben, eine Art Staune-und-lerne-System. Mit anderen Worten: Die Mädchen waren großartige Tänzerinnen, aber keine Lehrerinnen. Wenn ich es lernen wollte, musste ich studieren, analysieren und mir die Bewegungen selbst erarbeiten.

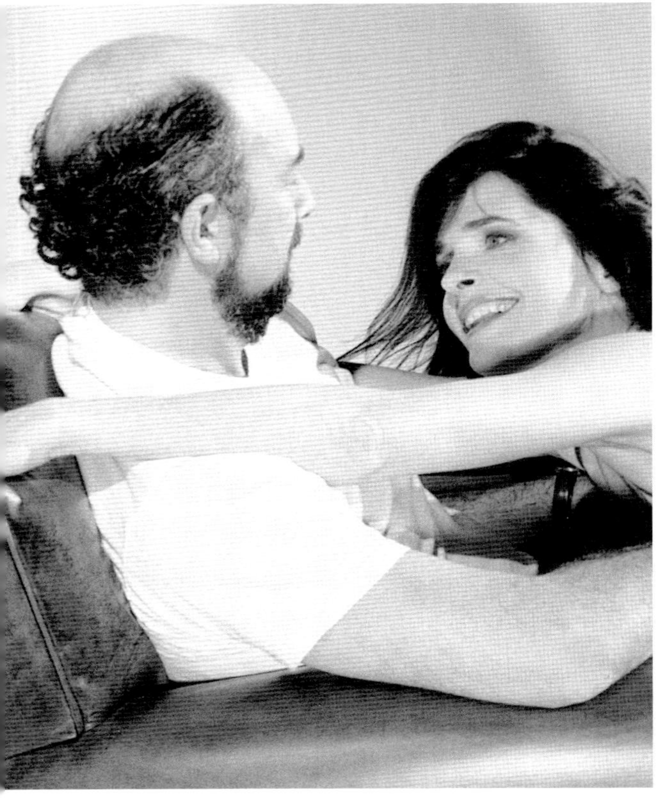

Richard Schiff und Sheila Kelley: ein perfekter Augenblick in einer wunderbaren Ehe

Und das tat ich auch. Innerhalb der folgenden Monate beherrschte ich nicht nur die Grundbewegungen des Strippens und Pole-Dance, sondern bemerkte beim Einüben der Bewegungen auch, wie sich die Persönlichkeit der Hauptrolle meines Films herauskristallisierte. Sie war finster, stark und mysteriös, eine Naturgewalt, ein tosender Sturm mit einem äußerst ruhigen Auge. Ich nannte sie Stormy.

Nach einigen Wochen Training stellte ich erstaunliche Veränderungen an meinem Körper fest. Ich war 34 Jahre alt, doch ich sah plötzlich aus wie 24. Das tägliche Tanzen ließ das Fett nach meiner Schwangerschaft schmelzen (mein Sohn war vier Jahre alt). Meine Arm-, Bein- und Bauchmuskulatur kam in Form. Die langjährigen Schmerzen im unteren Teil des Rückens infolge einer Verletzung an der Highschool verschwanden. Ich nahm eine ganze Kleidergröße ab und fühlte mich dynamischer und lebendiger. Zum ersten Mal in meinem Leben war ich überzeugt von meinem Körper und hörte auf, an mir herumzunörgeln. Als ich mich im Spiegel betrachtete, sah ich nicht länger die Mängel, die Falten und die Cellulitis. Stattdessen sah ich ein geschmeidiges, sinnliches Wesen, eine Frau, die sich ihrer eigenen Stärken bewusst war.

Als mein Selbstvertrauen zunahm, fing ich an, in den Bars von L.A. tagsüber, bevor die Menschenmengen hereinströmten, meine Vorführungen darzubieten. Zwei Wochen vor Drehbeginn tanzte ich nachts in einigen Lokalen. Danach machte ich den ultimativen Test: Ich lud Richard, meinen Ehemann, dazu ein.

Es war im Spice Lady Club. Niemand dort wusste, dass ich eine Schauspielerin war, die sich auf eine Rolle vorbereitete. Oh Mann, war ich ein Nervenbündel. Ich hatte schon Live-Vorführungen sowohl vor 1400 als auch vor einer Handvoll Zuschauern gehabt, doch niemals zuvor in meinem ganzen Leben hatte ich solche Angst wie damals, als ich dem DJ die Musik gab. Meine Atemzüge waren kurz, meine Hände feucht (was beim Pole-Dance katastrophal ist) und mein Herz schlug heftig. Richard kam durch die Tür und setzte sich in die erste Reihe vor die Bühne. Unsere Blicke trafen sich und wir lächelten. Und dann rief der DJ Stormy auf.

Als Led Zeppelins »When the Levee Breaks« startete, atmete ich noch einmal tief durch und ließ mich vom kräftigen Rhythmus wie auf einer Welle mitnehmen; ehe ich mich versah, wirbelte ich entlang der Stange auf und ab, ähnlich einem Kreisel. Mein Körper übernahm die Kontrolle und bewegte sich intuitiv in vollkommener Freiheit und Integrität – so etwas hatte ich noch nie erlebt. Ich schlich mich wie eine Löwin auf Beutejagd an Richard heran, blieb vor ihm stehen und kreiste langsam meine Hüfte. Richard war fasziniert. Er starrte mich an, verschlang mich mit den Augen und sein Gesicht war voller Ehrfurcht. Als sich unsere Blicke trafen, geriet die Zwielichtigkeit des Lokals in Vergessenheit. Es war ein perfekter Augenblick – ein unaufhörlicher Augenblick, ein Augenblick, der ein Meilenstein in einer wunderbaren und erstaunlichen Ehe wurde. Richard heuerte mich für einen Lap-Dance an. Und, wenn ich das so sagen darf, er hat den verdammt besten Lap-Dance seines Lebens bekommen.

Und danach tat ich das, was eine Stripperin niemals tun sollte: Ich ging mit meinem »Kunden« heim.

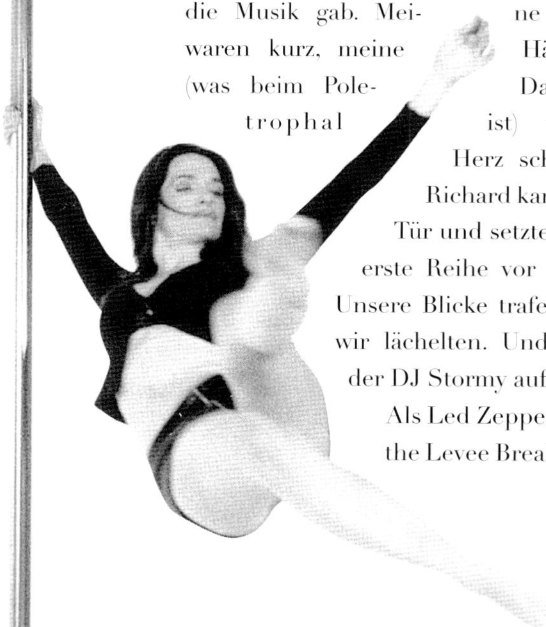

Sheila beim Pole-Dance – sie fliegt frei und unbefangen.

Mein persönlicher, perfekter Augenblick

Neun Monate, nachdem die Filmarbeiten für »Dancing at the Blue Iguana« beendet waren, brachte ich ein Mädchen zur Welt. (Ich sagte ja bereits, dass es der beste Lap-Dance war.) Für eine gewisse Zeit wurde meine sexuelle Identität von der Rolle der starken Göttin Mutter Erde verschlungen. Nach der Schwangerschaft hatte ich ein paar Kilogramm Fett mehr im Gepäck und fühlte mich wie eine fette, träge Milchkuh, vollkommen von meinem sexuellen Selbstempfinden abgeschnitten. Mutter zu sein war wunderbar, doch ich dachte darüber nach, wie großartig ich mich beim Strippen gefühlt hatte, wie fest und stark mein ganzer Körper war, wie viel Energie und Vitalität durch meine Adern flossen. Ich wollte diesen Körper wiederhaben. Ich wollte das Gefühl zurückhaben.

Eines Tages fantasierte ich darüber, eine Stange in Richards Büro zu installieren. Anfangs versuchte ich, mir das selbst wieder auszureden. »Sheila, das war doch nur eine Filmrolle. Dies hier ist das wahre Leben. Du bist Ehefrau und Mutter, um alles in der Welt.« Doch nichts half. Irgendwo in meinem Inneren hatte ich den Entschluss bereits gefasst.

Am nächsten Tag hatte ich die Stange eingebaut. Das Tanzen fühlte sich diesmal anders an. Ich begann, eine Stunde pro Tag zu tanzen, und nach einigen Wochen harter Arbeit, wunden Knien und Verbrennungen durch die Reibung an der Stange spürte ich, wie mein Körper und meine Sexualität wieder zurückkamen. Ich wurde selbstsicherer, selbstbewusster und zufriedener. Doch diesmal tat ich es nicht für Richard. Ich tat es auch nicht für eine Rolle. Ich tat es für mich selbst.

An einem Nachmittag im März machte ich eine ganz besondere Erfahrung. Ich legte einen meiner Lieblings-Clash-Songs auf. Ich fing an, mich zu bewegen, und in dem Augenblick wurde etwas in mir ausgelöst. Ich

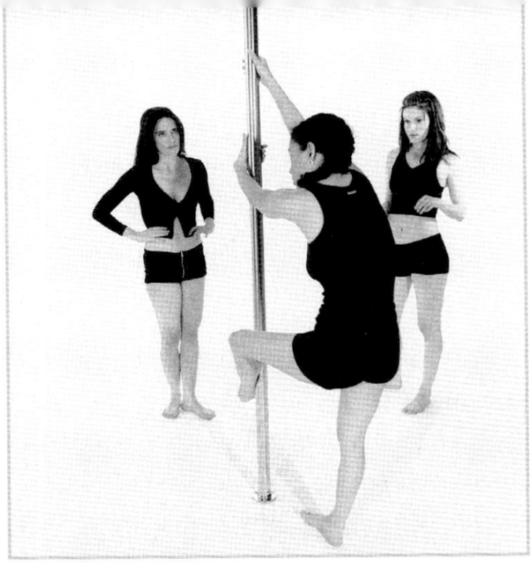

Sheila beim Training mit Anfängern

bewegte mich, ohne auch nur einen Moment darüber nachzudenken, ohne mir dessen bewusst zu sein. Mein Körper wurde zu Starkstrom, bestand nur aus Muskeln und geballter Energie. Es war keiner da außer mir. Ich lehnte ich mich an die Wand und sank sanft wie Melasse zu Boden. Auf dem Boden ließ ich mich von den Wellen der Musik treiben und formen. Dann stand ich auf und schwebte frei und unbefangen um die Stange herum. Ich bewegte mich aus einer vollkommenen physischen und sinnlichen Intuition heraus und zum ersten Mal nur für mich allein. Es gab keine Zuschauer, keine Kameraleute, keinen Mann. Mein Körper fühlte sich fest und stark an und gleichzeitig auch flüssig, geschmeidig und weich. Ich fühlte mich wie Teufel und Engel zur gleichen Zeit. Ich war nicht so euphorisch wie in der Nacht, in der ich für Richard tanzte, hingegen war das Gefühl noch stärker, wilder und viel lebendiger. Es ging um mich. Ich fühlte mich blendend.

Die Geburtsstunde des S-Faktors

Ich fing an, mit meinen Freunden Witze darüber zu machen, dass ich ihnen das Strippen beibringen würde. »Vergiss Yoga, vergiss

Krafttraining, vergiss Therapien«, sagte ich. »Strippen gibt dir eine innere Ruhe, erotische Kraft und einen tollen Körper.« Sie dachten, ich mache Scherze. Nein, das tat ich nicht.

Am 18. April 2001 trainierte ich meine ersten vier Schüler: eine Geschäftsfrau, eine Drehbuchautorin, eine Personal Trainerin und eine Ernährungswissenschaftlerin. Nachdem ich die Bewegungen während meines persönlichen Lernprozesses analysiert und sie in kleine Schritte aufgeteilt hatte, fand ich das Unterrichten einfach. Ich verwandelte das Training in ein Workout, das weit über das Strippen und die Tricks an der Stange hinausging (obwohl sie weiterhin die Schlüsselelemente des S-Faktor-Workouts bleiben werden) und gliederte die Prinzipien der natürlichen, kreisförmigen, weiblichen Bewegungen in ein einzigartiges System, das Frauen insgesamt von innen nach außen aufbaut und stärkt. Ich nannte es den S-Faktor aufgrund der natürlichen weiblichen S-Form, die die Grundlage unserer Bewegungen und Techniken ist.

Nach nur sechs Trainingseinheiten sah ich die Veränderung an meinen Schülern. Die gedrückten und angespannten Mienen waren jetzt sanft und entspannt. Frauen, die mit Sorgen beladen ins Training kamen, gingen wie Welteroberinnen nach Hause. Mit der Zeit wurden auch ihre Körper fester und schlanker. Ich hörte, dass sich die Beziehung zu ihren Liebhabern, Ehemännern und Freunden verbesserte, und ich sah, wie meine Schüler ihren Körper zelebrierten. Sie hörten auf, sich und andere Frauen zu kritisieren.

Die Teilnehmerzahl stieg und stieg. Heute trainiere ich mehr als hundert Frauen wöchentlich. Im Juni 2003 eröffnete ich ein neues S-Faktor-Studio in Los Angeles und habe sechs Trainer ausgebildet, die auch volle Terminkalender haben. Ich bekam E-Mails von Frauen aus der ganzen Welt, die Strippen und Pole-Dance erlernen wollten. Und da merkte ich, dass ich es noch mehr Leuten zugänglich machen wollte und entschloss mich, ein Buch darüber zu schreiben, das den Frauen die Techniken (und die Erlaubnis!) vermittelt, das zu tun, was ich getan habe. Sie halten den Schlüssel und die Einladung in der Hand, sich einer wachsenden Gemeinschaft von Frauen, die das Geheimnis der sinnlichen Bewegungen und des erotischen Tanzes entdeckt haben, anzuschließen.

Meine Schüler sind Ihnen sehr ähnlich. Sie sind jung und alt, haben unterschiedliche Hintergründe und ihre Körper haben unterschiedliche Proportionen und Größen. Es sind Einzelkämpfer, mutige Frauen, die das Neuland ihrer selbst und der Welt erkunden. Es sind meine Heldinnen, die mich jeden Tag daran erinnern, warum ich mache, was ich mache. Ich lade Sie ein, sich ihnen anzuschließen.

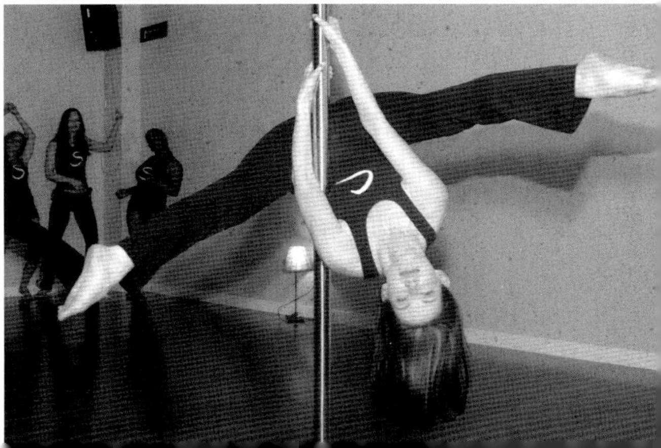

Fortgeschrittene beim S-Faktor-Training

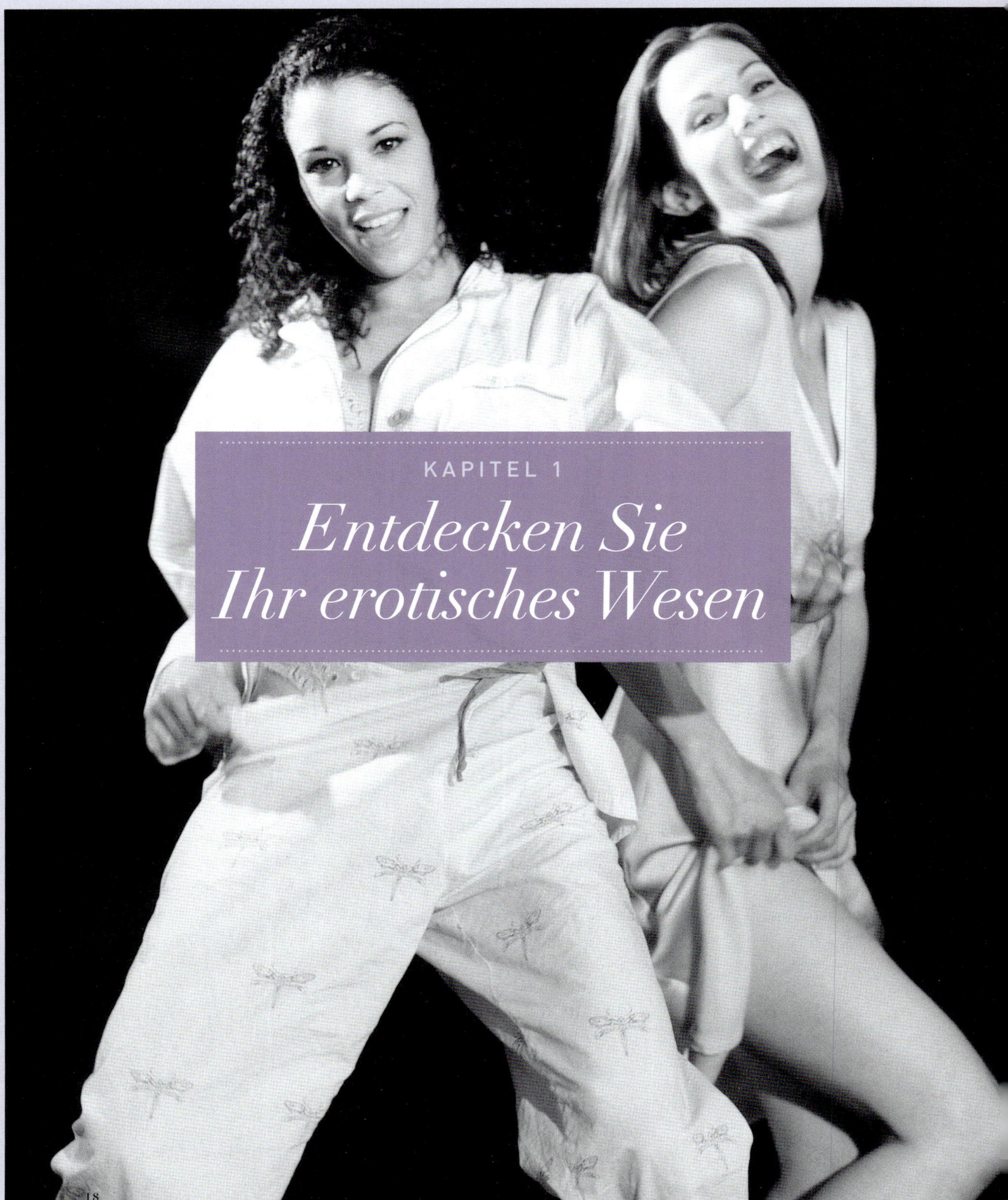

KAPITEL 1

Entdecken Sie Ihr erotisches Wesen

In jeder Frau verbirgt sich ein erotisches Wesen, ein Zentrum der sexuellen Kraft und Selbsterkenntnis. Vielleicht ist es unter einem Nadelstreifenanzug verborgen oder liegt neben einem Mann, dessen Schnarchen es in den Schlaf lullt, vielleicht versteckt es sich in einem Körper, dessen Besitzer in Todesangst vor großen Spiegeln und Bikinis lebt. Doch glauben Sie mir: Es ist da. Es ist der wilde, katzenartige, ungezähmte Teil in Ihnen, Ihr anderes sexuelles Ego, das Gegenteil des braven Mädchens oder der kleinen Lady. Einige unter uns kennen es besser als andere, doch ich könnte wetten, dass Ihr erotisches Wesen noch nicht viel Tageslicht gesehen hat.

Naturgemäß sind Frauen sinnliche Wesen. Unsere Brüste und unsere Hinterteile ragen hervor, unserer Hüfte ist rund und unsere Taille ist nach innen gewölbt. Viele von uns wurden dazu erzogen, diese Sinnlichkeit zu verbergen oder zu reduzieren. Es wurde uns gesagt, unsere Hüfte gerade zu halten, unser Hinterteil zusammenzukneifen und unsere Brüste gut zu verstecken. Sogar die meisten Fitnessübungen wie Aerobic, Steppaerobic, Spinning, Krafttraining und auch einige Tanzarten wie Ballett und Stepptanz lehren uns, unsere Hüfte zu kontrollieren und unseren Körper absolut gerade und steif zu halten. Der S-Faktor konfrontiert dieses »männliche« Paradigma der eckigen, kantigen Bewegungen. Er lehrt Sie, Ihren Körper kreisförmig, geschmeidig zu bewegen und diese Bewegungen zu übertreiben, sodass Sie sich ausbreiten und den Raum mit Ihren Formen und Rundungen füllen. Er ermöglicht Ihrem Körper, sich flüssiger und geschmeidiger zu bewegen.

Durch die S-Faktor-Bewegungen begegnen Sie Ihrer eigenen Sinnlichkeit. Es sind Zeit und Energie nötig, um Ihr inneres erotisches Wesen zu entdecken. Doch wer ist dieses Wesen? Es ist für jede Frau anders. Für Sie mag es das verspielte Pin-up-Poster der 1940er-Jahre sein, ein Montana-Cowgirl, ein Pretty-in-pink-Püppchen, eine Rockerin in schwarzen

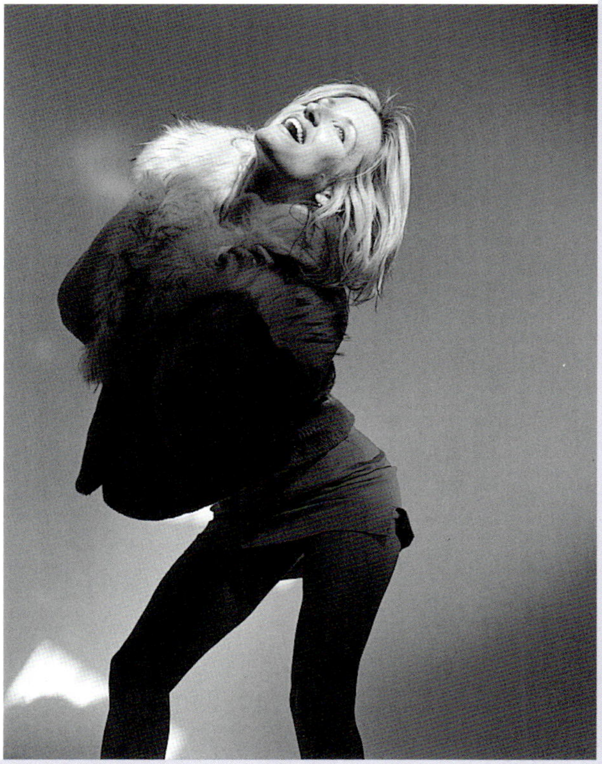

Lederklamotten, Karin, die bebrillte Bibliothekarin, ein französisches Zimmermädchen oder eine elegante Park-Avenue-Verführerin. Gelegentlich ist sie vielleicht eine Kombination aus verschiedenen Typen. Ihr erotisches Wesen hat Launen, die sich mit der Zeit entwickeln und sich nicht einfach in eine Schublade stecken lassen. Mit anderen Worten: Ihr erotisches Wesen ist genauso eigenwillig, wie Sie es sind.

Betrachten Sie dieses Buch als eine Art Reiseführer, der Ihnen hilft, Ihr erotisches Wesen zu entdecken und es aus seinem Versteck herauszulocken. Die Übungen am Ende jedes Kapitels werden Ihnen dabei helfen. Ich möchte Sie ermutigen, die Momente, in denen Sie einen Blick von Ihrer Erotik erhaschen, in Ihrem Tagebuch festzuhalten. Gibt es ein Lied, einen Geruch, einen Ort, eine Person oder sogar eine bestimmte Tageszeit, die Sie stärker hervorlockt? Je länger Sie sich mit dem S-Faktor auseinandersetzen, desto mehr Beweise Ihrer Sinnlichkeit werden Sie finden und desto stärker wird diese zum Vorschein kommen.

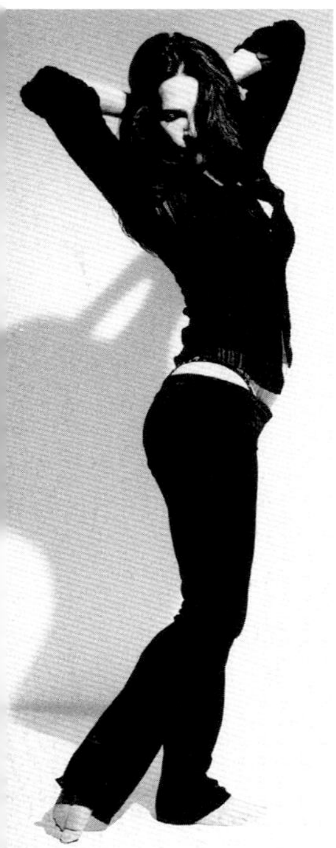

Begriffserklärung

Folgende Begriffe und Beschreibungen werden wiederholt in den Übungen dieses Buchs vorkommen. Es ist wichtig, jetzt schon mit ihnen vertraut zu werden.

- **Sitzbeinhöcker:** Das sind die beiden Tubera ischiadica oder – umgangssprachlich – die großen, nervenlosen Gesäßknochen, auf denen Sie sitzen.
- **Den Bauchnabel einziehen:** Ein Pilates-Begriff, bei dem die Bauchmuskeln so tief eingezogen werden sollen, als würde man die Wirbelsäule mit dem Nabel berühren wollen.
- **Ins Hohlkreuz gehen:** Drücken Sie die Mitte Ihrer Wirbelsäule so weit Sie können nach vorne, indem Sie die Schultern zurückziehen und den Brustkorb nach vorne strecken.
- **Den Fuß bis in die Zehenspitzen strecken:** Strecken Sie den ganzen Fuß in Verlängerung der Linie Ihres Beines von der Hüfte bis zu den Zehenspitzen. Strecken Sie nicht nur die Zehenspitze, sondern den ganzen Fuß.

Das *Aufwärmen*

Der S-Faktor beginnt mit langsamen, kreisförmigen Aufwärmbewegungen, die einen doppelten Zweck erfüllen: Sie bereiten Ihren Körper auf härtere Übungen vor und vermitteln Ihnen ein Gefühl von Anmut und Geschmeidigkeit, das Gefühl, das Ihr Körper letztlich erlangen wird. Zuallererst stellen Sie sicher, dass Sie alles vorbereitet haben.

Einen Raum: Wählen Sie einen Raum, in dem Sie sich sicher und wohl fühlen. Er sollte mindestens eine freie Wand und genügend Platz auf dem Boden haben, um einen »Schneeengel« machen zu können. (Wenn Sie als Gruppe trainieren, achten Sie darauf, dass jeder gleichzeitig einen Schneeengel machen kann, ohne versehentlich eine Kickbox-Szene auszulösen.)

Eine Matte: Es kann eine einfache Yogamatte sein, aber ich empfehle eine etwas dickere Matte. Ich verwende eine 0,5 cm dicke Matte, da sie Knie und Kopf besser abfedert.

Einen Spiegel: Ein großer Spiegel ist okay, aber ein Ankleidespiegel wäre noch besser. Wenn Sie allein trainieren, ist der Spiegel Ihr Lehrer. Er wird Ihnen helfen, Ihren Körper zu sehen, zu korrigieren und anzupassen und den Fotos und Illustrationen in diesem Buch zu folgen.

Sportbekleidung: Tragen Sie bequeme Kleidung, sodass Sie sich leicht darin bewegen können. Sie können sofort in etwas hineinschlüpfen, das sich sexy anfühlt, aber die meisten meiner Schüler kommen in einer Trainingshose und einem Top zu ihren ersten Trainingseinheiten. Bis Sie mit den Übungen vertraut sind, ist noch immer genug Zeit, um Kleidung zu finden, die mehr Sexappeal hat und verspielter ist.

Ein Tagebuch: Legen Sie sich ein Tagebuch zu, um den Gefühlen, die Sie während der Übungen empfinden werden, Ausdruck zu verleihen, und auch für die schriftlichen Aufgaben am Ende jedes Kapitels. Das Tagebuch ermöglicht Ihnen, sich ohne das Feedback einer Gruppe oder eines Trainers auszudrücken und Ihren Fortschritt zu dokumentieren. Betrachten Sie es als Ersatz für mich. Vertrauen Sie sich Ihrem Tagebuch an, nutzen Sie es als eine Art Resonanzkasten und Spielplatz Ihres Geistes, genauso wie der S-Faktor ein Spielplatz für Ihren Körper ist.

Musik: Halten Sie eine Kassette oder CD mit mindestens einer Stunde Musik bereit, die Sie lieben und die Sie entspannt. Für jede Art von Übung in diesem Buch empfehle ich Musik, die ich mag oder die sich im Training als geeignet erwiesen hat.

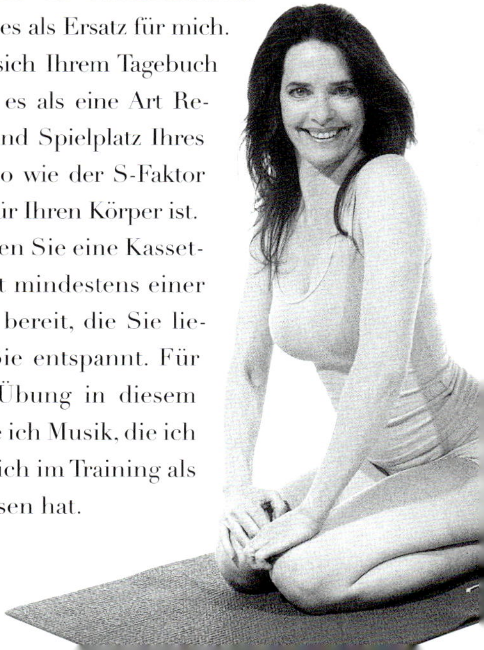

WIRBELSÄULEN-KREISE IM SITZEN

Diese angepasste Kundalini-Yoga-übung konzentriert sich auf die Rückgratenergie. Achten Sie darauf, dass sich die Gesäßknochen in die Matte hineindrücken und stellen Sie sich vor, dass Sie sie in den Boden verankern. Stellen Sie sich jetzt vor, Ihr Kopf sei mit Helium gefüllt, so-dass sich die Wirbelsäule aufrichtet, gleichzeitig aber von den Gesäß-knochen nach unten gezogen wird; das Ganze führt so zu einer wunder-baren und dynamischen Dehnung der Wirbelsäule.

DAUER: 10 Sekunden pro Kreisbewegung

KÖRPERLICHER NUTZEN: Das Kreisen der Wirbelsäule im Sitzen öffnet die Hüfte und trainiert die wichtigsten Bauch- und Rückenmuskeln. Es fördert die Durchblutung im Gesäß und die Gesundheit der Fortpflanzungsorgane.

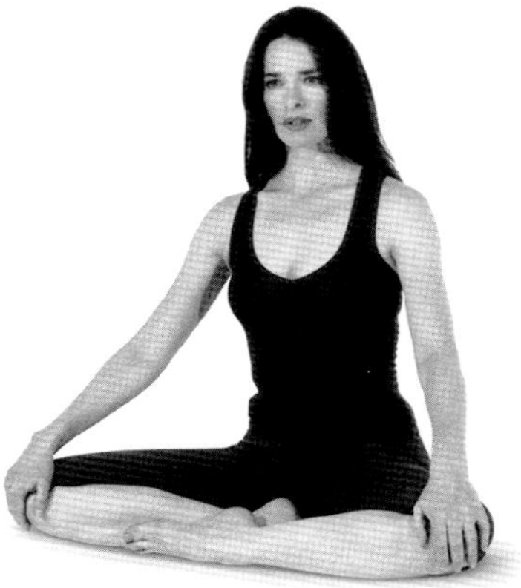

1 Setzen Sie sich bequem im Schneidersitz auf den Boden, das linke Bein liegt vor dem rechten Bein, die Hände ruhen auf den Knien.

Vergrößern Sie den Radius der Wirbelsäulenkreise mit jedem Atemzug, bis Sie große Kreise machen, die Ihre Wirbelsäule in jede Richtung dehnen. Machen Sie die Übung zehn Mal im Uhrzeigersinn, ändern Sie die Richtung und wiederholen Sie die Übung.

Die langsame Tour

Ihre Aufwärmmusik sollte langsam sein und deutliche »Wellen« aufweisen. Wenn Sie ein bisschen Rhythmus brauchen, empfehle ich Ihnen, afrikanische Musik oder Musik aus anderen Ländern mit ungewöhnlichen Rhythmen und Taktvorzeichnungen zu nehmen.

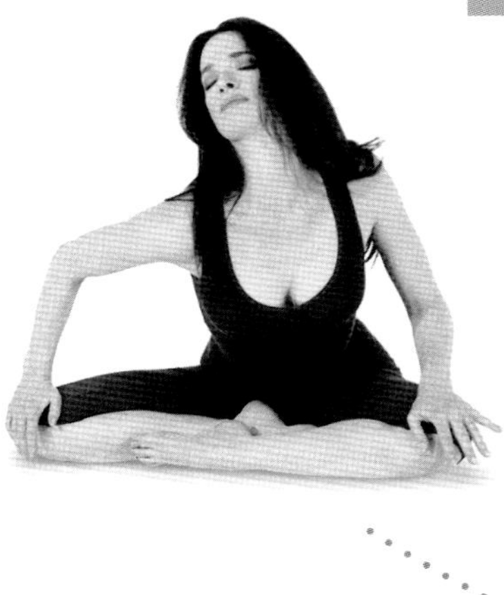

6 Während Sie wieder nach vorne kommen, atmen Sie ein; schieben Sie Ihren Brustkorb nach vorne und gehen Sie ins Hohlkreuz.

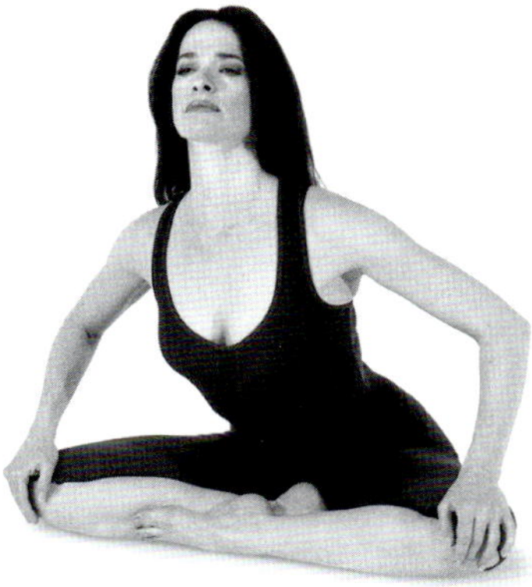

2 Atmen Sie tief ein und strecken Sie den Brustkorb wie eine Galionsfigur am Bug eines Schiffes nach vorne in Richtung der vor Ihnen befindlichen Wand; gehen Sie mit dem Rücken ins Hohlkreuz und strecken Sie den Hals.

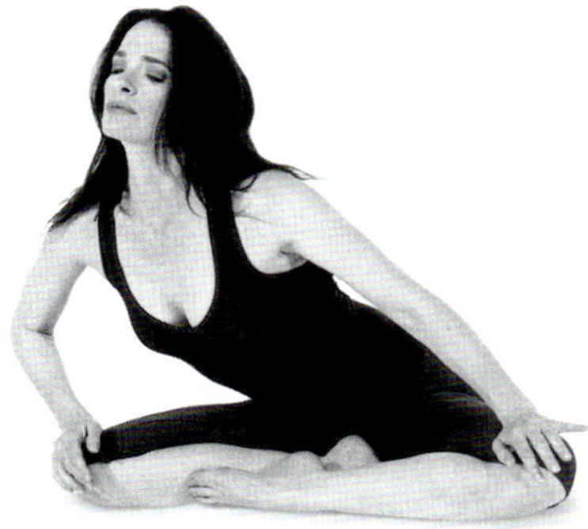

3 Beginnen Sie, Ihre Wirbelsäule im Uhrzeigersinn zu kreisen, indem Sie Ihre Wirbelsäule nach rechts schieben. Vergewissern Sie sich, dass Ihr linker Gesäßknochen auf der Matte aufliegt und dass Sie die Dehnung in der rechten Körperseite spüren.

PLAYLIST

- **BJÖRK:** Vespertine »Unison«
- **AYUB OGADA:** En Mana Kuoyo »Ondiek«, »Kothbiro«, »Obiero«
- **NEIL YOUNG:** Decade »Harvest«, »Cortez the Killer«
- **NICK DRAKE:** Pink Moon »Things Behind the Sun«, »Free Ride«
- **ENIGMA:** Enigma 3 – Le Roi est mort, vive le Roi! »Beyond the Invisible«

4 Atmen Sie aus, während Sie den Körper nach hinten bewegen, und strecken Sie dabei die Mitte Ihrer Wirbelsäule zur hinter Ihnen befindlichen Wand. Ziehen Sie Ihren Bauchnabel ein und formen Sie mit Ihrem Oberkörper einen großen Halbkreis.

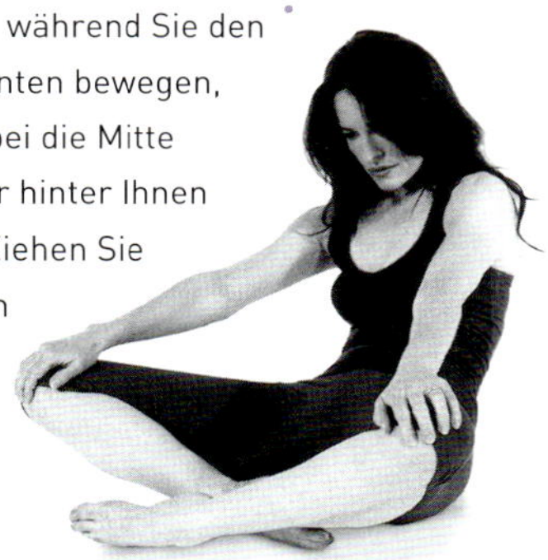

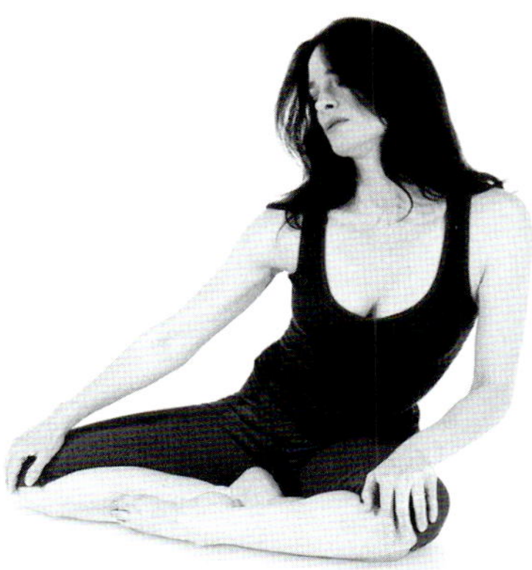

5 Kreisen Sie die Mitte Ihrer Wirbelsäule nach links, bis Sie die Dehnung in der linken Seite Ihres Oberkörpers spüren. Der rechte Gesäßknochen bleibt dabei fest auf der Matte.

SEITENVERKEHRTE WIRBELSÄULENKREISE

Bei diesen Kreisbewegungen bewegt sich Ihr ganzer Oberkörper, während Ihre Hüfte und Ihr Becken ruhig bleiben. Wenn ein Pinsel aus Ihrem Kopf herausragen würde, könnten Sie einen gleichförmigen Kreis um sich herum auf dem Boden malen.

DAUER: 10 Sekunden pro Kreisbewegung

KÖRPERLICHER NUTZEN: Diese Dehnübung verbessert die Beweglichkeit der Wirbelsäule, der Wirbel, der Bandscheibe, Bänder und Muskeln. Einer der Gründe, warum viele von uns chronische Rückenschmerzen haben, ist der, dass die Beweglichkeit unserer Wirbelsäule eingeschränkt ist. Anders als bei den Muskeln, die durch den Blutkreislauf genährt werden, werden die Bandscheiben zwischen unseren Wirbeln durch Gelenkflüssigkeit genährt, die nur durch Bewegung und Dehnung freigesetzt wird.

SINNLICHER SCHWERPUNKT: Konzentrieren Sie sich auf das Gefühl der Offenheit, das Ihnen diese Übung bietet. Sie öffnet der Welt Ihre Rippen, Ihre Brust, Ihren Hals, Ihr Herz und den Rücken. Wie wirkt diese Position auf Sie? Steigt irgendein Gefühl in Ihnen hoch? Drücken Sie Ihre Gefühle durch die Übung aus, statt sie zu unterdrücken.

1 Setzen Sie sich im entspannten Schneidersitz auf den Boden, das linke Bein liegt vor dem rechten Bein, die Hände ruhen auf den Knien.

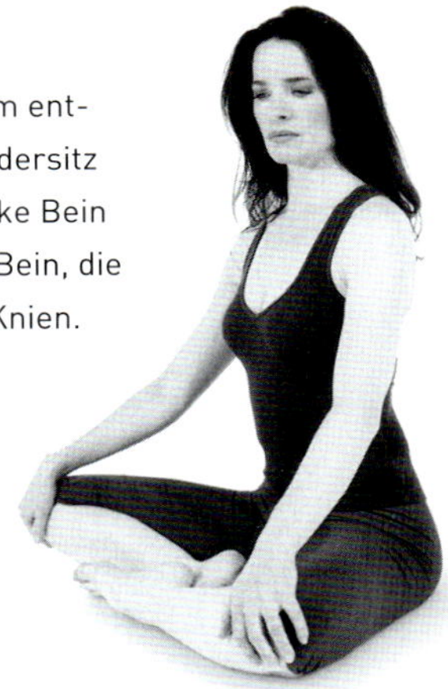

Wiederholen Sie die Kreisbewegungen zehn Mal; atmen Sie aus, wenn Sie nach vorne kommen, und ein, wenn Sie nach hinten gehen. Ändern Sie danach die Richtung und wiederholen Sie die Übung.

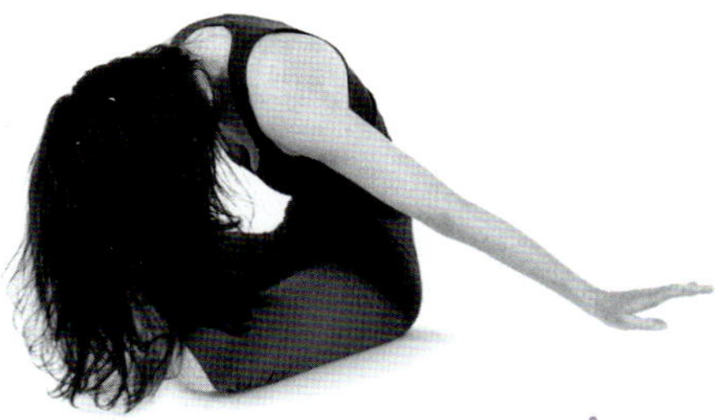

6 Atmen Sie aus, während Sie den Kopf nach vorne drehen, den Bauchnabel einziehen und den unteren Teil des Rückens zur hinter Ihnen befindlichen Wand strecken.

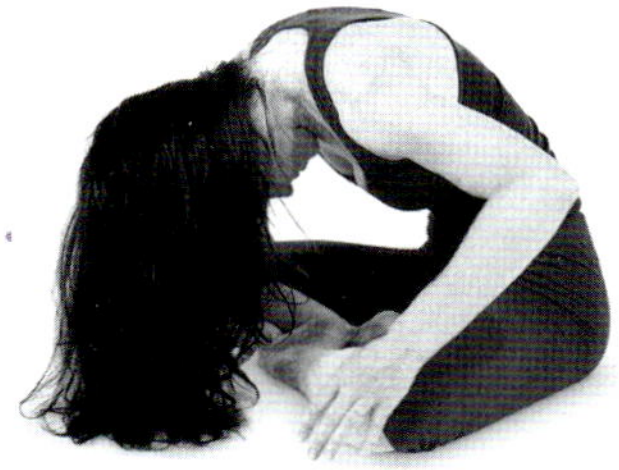

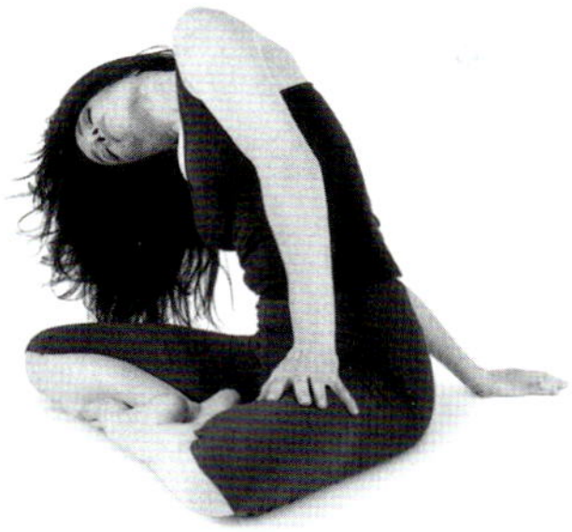

2 Neigen Sie Ihren Kopf und den Oberkörper nach vorne. Atmen Sie aus, ziehen Sie den Bauchnabel ein und drücken Sie den unteren Teil des Rückens in Richtung der hinter Ihnen befindlichen Wand. Stellen Sie sich dabei vor, Sie würden einen Ball in Ihrem Schoß wiegen.

3 Beginnen Sie, Ihren Kopf und die Schultern im Uhrzeigersinn nach rechts zu drehen, bis Sie die Dehnung in der linken Körperseite spüren. Beide Gesäßknochen bleiben dabei fest auf dem Boden.

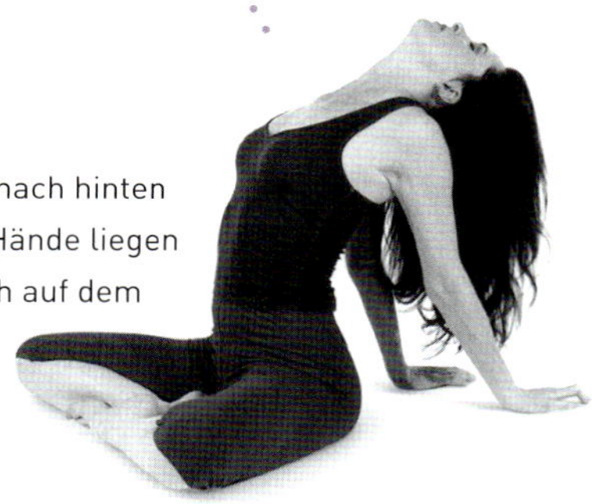

4 Drehen Sie Ihren Kopf weiter nach hinten und atmen Sie dabei ein. Die Hände liegen zur Unterstützung hinter Ihnen flach auf dem Boden. Gehen Sie mit dem Rücken ins Hohlkreuz und strecken Sie den Brustkorb zur Decke.

5 Drehen Sie sich nun nach links, bis Sie die Dehnung in der rechten Seite Ihres Oberkörpers spüren. Denken Sie daran: Beide Gesäßknochen bleiben am Boden.

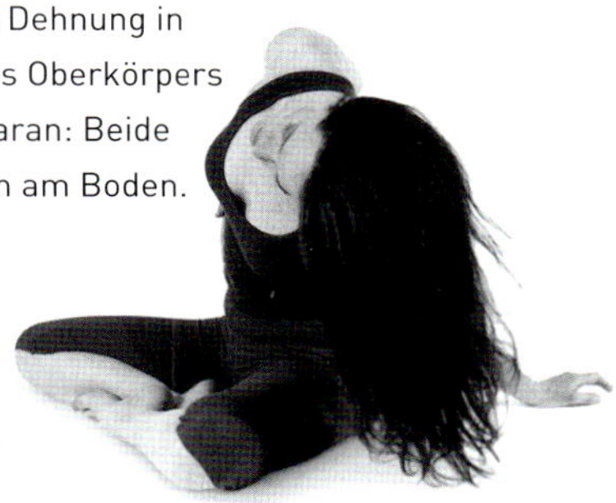

ÜBERGANG IN DEHNÜBUNGEN MIT GESPREIZTEN BEINEN

Rollen Sie Ihren Rücken Wirbel für Wirbel auf, bis Sie in eine gerade Sitzposition kommen und Ihr Rücken und Nacken gerade sind. Strecken Sie zuerst Ihr linkes Bein langsam bis in die Zehenspitzen und danach das rechte Bein, sodass beide Beine in eine gespreizte Position kommen.

DEHNÜBUNGEN MIT GESPREIZTEN BEINEN

Aus dem Ballett, das ich jahrelang praktiziert habe, habe ich diese Übung übernommen und angepasst. Halten Sie Ihr Becken während der Übung am Boden verankert, so als wäre es in einem Zementblock einbetoniert.

DAUER: 2 Minuten pro Zyklus

KÖRPERLICHER NUTZEN: Die Dehnung der gespreizten Beine dehnt den gesamten Rücken vom Scheitel bis zur Sohle und verbessert die Beweglichkeit der Lendenwirbel und Hüfte.

1 Setzen Sie sich mit gespreizten Beinen auf den Boden. Die Beine sind bis in die Zehenspitzen gestreckt und der Körper ist aufrecht.

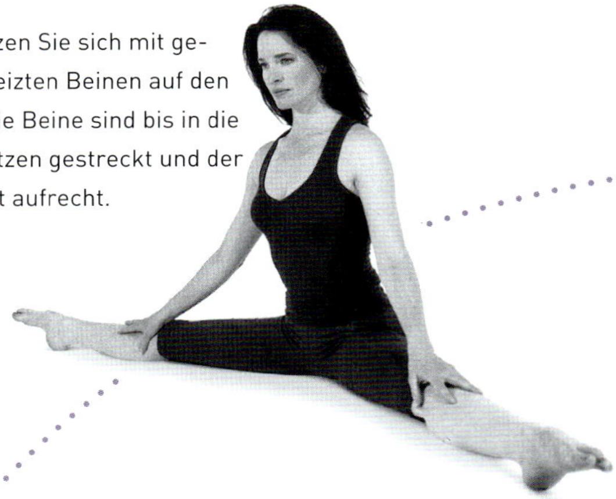

Bringen Sie Ihre linke Hand auf dem Boden wieder zur Mitte, gefolgt von Ihrem Kopf und Ihrer rechten Hand, bis Sie wieder bei Schritt 2 der Übung angelangt sind. Ändern Sie die Richtung und wiederholen Sie die Übung: Bringen Sie zuerst die rechte Hand zum rechten Sprunggelenk.

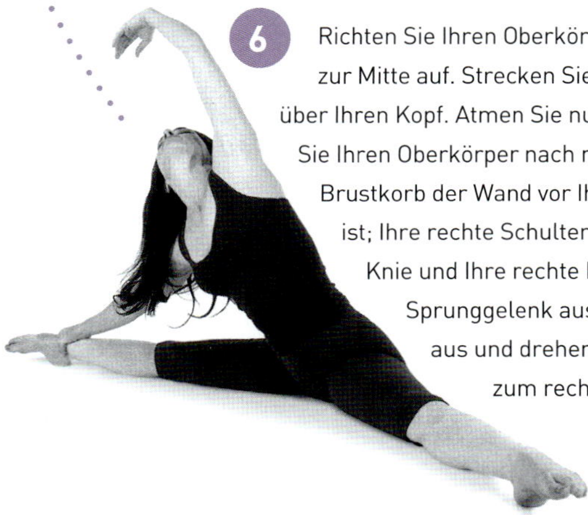

6 Richten Sie Ihren Oberkörper nach oben und zur Mitte auf. Strecken Sie Ihre linke Hand über Ihren Kopf. Atmen Sie nun ein und strecken Sie Ihren Oberkörper nach rechts, wobei Ihr Brustkorb der Wand vor Ihnen zugewandt ist; Ihre rechte Schulter ist auf das rechte Knie und Ihre rechte Hand auf Ihr rechtes Sprunggelenk ausgerichtet. Atmen Sie aus und drehen Sie Ihren Brustkorb zum rechten Knie hin.

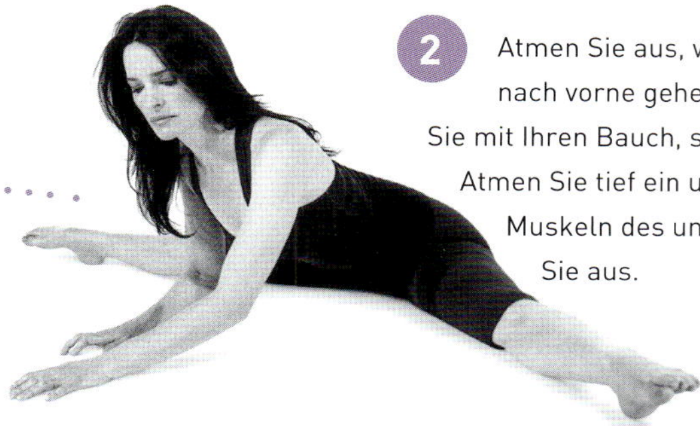

2 Atmen Sie aus, während Sie mit Ihren Händen zwischen Ihren Knien nach vorne gehen; halten Sie Ihren unteren Rücken gerade und gehen Sie mit Ihren Bauch, so weit Sie können, nach vorne in Richtung Boden. Atmen Sie tief ein und stellen Sie sich dabei vor, die Luft direkt in die Muskeln des unteren Rückens und das Beckens zu pumpen. Atmen Sie aus.

3 Atmen Sie ein und flexen Sie die Füße. Atmen Sie aus und strecken Sie die Füße.

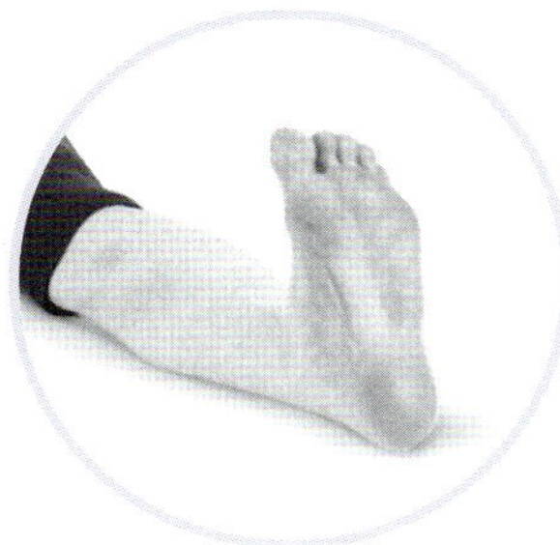

4 Streichen Sie mit Ihrer linken Hand langsam zum linken Sprunggelenk, bewegen Sie Ihren Kopf und dann auch die rechte Hand in Richtung Ihres linken Sprunggelenks. Atmen Sie aus, bringen Sie den Brustkorb zum linken Knie und halten Sie den Rücken dabei flach. Verankern Sie dabei Ihre rechte Hüfte fest im Boden und strecken Sie die Beine bis in die Zehenspitzen.

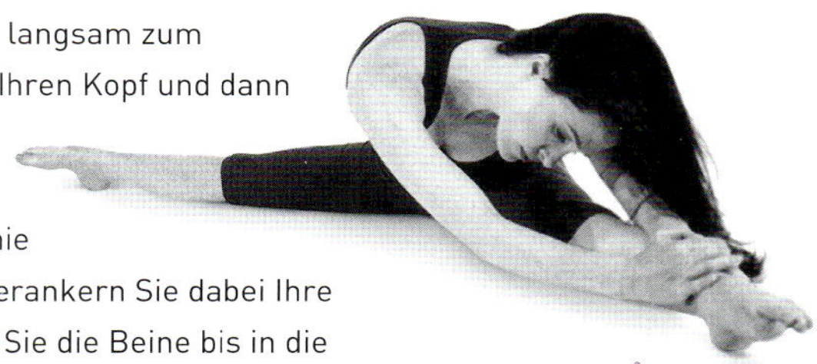

5 Drehen Sie Ihren Körper so, dass Ihr Brustkorb der Wand vor Ihnen zugewandt ist. Strecken Sie Ihre linke Schulter in Richtung Ihres linken Knies. Strecken Sie Ihren rechten Arm über Ihren Kopf. Strecken Sie Ihre Wirbelsäule, und stellen Sie sich dabei vor, dass Ihr Oberkörper aus Ihrem Becken auftaucht.

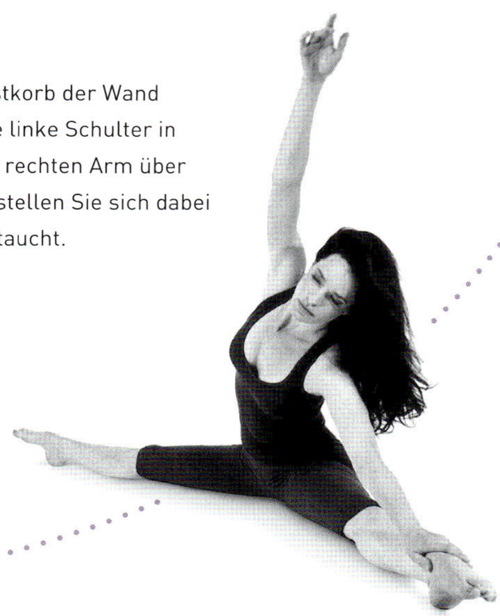

Der Luxus *der Bewegung*

Auch wenn einige der Übungen anstrengend sind, sollten sich alle natürlich und sinnlich anfühlen. Das ist das Ziel: wahre Sinnlichkeit, die Fähigkeit, in jeder Muskelbewegung zu verweilen und so viel Spaß wie möglich zu haben. Es dauert eine Zeit lang, um an diesen Punkt zu gelangen, und es erfordert eine Umschulung Ihrer Denkweise und Ihres Körpers. Nachfolgend finden Sie einige Tipps, die Ihnen die S-Faktor-Denkweise näherbringen.

Lassen Sie sich Zeit: Es gibt nichts Stärkeres oder Erotischeres als eine Frau, die sich Zeit lässt.

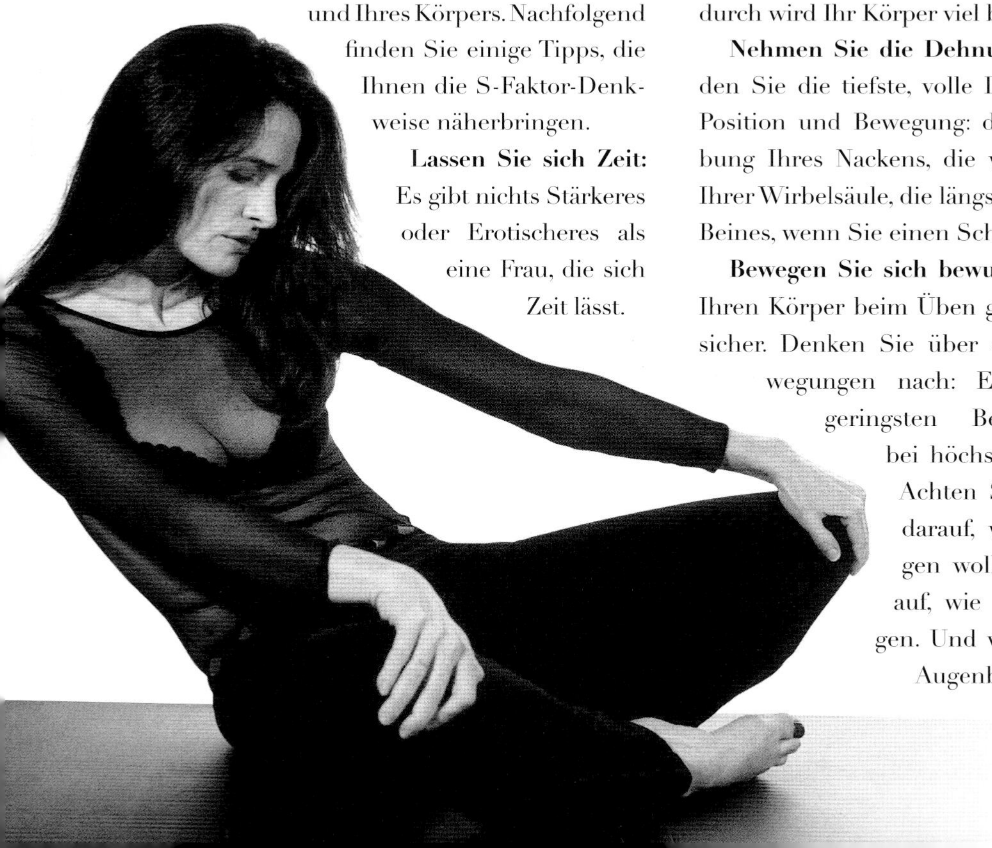

Finden Sie Ihren inneren Rhythmus und folgen Sie ihm. Nehmen Sie Ihren Atem zu Hilfe. Sich Zeit zu lassen, wirkt sich positiv auf Ihren Körper aus. Wenn Sie sich schnell bewegen, übernehmen die Erdanziehungskraft und der Schwung die Arbeit Ihrer Muskeln. Wenn Sie sich langsam bewegen, müssen Ihre Muskeln jede Bewegung einleiten und ausführen, dadurch wird Ihr Körper viel besser trainiert.

Nehmen Sie die Dehnungen wahr: Finden Sie die tiefste, volle Dehnung in jeder Position und Bewegung: die rundeste Wölbung Ihres Nackens, die weiteste Drehung Ihrer Wirbelsäule, die längste Dehnung Ihres Beines, wenn Sie einen Schritt machen.

Bewegen Sie sich bewusst: Bewegen Sie Ihren Körper beim Üben gezielt und selbstsicher. Denken Sie über ökonomische Bewegungen nach: Erzielen Sie den geringsten Bewegungsaufwand bei höchstem Zeitaufwand. Achten Sie nicht so sehr darauf, wohin Sie gelangen wollen, sondern darauf, wie Sie dahin gelangen. Und versuchen Sie, im Augenblick zu verweilen.

Malen Sie sich selbst vor Ihren Augen: Stellen Sie sich beim Üben vor, dass Sie Ihren Körper durch eine dicke, zähflüssige Melasse oder heiße Karamellmasse hindurchpressen. Achten Sie auf den Widerstand in Ihrem Brustkorb und in Ihrem Rücken, in Ihrer Hüfte, in den Armen und Beinen.

Setzen Sie alle fünf Sinne ein: Konzentrieren Sie sich besonders auf das Gefühl in einem einzigen Teil Ihres Körpers. Achten Sie beispielsweise darauf, wie sich Ihre Haare auf den Schultern und in Ihrem Gesicht anfühlen, wenn Sie Ihren Kopf nach hinten drehen. Achten Sie auf das Gefühl in Ihren Zehnspitzen auf dem Boden oder auf der Matte, wenn Sie knien und Ihre Hüfte kreisen. Achten Sie darauf, wie das Licht im Raum Ihrem Körper und Ihrem Gesicht schmeichelt. Nehmen Sie den Geschmack in Ihrem Mund wahr, den Geruch Ihrer Haut, Ihrer Haare, Ihrer Kleidung. Achten Sie auf die Klangwellen, die Ihren Körper umgeben. Bei vielen Übungen empfehle ich Ihnen, den Schwerpunkt auf das Sinnliche zu legen, damit Sie in Gang kommen. Selbstverständlich steht es Ihnen frei, zukünftig auch Ihre eigenen Ideen mit einzubringen.

Die *Atmung*

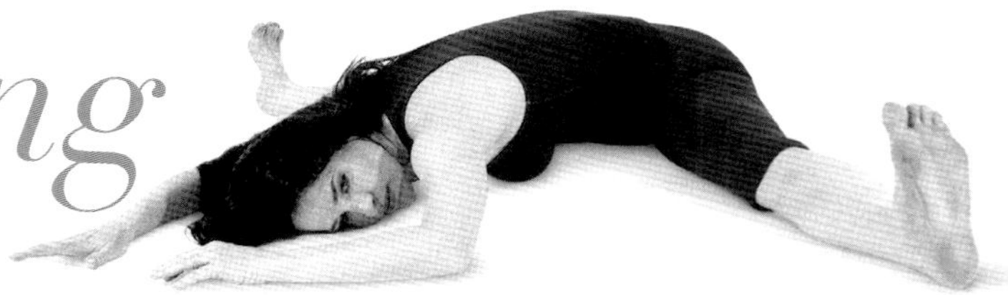

Jede Übung in diesem Workout sollte durch das Ein- und Ausatmen angetrieben werden. So wie der Wind die Segel aufbauscht, sollte Ihr Atem die Bewegungen Ihres Körpers antreiben. Beachten Sie zum Beispiel, wie Ihr Atem Ihren Brustkorb beim Kreisen der Wirbelsäule im Sitzen nach vorne schiebt, nach außen; wie er den Brustkorb öffnet, während das Ausatmen Ihren Bauchnabel zur Wirbelsäule zieht. Genauso verhält es sich auch, wenn Ihr Brustkorb sich weitet und die Luft einatmet.

Tiefes Ein- und Ausatmen ist äußerst wichtig für die Übungen in diesem Buch. Indem mehr Sauerstoff in Ihre Zellen gepumpt wird, verbessert es die Dehnfähigkeit Ihres Körpers. Machen Sie einmal folgendes Experiment: Setzen Sie sich mit gespreizten Beinen auf den Boden und ziehen Sie Ihren Oberkörper sanft nach vorne zwischen Ihre Beine. Atmen Sie tief ein. Behalten Sie die Position bei, während Sie den frischen Sauerstoff in die Muskeln Ihres Rückgrates hineinziehen. Atmen Sie tief aus und sinken Sie danach tiefer in die Dehnung. Sie werden erstaunt sein, wie Ihnen das Ein- und Ausatmen eine größere Dehnung bei jeder Übung ermöglicht.

OBERSCHENKEL-DEHNUNG IM LIEGEN

Da Sie Ihre Oberschenkelmuskulatur in den S-Faktor-Übungen oft brauchen werden, müssen Sie sie mit den nötigen Dehnübungen aufwärmen. Stützen Sie sich anfangs mit den Ellenbogen oder Ihrer Hand ab, aber verlieren Sie das Ziel nicht aus den Augen, eine volle Dehnung mit dem Rücken auf dem Boden zu erzielen. Durch die Oberschenkeldehnung im Liegen werden Sie langsam die Kraft der Berührung entdecken (→ Seite 32).

1 Setzen Sie sich auf den Boden, strecken Sie Ihre Beine nach vorne; Ihre Beine sind dabei bis in die Zehenspitzen gestreckt.

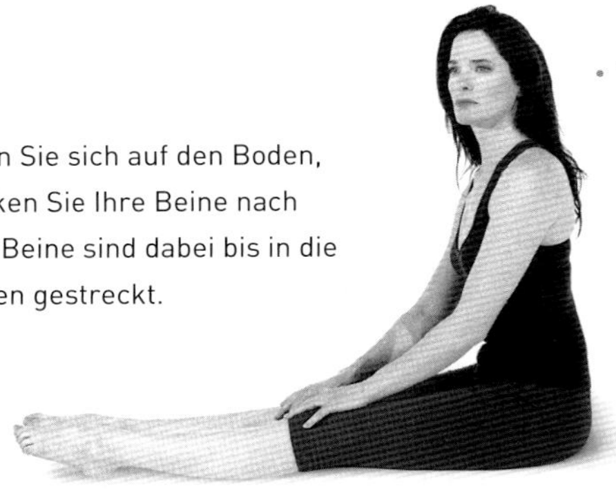

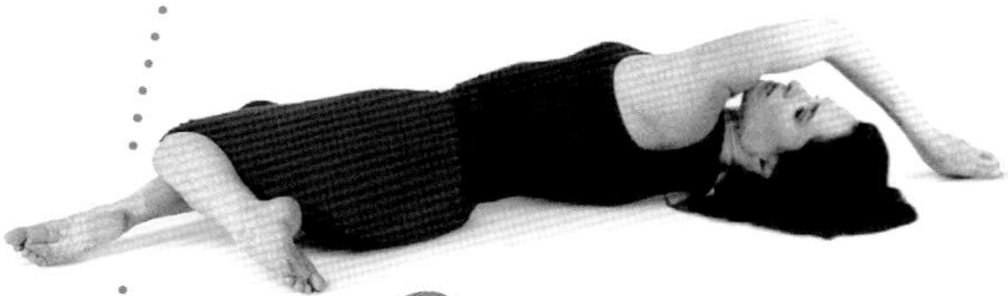

6 Rollen Sie auf Ihre rechte Seite und kommen Sie wieder in die Sitzposition zurück. Strecken Sie beide Beine wieder nach vorne aus. Wiederholen Sie die Übung auf der anderen Seite.

5 Atmen Sie tief ein, während Sie Ihre rechte Hand am linken Arm entlang, über Ihren Brustkorb und die Brust gleiten lassen. Lassen Sie Ihre Hand über Ihren Bauch, über Ihre Leiste, um Ihre Hüfte herum und über den Po gleiten.

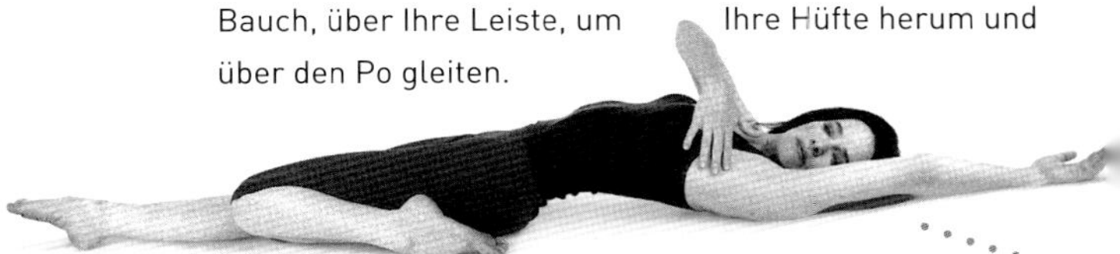

DAUER: 45 Sekunden pro Seite

2 Drehen Sie sich auf Ihrem rechten Sitzknochen leicht nach hinten und beugen Sie Ihr linkes Bein so, dass Ihr Fuß und Ihre Fußsohle neben Ihrer linken Pobacke ruhen.

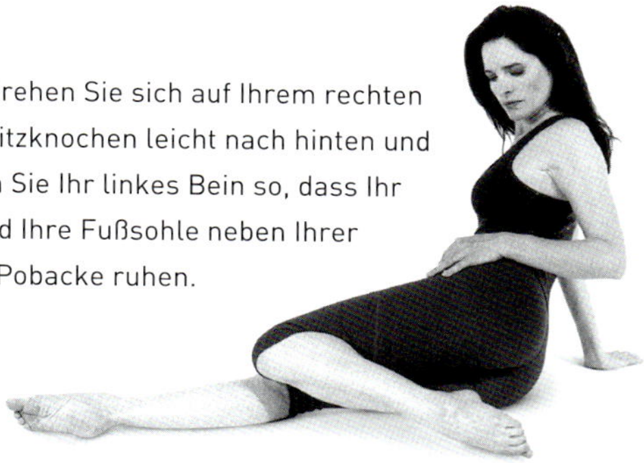

3 Atmen Sie aus und lassen Sie Ihren Rücken langsam zu Boden sinken, indem Sie Ihre ausgestreckten Arme einsetzen, um die Bewegung nach hinten zu kontrollieren.

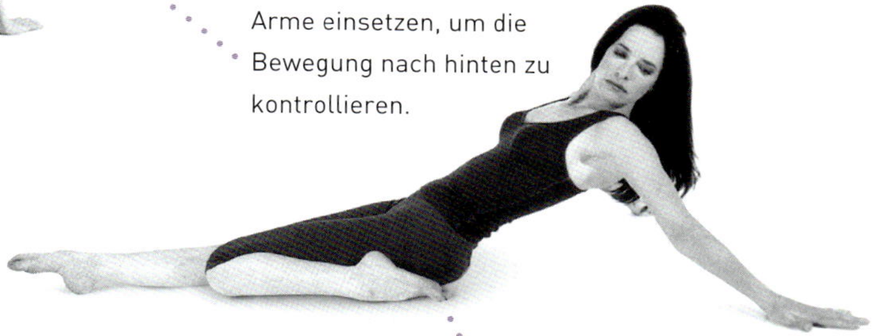

4 Atmen Sie ein und strecken Sie Ihre Arme über den Kopf. Strecken Sie sich nach oben und nach links und danach nach oben und nach rechts. Atmen Sie beim Dehnen ein und entspannen Sie Ihre Oberschenkelmuskulatur.

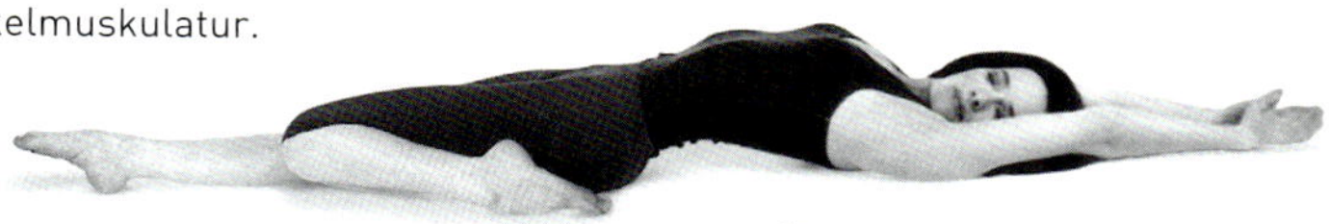

VARIANTE FÜR EINSTEIGER

Wenn die Dehnung zu stark ist, legen Sie sich nicht auf den Rücken, sondern stützen sich nur auf Ihren Händen oder Ellenbogen ab. Statt beide Hände über dem Kopf auszustrecken, strecken Sie nur eine Hand aus, während die andere auf dem Boden bleibt.

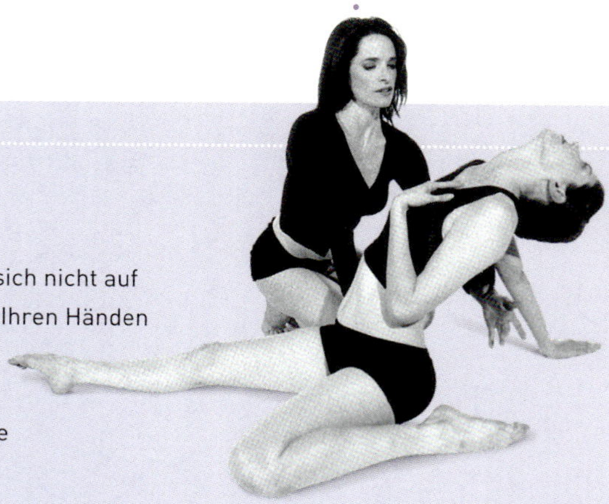

Berührungen – *ein Tabu wird gebrochen*

Durch das gesamte S-Faktor-Workout werden Sie immer wieder aufgefordert, mit Ihrer Hand über Ihren Körper zu streichen. Es fühlt sich anfangs wahrscheinlich merkwürdig an: Viele von uns wurden dazu erzogen, sich vor ihrem eigenen Körper zu fürchten und sich der Gefühle zu schämen, die Berührungen hervorrufen. Doch es ist weitaus weniger furchterregend als es aussieht – Sie lernen einfach die Topografie Ihres Körpers kennen. Fürchten Sie sich nicht vor Ihren Geschlechtsorganen. Es ist Ihr Körper. Sie haben ein Recht, ihn zu kennen. Das Ziel der Berührungsübungen ist es, Ihren Körper besser als jeder andere kennenzulernen. Wählen Sie einen der nächsten Schritte, um sich auf die Berührung konzentrieren zu können.

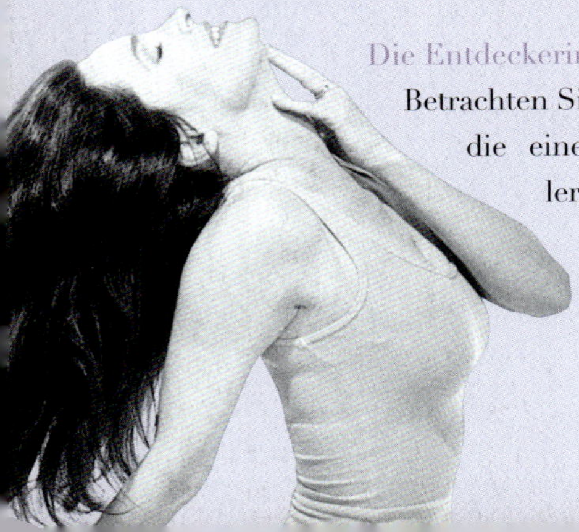

Die Entdeckerin

Betrachten Sie Ihre Hände als die eines Wissenschaftlers oder Forschers. Konzentrieren Sie sich auf Folgendes:

Die Struktur: Entdecken Sie die unterschiedliche Beschaffenheit Ihrer Haut – wie viel zarter ist die Unterseite Ihres Armes im Vergleich zu Ihrem Ellenbogen. Vergleichen Sie die unterschiedlichen Strukturen von Haut und Kleidung und von Kleidung und Haaren.

Die Form: Erlauben Sie Ihren Händen, die Form zu bestimmen, die Ihr Körper im Raum verdrängt, das Volumen, das er im Raum ausfüllt, seinen Kurvenreichtum. Versuchen Sie, eine Kurve ausfindig zu machen, die Sie bis jetzt noch nicht gekannt haben, zum Beispiel die Stelle, an der Ihr Unterarm zur Brust führt.

Die Heilerin

Halten Sie Ihre Hände nah vor Ihr Gesicht, aber so, dass sie es nicht berühren. Fühlen Sie die Wärme, die von ihnen ausgeht? Das ist heilende Energie, die jeder Beschwerde in Ihrem Körper Wärme und Stärke spenden kann. Führen Sie Ihre Hände an die schmerzenden und leidenden Stellen Ihres Körpers, zu Ihrem schmerzenden Rücken, den verletz-

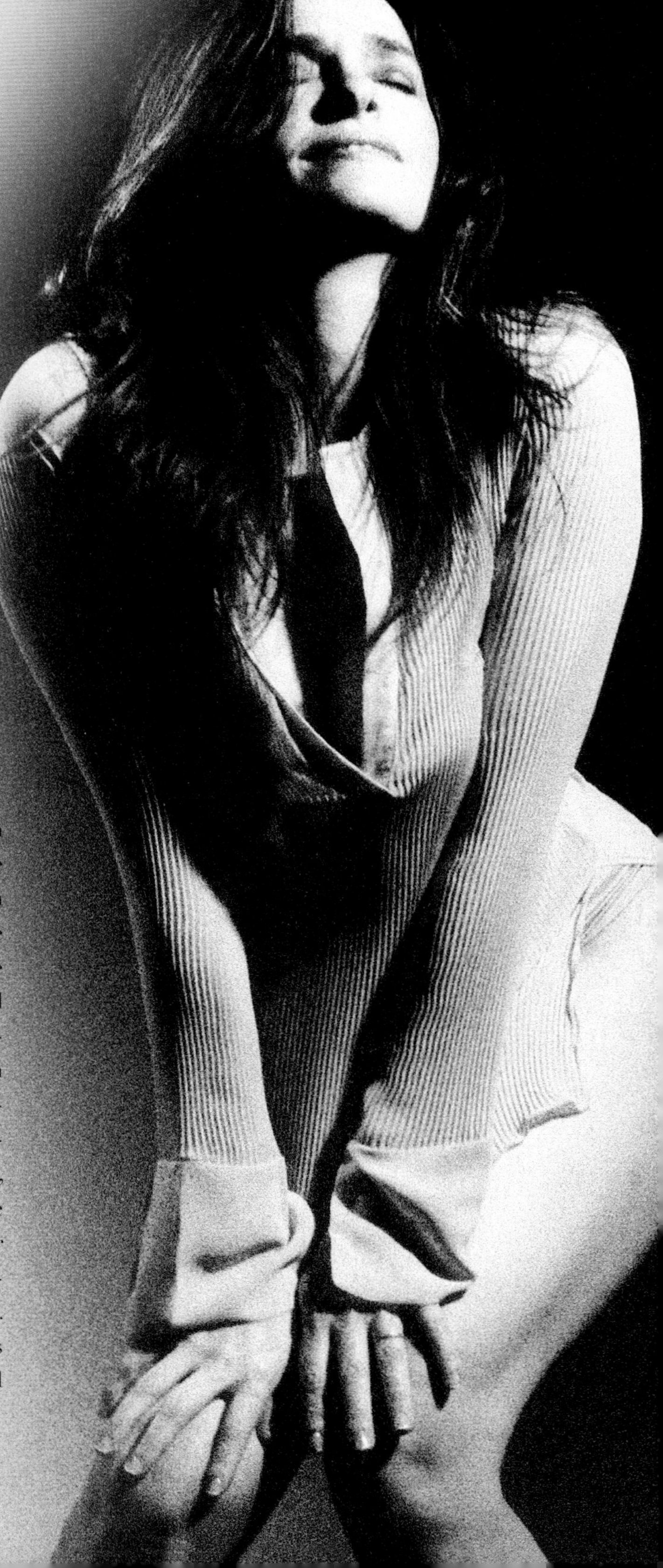

ten Knien, den Magenschmerzen, Muskelschmerzen, Kopfschmerzen. Verharren Sie an diesen Stellen, während Sie die Wärme Ihrer Hände spüren, die die Schmerzen und Spannungen lindert.

Der emotionale Schnuller

Die beruhigende Wirkung Ihrer Hände kann dazu beitragen, seelische und körperliche Schmerzen zu heilen. Gleiten Sie mit Ihren Händen über Ihren Körper und spüren Sie Ihre inneren Gefühle auf. Entdecken Sie die Stellen an Ihrem Körper, die mit Freude und Licht erfüllt sind. Die körperliche Anspannung geht Hand in Hand mit den seelischen Zwängen. Wo speichert Ihr Körper die Traurigkeit? Die Liebe? Den Ärger? Die Eifersucht? Locken Sie Ihre Hand an die Stellen, wo Sie Sorgen, Angst oder schmerzhafte Erinnerungen abgespeichert haben, oder lenken Sie sie an die verschlossenen, einengenden Stellen, wo sich Widerstand regt. Lassen Sie Ihre Hände dort verweilen, bis sie wie ein Magnet Linderung bringen und die negativen Gefühle ausmerzen.

Der *Veränderungs-prozess*

Diese Aufwärmübungen geben Ihnen sofort ein Bewusstsein für Ihre Sinnlichkeit. Gehen Sie einfach mit. Entdecken Sie sie. Viele Schüler, die diese Bewegungen kennenlernen, sind sofort euphorisch. Sie fühlen sich erleichtert und haben Freude an der Selbstentdeckung. Andere wiederum finden es schwer, die Tabus zu brechen, ihre Körper so frei (und offen!) zu bewegen. Sie kämpfen immer noch mit körperlichen Problemen und gesellschaftlichen Zwängen. Deshalb liebe ich es, den Begriff »Strippen« in diesem Buch zu verwenden, denn es ist eine Metapher für die Reise, die in mir und meinen Schülern stattfindet. Wir strippen Schichten sozialer Erwartungen, der Negativität und Kritik von uns ab. Unsere Kultur wird praktisch durch den Wunsch definiert, die erotische Kraft der Frau zu kontrollieren. Wir absorbieren die negativen Botschaften unserer Kultur und empfinden unser sinnliches Ich als furchterregend, peinlich oder übertrieben. Vertrauen Sie sich Ihrem Tagebuch an. Es ist ein sicherer Ort, an dem Sie die aufkommenden Gefühle und Gedanken nach der Freisetzung Ihrer Sinnlichkeit hinterlassen können.

Auf der nächsten Seite finden Sie einige negative Botschaften, die genau dann in unseren Gedanken immer wieder auftauchen, wenn wir Tabuthemen wie das Strippen angehen wollen. Lesen Sie sich die Liste durch und überprüfen Sie, ob einer der Sätze auf Sie zutrifft.

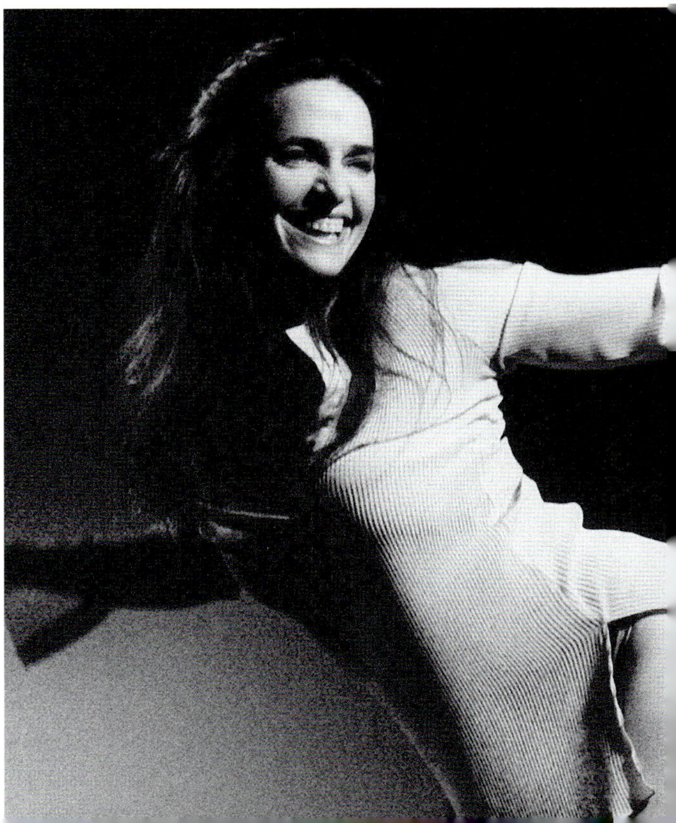

MEIN TAGEBUCH

Ich kann nicht strippen, weil …

- ○ **… ich mich albern fühle und albern aussehen werde.**
- ○ **… es schmutzig ist.**
- ○ **… ich zu dick bin.**
- ○ **… ich zu alt bin.**
- ○ **… die Menschen mich auslachen werden.**
- ○ **… ich nicht sexy bin.**
- ○ **… es eine Sünde ist.**
- ○ **… es sich für eine Mutter nicht gehört.**
- ○ **… ich sexbesessen werden kann.**
- ○ **… ich dabei unattraktiver, unkoordinierter, weniger sexy und dicker sein werde als andere Frauen.**
- ○ **… ich Männer in Versuchung bringe, mich anzumachen.**
- ○ **… ich kein Rhythmusgefühl habe.**
- ○ **… ich meine(n) … hasse.**

(Zählen Sie jeden Teil Ihres Körpers auf, der infrage kommt.)

Gehen Sie nun jeden angekreuzten Satz durch und fragen Sie sich: Woher kommt diese Botschaft? Wer hat das zum ersten Mal zu mir gesagt? Kommt dieser Gedanke von mir oder entspringt er den Maßstäben und Regeln einer anderen Person? Schreiben Sie alle Gefühle, die in Ihnen hochkommen, und auch den Ursprung dieser Gefühle in Ihr Tagebuch.

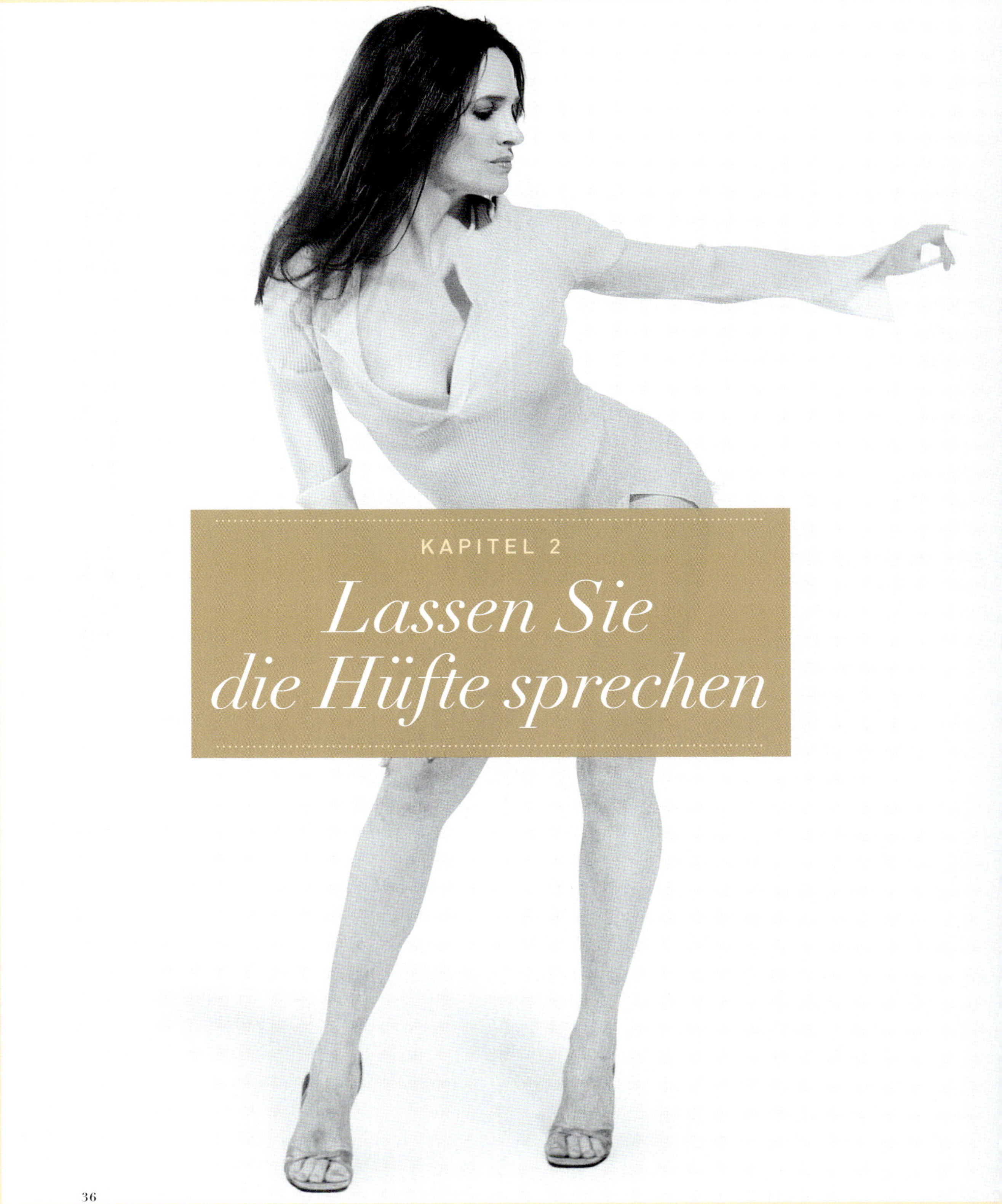

KAPITEL 2

Lassen Sie die Hüfte sprechen

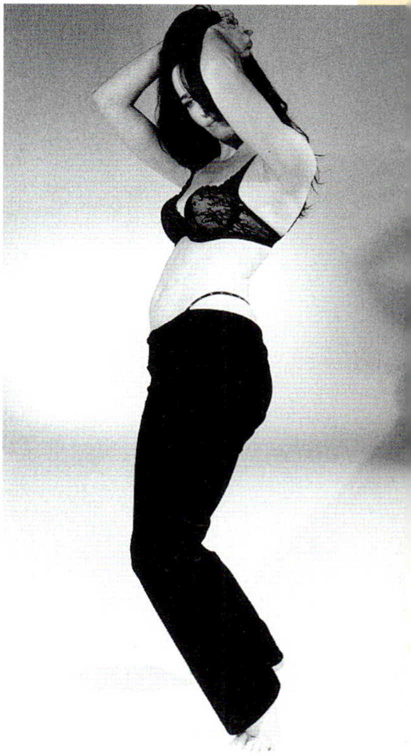

Wie die Talking Heads so redegewandt festgestellt haben, »dreht sich die Welt auf der Hüfte einer Frau«. Ein erster Durchbruch der S-Faktor-Bewegung ist, Ihre Hüfte zu lockern und zu befreien, dahin zu gehen, wohin Sie wollen, und das zu tun, was Sie tun möchten. Der Hüftschwung ist die Hauptbewegung des S-Faktors und viele der Übungen sind um ihn herum aufgebaut. Die Bewegungen in diesem Kapitel werden die Kraft Ihres Beckens freisetzen. Sie werden die physischen Veränderungen in Ihrem Körper, aber auch starke Gefühle in dem Moment spüren, in dem Sie die Grenzen Ihrer Dehn- und Bewegungsfähigkeit überschreiten. Der Grund dafür ist, dass wir gewisse Muskelpartien anspannen, wenn wir Gefühle unterdrücken. Mit der Zeit verkrampfen die Muskeln durch diese Anspannung. Wenn Sie beginnen, Ihren Körper in ungewohnter Weise zu dehnen und zu bewegen, löst das manchmal das ursprüngliche Gefühl aus und so erfahren Sie vielleicht eine starke Befreiung. Atmen Sie tief ein, wenn das geschieht, und bewegen Sie Ihren Körper weiter im Fluss der Übung und Ihrer Gefühle.

DIE KOPF-MASSAGE

Haben Sie schon mal erlebt, wie gut sich eine Kopfmassage anfühlt? Das liegt daran, dass wir unsere ganzen Spannungen im Kopf tragen. Diese Übung basiert auf einem leichten Hüftschwung, der in dem Versuch, das Gehirn abzuschalten, eine wundervolle, ganzheitliche Kopfmassage ermöglicht, damit der Körper die Kontrolle übernehmen kann. Versuchen Sie sich dabei eine Katze vorzustellen, die ihren Kopf in Katzenminze wälzt.

DAUER: 5 Sekunden pro Kreisbewegung

KÖRPERLICHER NUTZEN: Die Nervenenden Ihrer Kopfhaut sind die Endpunkte all Ihrer Nerven, deshalb sollten Sie die Auswirkungen dieser Massage in Ihrem ganzen Körper spüren. Die Kopfhautmassage setzt außerdem Endorphine frei.

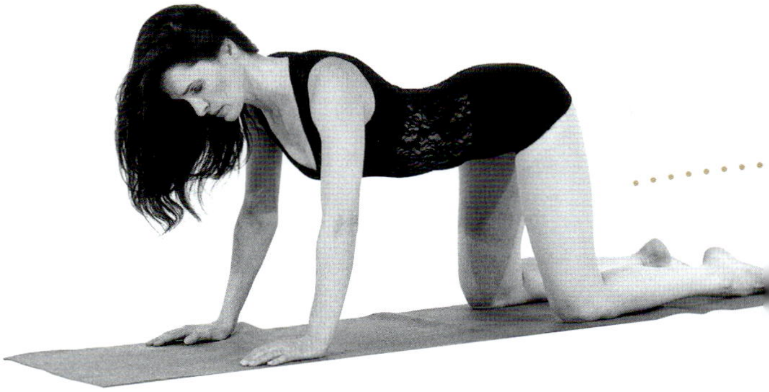

1 Gehen Sie auf die Knie und stützen Sie sich auf den Händen ab. Machen Sie mit dem unteren Teil Ihres Rückens ein Hohlkreuz und spannen Sie die Bauchmuskulatur an.

Kehren Sie wieder zur Ruby Pose in Schritt 2 zurück. Führen Sie zehn Rollen in jede Richtung aus.

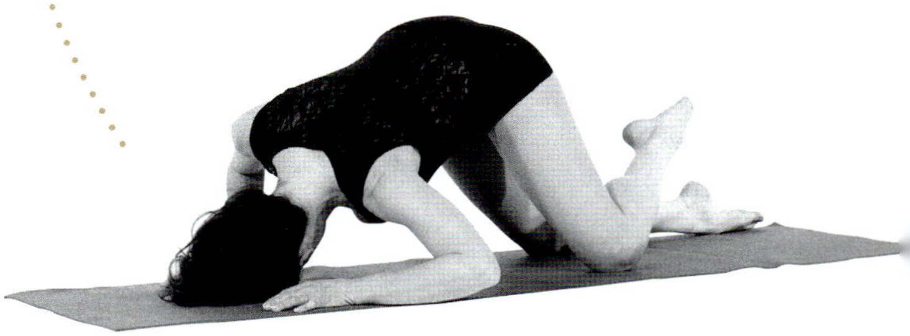

5 Atmen Sie tief ein, indem Sie Ihren Po zurück und nach rechts schwingen und die linke Kopfseite auf der Matte abrollen.

2 Bringen Sie beim Einatmen Ihren Brustkorb und den Kopf zum Boden, bis Ihre rechte Wange auf der Matte aufliegt. Ihr Po ist nach oben ausgerichtet und Ihre Hände sollten neben dem Kopf auf dem Boden liegen. Ich nenne das die »Ruby Pose«, weil sie wie die Schlafposition meiner zweijährige Tochter aussieht.

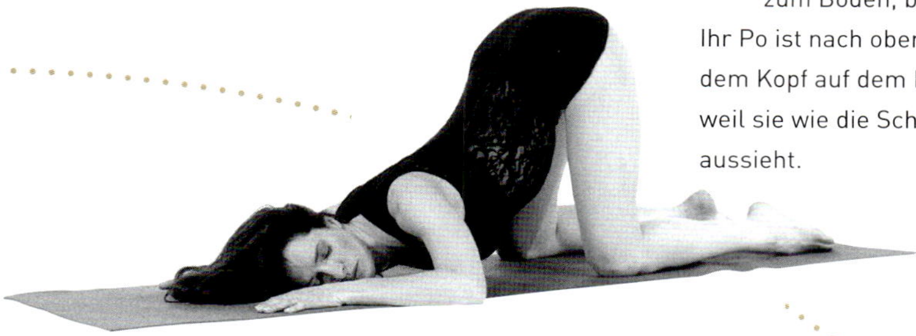

3 Atmen Sie aus und verlagern Sie Ihr Gewicht nach vorne, sodass Sie auf Ihrer Kopfhaut abrollen. Stützen Sie nicht Ihr gesamtes Gewicht auf dem Kopf ab, sondern nur so viel, dass ausreichend Druck auf die Kopfhaut ausgeübt und Ihr Nacken leicht gedehnt wird.

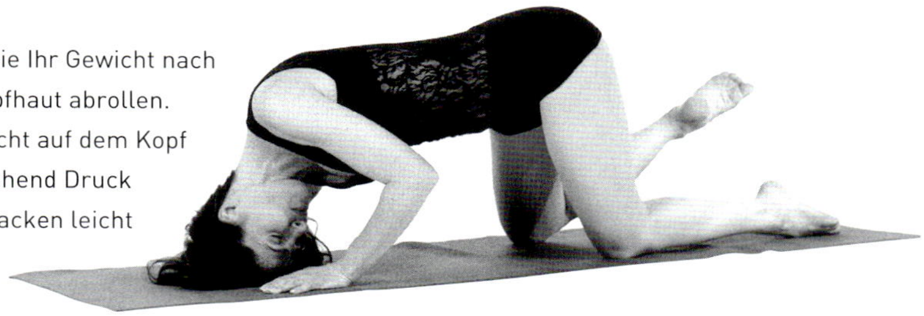

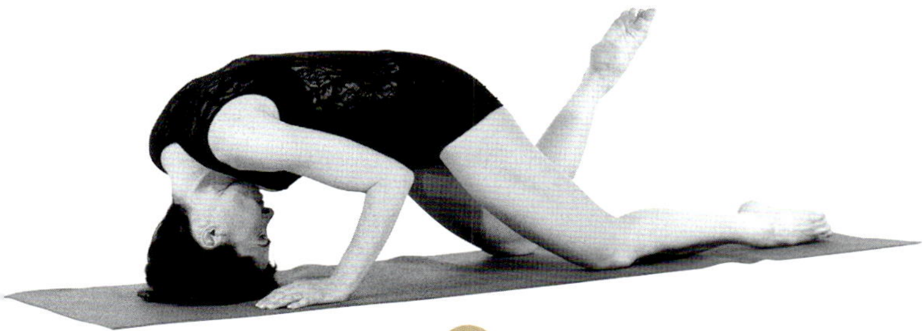

4 Kommen Sie nach vorne und ziehen Sie Ihren Bauchnabel ein. Drücken Sie dabei Ihren Rücken nach oben in Richtung Decke. Versuchen Sie, die Oberseite oder sogar die Rückseite Ihres Kopfes auf der Matte zu rollen.

DIE KATZE-KUH-WELLE

Diese Bewegung beinhaltet zwei Yogapositionen, die Katze und die Kuh, die ich für den S-Faktor verändert habe. Stellen Sie sich während der Übung eine konstante, endlose Welle vor.

DAUER: 10 Sekunden pro Wellenbewegung

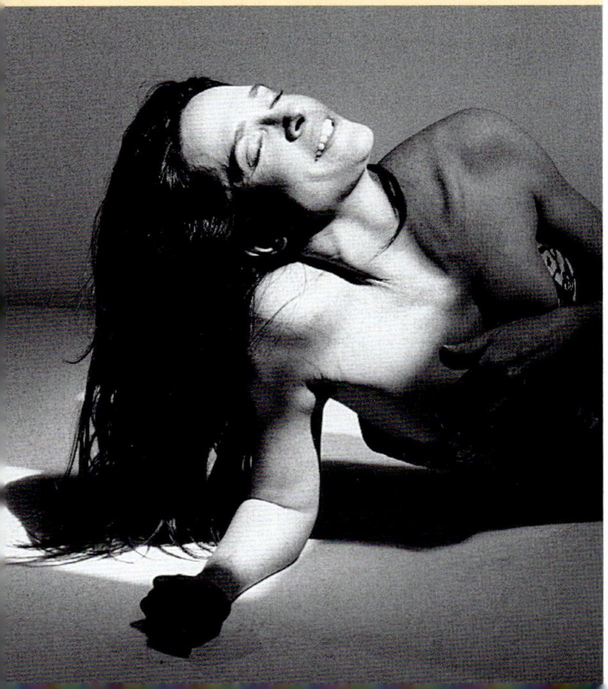

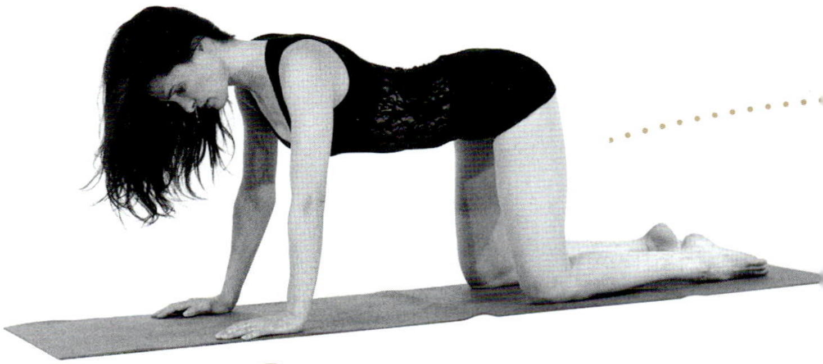

1 Gehen Sie auf die Knie und stützen Sie sich auf den Händen ab; die Hände sind etwa schulterbreit vor Ihnen auf dem Boden, die Knie etwas weiter als hüftbreit auseinander.

Achten Sie darauf, dass die wellenförmige Bewegung gleichmäßig und fließend ist und wie eine Ozeanwelle verläuft. Erlauben Sie Ihrem Körper durch die Bewegung, die Luft in Ihrem Körper nach innen und außen zu bewegen. Wiederholen Sie die Übung zehn Mal.

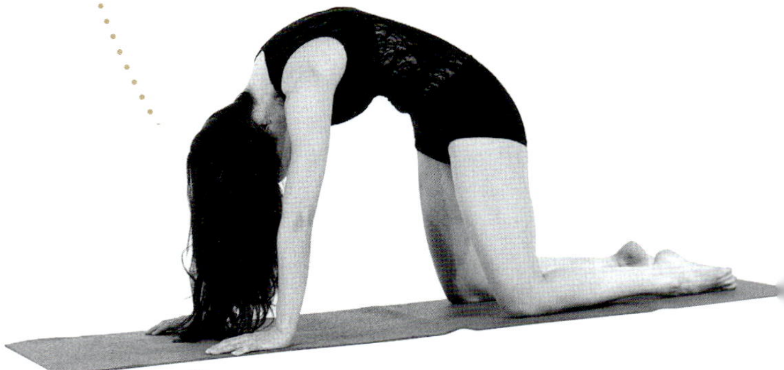

4 Atmen Sie aus und beugen Sie die Wirbelsäule vom Becken aus angefangen wieder nach oben zur Decke hin; lassen Sie Ihren Kopf nach unten fallen und ziehen Sie Ihren Bauchnabel in die Katzenposition ein.

2 Die Katze: Ziehen Sie Ihr Becken ein und lassen Sie Ihren Kopf nach unten sinken. Atmen Sie aus und beugen Sie dabei Ihren Rücken wie einen Katzenbuckel so weit wie möglich nach oben in Richtung Decke.

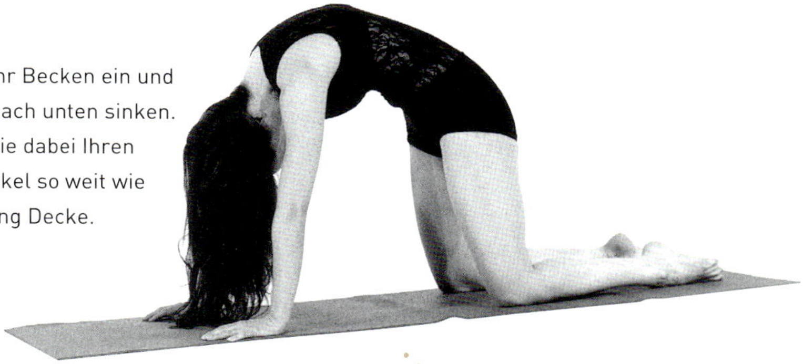

PLAYLIST

Sturm und Drang

Sie können jetzt das Tempo steigern; die Musik sollte aber vor allem fließend und »wellenähnlich« sein.

- **COLDPLAY:** Parachutes
  »Yellow«, »We Never Change«, »Trouble«
- **AEROSMITH:** Toys in the Attic
  »Sweet Emotion«
- **BUDDY GUY:** Sweet Tea
  »Baby, Please Don't Leave Me«
- **LYNYRD SKYNYRD:** All Time Greatest Hits »Simple Man«
- **MOBY:** Play »If Things Were Perfect«

3 Die Kuh: Atmen Sie tief ein und senken Sie Ihre Wirbelsäule, angefangen vom Becken, Wirbel für Wirbel ab. Richten Sie Ihren Kopf auf und gehen Sie mit Ihrem Rücken ins Hohlkreuz, bis Ihr Bauch die Matte fast berührt. Beugen Sie dabei Ihre Ellenbogen, ohne dass sie die Matte berühren. Spannen Sie die Bauchmuskulatur an, um den unteren Teil des Rückens zu stützen.

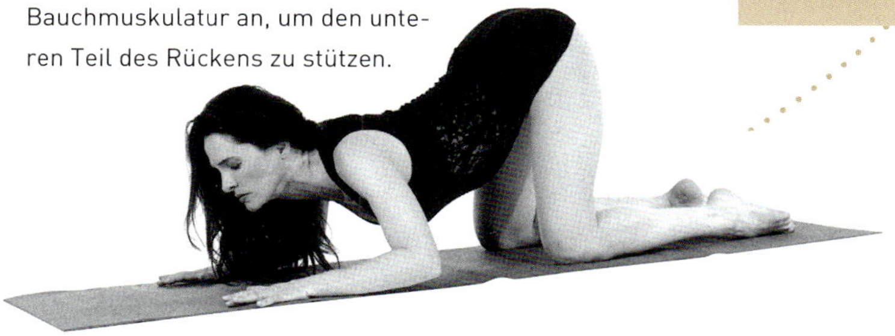

DIE KATZE-KUH-ROLLE

Diese Übung verbindet die »Katze-Kuh-Welle« mit einer kreisförmigeren Bewegung. Konzentrieren Sie sich darauf, die größten und herrlichsten Kreise mit Ihrem Oberkörper zu vollführen. Stellen Sie sich dabei vor, Sie knien in einem Fass oder einem Rohr und versuchen, dessen obere Innenseite rundum mit Ihrem Rücken zu berühren.

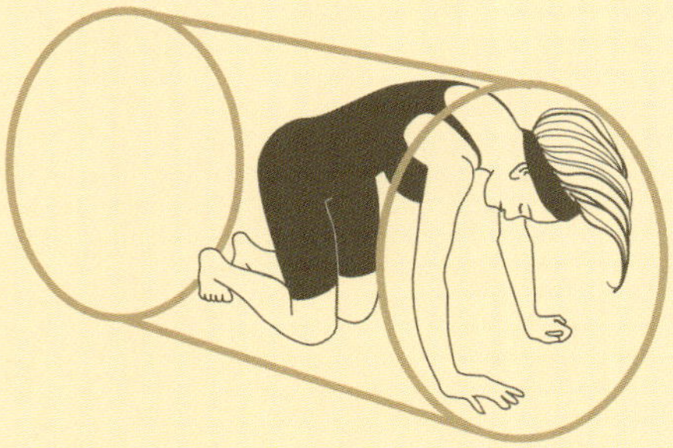

Dauer: 10 Sekunden pro Rolle

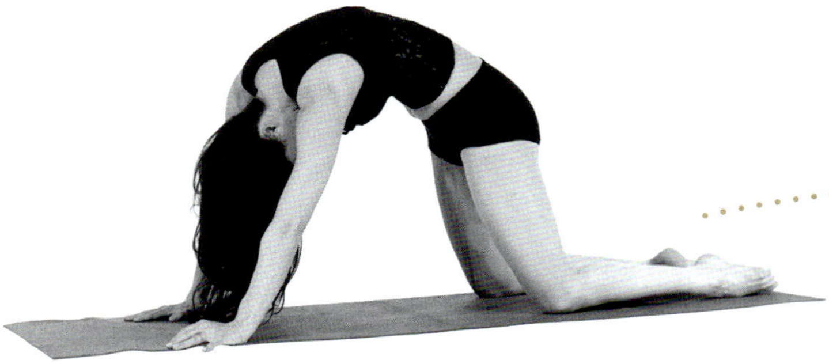

1 Gehen Sie in die Ausgangsposition der »Katze-Kuh-Welle«. Während Sie Ihre Wirbelsäule nach oben zur Decke hin beugen, atmen Sie aus, ziehen Ihren Bauch ein und lassen den Kopf in Richtung Matte sinken.

Wiederholen Sie die Übung zehn Mal. Ändern Sie die Richtung und wiederholen Sie die Übung zehn Mal nach rechts.

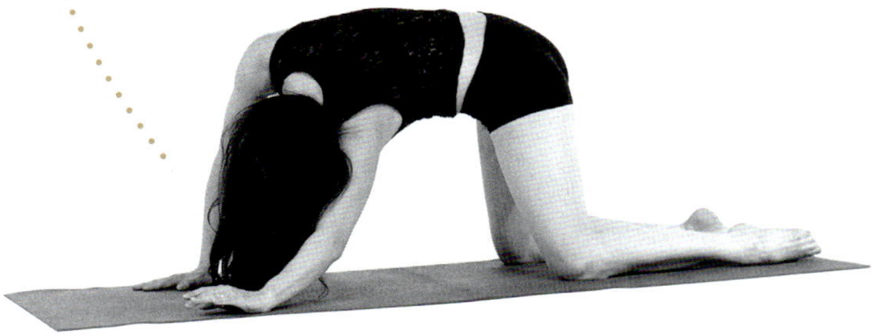

5 Atmen Sie aus, während Sie Ihre Wirbelsäule in Richtung Decke aufrollen, Ihren Bauchnabel einziehen und Ihren Kopf in Richtung Matte sinken lassen.

2 Drehen Sie Ihre Wirbelsäule nach links, schieben Sie dabei die linke Seite Ihres Oberkörpers nach links und spüren Sie die Dehnung in Ihrem Brustkorb. Ihre Oberschenkel bewegen sich dabei nicht. Sie sollten einen 90-Grad-Winkel zum Boden haben.

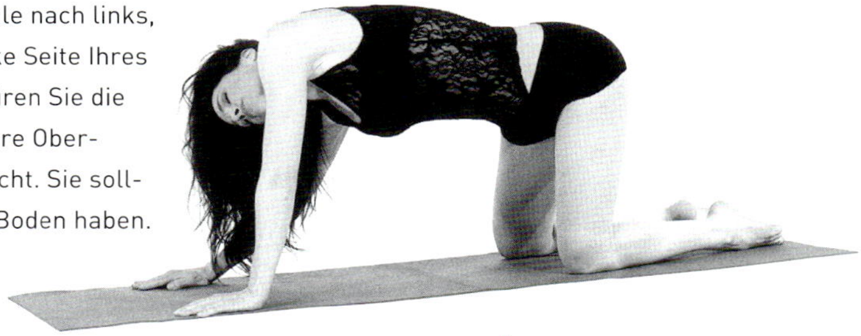

3 Schwingen Sie Brustkorb und Bauch nun in Richtung Boden, atmen Sie dabei tief ein und gehen Sie ins Hohlkreuz. Stützen Sie Ihr Gewicht auf den gebeugten Armen ab; Ihr Brustkorb soll nicht auf dem Boden aufliegen.

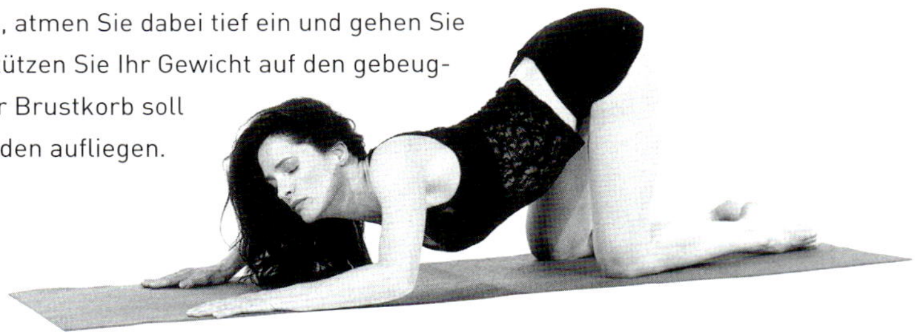

4 Drehen Sie Ihre Wirbelsäule nach rechts, indem Sie die rechte Seite Ihres Oberkörpers nach rechts schieben, die Dehnung in Ihrem Brustkorb spüren und Ihre Taille nach außen zeigt.

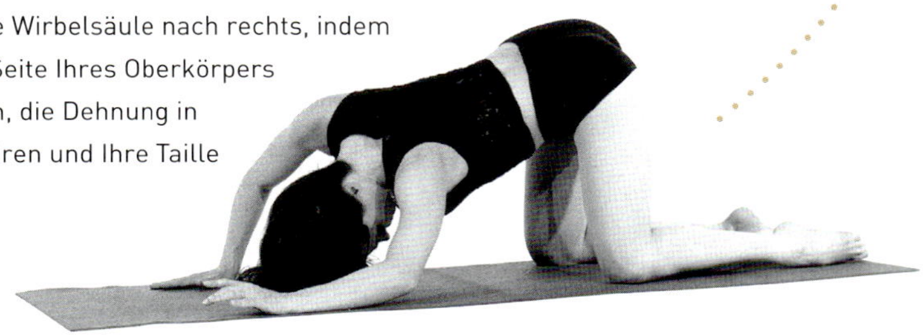

DIE KATZE

Diese Übung bringt die Katze-Kuh-Welle auf eine Ebene, bei der die Hüfte mit eingespannt wird; dadurch wird ein Veränderungsprozess im ganzen Körper ausgelöst. Ihre Hüfte kreist oval und parallel zum Boden. Ebenso wie die Katze-Kuh-Rolle kann auch diese fantastisch-sinnliche Bewegung in jeden Übungsablauf mit eingebaut werden. Es ist eine anstrengende Übung, deshalb sollten Sie auf eine gleichmäßige Atmung achten. Führen Sie die Übung fließend und mit Bedacht aus. Dabei werden viele Muskeln trainiert – und Sie möchten sicherlich keinen davon auslassen. Lassen Sie sich also Zeit. Spüren Sie, wie Ihr ganzer Körper, einschließlich des Kopfes und Nackens, durch die kreisenden Hüftbewegungen mit einbezogen wird.

DAUER: 10 Sekunden pro Rolle

KÖRPERLICHER NUTZEN: Wenn Sie mit Ihrem Rücken ins Hohlkreuz gehen, wird die Wirbelsäule zusammengedrückt und die Nerven im Rückenmark werden durch die kräftige Durchblutung dieser Region revitalisiert. Gleichzeitig wird die Rückenmuskulatur gestärkt und massiert. Die Übung führt den einzelnen Gliedern frische Gelenkflüssigkeit zu, die die Gelenkhöhle und deren umliegende Strukturen versorgt.

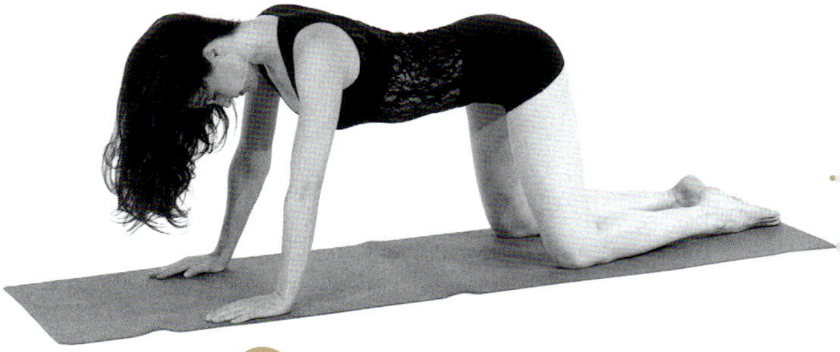

1 Gehen Sie auf die Knie und stützen Sie sich auf den Händen ab; die Hände sind etwa schulterbreit vor Ihnen auf dem Boden, die Knie etwas weiter als hüftbreit auseinander.

Kehren Sie zu Schritt 2 zurück, indem Sie Ihre Hüfte bei gestreckten Armen nach hinten kreisen. Wiederholen Sie die Übung zehn Mal. Ändern Sie die Richtung und wiederholen Sie die Übung zehn Mal in die entgegengesetzte Richtung.

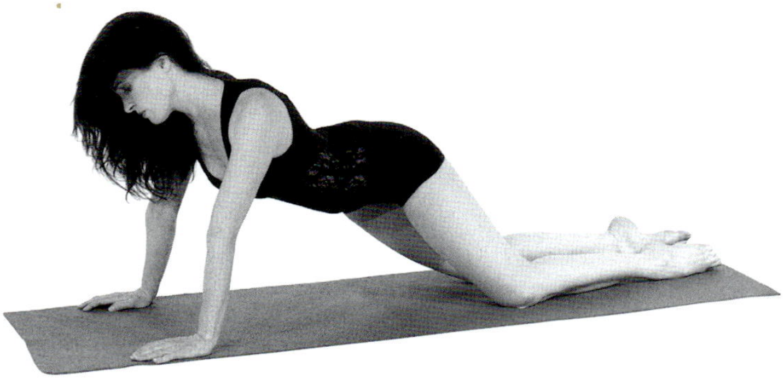

5 Drehen Sie Ihre Hüfte und den Oberkörper nach rechts und öffnen Sie Ihren Brustkorb. Stellen Sie sich vor, Sie versuchen die Wand rechts mit Ihrer Hüfte zu berühren.

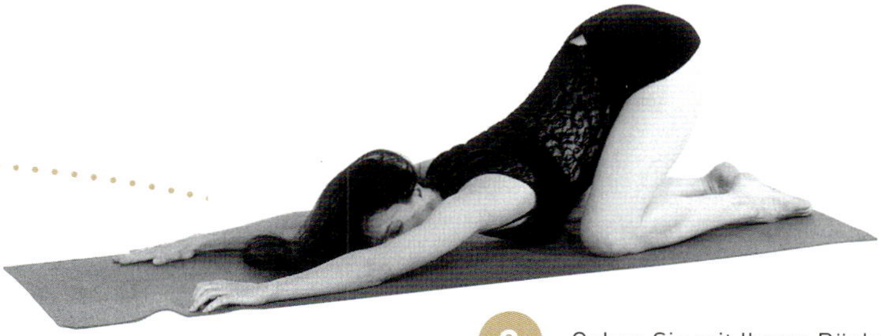

2 Gehen Sie mit Ihrem Rücken ins Hohlkreuz. Richten Sie Ihren Po nach oben und strecken Sie die Arme vor sich auf dem Boden aus; der Kopf liegt auf dem Boden – wie bei einer Katze, die sich streckt.

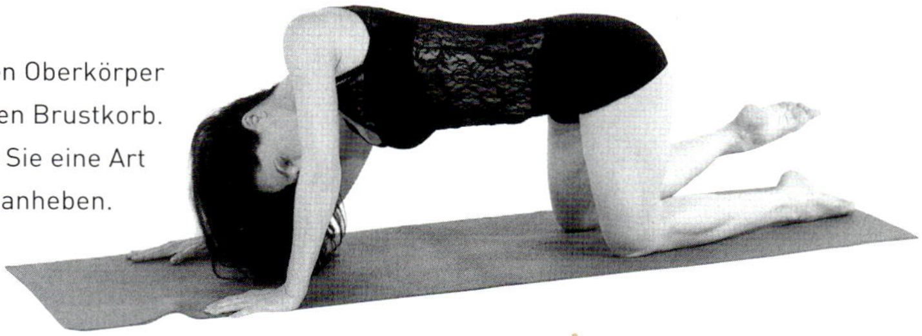

3 Drehen Sie Ihre Hüfte und den Oberkörper nach links und öffnen Sie Ihren Brustkorb. Spielerische Abwandlung: Machen Sie eine Art Knicks, indem Sie das rechte Bein anheben.

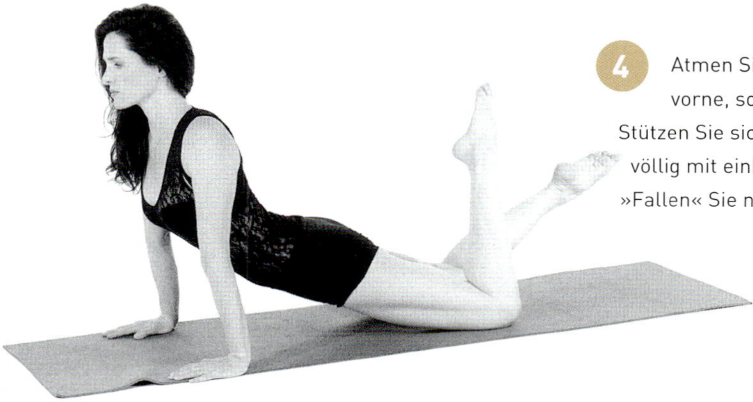

4 Atmen Sie aus und bringen Sie die Hüfte nach vorne, sodass sie fast den Boden berührt. Stützen Sie sich ab, indem Sie Ihre Bauchmuskulatur völlig mit einbeziehen und Ihre Schultern absenken. »Fallen« Sie nicht in die Pose.

HÜFTKREISE IM KNIEN

Bei dieser Bewegung strecken Sie sich wieder so weit wie möglich um 360 Grad in jede Richtung. Stellen Sie sich dabei Ihre Hüfte wie ein Lasso vor, das um Ihre Knie kreist, die fest auf dem Boden sind. Diese Bewegungen fühlen sich für Sie anfangs vielleicht merkwürdig an. Überwinden Sie dieses Gefühl. Je weiter Sie Ihr Becken in jede beliebige Richtung des Kreises strecken können, desto besser. Die Kurven Ihres Körpers können niemals zu tief oder zu rund sein.

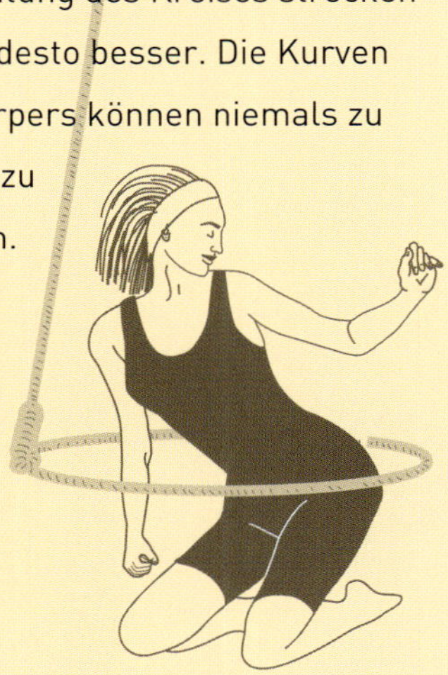

DAUER: 10 Sekunden pro Kreisbewegung

KÖRPERLICHER NUTZEN: Die Steigerung der Hüftmobilität ist für den Erhalt der Beweglichkeit im Alter lebenswichtig. Die Beckenbewegungen stimulieren und massieren die Fortpflanzungsorgane und fördern gleichzeitig deren Gesundheit.

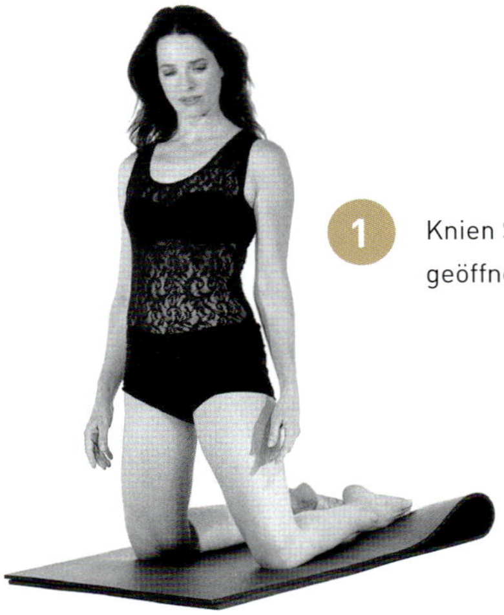

1 Knien Sie mit hüftbreit geöffneten Beinen.

Kreisen Sie zehn Mal gegen den Uhrzeigersinn und ändern Sie danach die Richtung für weitere zehn Kreisbewegungen.

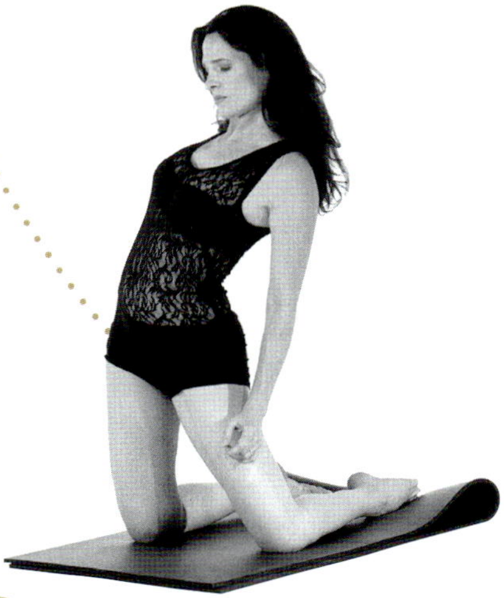

6 Ziehen Sie den Po ein und schieben Sie das Becken nach vorne zur Wand. Lassen Sie Ihren Oberkörper in die entgegengesetzte Richtung nach hinten gehen.

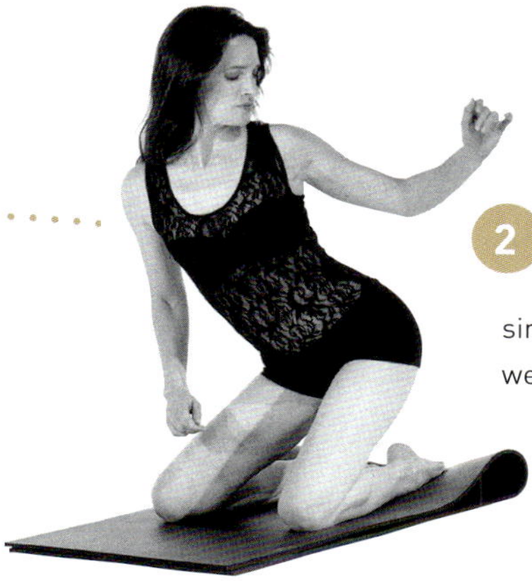

2 Beginnen Sie die Übung, indem Sie langsam einen weiten Hüftkreis gegen den Uhrzeigersinn machen. Stoßen Sie zuerst Ihre linke Hüfte so weit Sie können in Richtung der linken Wand.

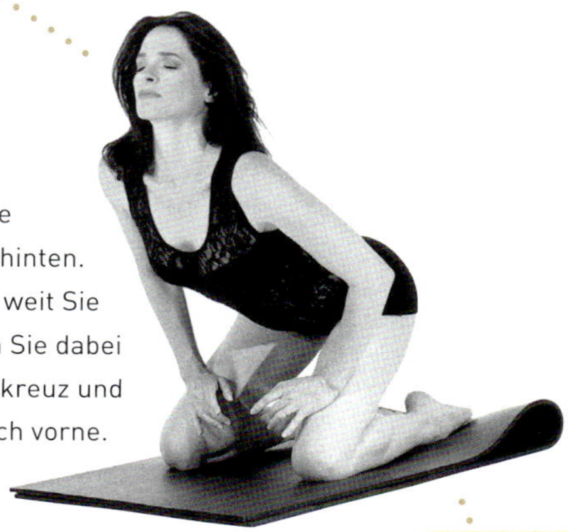

3 Kreisen Sie Ihre Hüfte beim Einatmen nach hinten. Schwingen Sie Ihren Po so weit Sie können nach hinten, gehen Sie dabei mit Ihrem Rücken ins Hohlkreuz und schieben Sie Ihre Brust nach vorne.

ÜBERGANG IN DIE STANDPOSITION

Stellen Sie Ihren linken Fuß vor sich auf den Boden. Neigen Sie Ihren Körper im 90-Grad-Winkel nach rechts, während Ihre linke Pobacke die linke Ferse berührt. Richten Sie Ihr rechtes Knie auf und kommen Sie mit beiden Beinen in die Hocke. Heben Sie Ihren Körper langsam – mit dem Po zuerst – nach oben in die Standposition.

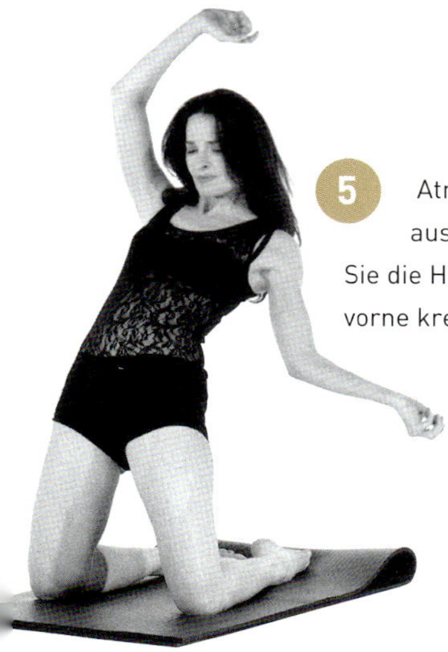

5 Atmen Sie aus, während Sie die Hüfte nach vorne kreisen.

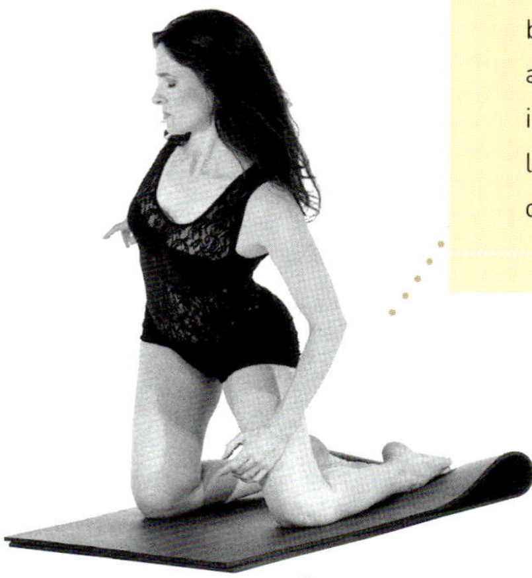

4 Schwingen Sie Ihre Hüfte langsam nach rechts und strecken Sie die rechte Hüfte so weit Sie können nach außen.

HÜFTKREISE IM STEHEN

Diese Kreise sollten die größten, rundesten und am stärksten übertriebenen Kreise sein, zu denen Ihre Hüfte in der Lage ist. Machen Sie genau das Gegenteil von dem, was Frauen für gewöhnlich gesagt wird: Nehmen Sie mit Ihrem Körper so viel Platz wie möglich ein und gehen Sie weit über Ihre Grenzen hinaus.

DAUER: 10 bis 12 Sekunden pro Kreisbewegung

KÖRPERLICHER NUTZEN: Je tiefer Sie die Knie beugen, desto weiter werden die Kurven sein und desto härter müssen Ihre Oberschenkel arbeiten.

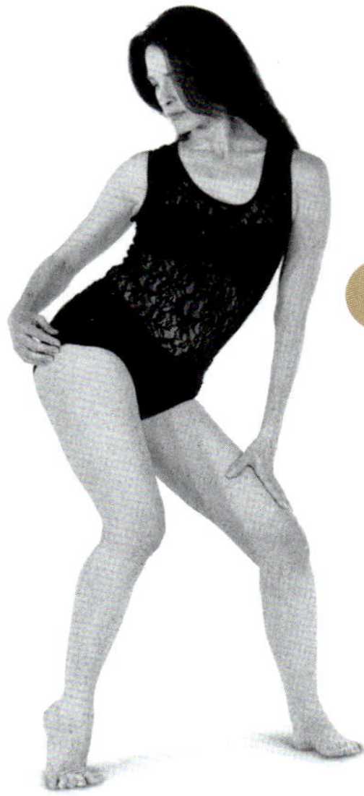

1 Ihre Beine stehen etwas mehr als hüftbreit auseinander. Stoßen Sie Ihre rechte Hüfte zur rechten Wand hin.

Kreisen Sie zehn Mal im Uhrzeigersinn, ändern Sie danach die Richtung für weitere zehn Kreise.

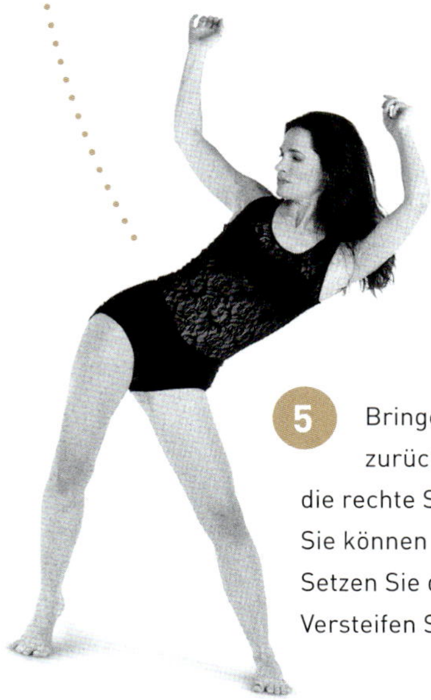

5 Bringen Sie Ihre Hüfte wieder zurück nach rechts, indem Sie die rechte Seite Ihrer Hüfte so weit Sie können nach rechts schieben. Setzen Sie die Kreisbewegungen fort. Versteifen Sie die Knie nicht.

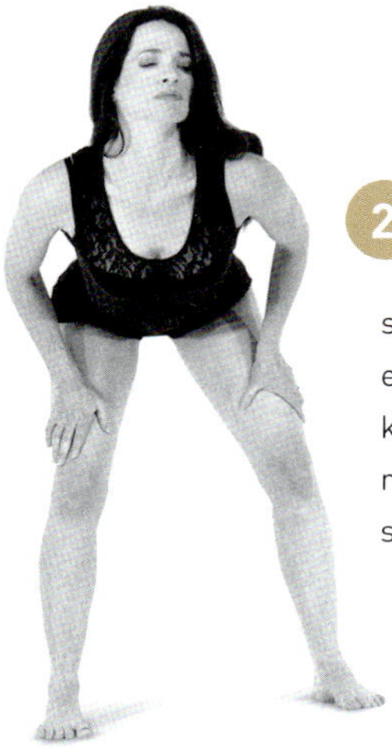

2 Beginnen Sie langsam, mit Ihrer Hüfte weite Kreise im Uhrzeigersinn zu machen und atmen Sie dabei ein. Strecken Sie Ihren Po so weit Sie können nach hinten, gehen Sie dabei mit Ihrem Rücken ins Hohlkreuz und strecken Sie Ihre Brust nach vorne.

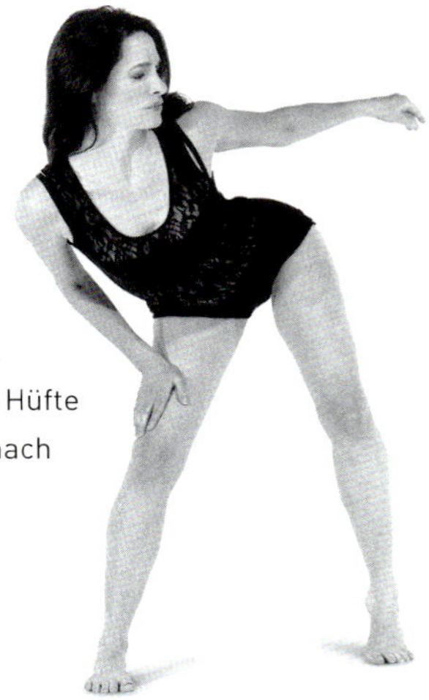

3 Schwingen Sie Ihre Hüfte langsam nach links, indem Sie Ihre linke Hüfte so weit Sie können nach links schieben.

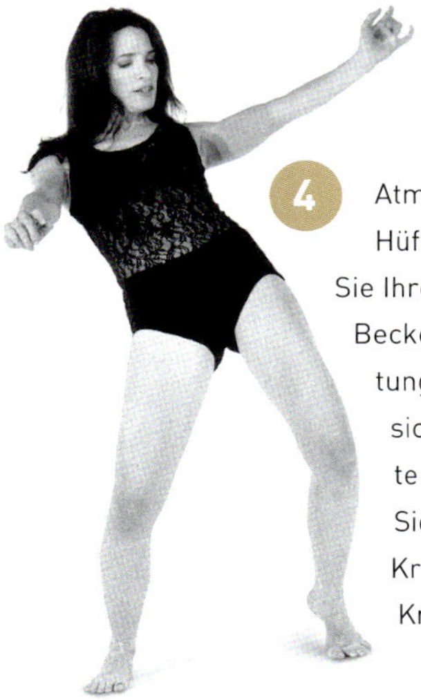

4 Atmen Sie aus, während Sie Ihre Hüfte nach vorne kreisen. Ziehen Sie Ihren Po ein und schieben Sie Ihre Beckenknochen nach vorne in Richtung Wand. Ihr Oberkörper bewegt sich dabei in die entgegengesetzte Richtung nach hinten. Nehmen Sie sich genauso viel Zeit für das Kreisen nach vorne wie für das Kreisen nach hinten.

Katherines Hüfte

Die 35-jährige Katherine ist in einer Gegend aufgewachsen, in der Hosentragen, geschweige denn Hüfte und Po bewusst zu zeigen, verpönt war. Als sie zum ersten Mal an meinem Training teilnahm, hatte sie keine Ahnung, was ich mit meiner Aussage, sie solle ihre Hüfte so weit wie möglich nach rechts recken, ausdrücken wollte. Sie wusste nicht, wie ausladend die Bewegungen ihres Körpers sein konnten. In ihrer zweiten Trainingsstunde stand ich irgendwann neben ihr und trieb sie an, ihre Hüfte weiter und weiter herauszustrecken. Plötzlich löste sich ihre Hüfte und Katherine schaffte es, sie weit zu bewegen. Sie strahlte. Durch den jahrelangen geradlinigen Gang ihrer Hüfte wurde der Energiefluss in ihrem Körper, ähnlich wie bei einem geknickten Gartenschlauch, in der Beckenregion gestaut. Später erzählte sie mir, dass sie, als sie ihre Hüfte gelöst hatte, plötzlich eine Art Strom verspürte. »Es war so, als ob zum ersten Mal in meinem Leben, vom Scheitel bis zur Sohle, Energie durch meinen Körper strömte. Und ich spürte, dass ich endlich in meinem ganzen Körper lebte.«

GANZKÖRPER-KREISE

Bei dieser Bewegung bewegt sich Ihr ganzer Körper langsam in riesigen Kreisen, senkrecht zum Boden – wie die Flügel einer Windmühle. Ihr Kopf bewegt sich in entgegengesetzter Richtung Ihres Beckens. Dabei ist es äußerst wichtig, sich langsam und bewusst zu bewegen, um Schwindelgefühle zu vermeiden.

DAUER: 10 bis 12 Sekunden pro Kreisbewegung

SINNLICHER SCHWERPUNKT: Konzentrieren Sie sich nur auf ein einziges Instrument im Lied und erlauben Sie Ihrem Körper, sich den Weg durch dieses eine Lied hindurch zu bahnen.

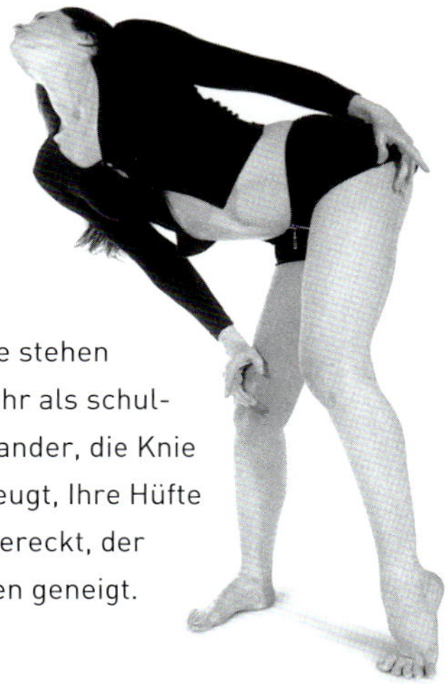

1 Ihre Beine stehen etwas mehr als schulterbreit auseinander, die Knie sind leicht gebeugt, Ihre Hüfte ist nach links gereckt, der Kopf nach hinten geneigt.

Führen Sie die Kreisbewegungen fünf Mal durch, ändern Sie danach die Richtung und wiederholen Sie die Übung.

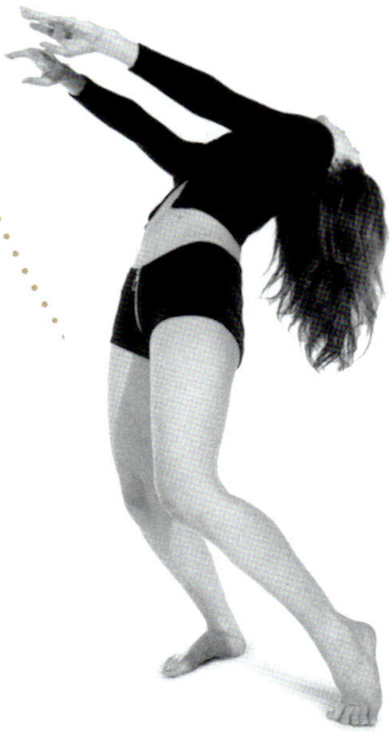

6 Richten Sie Ihren Oberkörper beim Einatmen wieder auf. Schieben Sie Ihr Becken nach vorne und lassen Sie Ihren Kopf nach hinten fallen.

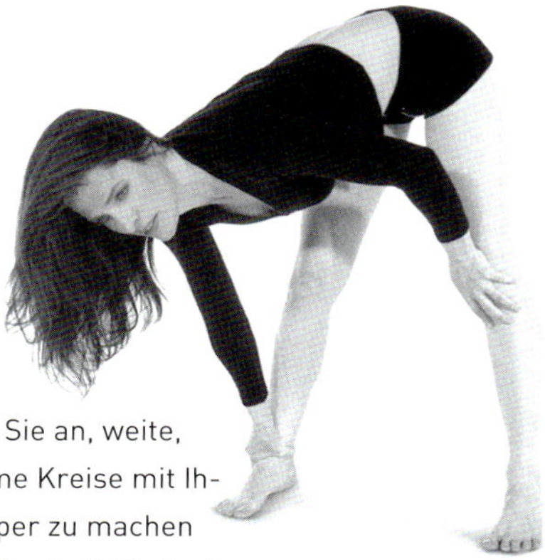

2 Fangen Sie an, weite, langsame Kreise mit Ihrem Oberkörper zu machen und kreisen Sie die Hüfte in die entgegengesetzte Richtung. Bringen Sie Ihren Oberkörper nach rechts, während Ihre Hüfte nach links gereckt ist.

3 Atmen Sie aus, schwingen Sie dabei Ihren Oberkörper nach unten zum Boden und strecken Sie Ihren Po nach hinten.

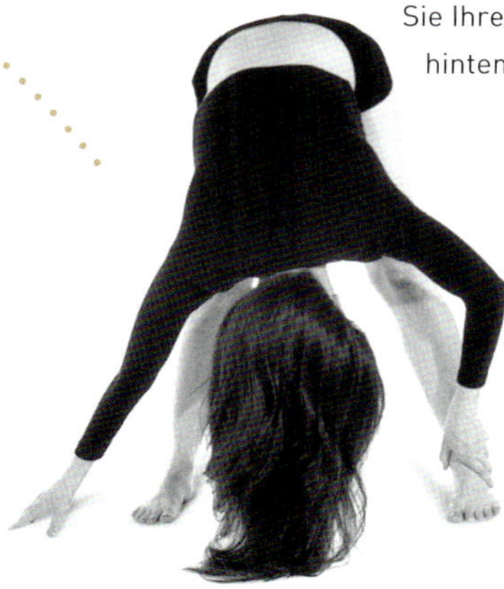

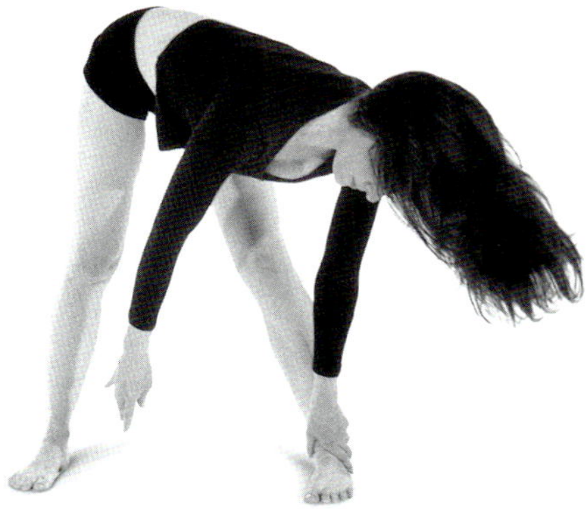

4 Schwingen Sie Ihren Oberkörper nach links, während Sie Ihre Hüfte nach rechts schieben.

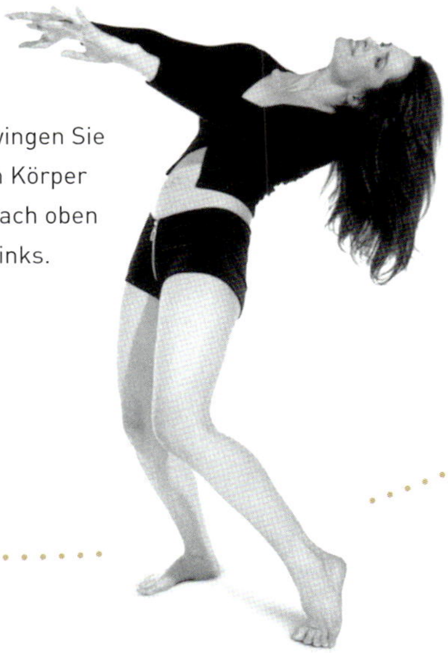

5 Schwingen Sie Ihren Körper langsam nach oben und nach links.

KREIS-
BEWEGUNGEN
FÜR DEN PO

Diese Bewegung ist die Krönung Ihres besten Teils – in all seiner Pracht. Jetzt konzentrieren Sie sich auf die übertriebenen Bewegungen Ihres Pos. Die Kreisbewegungen für den Po sind eine hervorragende Dehnübung für den unteren Teil Ihres Rückens und eine gute Übung, auf die man immer zurückgreifen kann, wenn sich die Wirbelsäule erschöpft anfühlt.

DAUER: 5 Sekunden pro Kreisbewegung

NUTZEN FÜR KÖRPER UND GEIST: Endorphine sind natürlich vorkommende Neurotransmitter, die den Opiaten ähnlich sind. Das Wort stammt aus dem Griechischen und bedeutet so viel wie »innere Morphine«. Endorphine werden in großen Mengen durch Sex, Fitness und Meditation ausgeschüttet. Der S-Faktor verbindet diese drei Dinge miteinander. Studien haben belegt, dass die vermehrte Produktion von Endorphinen ein gesünderes Herz und einen niedrigeren Stresslevel zur Folge hat und sogar krebsvorbeugend wirkt. Das Wohlbefinden, das Sie während des Workouts verspüren, steht in direkter Verbindung zu den positiven Auswirkungen auf Ihren Körper.

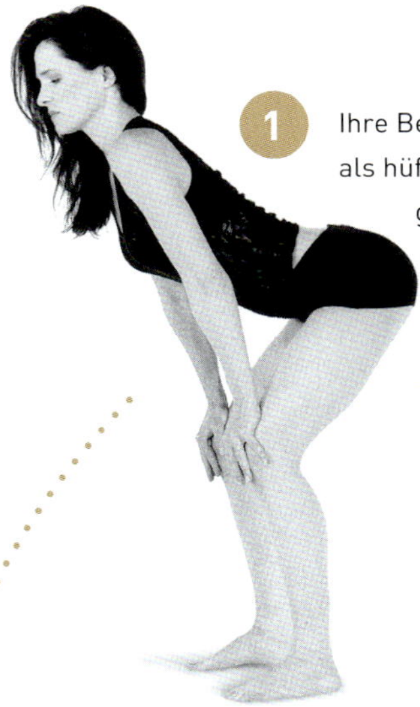

1 Ihre Beine stehen etwas weiter als hüftbreit auseinander. Beugen Sie Ihren Oberkörper leicht nach vorne und legen Sie Ihre Hände auf die Knie. Gehen Sie ins Hohlkreuz.

Kehren Sie zu Schritt 2 zurück; Ihr Po ist nach hinten gerichtet. Wiederholen Sie die Übung im Uhrzeigersinn neun Mal, ändern Sie danach die Richtung für weitere zehn Kreise.

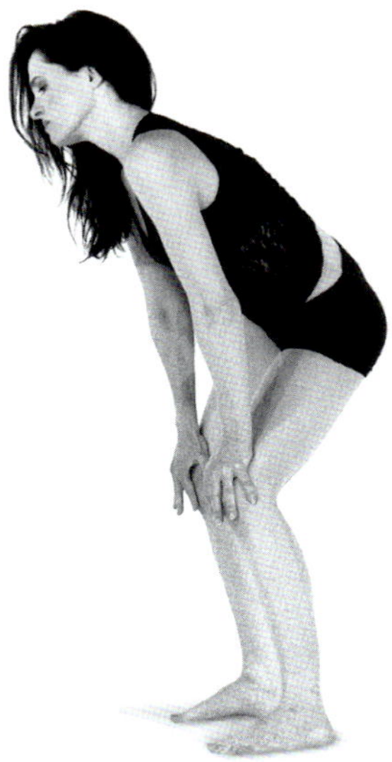

5 Bringen Sie Ihren Po nach rechts.

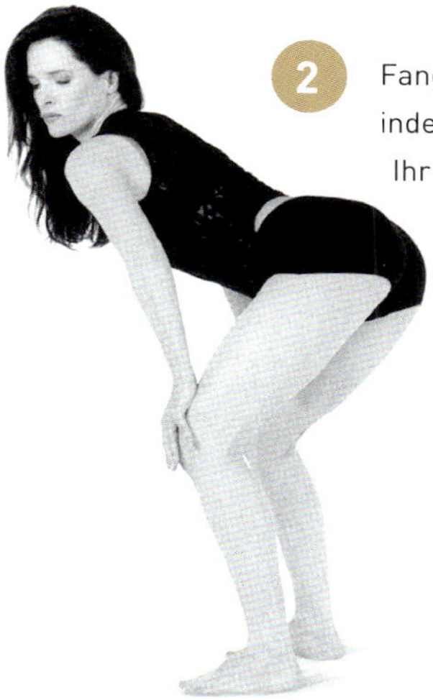

2 Fangen Sie langsam an, Ihren Po zu kreisen, indem Sie das Gewicht auf den Händen abstützen. Ihr Oberkörper bleibt dabei unbewegt. Atmen Sie tief ein und strecken Sie dabei Ihren Po so weit wie möglich gerade nach hinten; bleiben Sie im Hohlkreuz.

3 Bewegen Sie Ihren Po nach links.

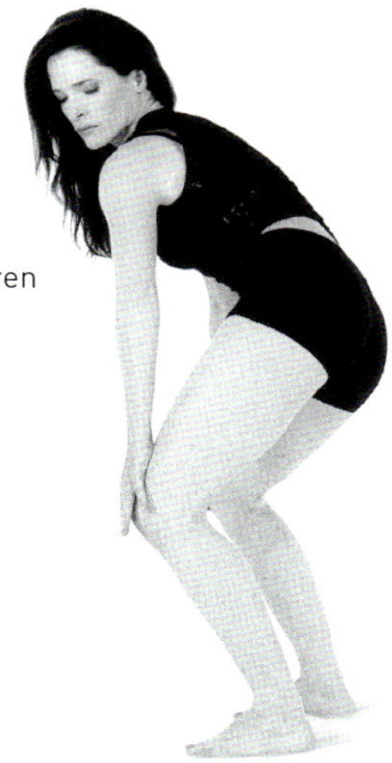

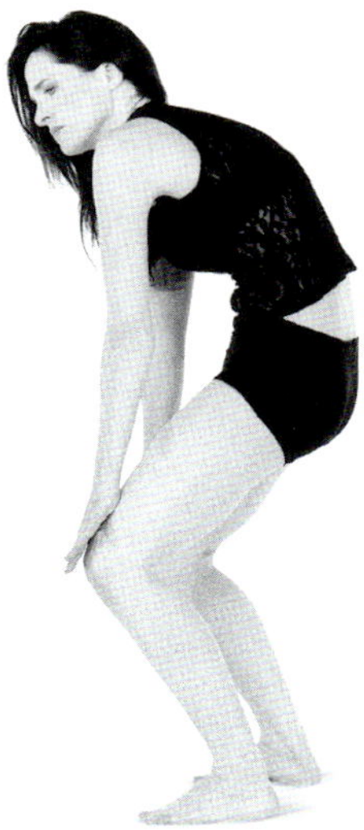

4 Atmen Sie aus, während Sie Ihren Po nach vorne bringen und Ihren Bauchnabel einziehen.

Der *Veränderungsprozess*

Der Hüftschwung kann für viele Frauen eine tief greifende Erfahrung sein. Meine Schüler sind oft erstaunt, wenn sie die Schatztruhe sexueller Energie entdecken, die in ihrer Hüfte und in ihrem Becken verschlossen war. Sie aufzuschließen kann zu einer Offenbarung werden. Eine typische Reaktion beim Training ist ein ausgelassenes, unbändiges Hochgefühl. Schüler erzählen mir, dass sie nach dem Training mit einem Glücksgefühl nach Hause fahren. Ich habe eine Schülerin, die nach ihrer ersten Trainingseinheit so euphorisch war, dass sie jede Person, die sie im Adressbuch ihres Pocket-PCs fand, anrief, um ihr von dieser neuen, großartigen Sache, die sie eben entdeckt hatte, zu erzählen. Eine nach der anderen machte es ihr nach. Ihre Trainingseinheit endete um acht Uhr. Sie stammt aus England und dort war es drei Uhr morgens. Es war ihr egal, sie rief trotzdem alle an. Bevor nun aber Sie anfangen, es der ganzen Welt in diesem Ausmaß mitzuteilen, versuchen Sie, es zuerst in Ihrem Tagebuch festzuhalten.

Gelegentlich kommen sehr starke Gefühle auf. Gestaute Erinnerungen, die in irgendwelchen Hüft- oder Beckenmuskeln zurückgehalten wurden, kommen vielleicht an die Oberfläche und Sie spüren Emotionen, die von Freude über Überraschung bis zu Traurigkeit oder Angst reichen. Ich ermutige Sie zu lachen, zu weinen und diese Gefühle in den Bewegungen und in Ihrem Tagebuch auszuleben. Wenn Sie ein Gefühl der Beklemmung verspüren, ist es vielleicht auf verinnerlichte Vorurteile, lebenslang vererbte Botschaften zurückzuführen, die besagen, dass die Welt, die Sie nun betreten, tabu ist. Sie haben vielleicht gelernt, dass sich »gute Mädchen« nicht so bewegen und es geht Ihnen vielleicht auf die Nerven zu wissen, dass sich hinter der Fassade des guten Mädchens oder der Mutterfigur eine starke erotische Person verbirgt. Wenn Sie Schamgefühle empfinden oder ein Gefühl von Unbehagen verspüren, nehmen Sie sich einen Augenblick Zeit und schauen Sie sich um. Fast jede Plakatwand, jede TV-Werbung und die Modemagazine sind voller sexuell suggestiver Bilder. Diese schönen Frauen besitzen und übertreiben ihre Sexualität. Die Häufigkeit dieser Bilder in den Medien zeigt, wie willkommen, sogar begehrenswert diese sexy Posen und Kleider der Gesellschaft sind.

DIE NACKTE WAHRHEIT

Sehen Sie sich die Werbeanzeigen in heutigen Modemagazinen an: Dort wird immer ein hübsches, halbnacktes Model in einer sexy Pose stehen, sitzen oder liegen. Es sieht reif, einladend und umwerfend aus. Wer würde nicht gerne so aussehen wie diese Frau?

Gehen Sie nun in irgendein Stripplokal. Dort werden Sie eine Frau sehen, die sich von einer sexuell suggestiven Pose zur nächsten bewegt und langsam ihre Kleidung, Schicht für Schicht, ablegt. Sie sieht reif, einladend und umwerfend aus, und dennoch will niemand sein wie sie.

Was ist der Unterschied zwischen diesen beiden Frauen? Die Sichtweise. Der Status. Das Geld. Das Model hat Macht und Prestige, wohingegen die Stripperin einen schlechten Ruf hat und vielleicht gerade einmal 200 Mäuse bekommt – in einer guten Nacht.

MEIN TAGEBUCH

Jetzt geht's ans Posen

Folgende Übung sollte in einem Zimmer ohne Spiegel ausgeführt werden. Die Übung soll Ihnen helfen, sich genauso sinnlich darzustellen wie die glamourösen Models in den Zeitschriften.

1. Besorgen Sie sich drei oder vier Mode- oder Boulevardzeitschriften. Blättern Sie die Seiten durch und reißen Sie die Bilder heraus, die Ihnen sexy oder erotisch erscheinen: halbnackte Frauen, Frauen in provokanten Posen, Frauen, die sich selbst sinnlich berühren, bekleidete, strahlende Frauen oder Frauen, die Ihnen verführerisch erscheinen.

2. Wählen Sie die drei Fotos aus, die Ihnen am besten gefallen. Kleben Sie die Fotos an die Wand und betrachten Sie sie genau.

3. Verbringen Sie zehn Minuten damit, die Fotos anzusehen: das Gesamtthema, das Gefühl und die Haltung. Während Sie Ihren Körper schwingen und drehen, bewegen Sie ihn von einer Fotopose zur nächsten. Vergleichen Sie nicht, urteilen Sie nicht, bewegen Sie einfach Ihren Körper. Wiederholen Sie diese Bewegung drei Mal oder so lange, bis Ihr Körper die Bewegungen gespeichert hat und Sie die Fotos nicht länger ansehen müssen. Denken Sie daran, bei jeder Pose einzuatmen.

Halten Sie alle Ihre Gedanken zu den Fotos und Ihre Gefühle beim Ausführen der Pose in Ihrem Tagebuch fest. Hat es Sie überrascht zu entdecken, wie häufig diese sexy Fotos vorkommen? Bei welchem Foto konnten Sie am besten Sie selbst sein? Warum? Wo konnten Sie am wenigsten Sie selbst sein? Warum? Hat es Sie überrascht, wie einfach oder schwierig es war, Ihren eigenen Körper in ähnliche Posen zu bringen?

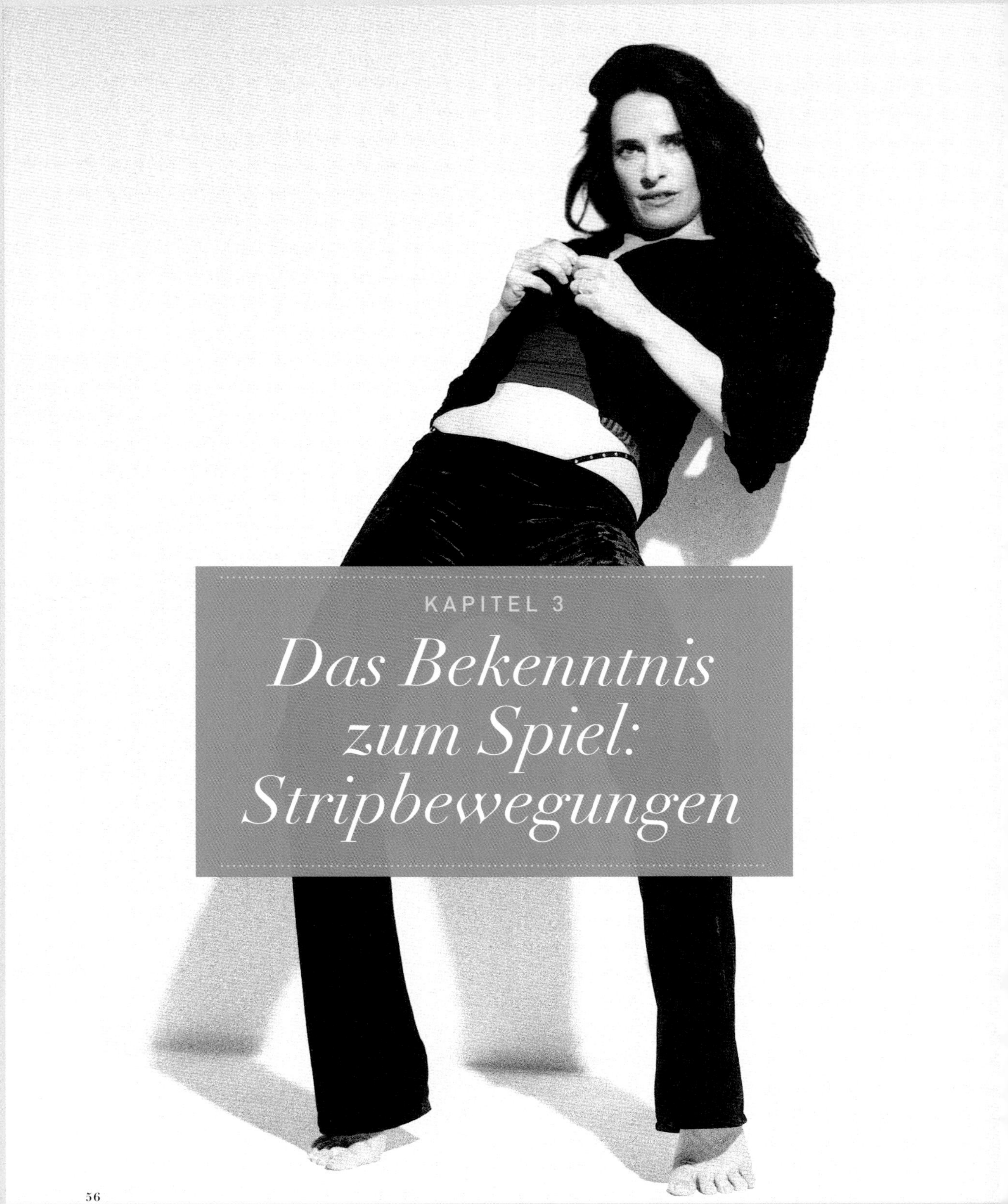

KAPITEL 3

Das Bekenntnis zum Spiel: Stripbewegungen

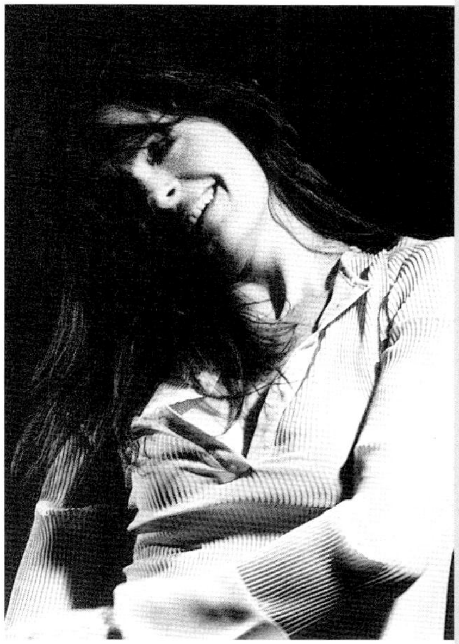

Die S-Faktor-Bewegungen sollen etwas Wahrhaftiges, Reales in Ihrem Inneren hervorbringen, Ihr natürliches, angeborenes sinnliches Wesen. Werden andere Menschen die Veränderung an Ihnen wahrnehmen? Sicherlich. Werden Sie anderen sinnlich erscheinen? Vielleicht. Doch Sinnlichkeit – die wahre Sinnlichkeit – kommt von innen. Es geht nicht darum, in irgendeiner vorgeschriebenen Weise sexy zu wirken. Es geht nicht darum, wie Marilyn, Madonna oder Pamela zu sein. Es geht darum, Sie selbst zu sein. Bevor Sie anderen etwas zeigen können, müssen Sie selbst davon überzeugt sein, dass es wert ist, gezeigt zu werden. Das ist das Ziel dieses Kapitels: Ihnen das Wunder und den Glanz Ihrer eigenen Schönheit zu offenbaren.

Die folgenden Übungen werden Stripbewegungen genannt, weil es Bewegungen sind, die alle Stripper erlernen. Sie sind verführerisch und provokant. Denken Sie jetzt aber weniger darüber nach, wie die Bewegungen bei anderen ankommen werden, sondern achten Sie vielmehr auf Ihre eigene sinnliche Erfahrung – bei jeder Bewegung. Genießen Sie die einfachsten Gesten, zum Beispiel, wenn Sie mit Ihrer Hand über Ihren Bauch streichen, die Bewegungen Ihres Rückens oder das langsame Kreisen Ihres Kopfes. Betrachten Sie jede Bewegung als Chance, Ihren Körper einzunehmen und stolz auf seine Kurven, seine Fülle und Beschaffenheit zu sein.

Im Fluss *der Musik*

Der Takt eines Liedes schwingt mit dem Rhythmus und Tempo, die von Schlagzeug und Bass vorgegeben werden; der Puls ist ein langsamer, breiterer Unterton, der aus der Phrasierung der Musik hervorgeht. Am Anfang ist es schwer, ihn zu spüren, doch mit etwas Übung kommt es ganz von allein. Bei den S-Faktor-Bewegungen sollten Sie sich nie im Rhythmus der Musik bewegen (mit Ausnahme einiger Übungen, auf die ich später zurückkomme). Sie sollten eher den langsameren, subtileren Unterton herausfinden und sich, wie in einer Welle, von ihm treiben lassen.

Jedes Lied hat einen Rhythmus und einen Puls, doch in den meisten Liedern ist der eine deutlicher als der andere. Dröhnende Tanzmusik und Hardrock haben einen leichter zugänglichen Rhythmus, während der Puls in langsameren, melodischeren, weniger rhythmischen Liedern spürbarer ist. Die folgende Übung wird Ihnen helfen, den Puls zu spüren: Legen Sie »D'yer Mak'er« von Led Zeppelin oder irgendein Hip-Hop-Lied auf und achten Sie darauf, wie das Lied vom starken Schlagzeug und vom Bass angetrieben wird. Der Puls schlängelt sich unter und hinter dem Rhythmus durch, doch er ist da.

Legen Sie jetzt »Clocks« von Coldplay auf und hören Sie, wie der Puls im Klavier und in der Stimme des Sängers lebt. Schließen Sie die Augen und nehmen Sie wahr, wie der Puls wie eine Welle auf Sie zukommt.

Wählen Sie ein Lied aus der folgenden Auswahl aus und erfahren Sie diese andere Art der Bewegung. Machen Sie dabei einige seitenverkehrte Wirbelsäulenkreise (→ Seite 24) und folgen Sie dem Takt der Musik. Verlangsamen Sie Ihre Bewegungen. Werden Sie immer langsamer, als ob Sie acht Takte in einer Bewegung einfangen wollen. Schließen Sie die Augen und stellen Sie sich vor, Ihr Körper treibt wie ein Surfer, der auf eine Welle wartet, im Ozean. Wenn Sie spüren, wie die Welle Sie ergreift, gehen Sie mit ihr mit. Reiten Sie auf ihr, lassen Sie sie unter sich und um Sie herum kreisen. Wenn Sie das Gefühl haben, den Puls zu verlieren, werden Sie wieder langsamer und haben Sie Geduld. Sie werden ihn wiederfinden.

Wenn Sie mit dem Puls statt mit dem Rhythmus der Musik fließen, gibt Ihnen das mehr Kraft als das Lied allein.

PLAYLIST

Fließende Musik zum Genießen

Für die Stripbewegungen empfehle ich pulsreiche Musik. Wählen Sie Lieder, deren Melodie und Worte Sie persönlich ansprechen. Hier einige meiner Favoriten:

- **SMASHING PUMPKINS:** Adore »To Sheila«
- **SMOKE CITY:** Flying Away »Underwater Love«
- **THIS MORTAL COIL:** It'll End in Tears »Song to the Siren«, »Another Day«
- **NICK CAVE & THE BAD SEEDS:** The Boatman's Call »Into My Arms«
- **MUDDY WATERS:** Folk Singer »My Captain«, »My Home Is in the Delta«, »Long Distance«
- **MIRIAM MAKEBA:** Mama Africa – the very best of Miriam Makeba (fast alle Titel auf diesem Album)
- **RYAN ADAMS:** Gold »When the Stars Go Blue«

»Die Musik verschmilzt alle Teile Ihres Körpers miteinander.«

ANAÏS NIN

Die Ursprünge des erotischen Tanzes

Obwohl die genauen Anfänge des erotischen Tanzes nicht bekannt sind, ist nachweisbar, dass kreisende, wellenförmige Hüftbewegungen ursprünglich nicht zur Erregung der Männer, sondern vielmehr als Ausdrucksform der Kraft des weiblichen Körpers gedacht waren, um die Fruchtbarkeit des Landes zu fördern. In antiken, matriarchalischen Kulturen tanzten ausschließlich Frauen für Frauen. Tanzformen, in denen sich die natürliche Form des weiblichen Körpers in Bewegungen widerspiegelte, die ursprünglich von der Hüfte und nicht von den Beinen oder Füßen ausgingen, wurden nahezu in fast allen antiken Kulturen des Nahes Ostens, in Afrika und Asien praktiziert. Für gewöhnlich wurden Tänze in Fruchtbarkeitsritualen, die Religiöses und Sinnliches miteinander verbanden, sowie in Hochzeitsvorbereitungen und Geburtsrituale integriert. Die Trennung zwischen Spirituellem und Sinnlichem fand erst später, zu Beginn der jüdisch-christlichen, patriarchalischen Kultur vor etwa 2 000 Jahren statt. Bewegungen wie der Bauchtanz galten als erotisch und wurden von Frauen für Männer ausgeführt. Was einstmals als religiöser, feierlicher, weiblicher Ritus betrachtet wurde, entwickelte sich zu einem Tabuthema unserer Kultur und nahm die Form des Strippens an, mit all seinen »schmutzigen« Assoziationen.

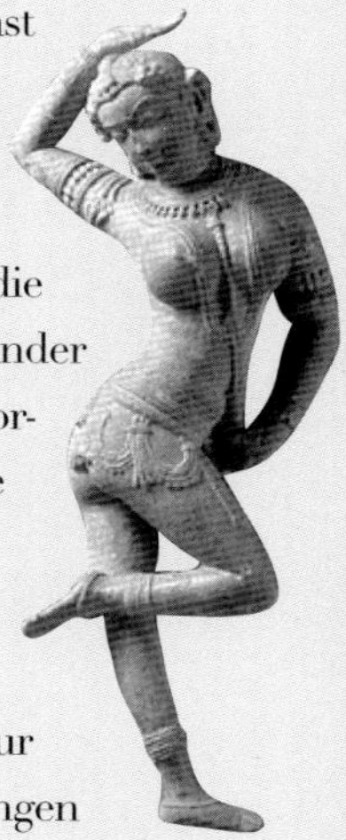

Indische Skulptur einer tanzenden Frau, 10. bis 12. Jahrhundert v. Chr.

DIE BANANE

Das ist der erste Schritt der folgenden Beinübungen. Diese Bewegung erinnert Sie an das Abschälen einer Banane, daran, wie sich die Schale langsam vom Fruchtfleisch löst. Lassen Sie bei dieser langsamen, bewussten Bewegung einen leichten Widerstand zu.

1 Setzen Sie sich auf den Boden, Ihre Beine sind nach vorne ausgestreckt, die Knie verschieden angewinkelt. Strecken Sie Ihre Zehenspitzen.

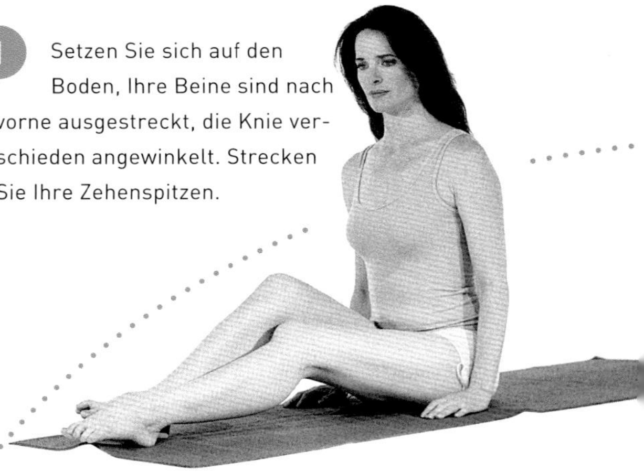

4 Strecken Sie langsam Ihre Beine nach oben, zuerst das rechte, dann das linke Bein, und strecken Sie Ihre Zehenspitzen.

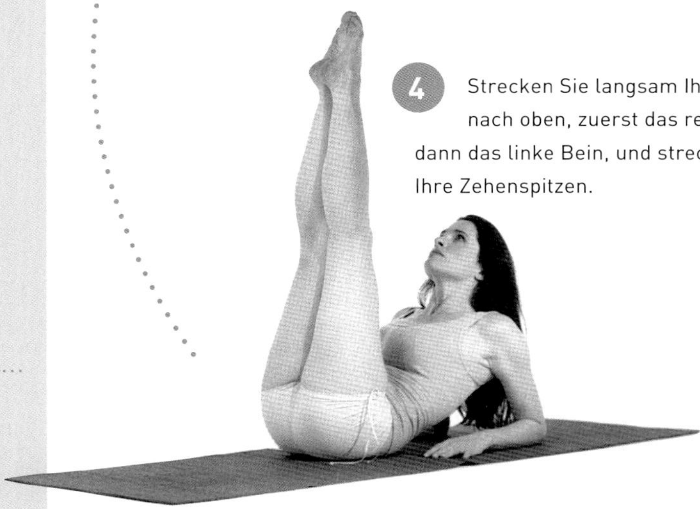

DAUER: 5 Sekunden

KÖRPERLICHER NUTZEN: Die Banane dehnt die Rückseite Ihrer Beine (die Kniesehnen) und stärkt die Kraft in den Oberschenkeln, der Hüfte und der Bauchmuskulatur.

INFO: Während Sie die folgenden Beinbewegungen ausführen, kann es sein, dass Ihre Beine zittern und sich müde anfühlen. Halten Sie durch! Die Müdigkeit wird verschwinden, während Sie Ihren Körper stärken und dehnen.

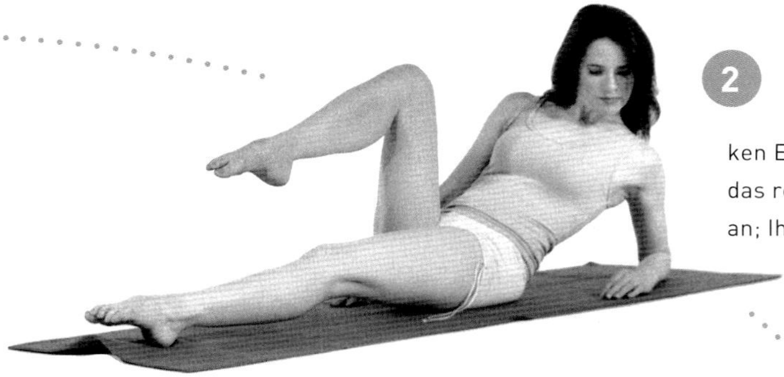

2 Schaukeln Sie nach hinten, sodass Ihr Gewicht auf dem linken Ellenbogen liegt, und heben Sie das rechte Knie in Richtung Decke an; Ihre Zehenspitzen sind gestreckt.

3 Schaukeln Sie nun auf Ihren rechten Ellenbogen, sodass Ihr Gewicht auf beiden Ellenbogen ruht. Heben Sie dabei Ihr linkes Knie; Ihre Zehenspitzen sind gestreckt.

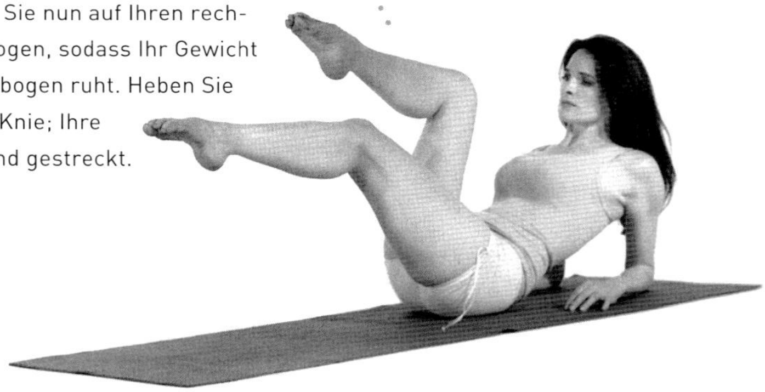

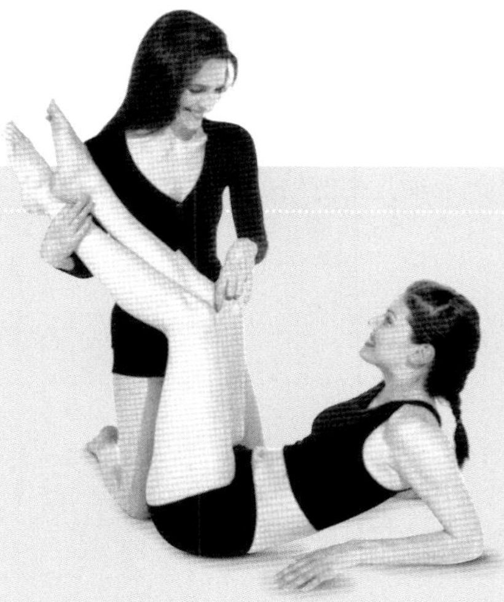

VARIANTE FÜR EINSTEIGER

Wenn diese Übung Ihre Kniesehnen zu sehr beansprucht, halten Sie die Knie leicht angewinkelt, strecken Ihre Füße bis in die Zehenspitzen und kreuzen Ihre Sprunggelenke.

DER FIEDLER

Diese Bewegung erinnert mich daran, wie Grillen ihre Beine aneinanderreiben, um Töne zu erzeugen, oder daran, wie eine Violinistin den Bogen über die Saiten ihres Instruments streicht. Führen Sie sich diese Bilder vor Augen, da das Aneinanderreiben Ihrer Waden sehr wohl ähnliche Töne erzeugt.

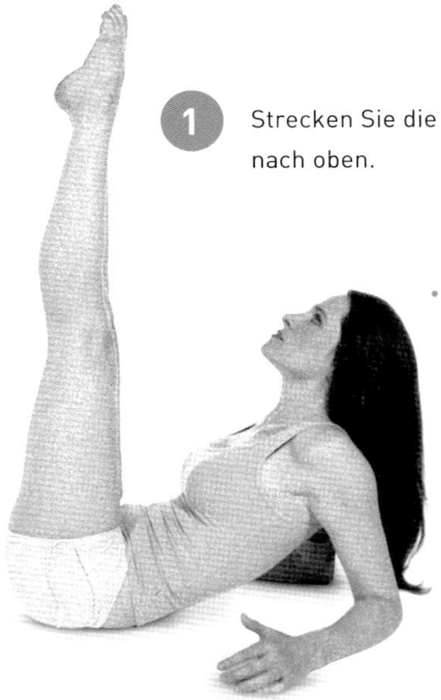

1 Strecken Sie die Beine nach oben.

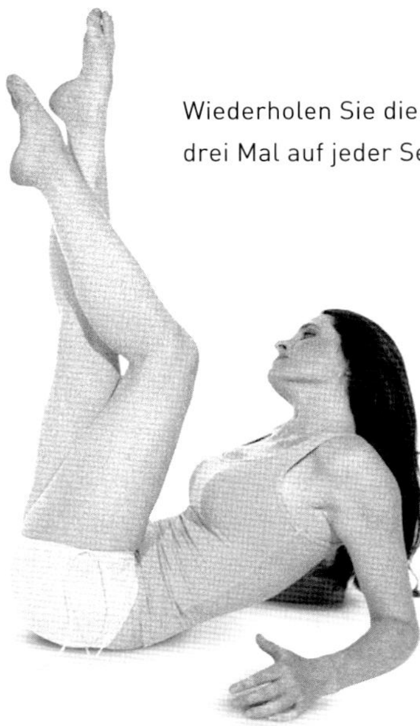

Wiederholen Sie die Übung drei Mal auf jeder Seite.

DAUER: 5 Sekunden pro Bein

SINNLICHER SCHWERPUNKT: Konzentrieren Sie sich auf Ihre glatte Haut, während Ihr Sprunggelenk entlang der Wade streift.

2 Winkeln Sie Ihr linkes Knie an, lassen Sie die Innenseite Ihres linken Sprunggelenks an der Innenseite Ihres rechten Sprunggelenks und Ihrer Wade langsam in Richtung Knie gleiten. Führen Sie Ihr linkes Knie in Richtung Ihrer rechten Schulter; die Zehen sind gestreckt. Streichen Sie mit Ihrem linken Bein erneut über Ihre rechten Wade und das Sprunggelenk.

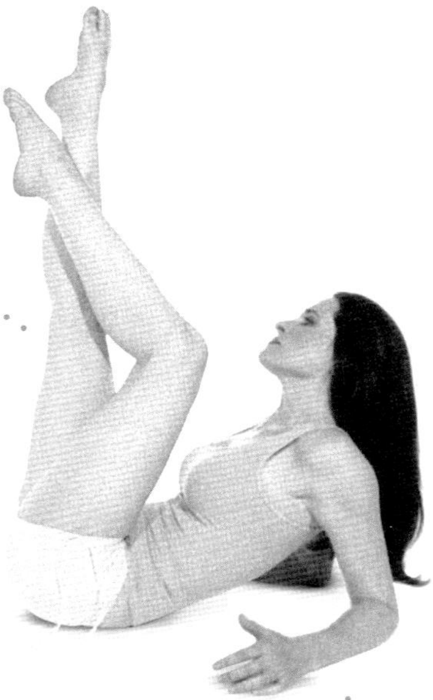

3 Wenn Ihr linkes Bein wieder gestreckt ist, gleiten Sie mit Ihrem rechten Sprunggelenk entlang der Innenseite Ihres linken Unterschenkels und führen Sie das rechte Knie in Richtung Ihrer linken Schulter. Lassen Sie danach den rechten Fuß langsam wieder nach oben gleiten.

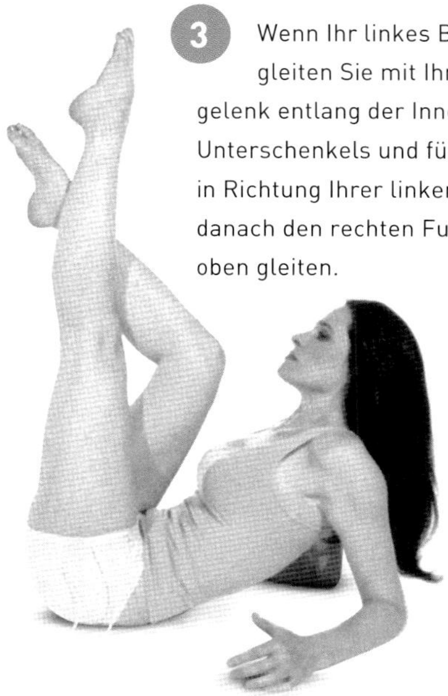

VARIANTE FÜR EINSTEIGER

Legen Sie sich für alle Beinübungen zur Entlastung Ihrer Bauchmuskulatur, des Nackens, der Schultern und der Arme flach auf den Rücken.

DER BEINTANZ

Durch das Tänzeln werden die Schönheit Ihrer Beine, die Kurven Ihrer Oberschenkel und Waden sichtbar, während sie langsam die Luft »schneiden«. Konzentrieren Sie sich darauf, Ihre Beine von der Hüfte bis in die Zehenspitzen zu strecken. Dadurch entsteht der Eindruck, Sie hätten beneidenswerte, unendlich lange Beine. Achten Sie darauf, Ihre Knie zur entgegengesetzten Schulter zu führen, um wunderschöne, kurvenreiche Bewegungen zu erzielen und die Bauchmuskulatur stärker zu beanspruchen.

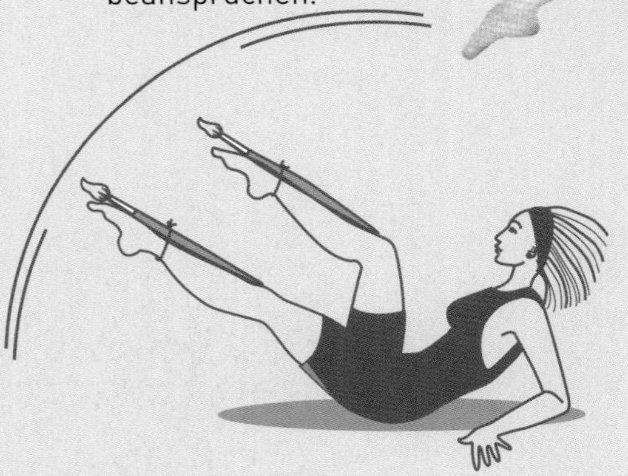

DAUER: 6 Sekunden pro Tanz

SINNLICHER SCHWERPUNKT: Stellen Sie sich beim Tänzeln vor, dass jedes Bein ein Pinsel ist, mit dem Sie einen riesigen, gleichmäßigen Bogen von der Decke nach unten an der gegenüberliegenden Wand entlang und bis zum Boden hin malen.

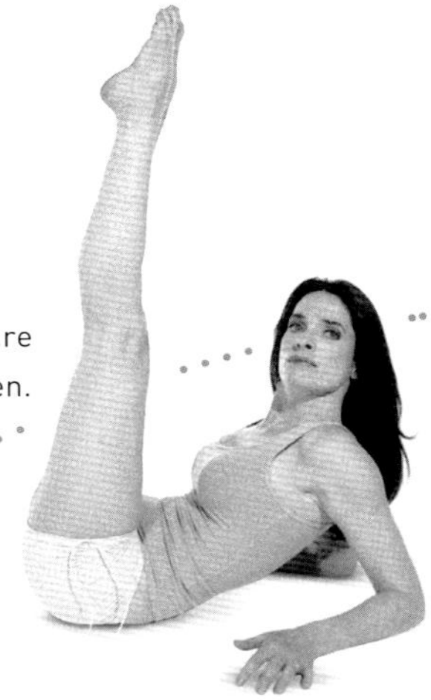

1 Strecken Sie Ihre Beine nach oben.

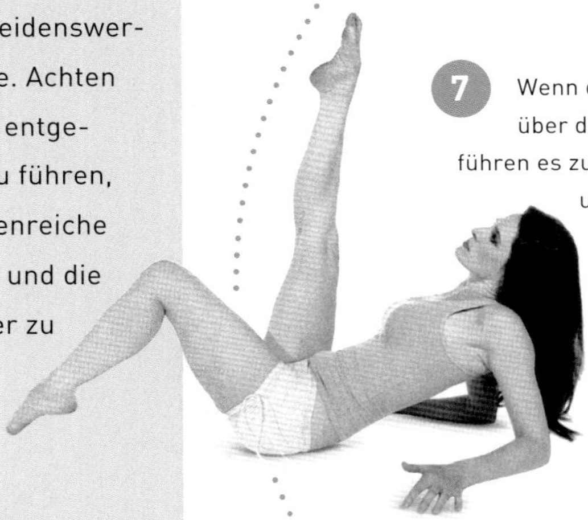

7 Wenn das linke Bein etwa acht Zentimeter über dem Boden schwebt, beugen Sie es und führen es zur rechten Schulter. Atmen Sie tief ein und senken Sie das rechte Bein wieder ab. Wiederholen Sie die Streichbewegung – wenn Sie es schaffen – 20 Mal.

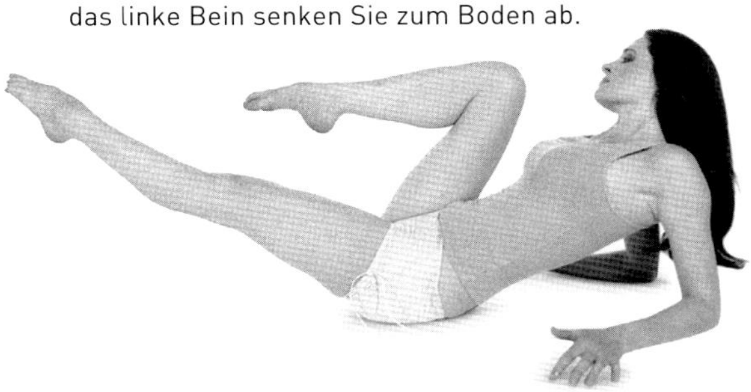

6 Atmen Sie aus und strecken Sie dabei das rechte Bein nach oben zur Decke; das linke Bein senken Sie zum Boden ab.

2 Beugen Sie langsam das linke Knie, während Sie das rechte Bein bis in die Zehenspitzen durchstrecken.

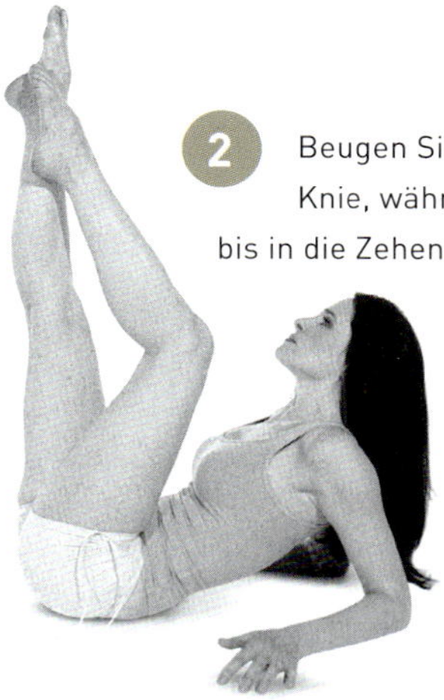

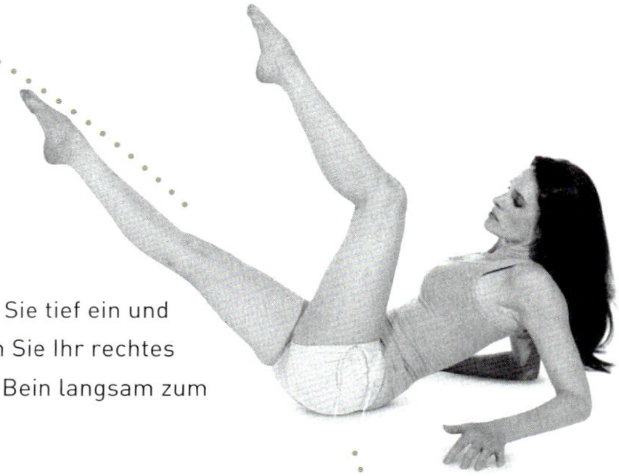

3 Atmen Sie tief ein und senken Sie Ihr rechtes gestrecktes Bein langsam zum Boden ab.

4 Strecken Sie das linke Bein, sobald Ihr rechtes Bein etwa acht Zentimeter über dem Boden schwebt.

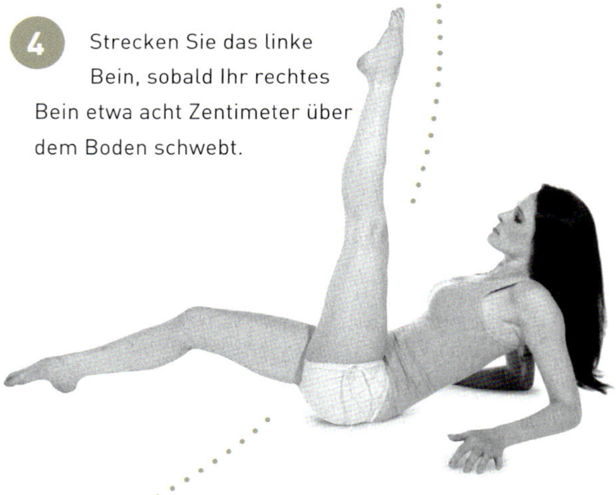

5 Beugen Sie das rechte Knie und führen Sie es zu Ihrer linken Schulter.

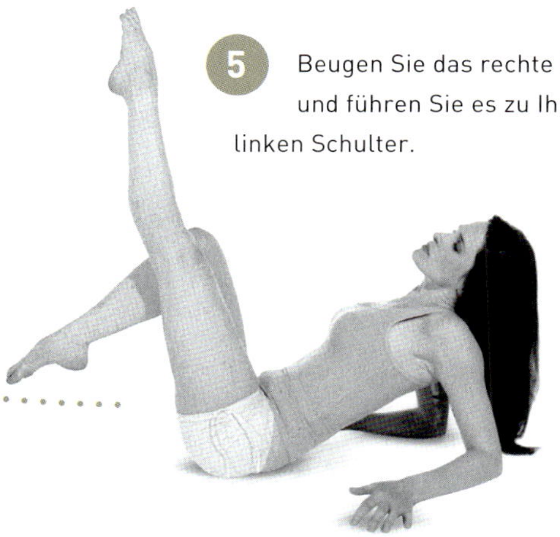

DER FLIRT

Beim Flirt zeichnen Sie einen Halbkreis in der Luft bis hinunter zu Ihrer Vulva, so als ob Ihre ausgestreckten Zehenspitzen Ihr Bewusstsein sanft dahin lenken würden. Stellen Sie sich vor, Ihr rechter Unterschenkel ist ein Uhrzeiger. Wandern Sie von zwölf Uhr nach neun bis hinunter nach sechs Uhr.

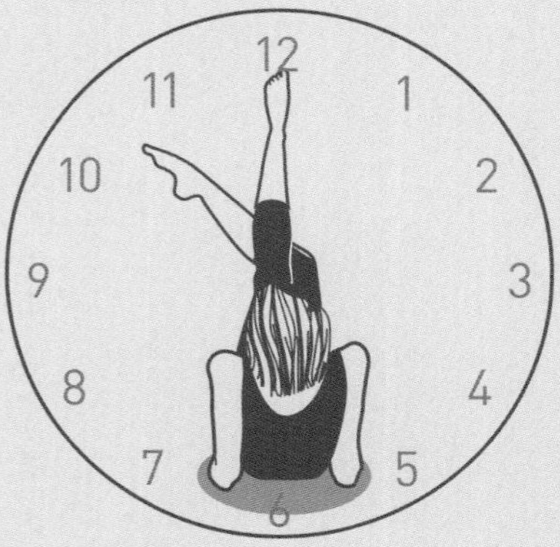

DAUER: 5 Sekunden pro Flirt

SINNLICHER SCHWERPUNKT: Wenn Sie diese Bewegung ausführen, betrachten Sie Ihren Unterschenkel als ein warmes Messer, das durch Schokoladeneis gleitet. Achten Sie darauf, die Bewegung langsam und kontrolliert auszuführen.

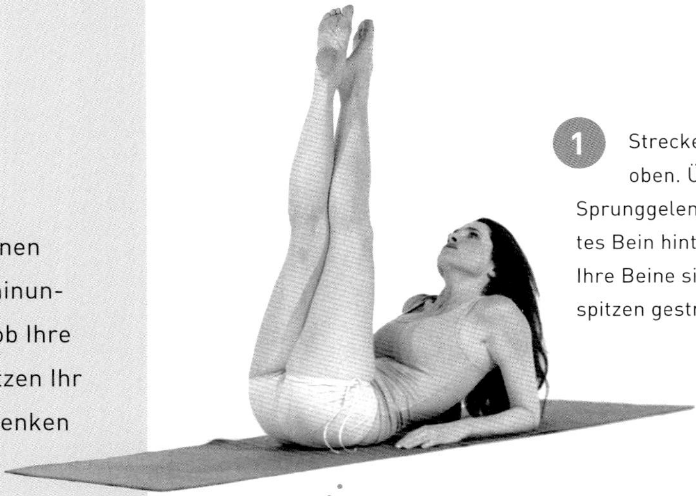

1 Strecken Sie die Beine nach oben. Überkreuzen Sie Ihre Sprunggelenke, sodass Ihr rechtes Bein hinter dem linken liegt; Ihre Beine sind bis in die Zehenspitzen gestreckt.

Wiederholen Sie die Schritte 2 bis 5 vier Mal.

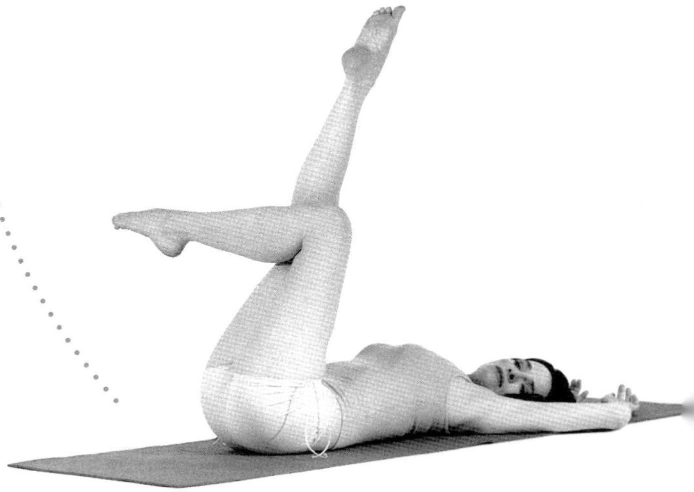

5 Sobald Ihr Bein wieder völlig nach oben gestreckt ist, kreuzen Sie Ihr rechtes Bein vor das linke und wiederholen die Übung mit dem anderen Bein. Beugen Sie das linke Knie und malen Sie einen Halbkreis nach rechts bis hinunter in den Leistenbereich und wieder zurück nach oben.

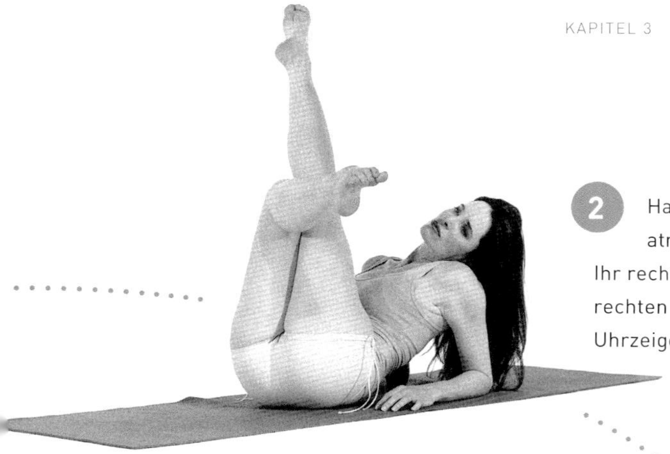

2 Halten Sie die Knie zusammen, atmen Sie tief ein und beugen Sie Ihr rechtes Knie, indem Sie mit Ihrem rechten Fuß einen Halbkreis gegen den Uhrzeigersinn malen.

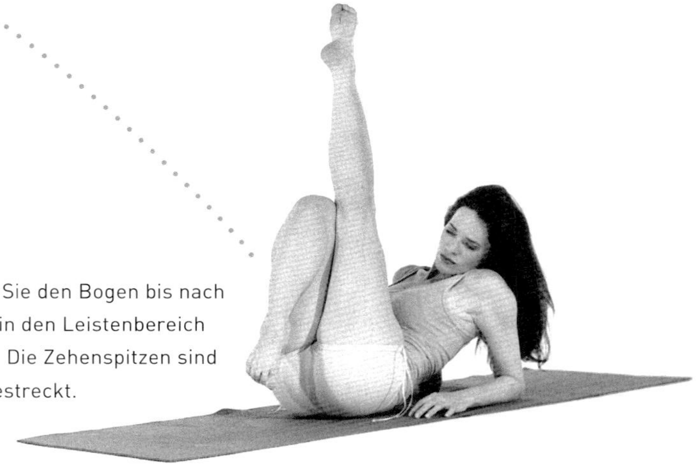

3 Malen Sie den Bogen bis nach unten in den Leistenbereich (sechs Uhr). Die Zehenspitzen sind weiterhin gestreckt.

4 Während Sie mit dem rechten Bein den ganzen Weg wieder zurückführen (von sechs nach neun nach zwölf Uhr), atmen Sie aus.

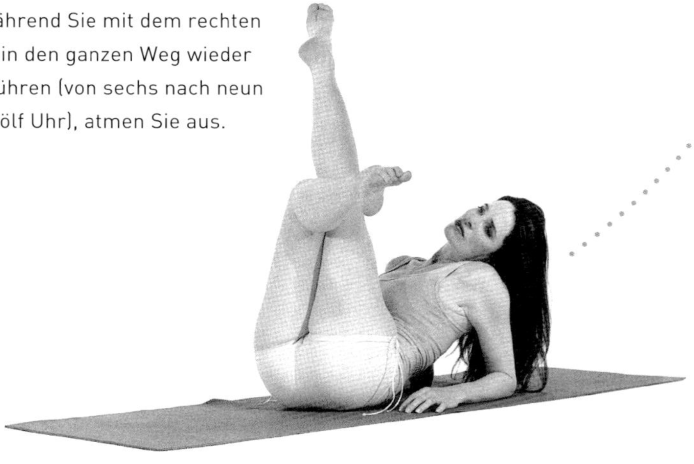

DIE BEIN-GRÄTSCHE

Bei dieser Bewegung geht es um die Offenheit. Seien Sie sich darüber im Klaren, dass Sie das Zentrum Ihrer Weiblichkeit ungeniert zelebrieren, wenn Sie sich vollständig öffnen. Wenn Sie flach auf dem Rücken liegen, lassen Sie Ihre Hand nach unten entlang der Innenseite Ihrer Beine bis zum Unterleib hin gleiten. Nehmen Sie Ihren Körper in Besitz – Sie nehmen sich das, was Ihnen rechtmäßig gehört.

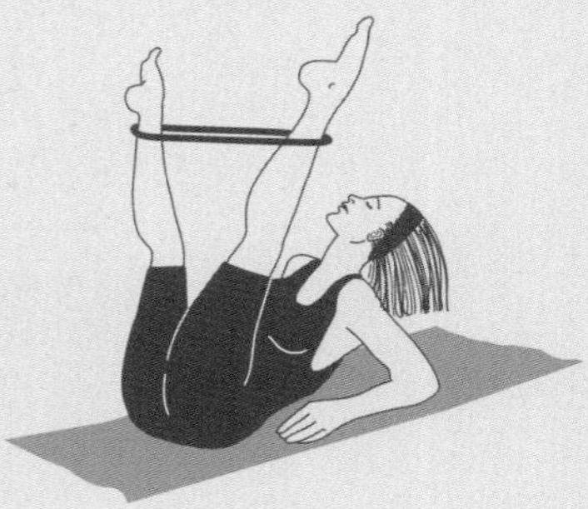

DAUER: 15 Sekunden pro Grätsche

SINNLICHER SCHWERPUNKT: Der Schlüssel zu dieser Bewegung ist die Vorstellung, bei jeder Bewegung einen Widerstand zu spüren. Während Sie Ihre Beine grätschen, stellen Sie sich vor, Ihre Sprunggelenke sind von einem dicken Gummi umgeben, den Sie dehnen müssen, um die Beine öffnen zu können. Während Sie die Beine schließen, stellen Sie sich vor, dass an jedem Sprunggelenk ein fünf Kilogramm schweres Gewicht hängt.

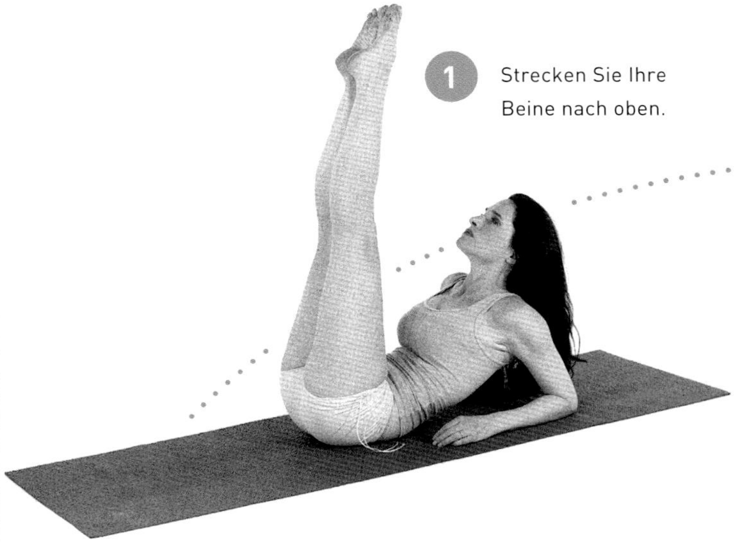

1 Strecken Sie Ihre Beine nach oben.

Wiederholen Sie die Übung drei Mal. Achten Sie dabei auf die Atmung.

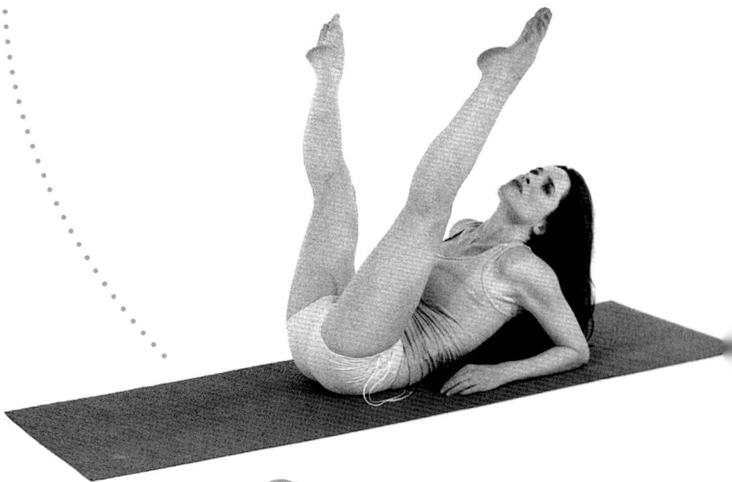

5 Bringen Sie Ihre Beine langsam wieder nach oben zusammen und strecken Sie sie weiterhin bis in die Zehenspitzen.

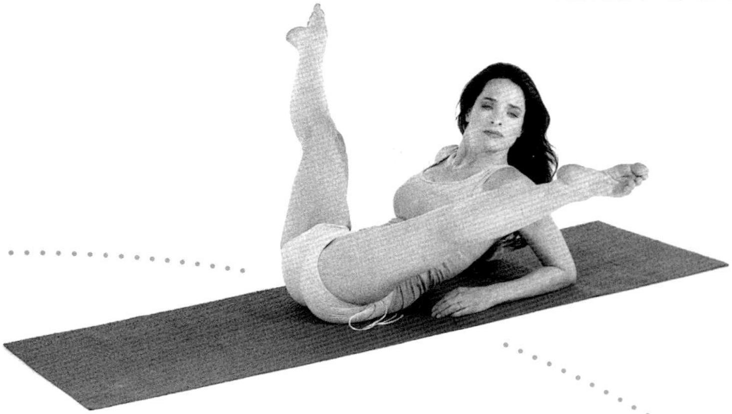

2 Atmen Sie tief ein, grätschen Sie Ihre Beine langsam und strecken Sie sie bis in die Zehenspitzen. Atmen Sie aus.

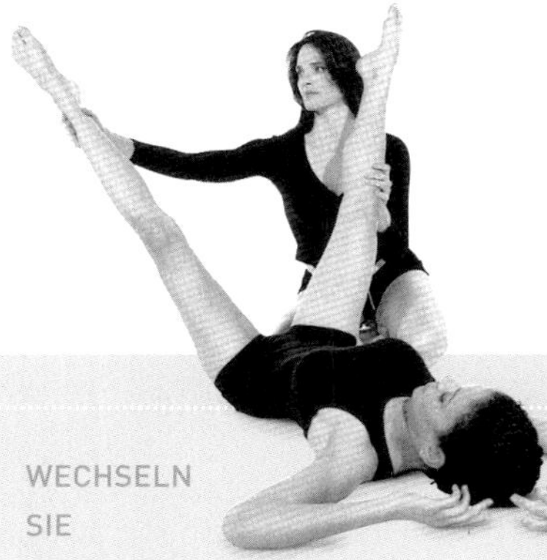

WECHSELN SIE ZWISCHEN SCHRITT 2 UND 4

Wir alle sind unterschiedlich gebaut. Seien Sie also nicht beunruhigt, wenn Ihre Beine nicht so weit auseinandergehen, wie Sie möchten. Liegen Sie mit dem Rücken auf dem Boden und öffnen Sie Ihre Beine nur so weit Sie können. Atmen Sie beim Dehnen tief ein.

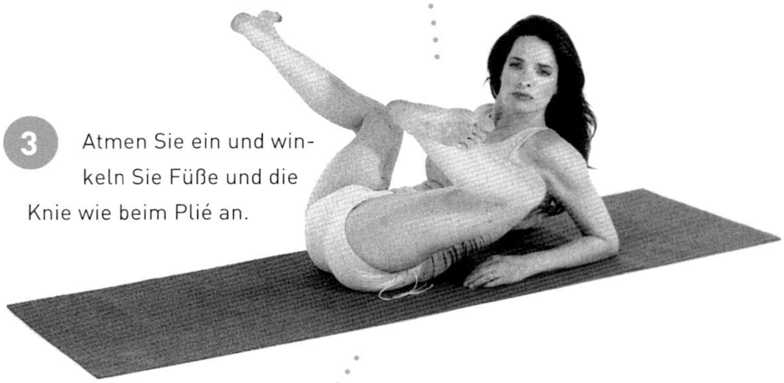

3 Atmen Sie ein und winkeln Sie Füße und die Knie wie beim Plié an.

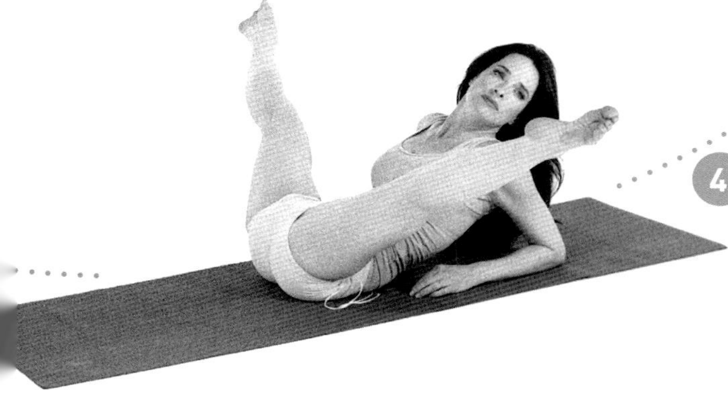

4 Atmen Sie aus und strecken Sie Ihre Beine bis in die Zehenspitzen.

DIE SCHWINGENDE BRÜCKE

Dies ist eine sehr sexy und ein wenig freche Variante des Hüftschwungs. Denken Sie während der Übung an Ihre Atmung.

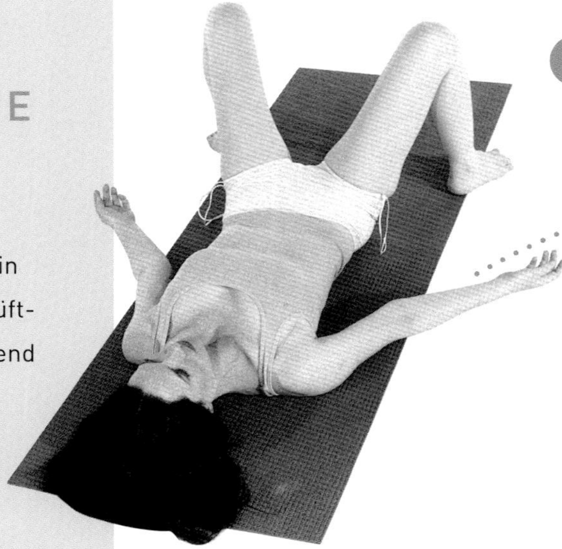

1 Legen Sie sich auf den Rücken, Ihre Beine sind angewinkelt, die Füße stehen etwas mehr als hüftbreit auseinander flach auf dem Boden. Die Arme ruhen seitlich neben Ihnen.

Wiederholen Sie die Übung fünf Mal. Ändern Sie die Richtung und machen Sie fünf weitere Kreisbewegungen.

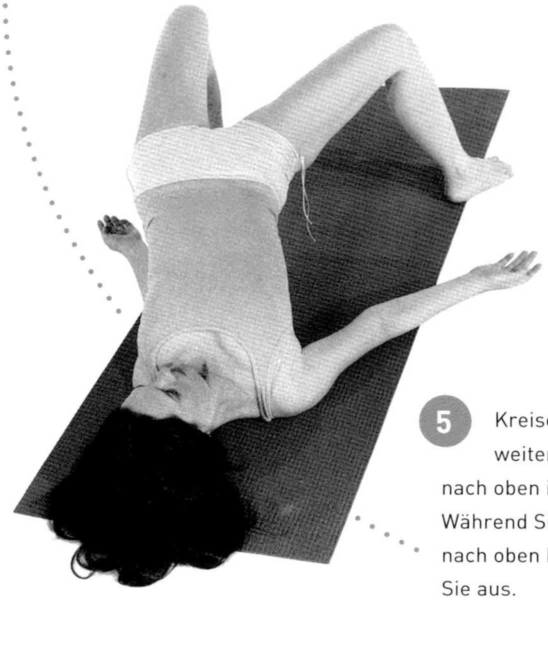

5 Kreisen Sie Ihre Hüfte weiter nach links und nach oben in Richtung Decke. Während Sie mit Ihrer Hüfte nach oben kommen, atmen Sie aus.

DAUER: 7 Sekunden pro Kreisbewegung

SINNLICHER SCHWERPUNKT: Stellen Sie sich vor, Hula-Hoop im Liegen zu machen. Bei den Kreisbewegungen sollte Ihr Becken im Inneren des Reifens kreisen.

Als Alternative können Sie die pumpende Brücke ausprobieren. Heben Sie Ihre Hüfte zehn Mal gerade nach oben, statt sie kreisen zu lassen. Führen Sie die Pumpbewegungen langsam aus, um die Hüfte bestmöglich zu dehnen und zu trainieren; soll die Bewegung scharf wirken, geben Sie Gas.

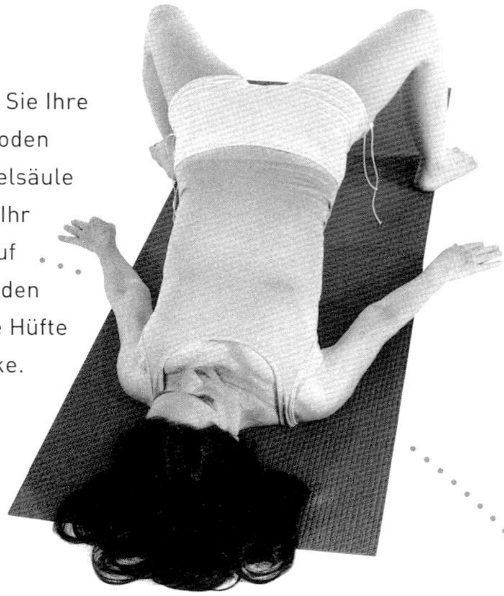

2 Atmen Sie aus, heben Sie Ihre Hüfte langsam vom Boden ab und rollen Sie Ihre Wirbelsäule Wirbel für Wirbel hoch, bis Ihr gesamtes Körpergewicht auf Ihren Schulterblättern und den Füßen ruht. Stoßen Sie Ihre Hüfte nach oben in Richtung Decke.

Die Gegendehnung

Am Ende der Übung kommen Sie wieder zur Mitte zurück und schieben Ihre Hüfte so weit Sie können nach oben in Richtung Decke. Spannen Sie dabei die Pomuskulatur an. Atmen Sie ein und verharren Sie ein paar Sekunden in dieser Position. Atmen Sie aus, während Sie Ihre Wirbelsäule Wirbel für Wirbel langsam wieder abrollen. Führen Sie Ihre Knie zur Brust, um die untere Rückenseite zu dehnen und atmen Sie dabei einige Male tief ein und aus.

3 Beginnen Sie, mit Ihrer Hüfte einen großen Kreis nach rechts und dann nach unten zu ziehen.

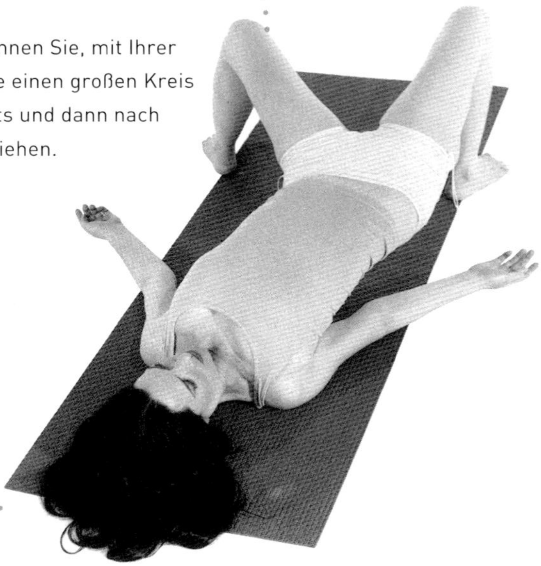

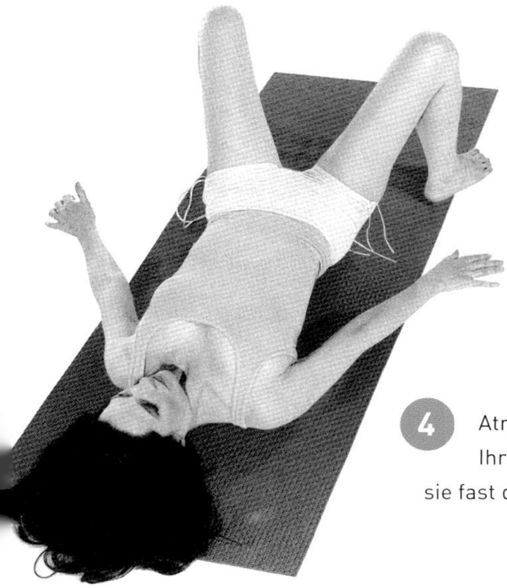

4 Atmen Sie ein, senken Sie Ihre Hüfte so weit ab, bis sie fast den Boden berührt.

ÜBERKREUZEN UND DIE GÖTTIN IN SEITENLAGE

Obwohl das Überkreuzen technisch gesehen eine Übergangsübung in die Seitenlage und in die Göttinnenpose ist, ist es auch allein genommen eine hilfreiche Bewegung und wichtig, um die Bauch- und Rückenmuskulatur zu dehnen. Nach den vorherigen Übungen wird Ihr Körper es Ihnen danken. Ihre Endposition ist die Pose der Göttin in Seitenlage. Für eine gleichmäßige Dehnung führen Sie das Überkreuzen in die Pose der Göttin in Seitenlage auf jeder Seite aus. Das heißt, Sie kreuzen auch Ihr linkes Bein vor Ihr rechtes Bein und drehen sich zur rechten Seite.

SINNLICHER SCHWERPUNKT: Das Überkreuzen ist eine perfekte Möglichkeit, um das Beste an Ihrem Körper zu sehen. Die Drehung in Ihrem Oberkörper wird Ihre Kurven überbetonen. Und wenn Sie sich selbst nicht als sinnlich empfinden, werden Sie es in dieser Pose sein.

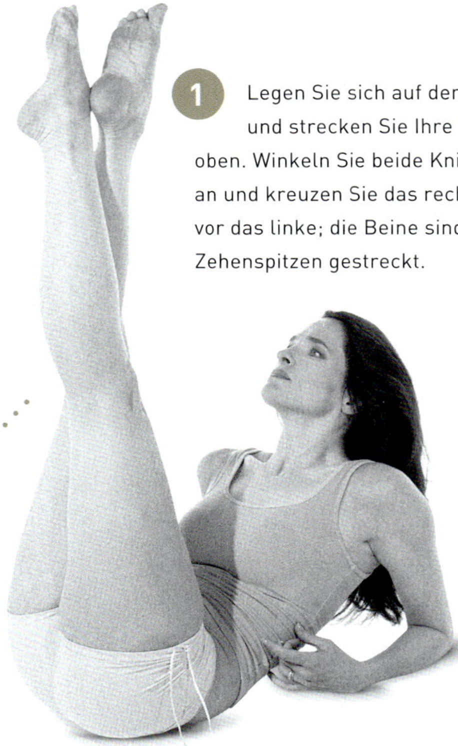

1 Legen Sie sich auf den Rücken und strecken Sie Ihre Beine nach oben. Winkeln Sie beide Knie leicht an und kreuzen Sie das rechte Bein vor das linke; die Beine sind bis in die Zehenspitzen gestreckt.

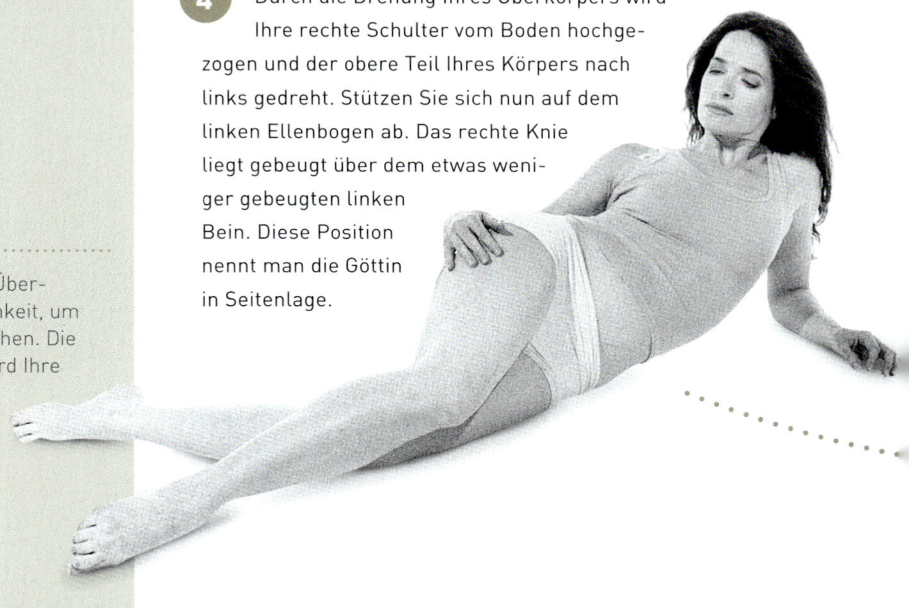

4 Durch die Drehung Ihres Oberkörpers wird Ihre rechte Schulter vom Boden hochgezogen und der obere Teil Ihres Körpers nach links gedreht. Stützen Sie sich nun auf dem linken Ellenbogen ab. Das rechte Knie liegt gebeugt über dem etwas weniger gebeugten linken Bein. Diese Position nennt man die Göttin in Seitenlage.

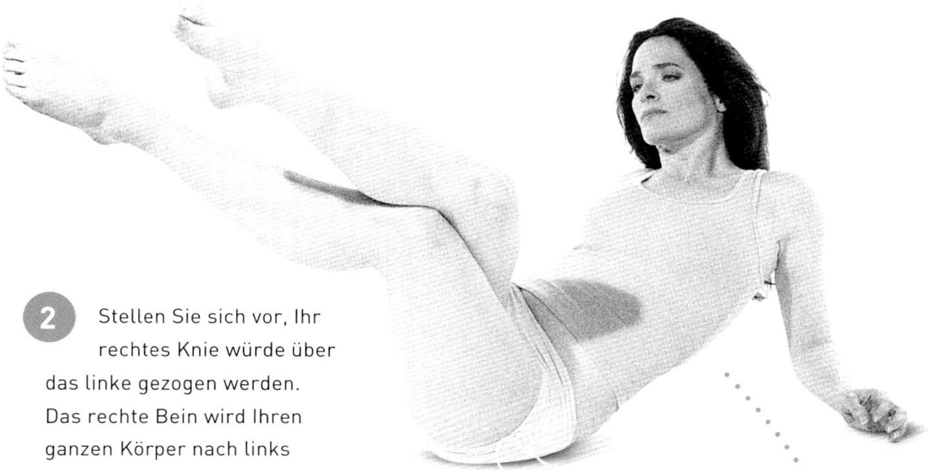

2 Stellen Sie sich vor, Ihr rechtes Knie würde über das linke gezogen werden. Das rechte Bein wird Ihren ganzen Körper nach links ziehen.

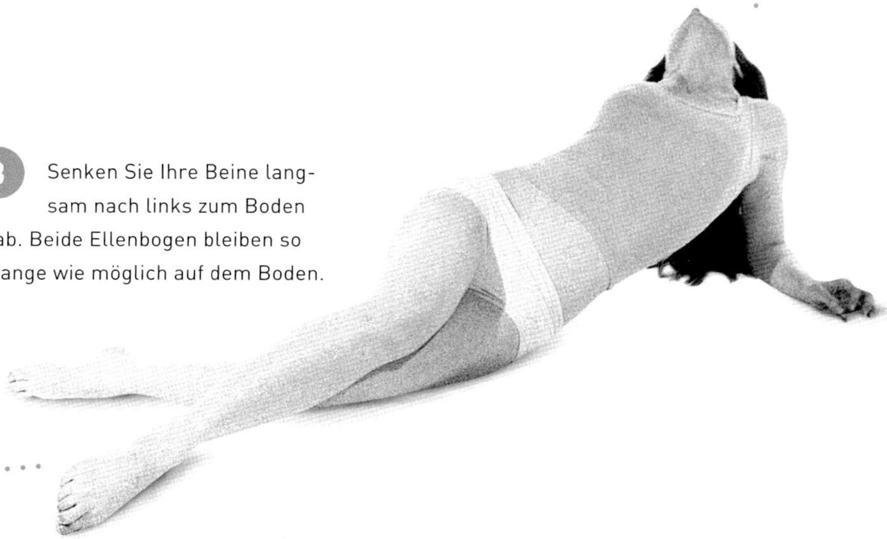

3 Senken Sie Ihre Beine langsam nach links zum Boden ab. Beide Ellenbogen bleiben so lange wie möglich auf dem Boden.

DIE SICH ÖFFNENDE BLUME

Bei der sich öffnenden Blume ist es wichtiger, die Knie so nahe wie möglich an die Schultern heranzubringen, als die Beine gestreckt zu halten. Diese Bewegung erinnert mich daran, wie sich eine Blüte in Zeitlupe öffnet, wie sie jedes einzelne Blütenblatt langsam nach außen streckt, ähnlich dem genussvollen Dehnen am Morgen.

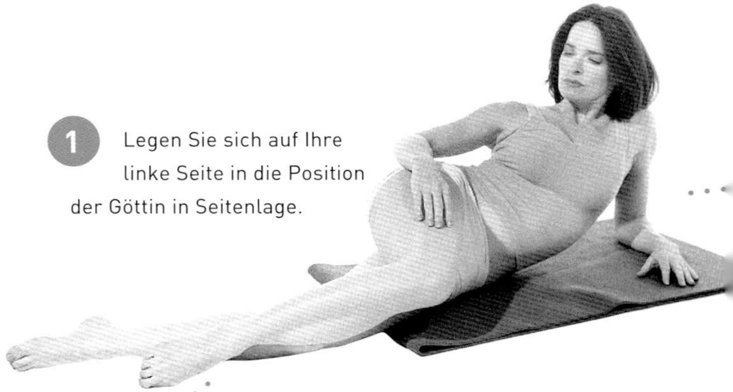

1 Legen Sie sich auf Ihre linke Seite in die Position der Göttin in Seitenlage.

Senken Sie das rechte Knie zum Boden ab, während Sie zu Schritt 1 wieder zurückkehren. Drehen Sie sich auf Ihre rechte Seite und führen Sie die Schritte 2 bis 6 mit dem linken Bein aus.

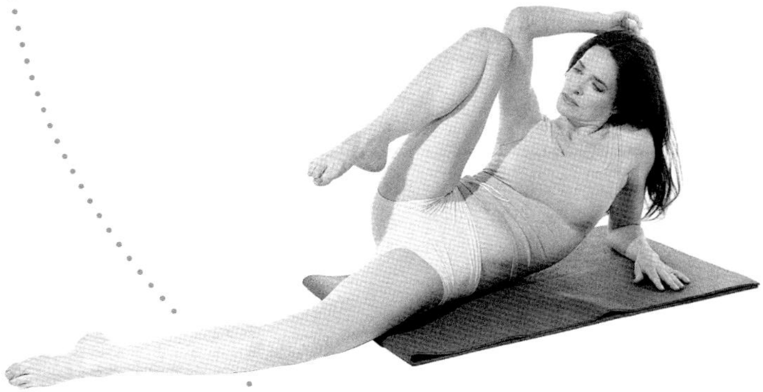

6 Atmen Sie ein, während Sie Ihr rechtes Knie anwinkeln und die gestreckten Zehenspitzen nach unten entlang der Innenseite Ihrer Wade führen.

DAUER: 20 Sekunden pro Seite

KÖRPERLICHER NUTZEN: Bei dieser Bewegung werden die oberen und die tieferen Gesäßmuskeln trainiert. Die Dehnung der Rückseite der Beine (der Oberschenkelmuskulatur) bringt den Po in Form und fördert die Durchblutung in den Beinen. Das Dehnen der Beininnenseiten kann auch den Druck auf den Ischiasnerv verringern.

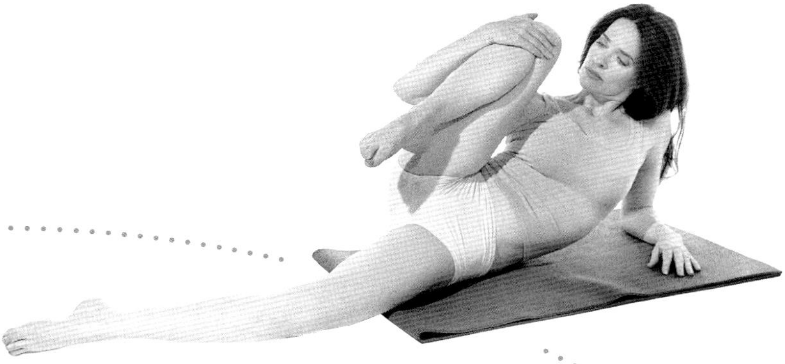

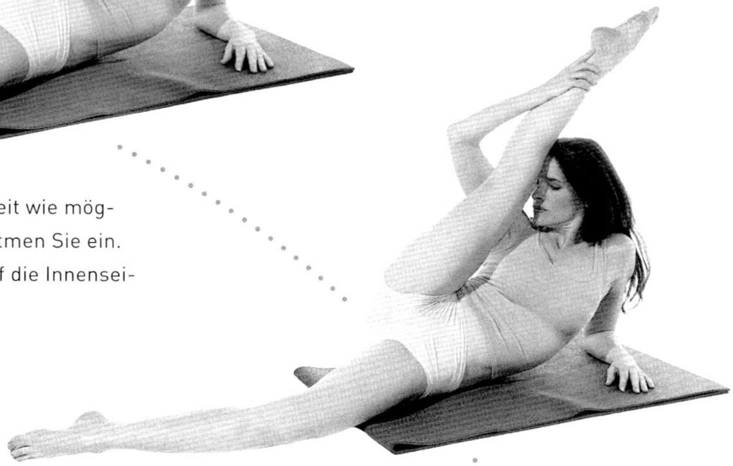

2 Während Sie Ihr rechtes Knie so weit wie möglich zur rechten Schulter führen, atmen Sie ein. Ihre Zehenspitzen sind gestreckt und auf die Innenseite Ihrer linken Wade ausgerichtet.

3 Greifen Sie mit der Hand an Ihre Wade oder Ihr Sprunggelenk und ziehen Sie das rechte Bein langsam zu Ihrem Kopf – aber nur so weit, wie es noch angenehm ist.

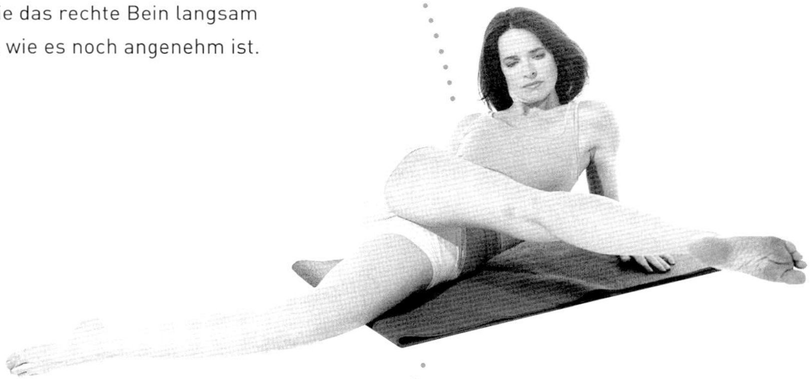

4 Atmen Sie ein und führen Sie Ihr Bein, bis in die Zehenspitzen gestreckt, gerade nach unten zum Boden.

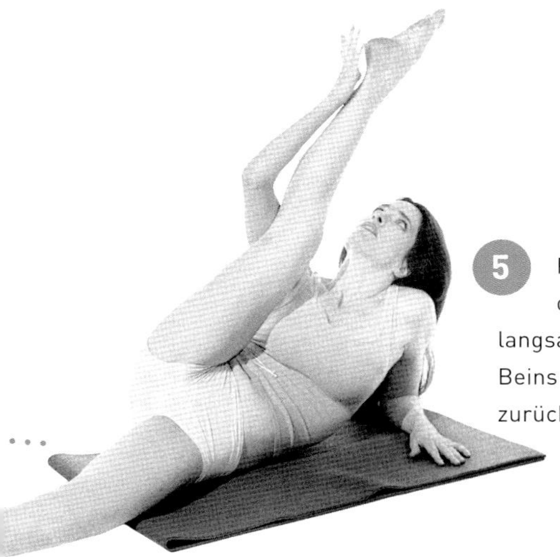

5 Führen Sie Ihr Bein wieder nach oben. Während Sie Ihre Hand langsam an der Innenseite Ihres rechten Beins bis zum Unterleib und wieder zurück gleiten lassen, atmen Sie aus.

VARIANTE FÜR EINSTEIGER

Legen Sie sich mit dem Rücken flach auf den Boden und winkeln Sie das Knie an, während Sie Ihr Bein zum Kopf hinziehen. Das angewinkelte Knie sieht genauso sexy aus.

Übergänge

Übergangsbewegungen sind genauso wichtig wie die einzelnen Bewegungen, weil sie die Übungen zu einer kontinuierlich fließenden Bewegung verbinden. Ihr Ziel ist es, die Bewegungen das gesamte Workout hindurch im Fluss zu halten und diesen Fluss niemals zu unterbrechen. Stellen Sie sich die Übungen als einen langen, handgeschriebenen Aufsatz vor, bei dem Ihre Hand ununterbrochen auf dem Papier liegt.

Genauso wie bei den normalen Übungen liegt der Schlüssel der Übergänge in der langsamen Ausführung. Stellen Sie sich vor, Sie würden im Wasser versinken, fühlen Sie den Widerstand des Wassers auf Ihren Gelenken und die Schwerelosigkeit der kleinsten Bewegungen. Oder erinnern Sie sich daran, wie Sie morgens gleich nach dem Aufwachen aussehen und strecken Sie sich bei jeder Bewegung mit dem gleichen verworrenen Gefühl, das Sie mit einer Tasse Kaffee am Morgen abschütteln möchten. Idealerweise wird eine Übergangsübung genauso bewusst, langsam und anreizend verlaufen wie die Bewegungen, die sie miteinander verbindet. Um Übergangsbewegungen sinnlich wirken zu lassen, wenden Sie die gleichen Prinzipien wie bei allen S-Faktor-Bewegungen an (→ Seite 28).

Schließlich werden Sie feststellen, dass Sie alles sinnlich und bewusst machen können. Keine Bewegung wird irrelevant oder funktionell sein. Alles, was Sie tun, selbst wenn Sie quer über den Boden gehen oder rollen, kann und sollte eine Stripbewegung sein. Es geht um die Dehnungen und Drehungen Ihres Körpers. Ebenso wie der Sturzflug eines Vogels oder das anmutige Gleiten eines Stachelrochens sollte auch ein Übergang nicht von der eigentlichen Bewegung getrennt werden können.

Zusätzlich zum Überkreuzen (→ Seite 72) finden Sie nun einige hilfreiche Übergangsübungen, um von einer S-Faktor-Übung in die nächste zu gleiten.

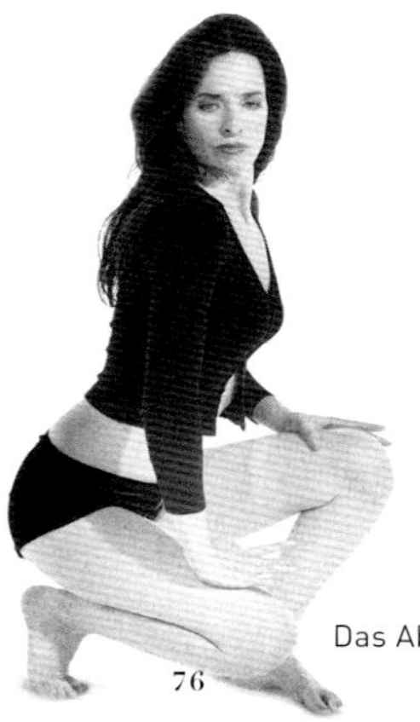

Das Absenken

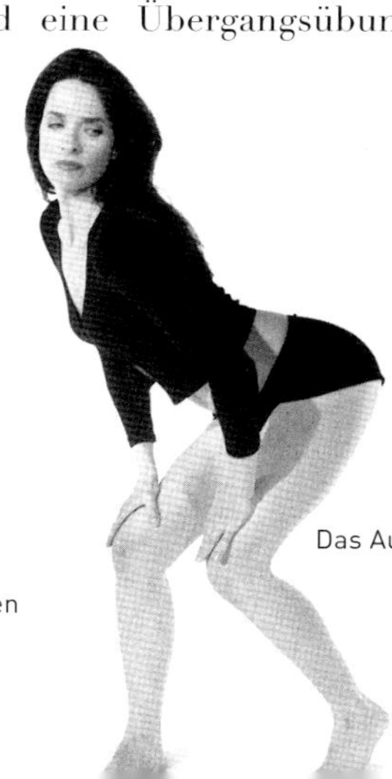

Das Aufrichten

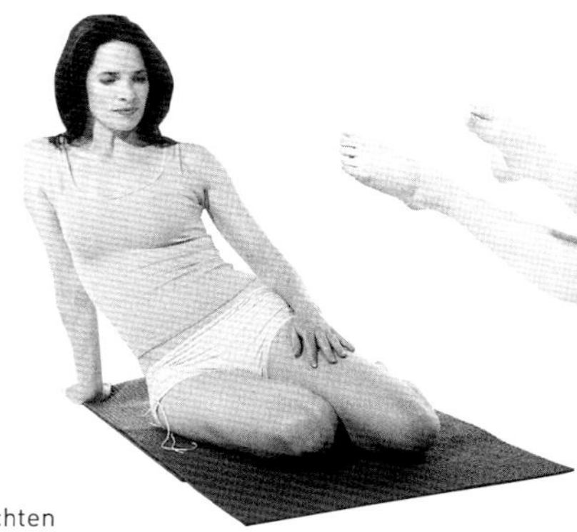

Die Meerjungfrau

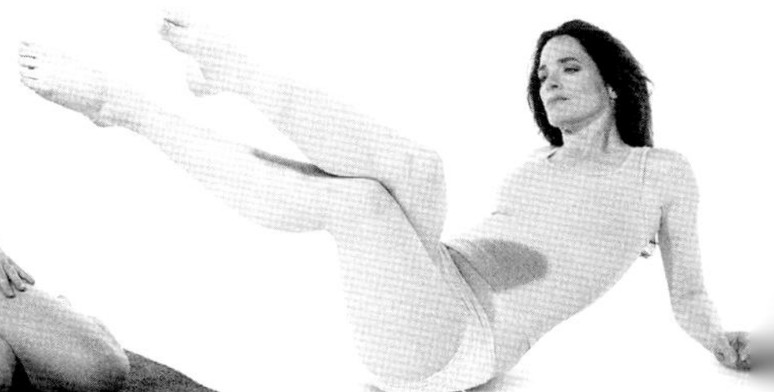

Das Überkreuzen

DIE BAUCHROLLE

Die Übung ist ein wichtiger Übergang von der sich öffnenden Blume oder dem Überkreuzen in einen Katzensprung. Bedenken Sie dabei, dass Sie immer die größtmögliche Dehnung, Langsamkeit und Sinnlichkeit in der Bewegung erreichen sollten, egal wie einfach eine Bewegung auch sein mag.

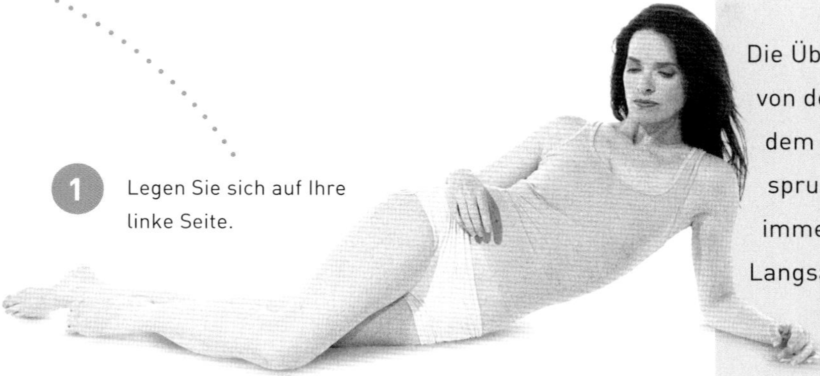

1 Legen Sie sich auf Ihre linke Seite.

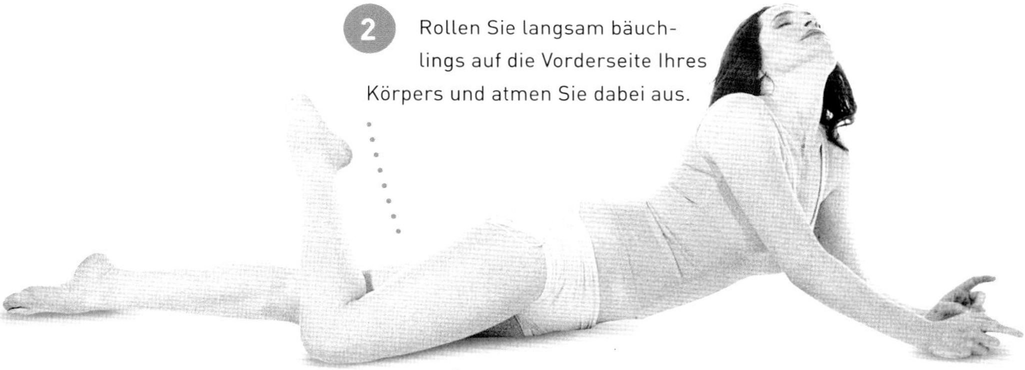

2 Rollen Sie langsam bäuchlings auf die Vorderseite Ihres Körpers und atmen Sie dabei aus.

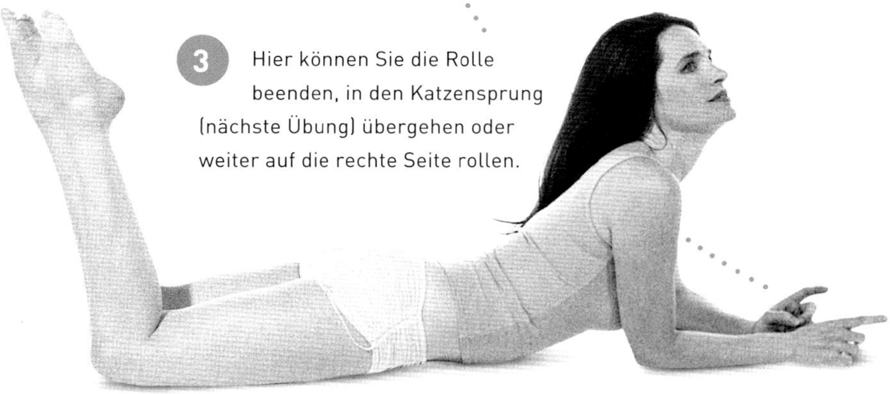

3 Hier können Sie die Rolle beenden, in den Katzensprung (nächste Übung) übergehen oder weiter auf die rechte Seite rollen.

DER KATZEN-SPRUNG

Man sieht Katzen oft in dieser Position – irgendwo zwischen einer Dehnung und einem Rückzieher, bevor sie sich auf ein Spielzeug oder eine Beute stürzen. Der Schlüssel beim Katzensprung ist, dass Ihr Körper vom Po nach oben gezogen wird, so als ob Sie von einem Hubschrauber hochgehoben werden und ein Seil dabei an Ihrer Hüfte befestigt ist.

DAUER: mindestens 8 Sekunden

SINNLICHER SCHWERPUNKT: Während Sie den Katzensprung ausführen, legen Sie eine kurze Pause ein, ruhen mit Ihrer Brust auf dem Boden und gehen mit Ihrem Po nach oben. Spüren Sie, wie Sie Ihrem Po erlauben, diesen ganzen Raum einzunehmen. Es ist eine starke und aufmüpfige Stellung, so als würde man der ganzen Welt den nackten Hintern zeigen. Das geht gegen jegliche puritanische, antisexuelle Regung Ihres Körpers. Und deshalb erschüttert es Sie!

KÖRPERLICHER NUTZEN: Die Wirbelsäule muss wie ein Gartenschlauch von Knickstellen befreit werden. Wenn es irgendein Missverhältnis zwischen Bauch- und Rückenmuskulatur gibt, wird die Wirbelsäule in ihrer geradlinigen Ausrichtung gestört. Diese Dehnübung hilft, sie wieder auszurichten.

1 Legen Sie sich flach auf Ihren Bauch; Ihre Beine sind hüftbreit gespreizt, Ihre linke Wange liegt auf dem Boden. Ihre Ellenbogen sind gebeugt, die Handflächen liegen neben Ihnen auf dem Boden. Die Beine sind bis in die Zehenspitzen gestreckt.

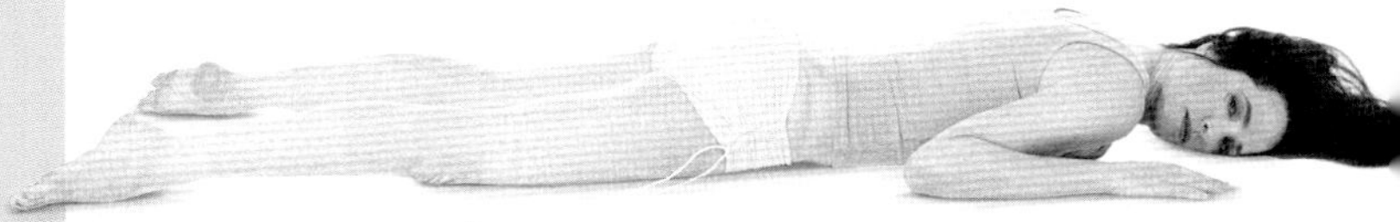

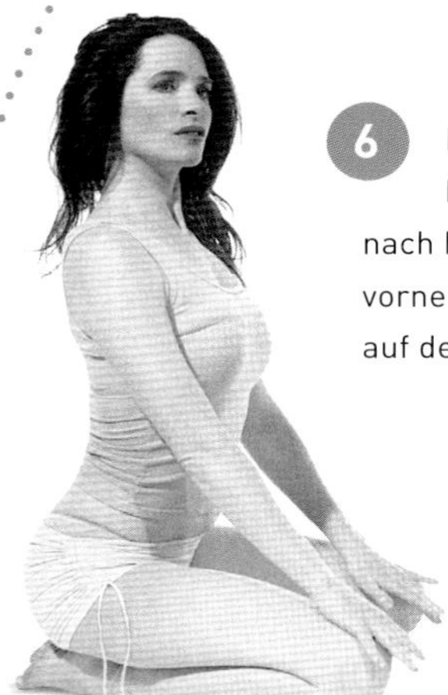

6 Bleiben Sie weiterhin im Hohlkreuz, der Po ist beim Aufrichten nach hinten und der Brustkorb nach vorne gestreckt. Beenden Sie die Übung auf den Knien.

5 Schieben Sie Ihren Körper nach oben auf die Knie und lösen Sie Ihren Brustkorb und Ihr Gesicht vom Boden ab.

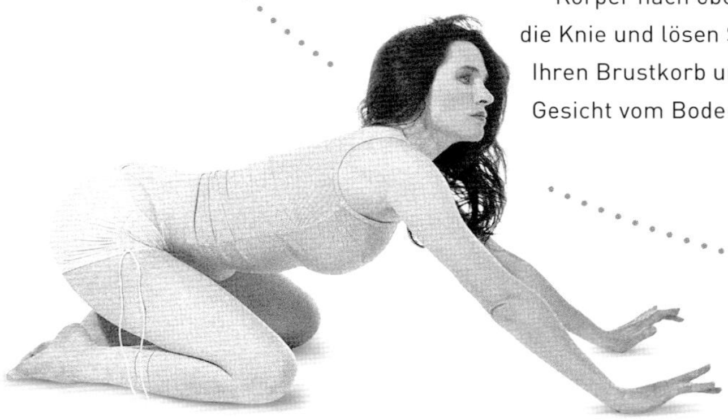

2 Gehen Sie ins Hohlkreuz und atmen Sie ein, während Sie Ihren Po geradeaus in Richtung Decke strecken. Stoßen Sie sich mithilfe Ihrer Bauchmuskulatur und den Armen ab. Ziehen Sie Ihren Brustkorb zu Ihren Knien, während Ihr Po nach oben geht.

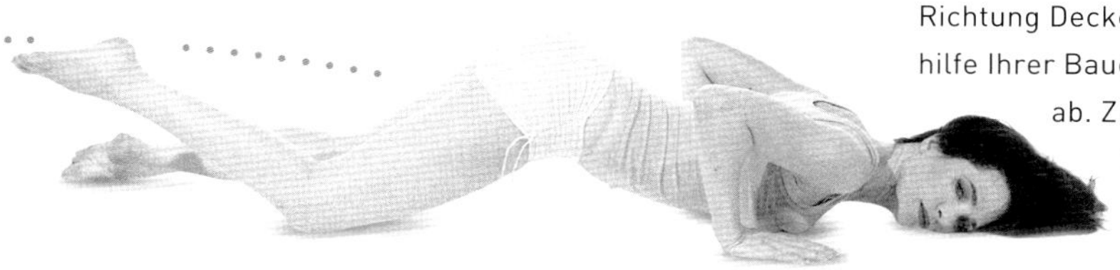

3 Ihr ganzes Körpergewicht sollte jetzt auf Ihrem Brustkorb, dem Gesicht und den Knien liegen – nicht auf Ihren Händen! Sie sollten in der Lage sein, Ihre Arme hochzuheben und die Position zu halten.

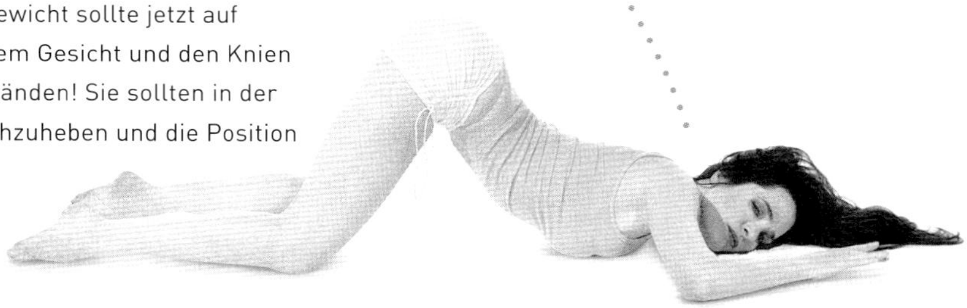

4 Heben Sie Ihren Po nun nach oben und nach hinten. Lassen Sie Ihren Brustkorb so lange wie möglich auf dem Boden liegen.

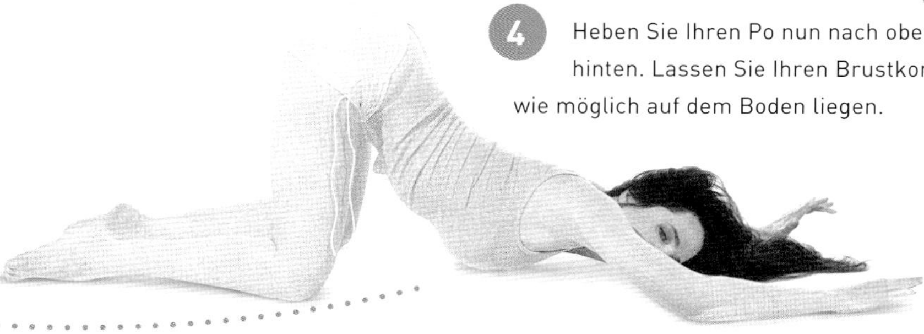

DER PICASSO-BOGEN

Diese Pose ähnelt einem Bild von Picasso. Ihr Körper ist in einer Art »kubistischer Komposition« arrangiert. Der Zuschauer wird nur Teile Ihres Körpers sehen: eine Brust, einen Teil des Gesichts, eine Hand, den Bauch, den Po. Es ist anstrengend, in dieser Pose zu verweilen, doch wenn Sie sie 30 Sekunden halten, werden Sie maximalen Nutzen daraus ziehen.

KÖRPERLICHER NUTZEN: Bei dieser Übung öffnet sich die Brusthöhle (die Brust) und lindert möglicherweise Asthma und andere Atembeschwerden. Die Innenseite des Herzens wird sanft massiert, die Beweglichkeit des Rückens und der Hüfte wird gesteigert und der Beckenbereich gelockert. Der nach hinten geneigte Kopf fördert die Durchblutung des Gehirns, was die Synapsen in Schuss hält. Alles in allem ist es eine Wahnsinnspose.

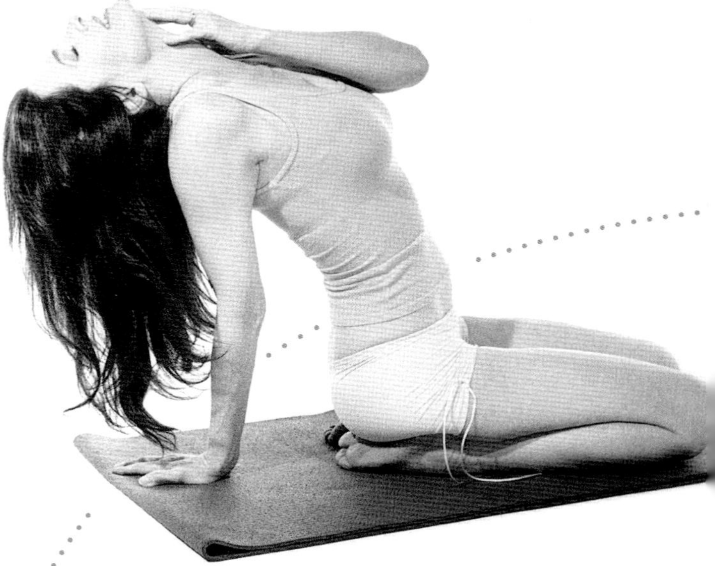

DER BOGEN FÜR EINSTEIGER: Setzen Sie sich auf Ihre Fersen, Ihre Knie sind hüftbreit geöffnet. Stützen Sie sich mit Ihrer rechten Hand hinter sich auf den Boden ab, ungefähr 30 Zentimeter von Ihrem Fuß entfernt. Atmen Sie ein, gehen Sie ins Hohlkreuz und strecken Sie die Brust nach vorne.

Berührungsübung

Neigen Sie Ihren Kopf langsam nach hinten. Atmen Sie tief ein und aus und lassen Sie Ihre linke Hand Ihren Körper entlang, vom Scheitel bis zu Ihrem Unterleib, nach unten gleiten. Während Sie langsam in die Sitzposition zurückkehren, atmen Sie aus.

DER ZWISCHENBOGEN: Stützen Sie sich mit Ihrem rechten Ellenbogen hinter sich auf dem Boden ab, ungefähr 50 Zentimeter von Ihrem Fuß entfernt. Ihre Handinnenfläche liegt auf dem Boden. Atmen Sie aus, gehen Sie ins Hohlkreuz und stützen Sie Ihr Gewicht auf Ihrem Ellenbogen ab. Neigen Sie Ihren Kopf nach hinten.

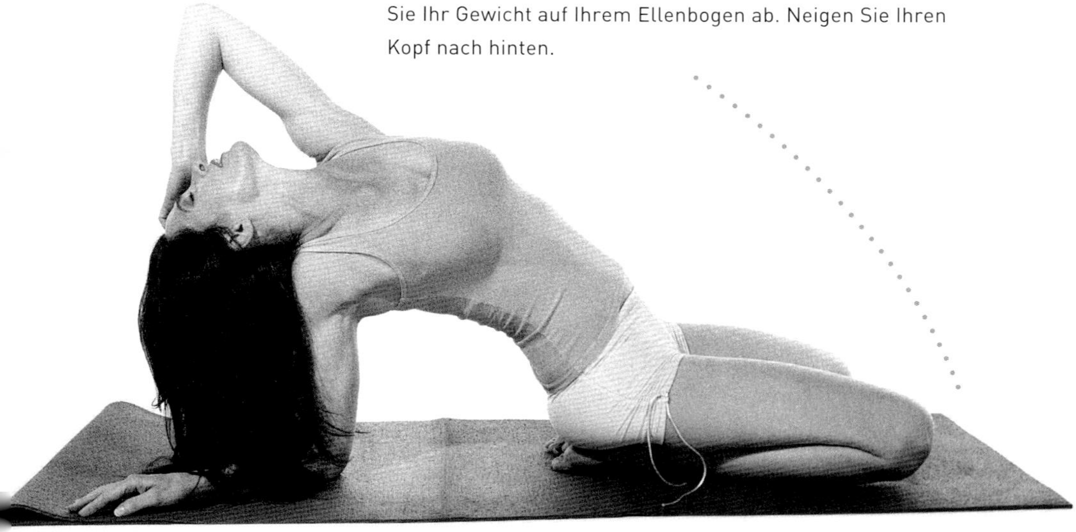

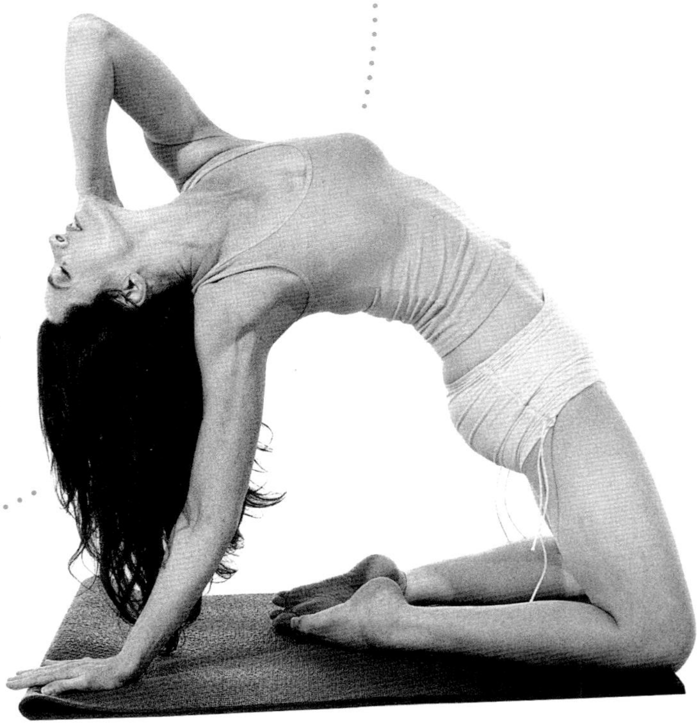

DER BOGEN FÜR FORTGESCHRITTENE: Stützen Sie sich mit Ihrer rechten Hand hinter sich auf dem Boden ab, ungefähr 30 Zentimeter von Ihrem Fuß entfernt. Die Handfläche liegt auf dem Boden, die Finger zeigen zur hinteren Wand. Atmen Sie ein, gehen Sie ins Hohlkreuz und stützen Sie Ihr Gewicht auf der rechten Hand ab; heben Sie Ihren Po von den Füßen ab und strecken Sie Ihr Becken so weit Sie können nach vorne.

REITEN

Dies ist eine stilisierte Nachahmung der Reitbewegung, eine Übung, die, wie wir alle wissen, voller sexueller Assoziationen ist. Sie kann schnell und mit viel Schwung erfolgen, wenn sie grob wirken soll, sie kann aber auch langsam ausgeführt werden (eine Tortur für die Oberschenkel), wenn sie dezent wirken soll – vergleichbar mit einem schnellen oder einem langsamen Galopp.

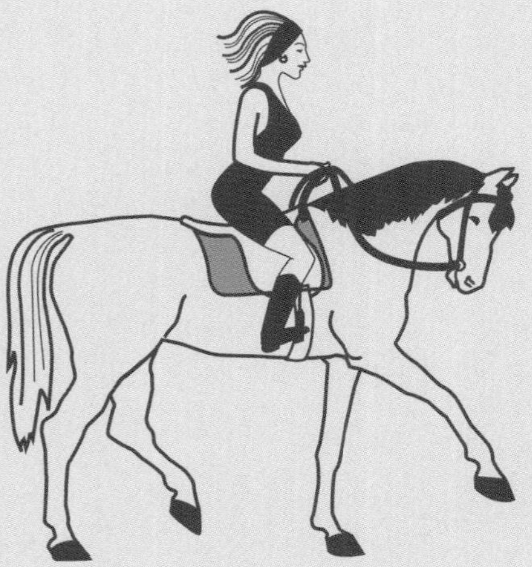

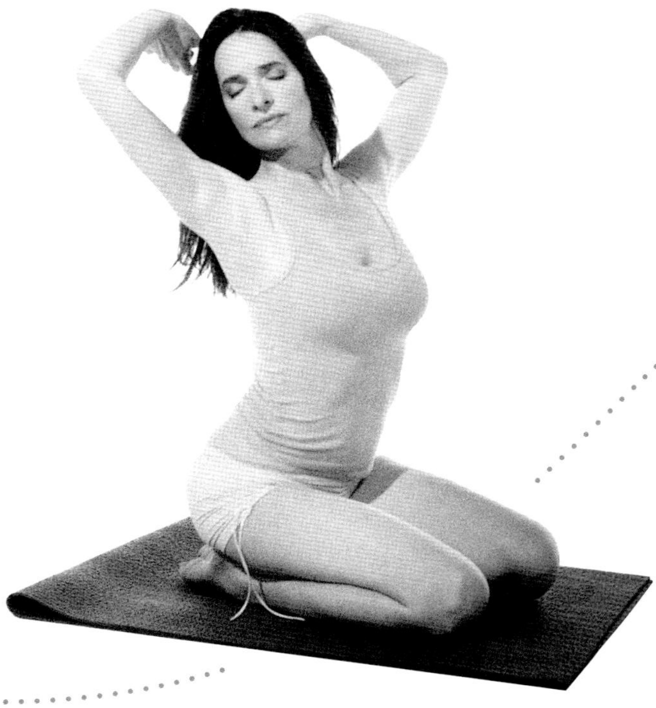

1 Setzen Sie sich auf Ihre Fersen, die Knie sind hüftbreit geöffnet.

Zeigen Sie Gefühl

Umarmen und bewegen Sie sich durch all Ihre Gefühle hindurch, die Sie zum Training mitbringen. Eines Tages kam eine Schülerin zum Training und fühlte sich schrecklich. Sie kam gerade von einem Geschäftsmeeting und fühlte sich gedemütigt und entmutigt. Als sie zu trainieren begann, füllte sie ihre Bewegungen mit all dem Ärger aus, den sie empfand, und trieb ihn durch ihren Körper aus. Es war atemberaubend zu sehen, wie sich ihr Körper in den einer erotischen Kämpferin verwandelte. Vertrauen Sie Ihrem Körper. Er weiß besser als Sie, was er braucht.

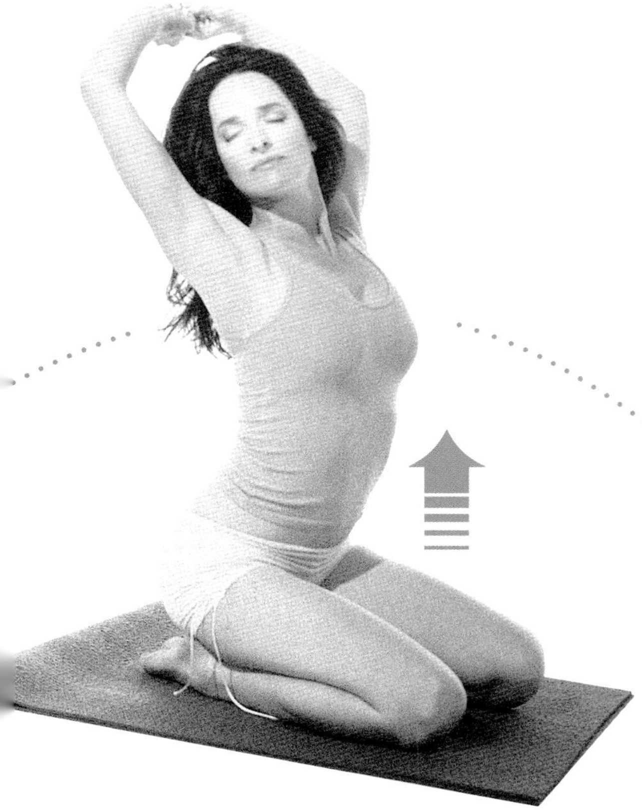

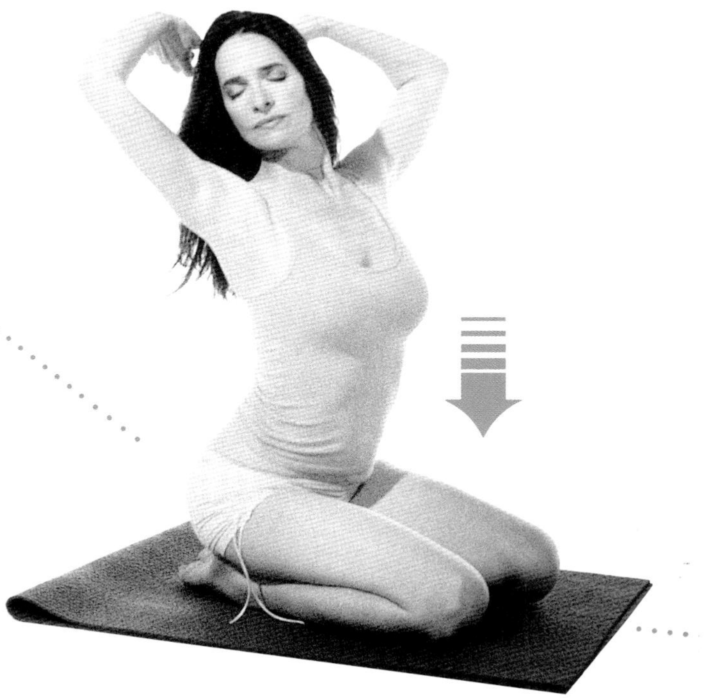

2 Gehen Sie ins Hohlkreuz, schieben Sie Ihre Brüste nach vorne in Richtung Wand und Ihren Po nach hinten. Ihre Hände ruhen auf Ihren Oberschenkeln oder Sie legen sie, leicht gebeugt, flirtend, hinter Ihren Kopf.

3 Bewegen Sie den oberen Teil Ihres Körpers zehn- bis 15-mal schnell und gerade auf und ab, Ihre Bauchmuskulatur ist dabei angespannt und Ihr Rücken bleibt im Hohlkreuz. Bewegen Sie Ihr Becken nicht vor und zurück oder die Hüfte von einer Seite zur anderen; die einzige Bewegung sollte die geradlinige Bewegung Ihres Oberkörpers nach oben und nach unten sein.

DIE PUMPE

Das Wichtigste bei der Pumpe ist, darauf zu achten, dass Ihre Hüfte und Ihr Becken sich nicht vor- und zurückbewegen. Stattdessen bewegt sich Ihr ganzer Oberkörper diagonal nach oben und nach unten, in einem Winkel von 45 Grad. Das hilft, den Rücken im Hohlkreuz halten. Achten Sie darauf, dass Ihre rechte Hand seitlich ausgestellt und nicht hinter Ihnen ist.

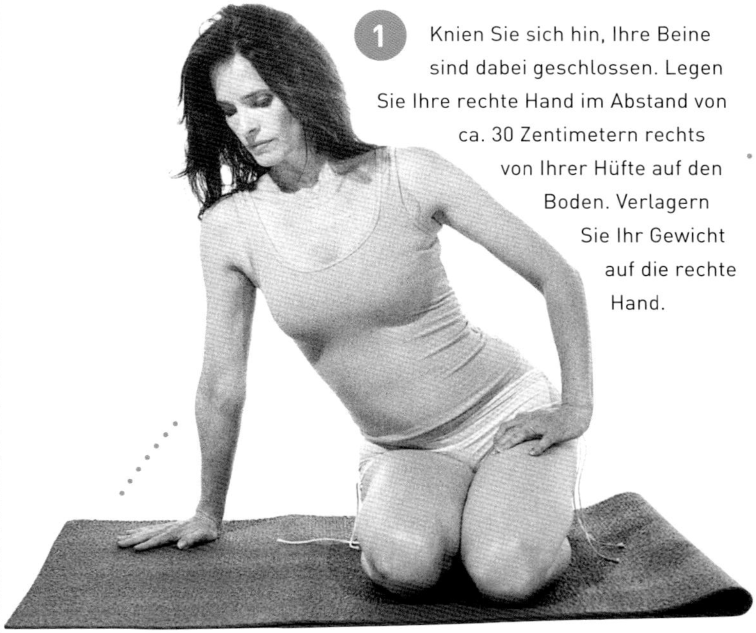

1 Knien Sie sich hin, Ihre Beine sind dabei geschlossen. Legen Sie Ihre rechte Hand im Abstand von ca. 30 Zentimetern rechts von Ihrer Hüfte auf den Boden. Verlagern Sie Ihr Gewicht auf die rechte Hand.

Machen Sie fünf Pumpbewegungen. Wiederholen Sie die Übung auf der anderen Seite.

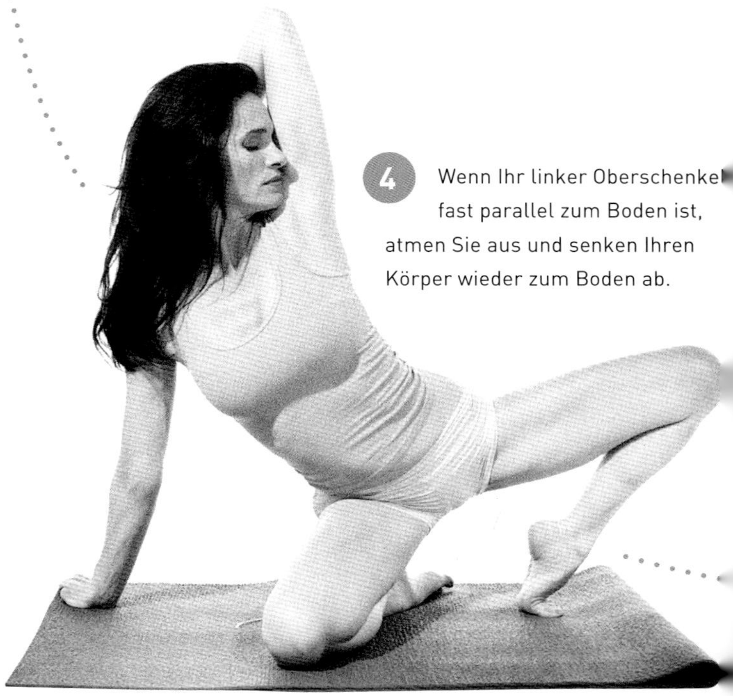

4 Wenn Ihr linker Oberschenkel fast parallel zum Boden ist, atmen Sie aus und senken Ihren Körper wieder zum Boden ab.

DAUER: 3 Sekunden pro Pumpbewegung

VISUELLER SCHWERPUNKT: Stellen Sie sich vor, dass sich Ihr ganzer Oberkörper auf einem Spieß im 45-Grad-Winkel zum Boden nach oben und nach unten bewegt.

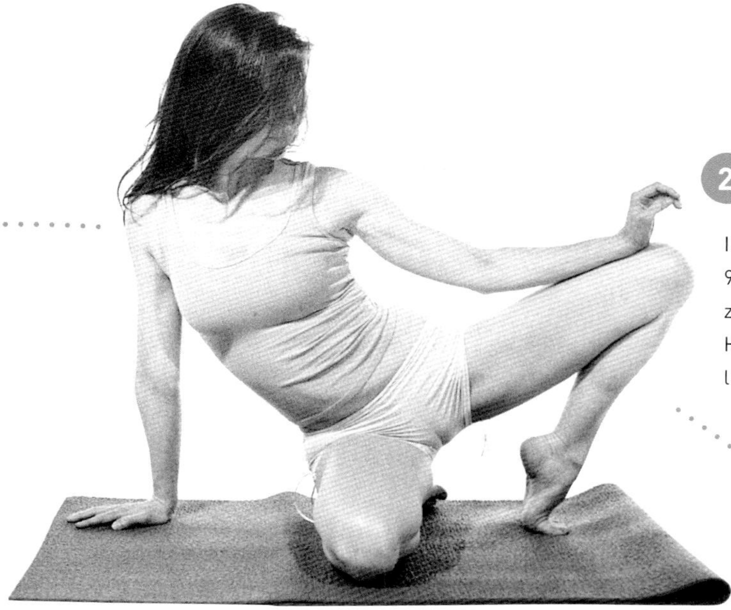

2 Heben Sie Ihr linkes Knie vom Boden ab, richten Sie es nach links aus und stellen Sie sich auf Ihren linken Fußballen. Ihre Knie sollten nun im 90-Grad-Winkel zueinander stehen: Das rechte Knie zeigt nach vorne, das linke nach links. Gehen Sie ins Hohlkreuz und legen Sie Ihre linke Hand auf Ihren linken Oberschenkel.

3 Gehen Sie ins Hohlkreuz und schieben Sie Ihren Oberkörper mit Ihrem linken Bein nach oben und rechts; stützen Sie sich auf Ihrem rechten Arm ab. Ihre Hüfte sollte sich nicht zur Seite oder vor und zurück bewegen.

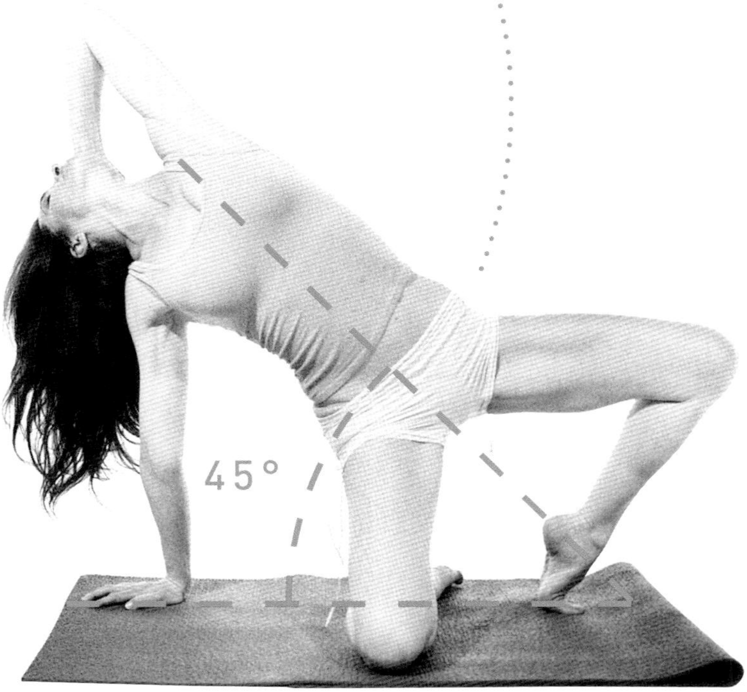

OBERKÖRPER-KREISE IM SITZEN

Das ist eine erweiterte und anspruchsvollere Variante der seitenverkehrten Wirbelsäulenkreise (→ Seite 24) und erfordert mehr Kontrolle über die Muskeln und die Balance. Überlassen Sie Ihrem Kopf die Leitung und Ihr Körper wird folgen. Es ist eine intime Bewegung, die Ihren Focus wieder zu Ihrer Mitte lenkt.

DAUER: 10 Sekunden pro Kreisbewegung

SINNLICHER SCHWERPUNKT: Entspannen Sie Mund und Kiefer, indem Sie sich auf das Kitzeln Ihrer Haare im Nacken, auf den Schultern oder im ganzen Gesicht konzentrieren.

1 Setzen Sie sich auf Ihre Fersen, Ihre Beine sind dabei geschlossen.

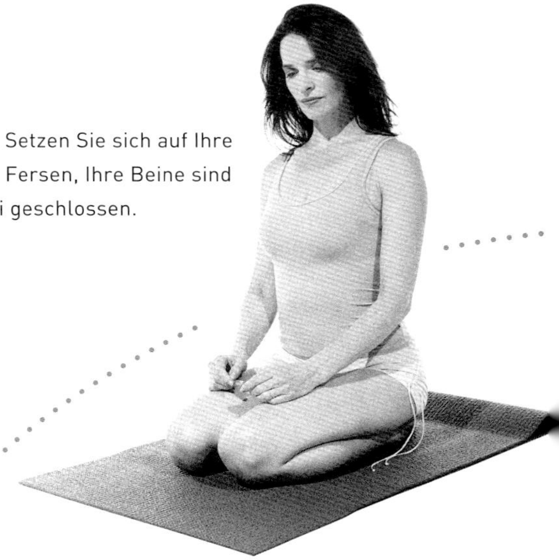

Führen Sie zehn Kreisbewegungen durch, ändern Sie die Richtung und wiederholen Sie die Übung.

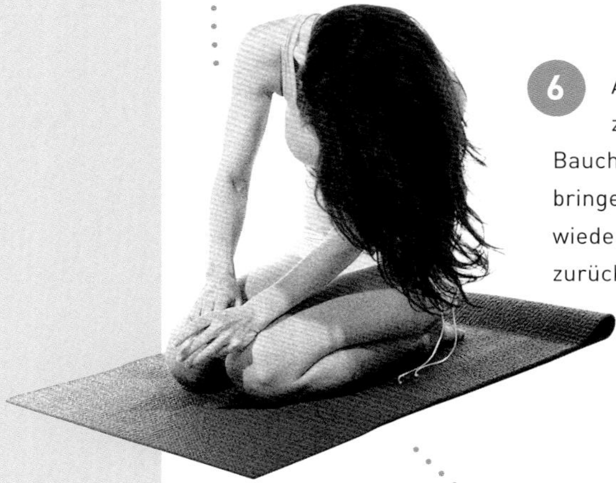

6 Atmen Sie aus, ziehen Sie Ihren Bauchnabel ein und bringen Sie Ihren Kopf wieder nach vorne zurück.

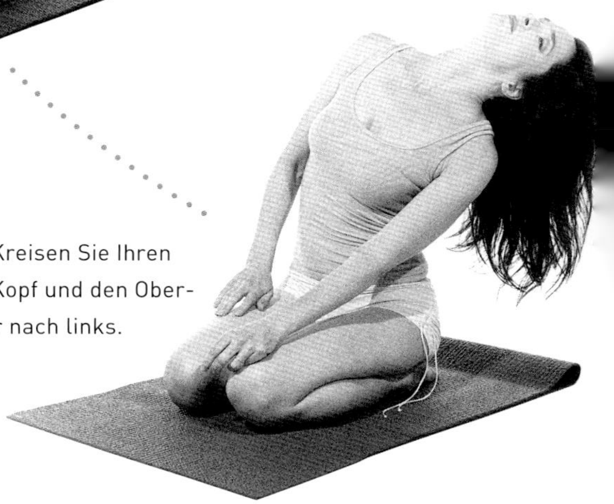

5 Kreisen Sie Ihren Kopf und den Oberkörper nach links.

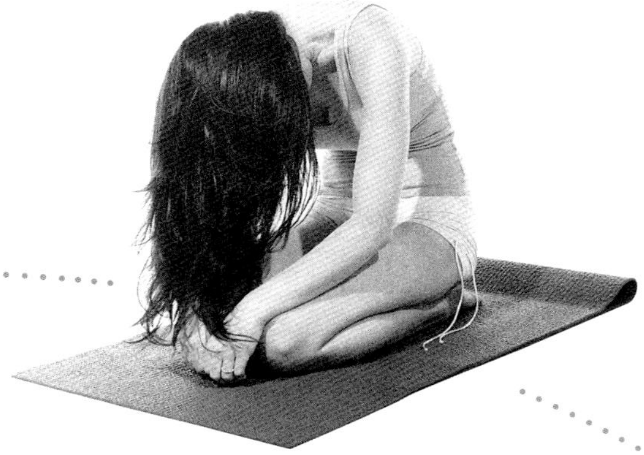

2 Atmen Sie aus. Ziehen Sie Ihren Bauchnabel ein und beugen Sie Ihre Wirbelsäule nach hinten in Richtung Wand. Fallen Sie nicht nach vorne, sondern stellen Sie sich vielmehr vor, Sie wiegen einen Basketball in Ihrem Schoß.

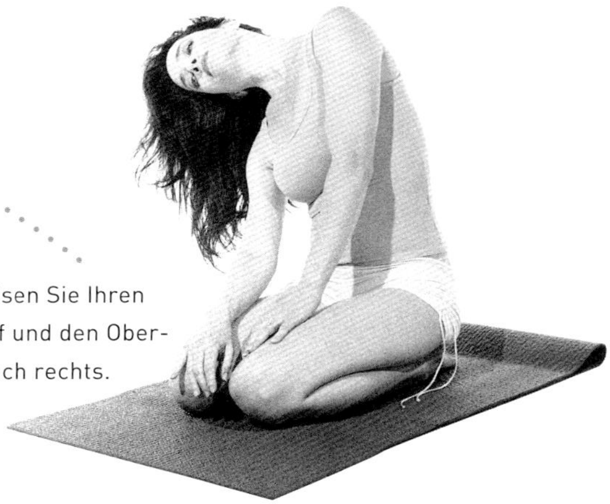

3 Kreisen Sie Ihren Kopf und den Oberkörper nach rechts.

VARIANTE FÜR EINSTEIGER

Legen Sie bei Schritt 4 Ihre Hände hinter sich auf den Boden, wenn Sie Ihren Kopf nach hinten bringen.

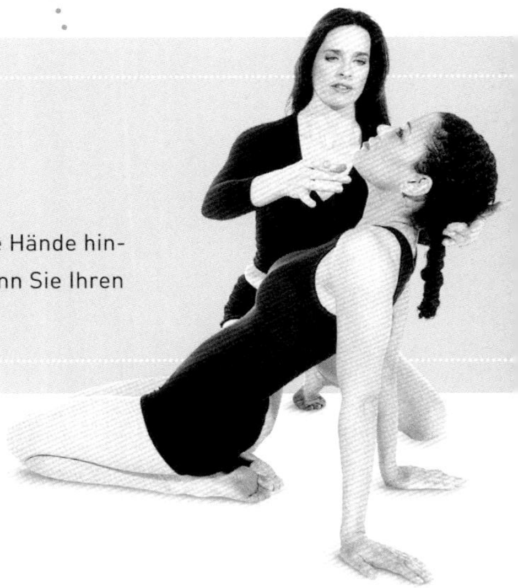

4 Atmen Sie ein und schwingen Sie Ihren Kopf und die Schultern nach hinten; gehen Sie ins Hohlkreuz und strecken Sie Ihren Brustkorb nach vorne. Bringen Sie Ihre Arme nach vorne, um das Gleichgewicht zu halten.

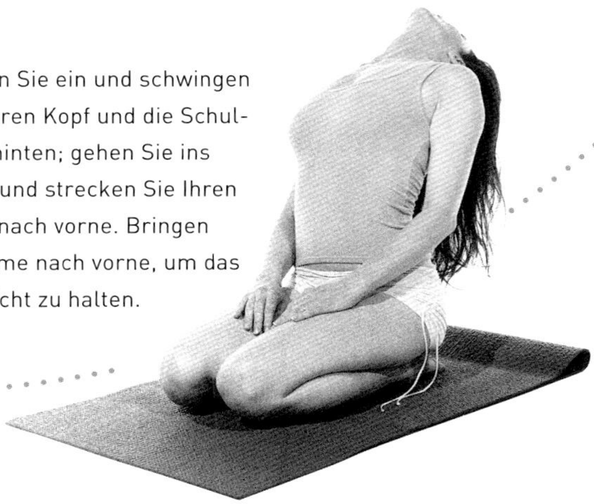

BECKENKREISE

Dies sind Mini-Hüftkreise, die Sie ausführen, während Sie auf Ihren Fersen sitzen. Das Becken ist der einzige Teil Ihres Körpers, den Sie dabei bewegen und der Ihre Wirbelsäule und Ihren Kopf wellenförmig in Bewegung versetzt. Achten Sie darauf, wie Ihr ganzer Körper durch die kleinsten Bewegungen Ihres Beckens in Wallung gerät. Lassen Sie Ihre Wirbelsäule und Ihren Kopf den Kreisbewegungen Ihres Beckens folgen.

DAUER: 6 bis 8 Sekunden pro Kreisbewegung

SINNLICHER SCHWERPUNKT: Spüren Sie, wie Ihr Brustkorb und Oberkörper durch die Bewegung die Luft verdrängt, als würde Ihr Körper in einem Fass mit heißer Karamellmasse rühren.

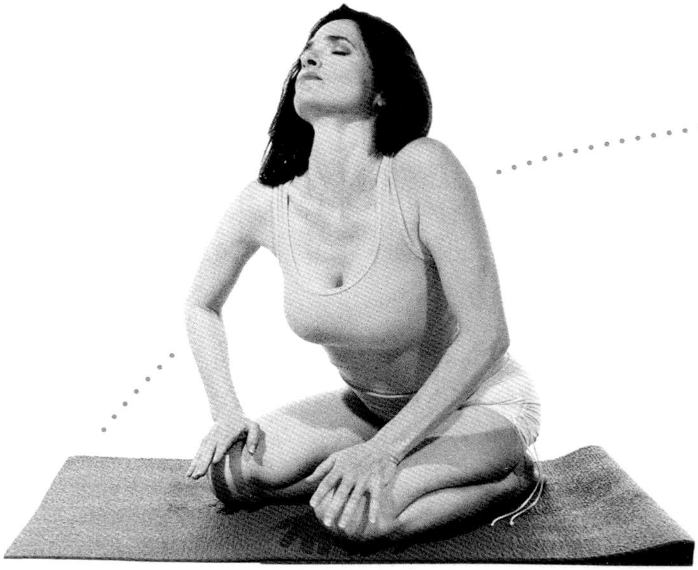

1 Setzen Sie sich auf Ihre Fersen, Ihre Knie sind hüftbreit geöffnet. Atmen Sie ein, strecken Sie Ihren Po nach hinten und gehen Sie ins Hohlkreuz. Kreisen Sie Ihr Becken im Uhrzeigersinn. Ihre Hände ruhen dabei auf den Knien.

KEHREN SIE ZU SCHRITT 1 ZURÜCK.
Setzen Sie die Kreisbewegung fort. Ihre Wirbelsäule, Ihr Kopf und Ihr Nacken werden durch die kreisförmigen Bewegungen Ihres Beckens in Bewegung versetzt. Führen Sie zehn Kreisbewegungen durch, ändern Sie danach die Richtung und wiederholen Sie die Übung zehn Mal.

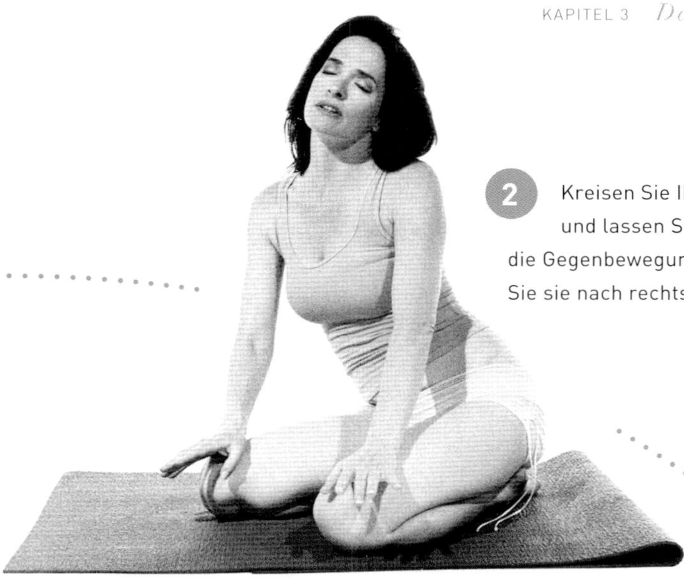

2 Kreisen Sie Ihr Becken nach links und lassen Sie Ihre Wirbelsäule die Gegenbewegung ausführen, indem Sie sie nach rechts schieben.

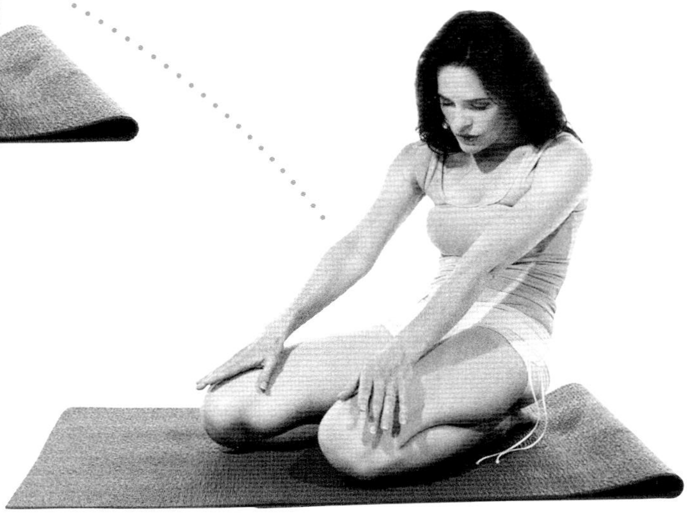

3 Atmen Sie aus, während Sie Ihr Becken nach vorne und Ihre Wirbelsäule nach hinten schieben.

4 Kreisen Sie Ihr Becken nach rechts, während Ihre Wirbelsäule nach links geht.

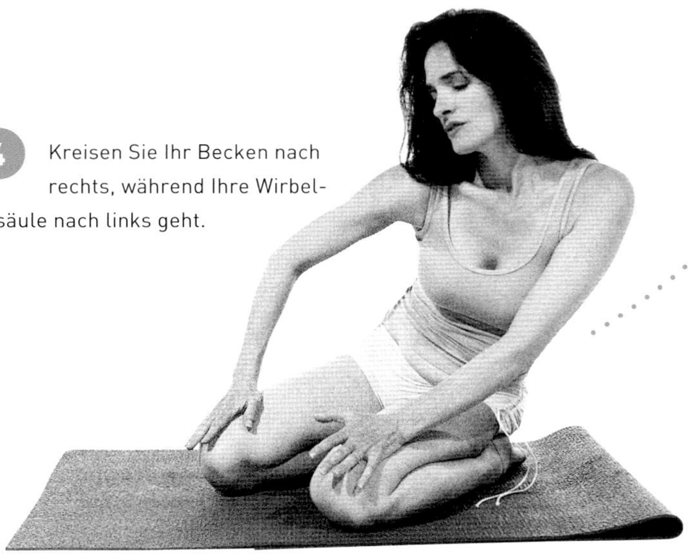

DIE MEER-JUNGFRAU

Dieser Übergang bringt Sie mit möglichst wenig Bewegung aus der knienden in eine sitzende Position oder auch umgekehrt.

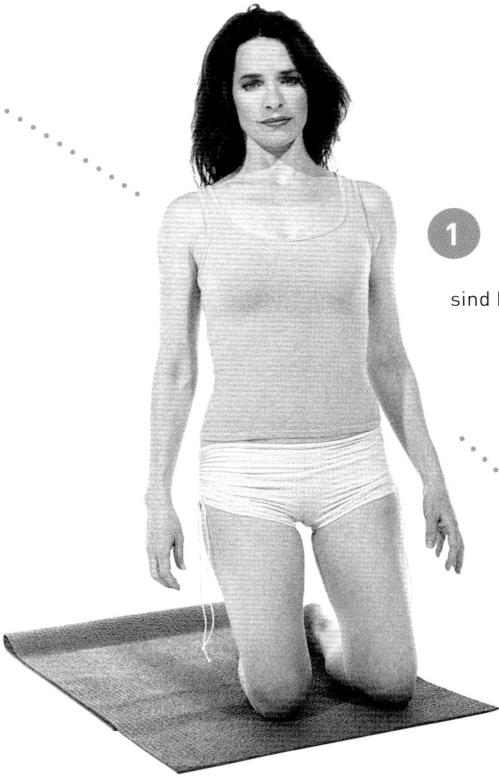

1 Knien Sie sich auf den Boden, Ihre Knie sind hüftbreit geöffnet.

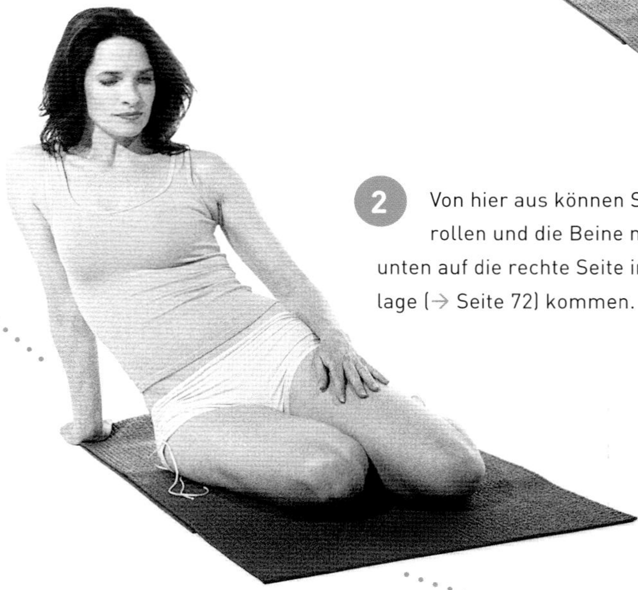

2 Von hier aus können Sie nach hinten auf Ihre Ellenbogen rollen und die Beine nach oben ausstrecken oder nach unten auf die rechte Seite in die Position der Göttin in Seitenlage (→ Seite 72) kommen.

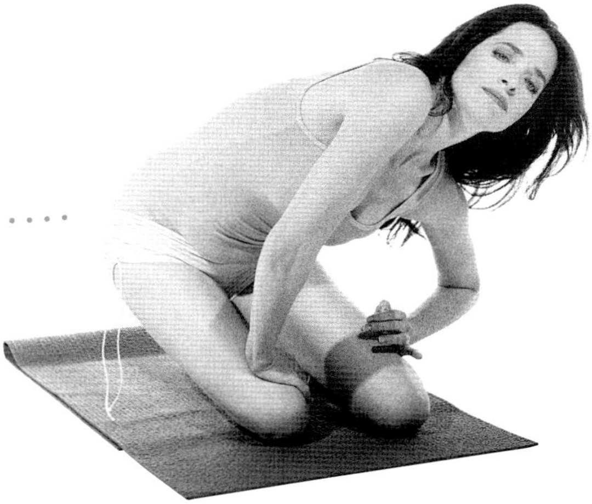

3 Bewegen Sie Ihren Oberkörper langsam nach vorne, indem Sie mit dem unteren Teil Ihres Rückens ins Hohlkreuz gehen und Ihre rechte Pobacke zum Boden hin auf die rechte Seite Ihrer Beine absenken.

Der *Veränderungs-prozess*

Fühlen Sie sich schon wie eine Stripperin? Vielleicht noch nicht ganz, doch Ihr sinnliches Inneres heizt sich auf. Wenn Sie all diese Bewegungen einstudiert haben, wer-

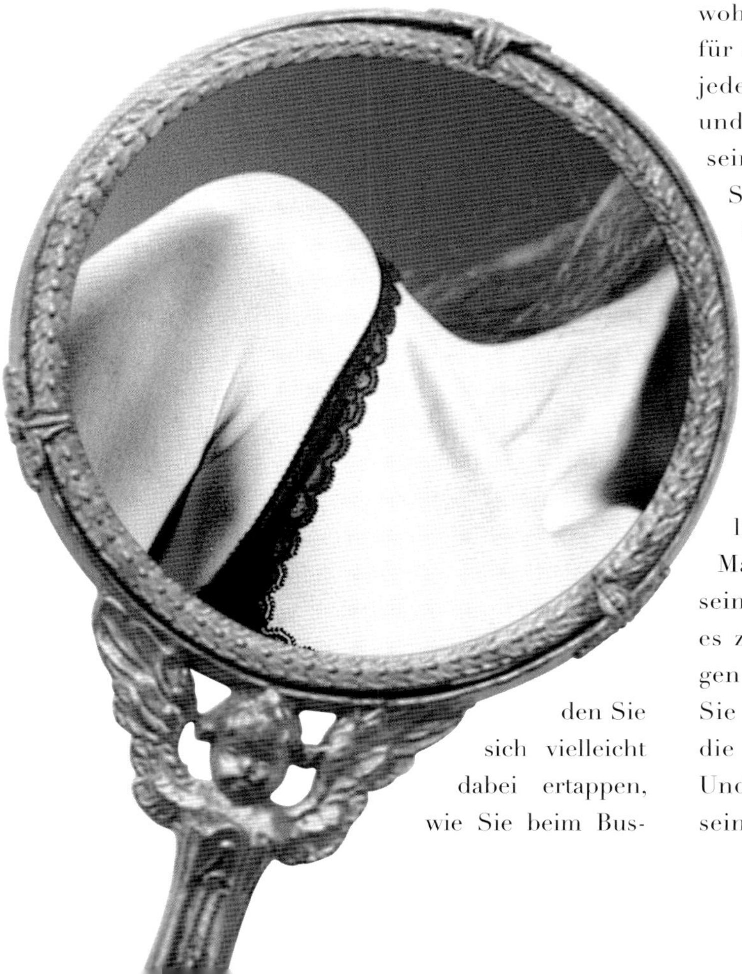

den Sie sich vielleicht dabei ertappen, wie Sie beim Busfahren im Fenster Ihre Kurven bewundern. Oder Sie werden sich beim Abtrocknen nach dem Duschen dabei erwischen, wie Sie Ihr Schlüsselbein und Ihre Schultern wohlwollend betrachten. Das Bewusstsein für die Schönheit Ihres Körpers wird mit jeder Übung in diesem Kapitel gesteigert und die Wirkung wird für alle sichtbar sein. Es ist ein großartiges Gefühl, das Sie demnächst zu einem wichtigen Geschäftstreffen ins Besprechungszimmer mitnehmen. Wenn Sie Ihre eigene erotische Schönheit kennen, werden Sie selbst Ihre stärkste Verbündete. Sie werden feststellen, dass Sie sich weniger Gedanken darüber machen werden, was andere denken. Es wird Ihnen gar nicht mehr möglich sein, lange über Ihre körperlichen Makel nachzudenken. Es wird leichter sein, das Selbstbewusstsein zu finden, als es zu verlieren. Sie werden Veränderungen in Ihrem Körper wahrnehmen, wenn Sie anfangen, Muskelpartien zu nutzen, die Sie noch nie zuvor genutzt haben. Und es wird ganz bestimmt schmerzhaft sein. Sehr schmerzhaft.

S-Faktor-*Meditation*

Bevor Sie weitermachen, ist es wichtig, Ihr emotionales und physisches Ich mit einzubeziehen. Das Ziel dieser Meditation ist es, durch die heilende Wirkung Ihrer Hände die Spannungen in Ihrem Körper abzubauen und Ihr Bewusstsein und Ihr sexuelles Ich zusammenzubringen. Die Meditation sollte sich sowohl entspannend als auch vitalisierend anfühlen. Sie können sie jederzeit anwenden, so oft Sie Entspannung brauchen, selbst wenn Sie einmal nicht trainieren sollten. Um die Meditation entspannender zu gestalten, empfehle ich Ihnen, diese Anweisungen mit einem Kassettenrekorder aufzunehmen und sie dann beim Meditieren abzuspielen. Vielleicht möchten Sie die Anweisungen auch für die andere Körperseite ausformulieren.

1 Legen Sie langsame, sanfte Musik auf. Versichern Sie sich, dass die Musik 30 Minuten lang spielt oder stellen Sie Ihren CD-Player auf Wiederholung ein.

2 Legen Sie sich auf Ihre Matte. Atmen Sie langsam tief ein. Atmen Sie danach aus und lösen Sie dabei jede Verkrampfung. Atmen Sie ein, heben Sie Ihr linkes Bein ca. fünf bis zehn Zentimeter, spannen Sie die gesamte Beinmuskulatur an und strecken Sie das Bein bis in die Zehenspitzen. Halten Sie Ihr Bein fünf Sekunden lang angespannt. Atmen Sie dann aus, lockern Sie das Bein und legen Sie es auf dem Boden ab. Wiederholen Sie das Ganze mit Ihrem rechten Bein.

3 Atmen Sie ein und spannen Sie Ihren Po an. Kneifen Sie ihn so fest Sie können zusammen. Spannen Sie jeden einzelnen Muskel ganz, ganz fest an. Atmen Sie danach aus und lockern Sie den Po.

4 Atmen Sie ein und spannen Sie Ihre Becken- und Beckenbodenmuskulatur an (die gleichen Muskeln, die Sie nutzen, wenn Sie den Urinfluss anhalten möchten). Spannen Sie die Muskeln fünf Sekunden lang an, atmen Sie aus und lockern Sie die Anspannung.

5 Atmen Sie ein, spannen Sie Ihre Bauchmuskulatur an und ziehen Sie Ihren Bauch fünf Sekunden lang so fest Sie können nach unten zur Matte hin ein. Lockern Sie danach die Spannung.

6 Strecken Sie Ihren Brustkorb und die Brüste nach oben zur Decke, indem Sie Ihre Lunge mit Luft auffüllen und den Brustkorb dehnen. Halten Sie die Luft einen Takt lang an, lassen Sie danach Ihren Brustkorb einfallen, entspannen Sie Ihre Muskeln und atmen Sie dabei laut aus. Heben und spannen Sie die Schultern an und bringen Sie sie zu Ihren Ohren. Lassen Sie sie dann beim Ausatmen fallen.

7 Atmen Sie ein und ballen Sie Ihre linke Hand zu einer Faust zusammen, wobei Sie Ihren linken Arm einige Zentimeter über der Matte hochheben und jeden Muskel anspannen. Halten Sie die Spannung fünf Se-

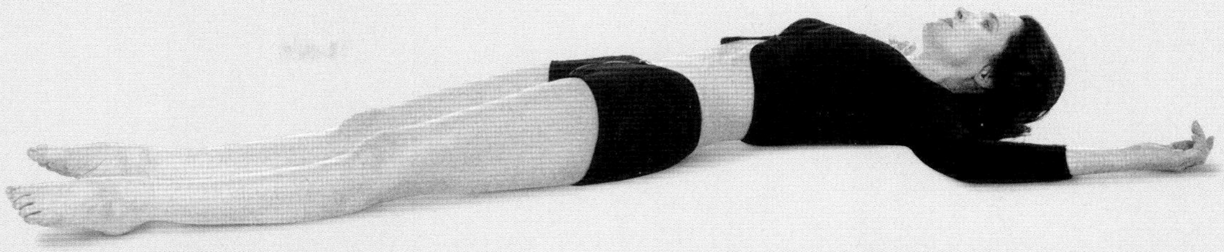

kunden lang, atmen Sie danach aus und senken Sie den Arm ab. Wiederholen Sie die Übung mit der rechten Hand und dem rechten Arm.

8 Atmen Sie ein und heben Sie Ihren Kopf einen Zentimeter über die Matte. Spannen Sie die Nacken- und Kopfmuskulatur an, atmen Sie aus und senken Sie Ihren Kopf langsam wieder ab.

9 Ziehen Sie Ihr Gesicht wie eine Faust zusammen, indem Sie die Muskeln um die Augen, die Nase, den Mund und an der Stirn anspannen. Schneiden Sie eine Grimasse. Atmen Sie aus und entspannen Sie die Muskeln.

10 Atmen Sie ein und spannen Sie den ganzen Körper so an, dass Sie quasi von der Matte abheben. Halten Sie die Spannung fünf Sekunden lang, atmen Sie danach aus und lockern Sie alle Muskeln.

11 Atmen Sie langsam und tief bis in die Zehenspitzen ein. Stellen Sie sich vor, Sie füllen Ihren Körper mit dem pulsierenden gelben Licht von Sonne oder Mond. Atmen Sie den ganzen Alltagsstress aus – den Straßenverkehr, die Kinder, die Schule, die Arbeit, den Mann. Nehmen Sie diesen tiefen, reinigenden Atem weiter auf und füllen Sie Ihren Körper beim Einatmen mit Licht. Atmen Sie die Luft aus jedem noch angespannten Winkel Ihres Körpers aus.

12 Beginnen Sie, Ihre linke Hand über Ihren Körper gleiten zu lassen. Schalten Sie Ihren Verstand aus und lassen Sie Ihre Hand wandern, bis sie den Ort ausfindig macht, an dem Sie Ihre Sexualität verspüren. Wenn Ihre Hand den Ort ausfindig gemacht hat, lassen Sie sie an der Stelle ruhen, atmen Sie tief ein und füllen Sie den Bereich mit einer Energie aus warmem, pulsierendem, gelbem Licht.

13 Gleiten Sie nun mit Ihrer rechten Hand über Ihren Körper. Lassen Sie sie wandern, bis sie die Stelle Ihres Bewusstseins ausfindig gemacht haben. Sie kann überall sein: an Ihrem Kopf, Ihrem Herzen, Ihrem Rücken oder an Ihrem Nacken. Wenn Sie diese Stelle gefunden haben, lassen Sie Ihre Hand dort zur Ruhe kommen. Atmen Sie ein und füllen Sie diese Stelle dadurch mit warmem, gelbem Licht.

14 Nun liegt eine Hand auf dem Zentrum Ihrer sexuellen Kraft und eine Hand auf Ihrem Bewusstsein. Nehmen Sie Ihre Hände und »verwischen« Sie das gelbe Licht zwischen den beiden Punkten – wie ein kleines Kind, das mit den Fingern malt. Bewegen Sie Ihre Hände an Ihrem Körper entlang auf und ab, sodass sich die beiden Punkte zu einem pulsierenden, farbenfrohen, sexuellen Bewusstsein verbinden. Streichen Sie das Licht über Ihren ganzen Körper.

15 Bleiben Sie, so lange Sie möchten, ruhig liegen und genießen Sie den Glanz. Wenn Sie ausreichend entspannt sind, nehmen Sie sich Zeit, mit Ihren Zehen zu wackeln, Ihre Augen zu öffnen und kommen Sie langsam wieder zurück in die Gegenwart.

KAPITEL 4

Das Erwachen der Göttin

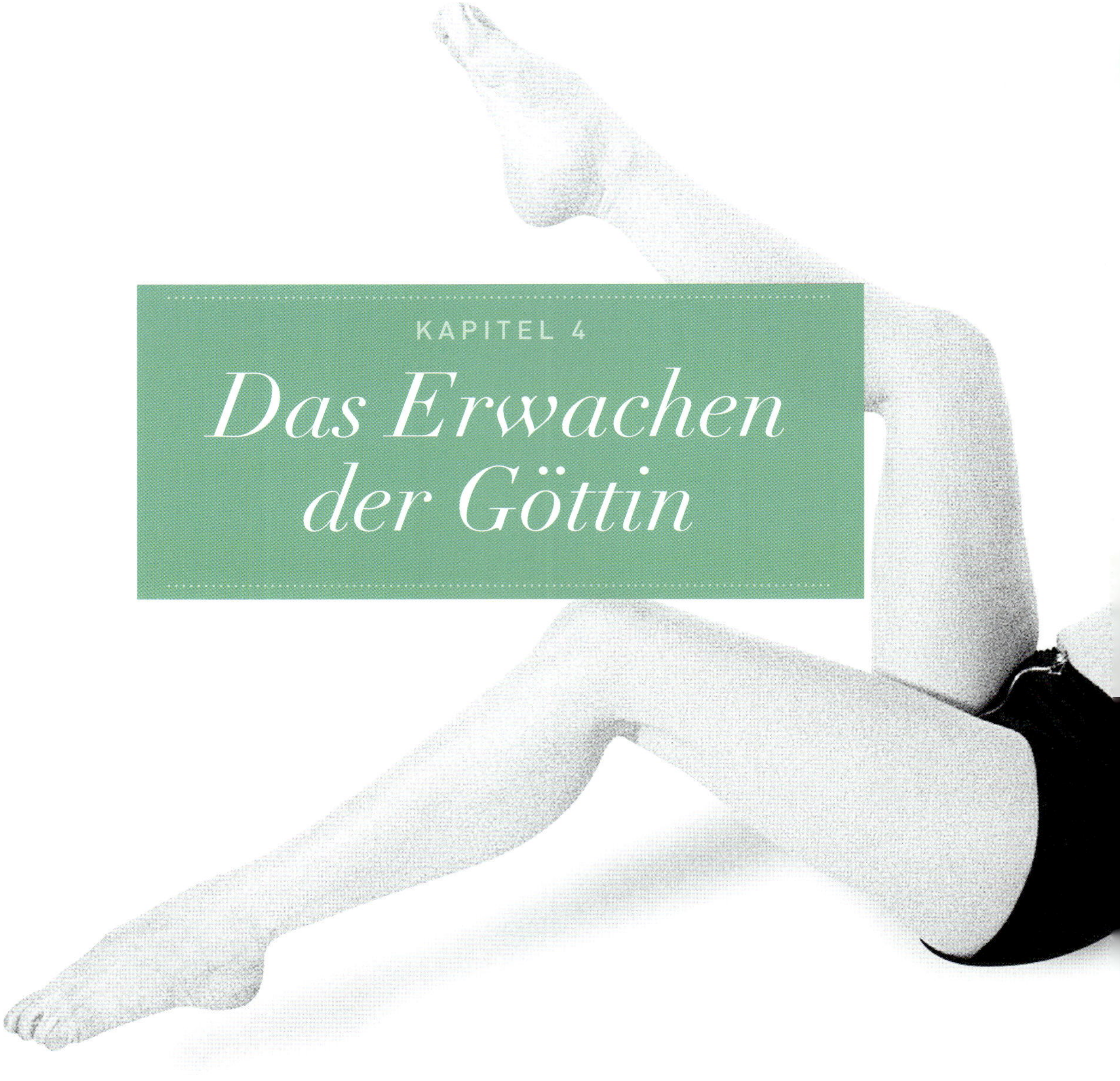

Okay, seien wir ehrlich. Ein kleines bisschen verrucht ist das schon, was ich Ihnen beibringe. Abgesehen davon, dass es ein toller Workout ist, bietet der S-Faktor einige der verführerischsten Bewegungen, die die Menschheit je gesehen hat. Und ja, wenn sie für einen Mann bestimmt sind, werden sie ihn vor Lust in den Wahnsinn treiben. Stellen Sie sich das mal vor!

Aller Wahrscheinlichkeit nach führen Sie die Bewegungen immer noch allein für sich aus. Daran ist nichts auszusetzen. Bevor meine Schüler für ihren Liebhaber tanzen, empfehle ich ihnen so lange zu warten, bis sie mit den Übungen in diesem Buch vertraut sind. Und wie viele Frauen in meinen Kursen werden vielleicht auch Sie merken, dass der S-Faktor etwas Persönliches und Privates ist, das Sie mit niemandem teilen werden. Oder Sie wollen es vielleicht irgendwann mal für Ihren Ehemann oder Freund tanzen oder sogar für eine Freundin, um Ihre Neuentdeckung zu zeigen.

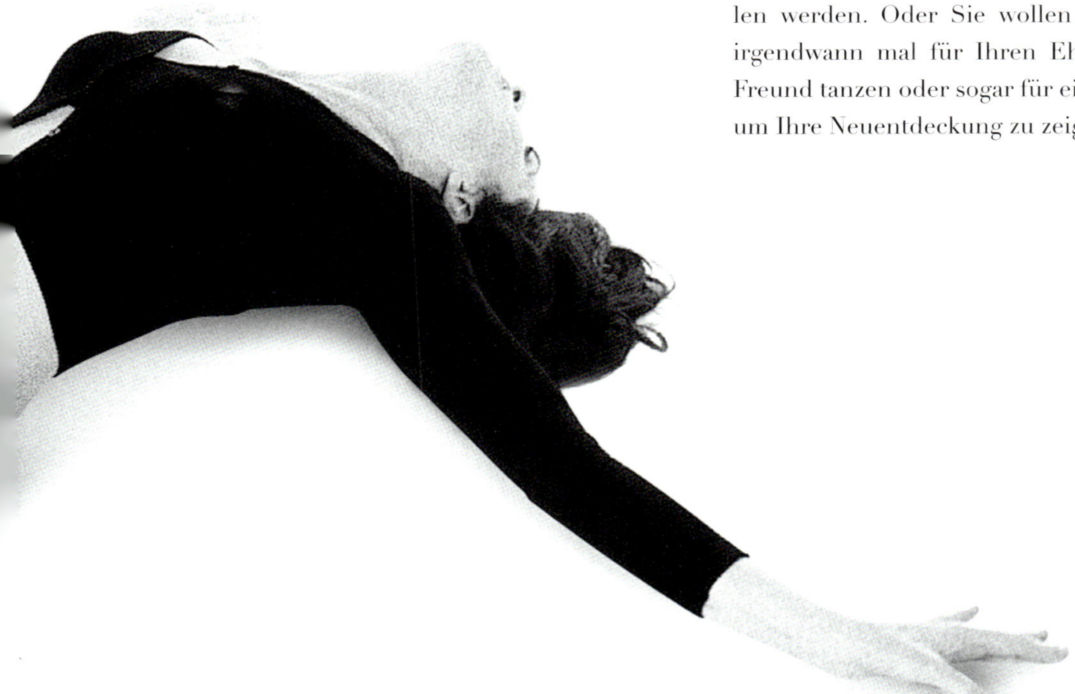

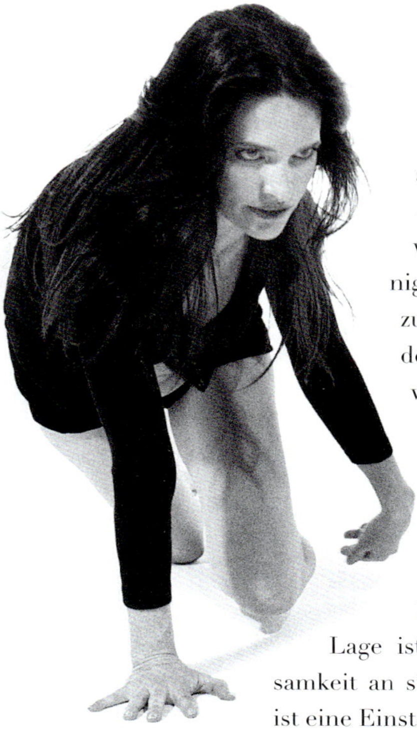

Wie dem auch sei, es ist jetzt an der Zeit, Ihr Bewusstsein ein wenig auf Ihr Umfeld zu lenken. Sie werden lernen, durch welche Bewegungen ein Mann erregt wird*, und Sie werden lernen, darauf zu vertrauen, dass Ihr Körper in der Lage ist, seine Aufmerksamkeit an sich zu binden. Es ist eine Einstellung, die ich gerne mit der einer Jägerin vergleiche, die die Psyche und die Lust ihrer Beute beherrschen muss. Das Gleiche gilt auch für Sie und den Ablauf Ihres Striptease. Es wird Ihren Bewegungen und Ihrem Tanz viel mehr Kraft verleihen, wenn Sie wissen, wie Sie die Blicke Ihrer Zuschauer lenken können. Im Falle der Jägerin bedeutet die Vollendung ihrer Kunst, visuelle und sinnliche Reize einzusetzen, um die Beute einzufangen. In Ihrem Fall bedeutet das, dass Sie die sinnlichen Signale kennen, die das Interesse und die Lust eines Mannes wecken: selbstverständlich angefangen bei der weiblichen Form in all ihrer Pracht, die sich in und aus und um die schöne Göttinnenpose bewegt. Die Positionen und Bewegungen in diesem Kapitel sind dazu bestimmt, die Rundungen des Körpers übertrieben zur Schau zu stellen. Versuchen Sie Ihre Aufmerksamkeit beim Trainieren auf die Formen, die Ihr Körper schafft, und auf die provokanten Effekte zu lenken, die entstehen, wenn Sie Ihre Rundungen nach außen pushen: Kurven, die weitere Kurven nach sich ziehen.

* Obwohl ich in diesem Buch das männliche Pronomen benutze, wenn ich die Zuschauer anspreche, ist der S-Faktor für alle gedacht, die für ihren Liebhaber tanzen wollen. Hetero oder homo, männlich oder weiblich, wir alle können unsere Hemmungen wegstrippen, um unsere Körper zu zeigen und dem Partner unseren Besitz zu präsentieren.

PLAYLIST

Rhythmische Musik, die in die Glieder fährt

Suchen Sie für das Gehen und Kriechen rhythmischere Musik aus, aber achten Sie darauf, mit dem Rhythmus zu fließen und auf der Welle zu reiten.

- **LAURYN HILL:** The Miseducation of Lauryn Hill »Lost Ones«
- **MARY J. BLIGE:** No More Drama »Family Affair«
- **THE WHITE STRIPES:** Elephant »The Hardest Button to Button«, »Seven Nation Army«
- **R. L. BURNSIDE:** Come On In »It's Bad You Know«, »Come On In«, Teil 2 und 3
- **EMINEM:** 8 Mile – Soundtrack »Lose Yourself«

DIE GÖTTIN

Die Göttin ist eine zentrale Pose bei den S-Faktor-Übungen. Wann immer Sie Bodenübungen ausführen, können Sie in diese Pose gehen und werden dabei immer unwiderstehlich aussehen.

1 Legen Sie sich mit dem Rücken auf den Boden, strecken Sie die Beine bis in die Zehenspitzen und winkeln Sie die Arme leicht zu Ihren Seiten an.

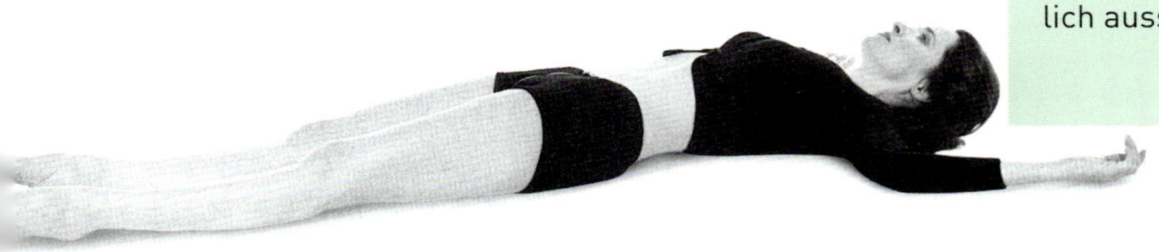

2 Gehen Sie ins Hohlkreuz und drücken Sie den Brustkorb zur Decke, sodass der obere Teil Ihres Kopfes den Boden berührt. Beugen Sie dabei beide Knie in leicht unterschiedlichen Winkeln und strecken Sie die Fußspitzen. Atmen Sie in dieser Pose ein und spannen Sie dabei Ihre Bauchmuskulatur an, um den unteren Teil Ihres Rückens zu schützen.

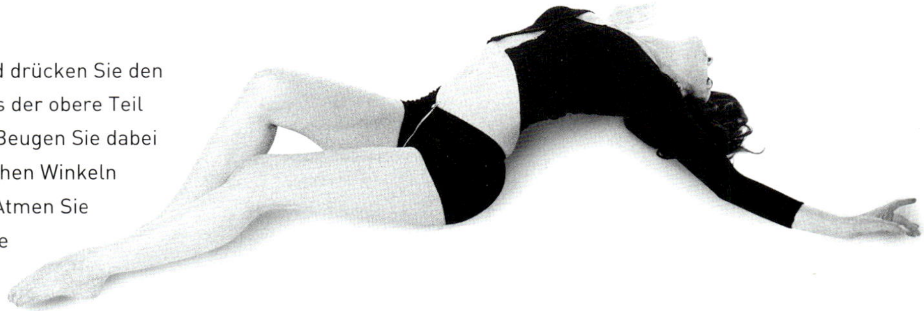

VARIANTE FÜR EINSTEIGER

Statt sich auf Ihren Kopf zu stützen, stützen Sie sich auf Ihre Schultern; gehen Sie mit dem Rücken ins Hohlkreuz und legen Sie Ihren Kopf flach auf den Boden.

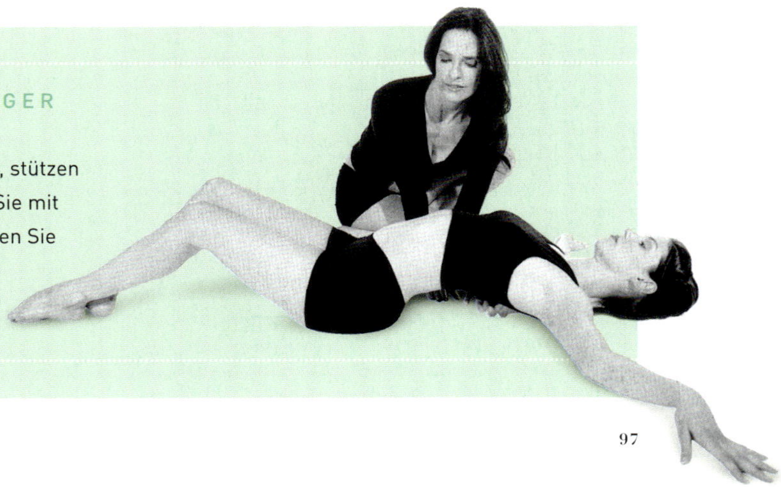

DIE SICH WINDENDE GÖTTIN

Diese Bewegung bringt die Göttin sowohl physisch als auch sinnlich einen Schritt weiter. Um eine volle Dehnung zu erzielen und das Schönste aus dieser Pose hervorzuholen, müssen Sie sich ein großes Kissen unter Ihren Schulterblättern vorstellen.

SINNLICHER SCHWERPUNKT: Achten Sie auf jeden Hügel und jedes Tal Ihres Körpers, während Ihre Hand über Ihren Oberkörper, Ihre Brüste, Ihren Bauch und Ihren Hals gleitet.

1 Legen Sie sich auf den Rücken, strecken Sie Ihre Beine bis in die Zehenspitzen und winkeln Sie die Arme nach oben an den Seiten an.

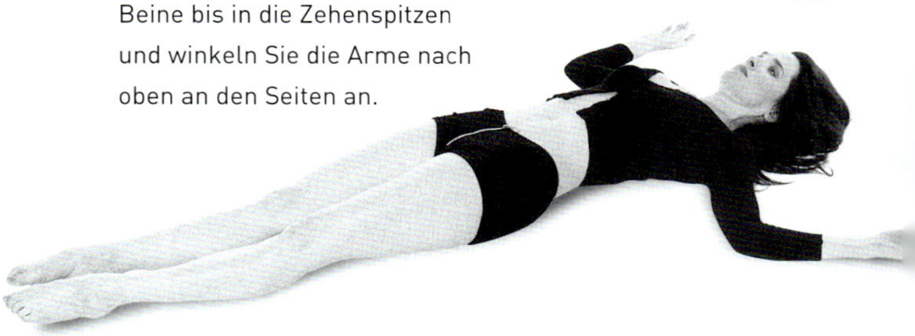

5 Bewegen Sie Ihre Beine weiterhin vor und zurück. Führen Sie Ihre Hände langsam und bewusst an Ihrem Oberkörper entlang, während Sie sich winden. Achten Sie auf die Atmung und spannen Sie die Bauchmuskulatur an.

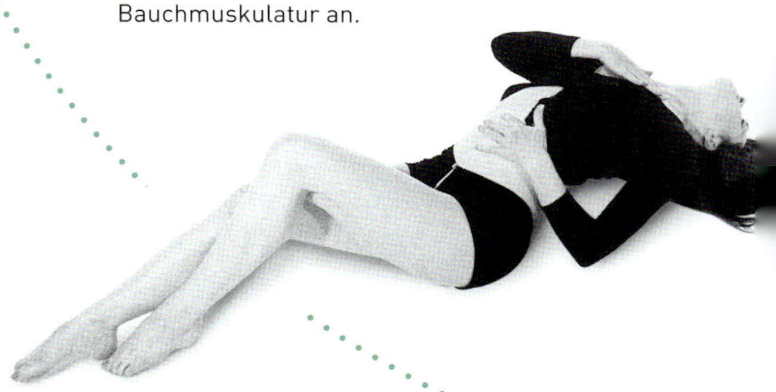

VARIANTE FÜR EINSTEIGER

Während Sie den Rücken wölben, legen Sie Ihren Kopf flach auf den Boden und stützen Sie sich auf Ihren Schultern ab.

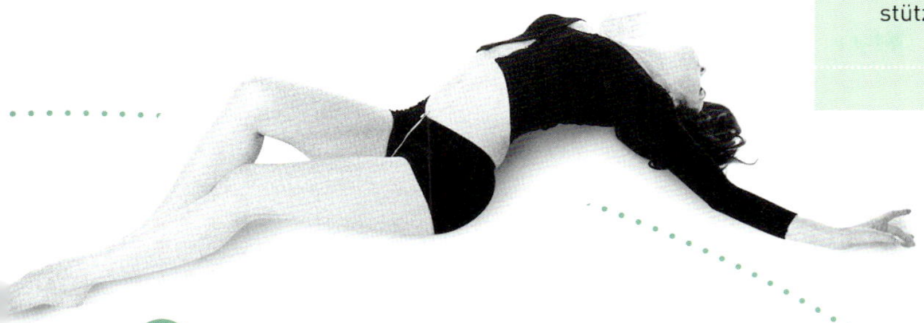

2 Gehen Sie ins Hohlkreuz und drücken Sie den Brustkorb zur Decke, sodass nur der obere Teil Ihres Kopfes den Boden berührt. Beugen Sie beide Knie in unterschiedlichen Winkeln, sodass Ihr rechtes Knie etwas höher als Ihr linkes ist.

3 Strecken Sie die Füße und wechseln Sie die Position Ihrer Beine, sodass Ihr linkes Knie höher als das rechte ist.

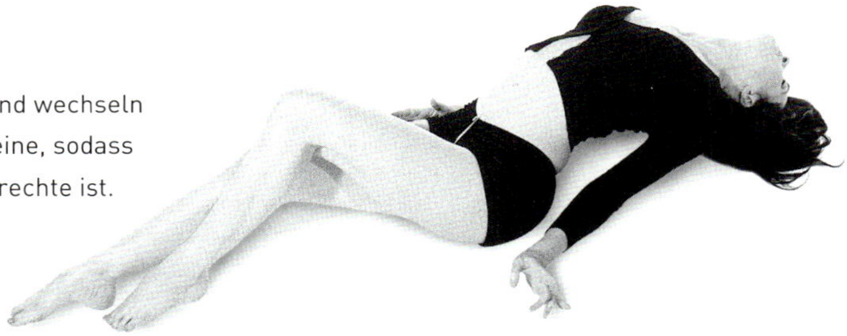

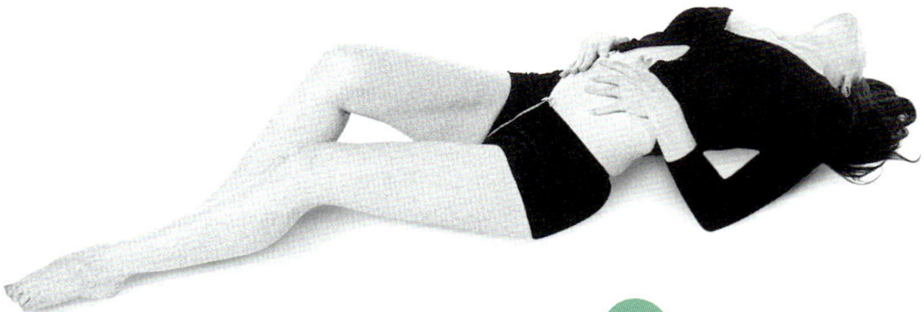

4 Machen Sie die Bewegung fließend und wechseln Sie die Beine wieder ab, während Sie Ihre Hände zum Oberkörper bringen.

DIE TÄNZELNDE GÖTTIN

Dies ist eine anspruchsvollere Variante des Beintanzes (→ Seite 64) in der Pose der Göttin. Es ist eine fortgeschrittene Bewegung, deshalb sollten Sie davor den Beintanz und die Göttin üben. Wenn Sie diese Bewegungen beherrschen, werden Sie unglaublich gut aussehen. Sie müssen wissen, dass das Hüftkreisen Ihren Körper in provokante Positionen bringt und eine wellenförmige Bewegung vom Scheitel bis zur Sohle schafft.

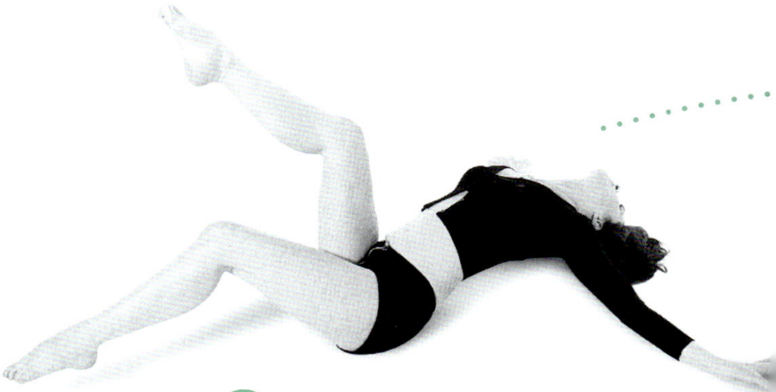

1 Beginnen Sie mit der sich windenden Göttin (→ Seite 98). Wenn Sie das nächste Mal Ihr rechtes Knie nach oben bringen, heben Sie Ihr gesamtes Bein hoch, bis Ihr rechter Oberschenkel senkrecht zum Boden steht.

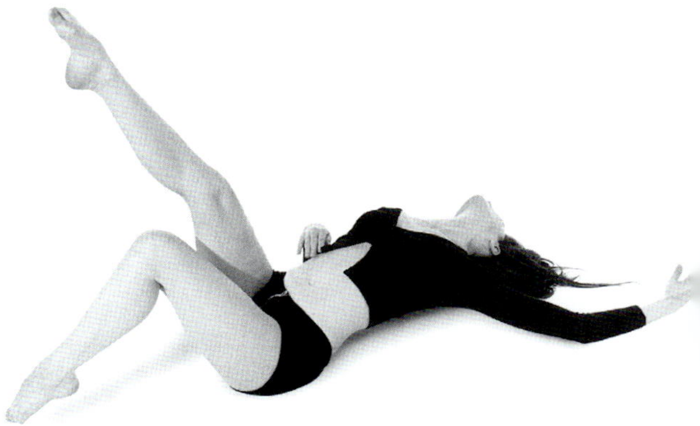

5 Bewegen Sie Ihre Beine immer stärker nach außen und nach unten, indem Sie jedes Knie in Richtung der jeweils entgegengesetzten Schulter führen und Ihre Beine wie ein Pferd in Zeitlupe bewegen. Atmen Sie. Tänzeln Sie weiter, so lange Sie wollen; bleiben Sie dabei aber mit Ihrem Rücken im Hohlkreuz.

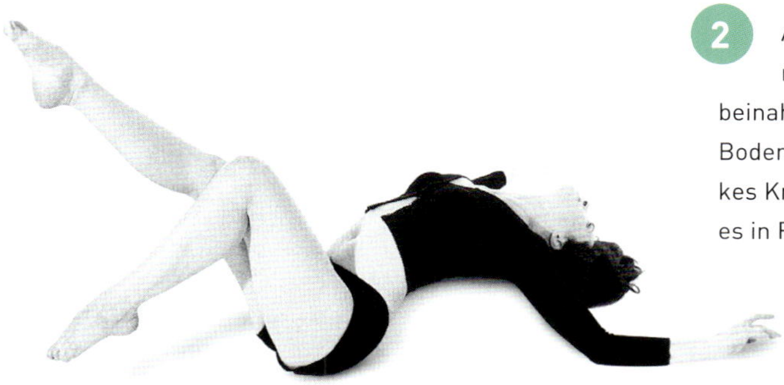

2 Atmen Sie ein, strecken Sie Ihr rechtes Bein (oder strecken Sie es beinahe) und senken Sie es langsam zum Boden ab. Beugen Sie gleichzeitig Ihr linkes Knie, heben Sie es ab und bewegen Sie es in Richtung Ihrer rechten Schulter.

3 Strecken Sie Ihr linkes Bein (oder strecken Sie es beinahe), während Ihr rechtes Bein allmählich den Boden berührt.

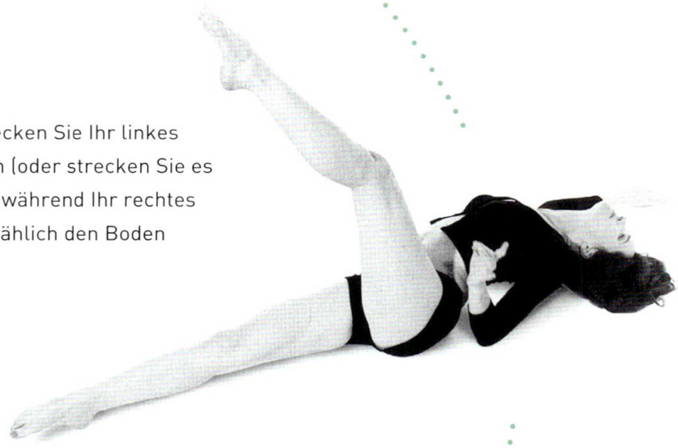

4 Senken Sie Ihr linkes Bein zum Boden ab und atmen Sie aus. Beugen Sie gleichzeitig Ihr rechtes Knie und bewegen Sie es in Richtung Ihrer linken Schulter.

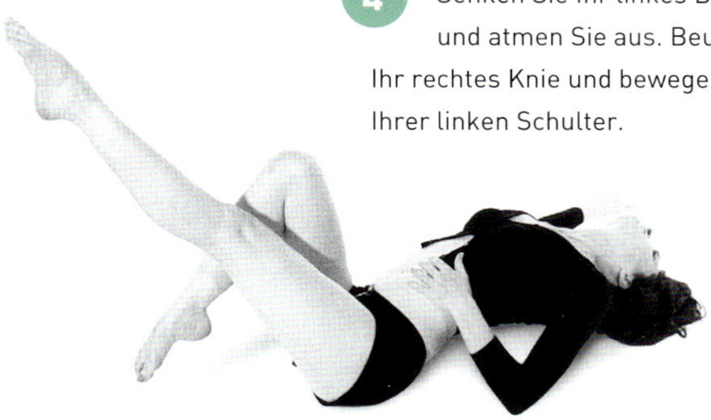

DAS ERWACHEN DER GÖTTIN

Bei dieser Übergangsbewegung aus und in die Bodenübungen wird die Kraft in der Rücken- und Bauchmuskulatur hervorragend aufgebaut und darüber hinaus sieht die Pose einfach hinreißend aus.

1 Gehen Sie von der Pose der Göttin aus (→ Seite 97).

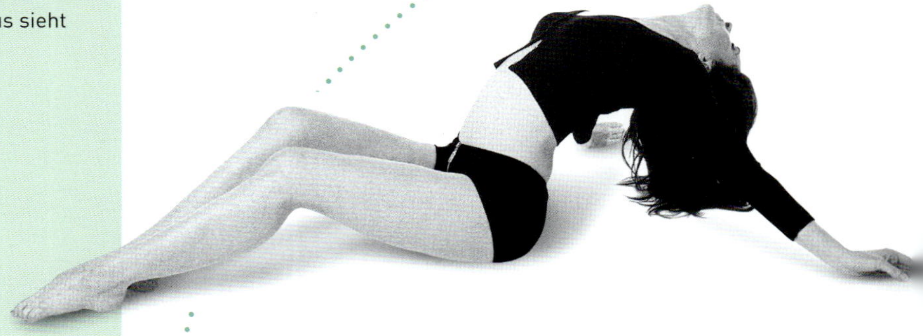

4 Kommen Sie in die Sitzposition. Rollen Sie sich zum Aufrichten nicht hoch, ziehen Sie Ihre Schultern nicht ein und Ihren Kopf nicht hoch. Ihr Kopf sollte der letzte Teil Ihres Körpers sein, der nach oben kommt.

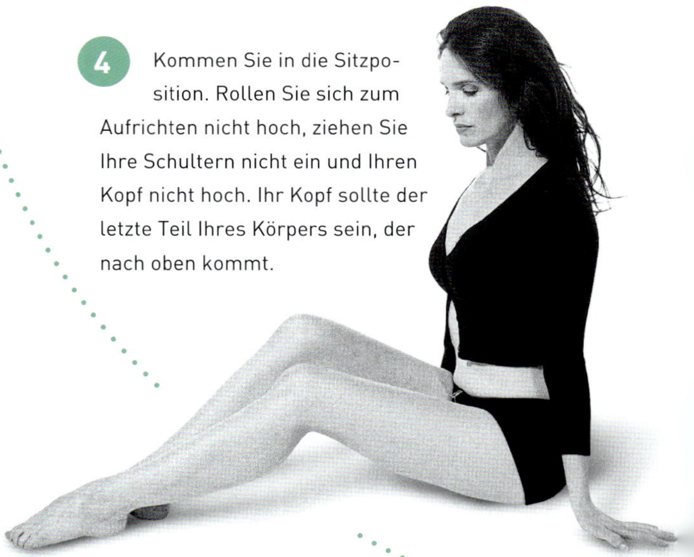

DAUER: 10 Sekunden

SINNLICHER SCHWERPUNKT: Stellen Sie sich vor, Ihr Brustkorb hängt an einem Seil, das Sie nach oben zieht.

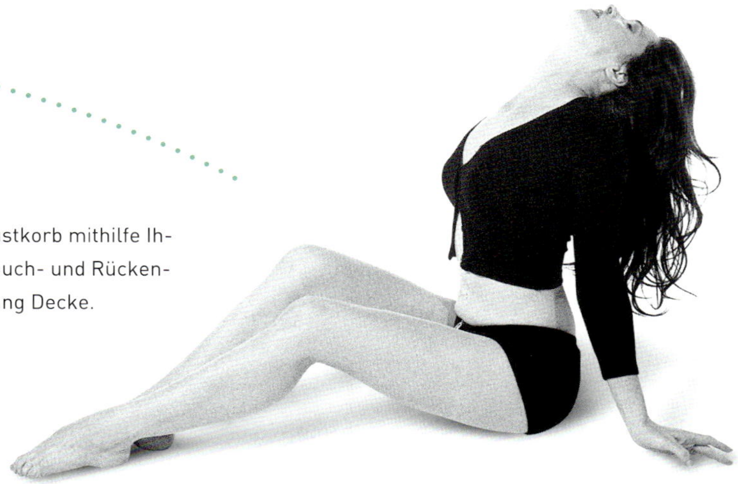

2 Drücken Sie Ihren Brustkorb mithilfe Ihrer Arme und Ihrer Bauch- und Rückenmuskulatur weiter in Richtung Decke.

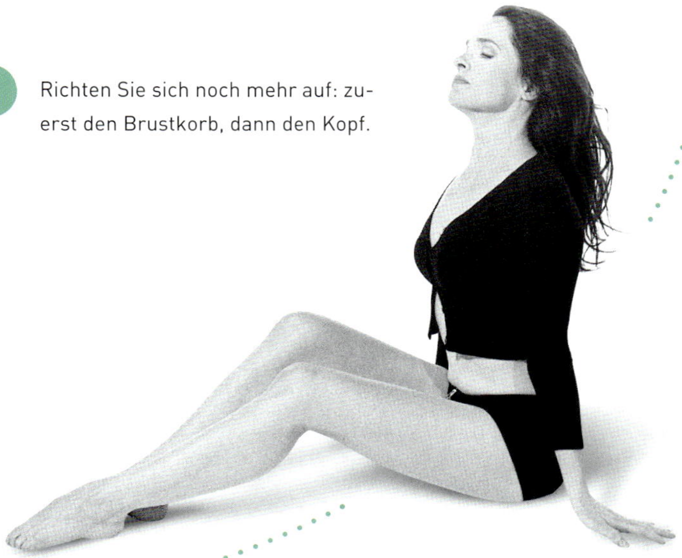

3 Richten Sie sich noch mehr auf: zuerst den Brustkorb, dann den Kopf.

DER S-WALK

Der S-Walk darf nicht unterschätzt werden. Er ist eine der wichtigsten Grundbewegungen, auf dessen Basis Sie alle subtilen oder weniger subtilen Aktionen Ihrer Übungen aufbauen. Es ist die Art und Weise, wie Sie Ihre Kraft und Erotik, Ihr sinnliches Selbst zum Ausdruck bringen. Er macht auch sehr viel Spaß. Ihr S-Walk versetzt Sie aus der normalen Welt in die Sphären einer sinnlichen Göttin.

VISUELLER SCHWERPUNKT: Eine Löwin auf Beutejagd schreitet heimlich, bewusst, vollkommen kontrolliert und mit sparsamen Bewegungen einher. Sie setzt eine Pfote vor die andere. Ihr Rücken wölbt sich. Ihr kalter Blick ist auf die Beute ausgerichtet. Halten Sie sich beim Erlernen des S-Walks das Bild dieser unglaublichen Katze vor Augen. Lassen Sie die Löwin Ihren Körper durch die Musik, durch Ihre Sinne durchdringen. Stellen Sie sich Ihren Körper als etwas Wildes vor, das dennoch perfekt kontrolliert und tödlich ist.

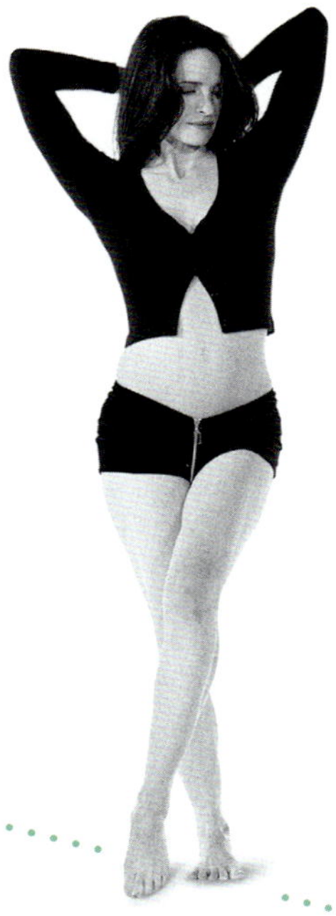

1 Bewegen Sie sich langsam: Laufen Sie ganz normal, wie Sie es auch im Alltag machen, einige Runden durchs Zimmer. Verlangsamen Sie Ihren Gang sehr stark, sodass die Geschwindigkeit auf ein Viertel Ihrer normalen Geschwindigkeit reduziert wird. Atmen Sie bei einem Schritt ein und beim nächsten aus.

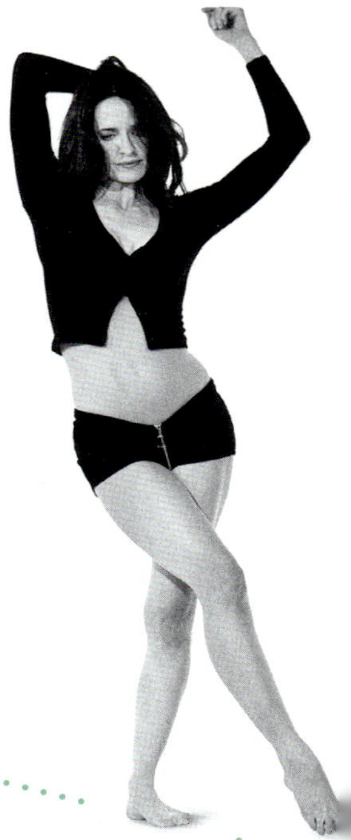

2 Kreuzen Sie die Beine: Wenn Sie einen Schritt machen, legen Sie einen Fuß vor den anderen – Ihr linker Fuß fällt auf die rechte Seite einer imaginären Mittellinie, Ihr rechter Fuß fällt auf die linke Seite der Linie. Anfangs wirkt es vielleicht etwas unbeholfen – das ist okay. Mit der Zeit wird sich der S-Walk natürlich, vertraut und herrlich anfühlen.

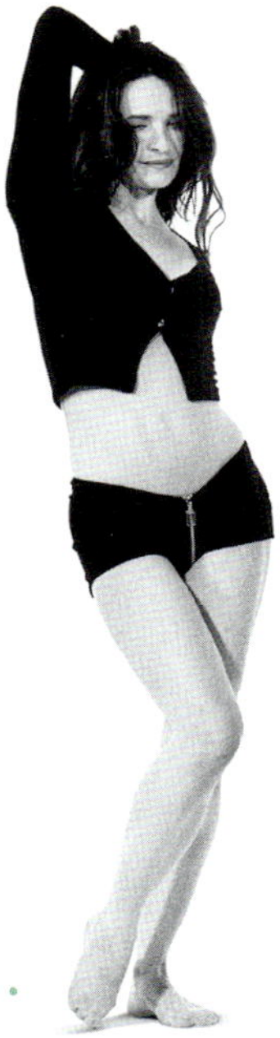

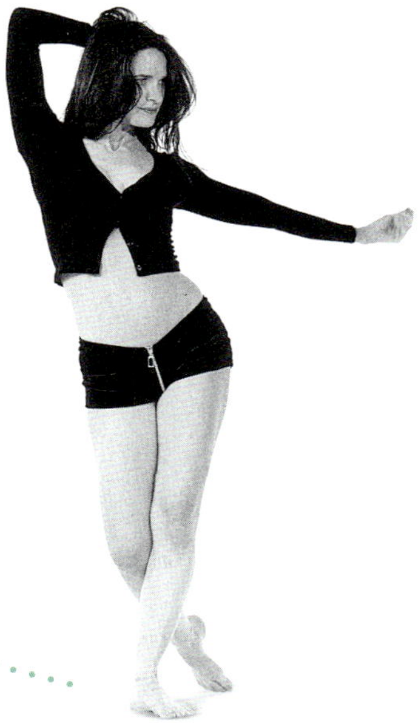

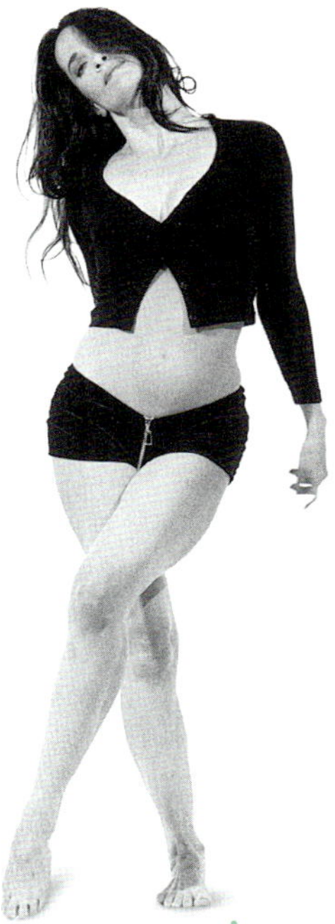

3 Das Schleifen: Achten Sie auf Ihr hinteres Bein. Schleifen Sie leicht die Zehenspitzen über den Boden, während Sie Ihr Bein nach vorne bringen. Stellen Sie sich vor, Sie laufen am Strand entlang und ziehen mit den Zehenspitzen eine Linie durch den Sand.

4 Fallen Sie in die Hüfte, wenn Sie nach vorne schreiten. Drücken Sie die linke Seite Ihrer Hüfte nach außen, während Ihr linker Fuß fest im Boden verwurzelt ist. Übertreiben Sie die Bewegung, indem Sie Ihren Körper bei jedem Schritt sogar noch tiefer in die Hüfte fallen lassen. Denken Sie daran, dass Sie eine Rolle spielen – also haben Sie Spaß dabei!

5 Zeigen Sie was Sie haben: Gehen Sie ins Hohlkreuz. Öffnen Sie Ihren Brustkorb, während Sie Ihre Brüste nach oben und nach vorne drücken, Ihren Po nach hinten und nach außen schieben und Ihre Kurven überbetonen.

ABSENKEN

Dies ist ein weiterer wichtiger Übergangsschritt. Bei den Aufsteh- und Absenkübungen gibt es kein »zu langsam«. Deshalb sind sie als Oberschenkeltortur bekannt. Übung, Übung, Übung wird Ihre Oberschenkelmuskulatur aufbauen, um diese Bewegung leichter und flüssiger erscheinen zu lassen.

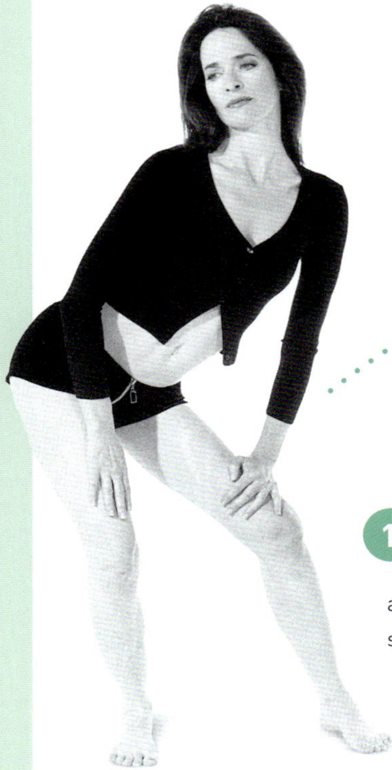

1 Stellen Sie sich hin, die Beine stehen etwas mehr als hüftbreit auseinander. Kreisen Sie Ihre Hüfte nach rechts.

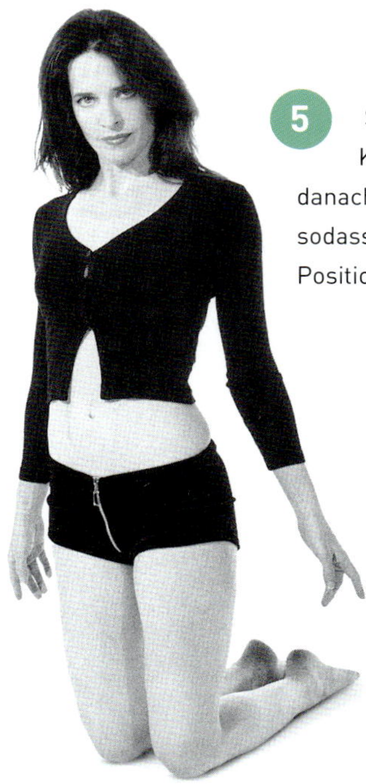

5 Senken Sie das linke Knie zum Boden ab, danach das rechte Knie, sodass Sie in eine kniende Position kommen.

SINNLICHER SCHWERPUNKT: Um die Bewegung langsam auszuführen, stellen Sie sich vor, dass Sie sich unter Wasser bewegen und Ihre Hüfte und Ihren Po gegen den Widerstand des Wassers nach außen stoßen müssen.

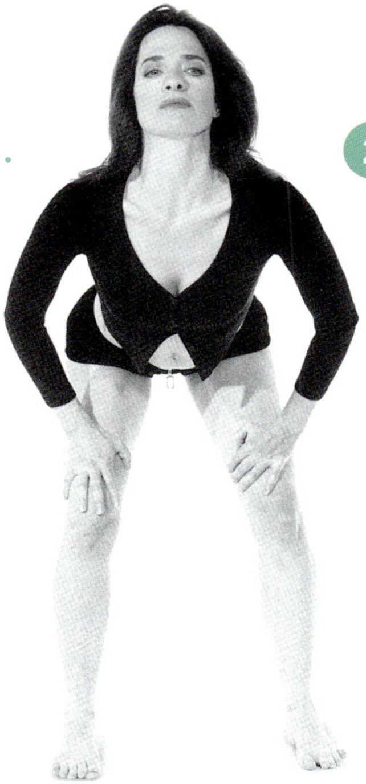

2 Kreisen Sie Ihre Hüfte nach hinten.

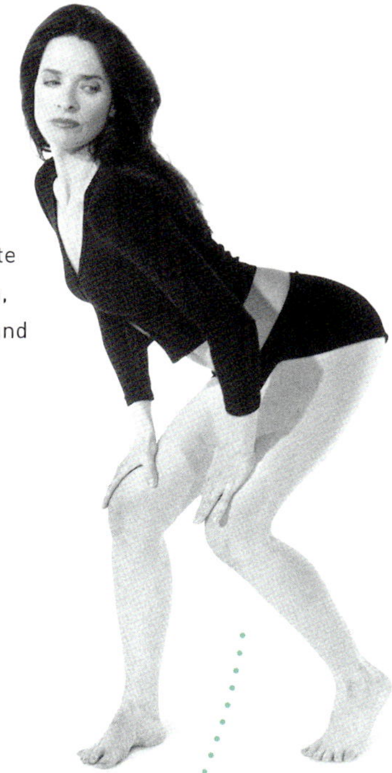

3 Während Ihre Hüfte nach links kreisen, beugen Sie beide Knie und senken Ihren Po ab.

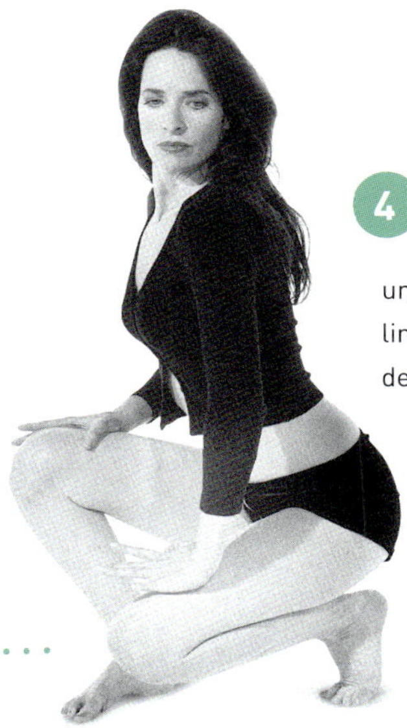

4 Gehen Sie halb in die Hocke, Ihr rechtes Knie bleibt in der Luft und Ihre linke Pobacke ruht auf Ihrer linken Ferse (Ihr linker Fuß sollte auf dem Fußballen abrollen).

DER KATZENGANG

Beobachten Sie den Gang einer Katze. Er ist provokant, aber auch ein wenig zurückhaltend und steif. Das ist die Ausgangsposition für diesen ersten Gang. Katzen bewegen sich nicht überschwänglich. Sie bewegen nur das Nötigste, um so entspannt wie möglich ans Ziel zu gelangen. Und manchmal bewegen sie sich nur, um zu fühlen, dass sie sich bewegen.

DAUER: 2 Sekunden pro Schritt

SINNLICHER SCHWERPUNKT: Bewegen Sie Ihren Rücken beim Kriechen wellenförmig. Entspannen Sie Ihre Rückenmuskulatur und lassen Sie Ihren Kopf fallen, indem Sie Ihre Schulterblätter bis aufs Äußerste herausragen lassen und absenken. Übertreiben Sie dabei.

2 Kriechen Sie langsam, indem Sie Ihre linke Hand und Ihr rechtes Knie nach vorne bringen. Kreuzen Sie Ihr rechtes Knie leicht vor das linke.

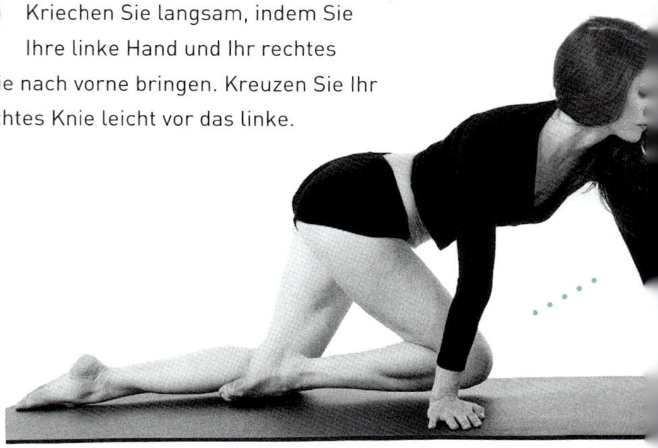

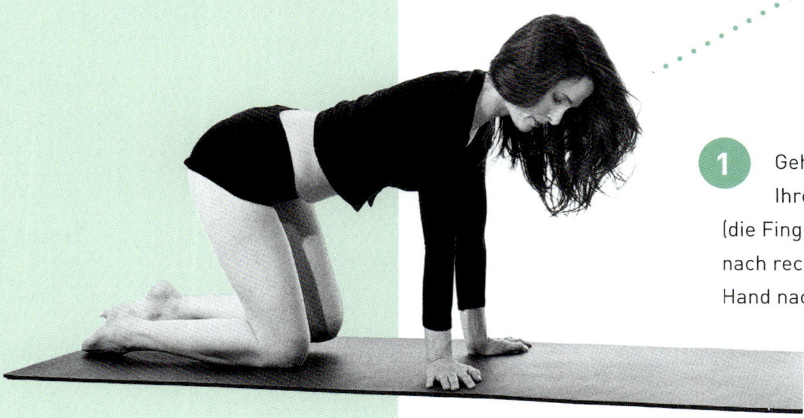

1 Gehen Sie in den Vierfüßlerstand, Ihre Hände zeigen leicht nach außen (die Finger an der rechten Hand zeigen nach rechts und die Finger an der linken Hand nach links).

4 Während Sie nacheinander auf jede Ihrer beiden Hände gehen, lassen Sie sich in die Schultern fallen und das entsprechende Schulterblatt herausragen. Während Sie Ihr Gewicht auf eines der Knie verlagern, lassen Sie Ihr Körpergewicht auf Ihrer Hüfte ruhen.

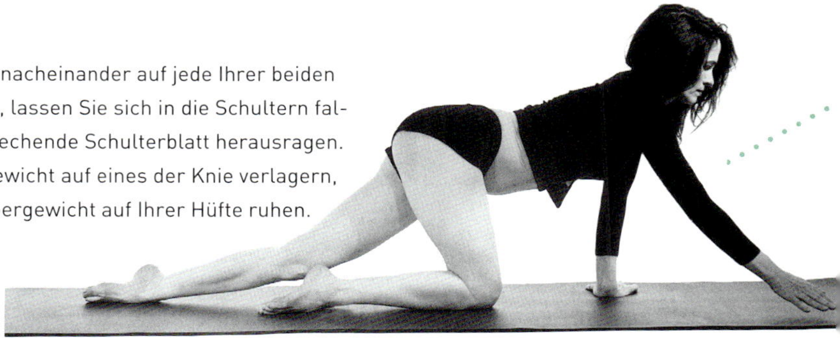

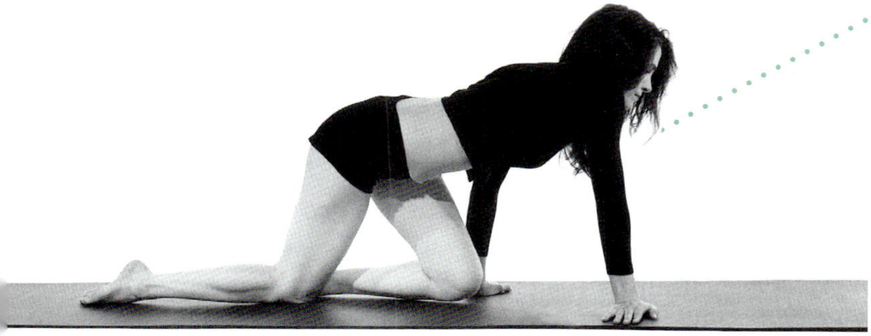

3 Legen Sie Ihre linke Hand und Ihr rechtes Knie auf den Boden auf und bringen Sie Ihre rechte Hand und Ihr linkes Knie nach vorne.

DER WILD-KATZENGANG

Wenn eine Löwin jagt, schleicht sie sich leise an ihre Beute heran und versteckt sich so lange sie kann im Gras. Hat sie sich schließlich weit genug nach vorne geschlichen, stürzt sie sich auf das arme, nichts ahnende Wesen. Der Wildkatzengang spiegelt diese zweite räuberischere und aggressivere Phase wider, die den Nervenkitzel bringt.

SINNLICHER SCHWERPUNKT: Beobachten Sie, wie Sie sich durch diese Bewegung sexuell aggressiver fühlen werden. Wenn Sie Ihren Blick auf ihn richten – selbst wenn es nur ein leerer Stuhl oder ein Spiegel ist –, werden Sie räuberische Gefühle in sich selbst entdecken.

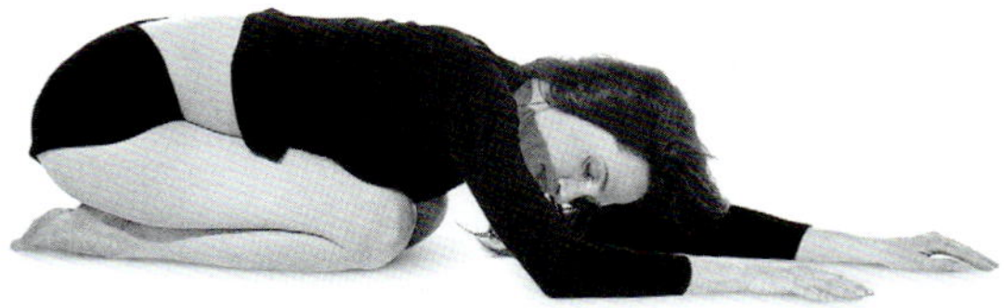

1 Kauern Sie sich auf dem Boden zusammen; legen Sie Ihren Oberkörper auf Ihren Oberschenkeln ab und Ihre Hände vor sich auf dem Boden.

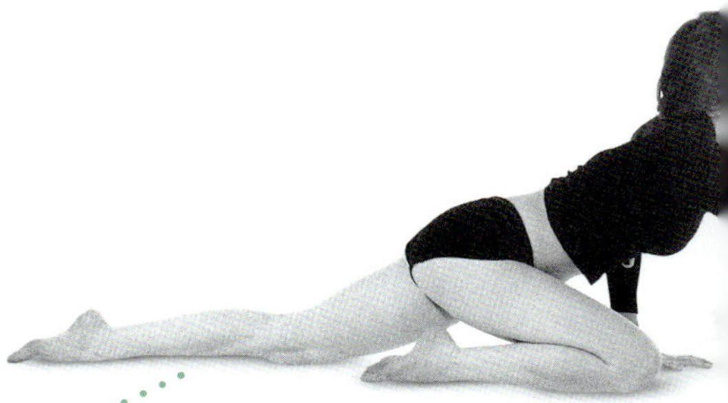

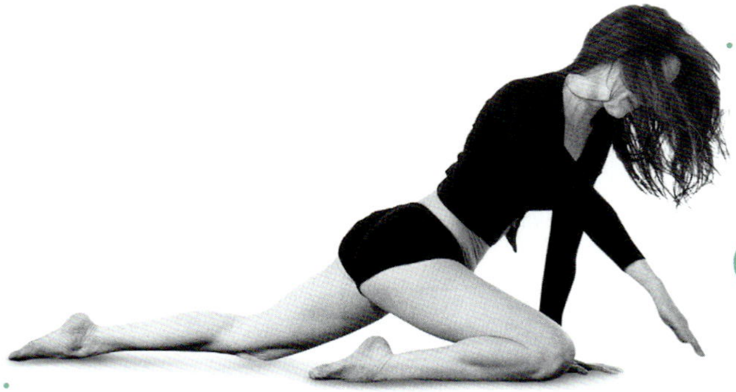

2 Richten Sie Ihren Körper auf und stützen Sie sich dabei auf Ihre Hände und Knie, während Sie Ihr rechtes Knie und Ihre rechte Hand nach vorne bringen.

5 Bringen Sie danach gleichzeitig das linke Knie und die linke Hand so weit Sie können nach vorne, während Ihre rechte Hand und Ihr rechtes Knie unbewegt bleiben.

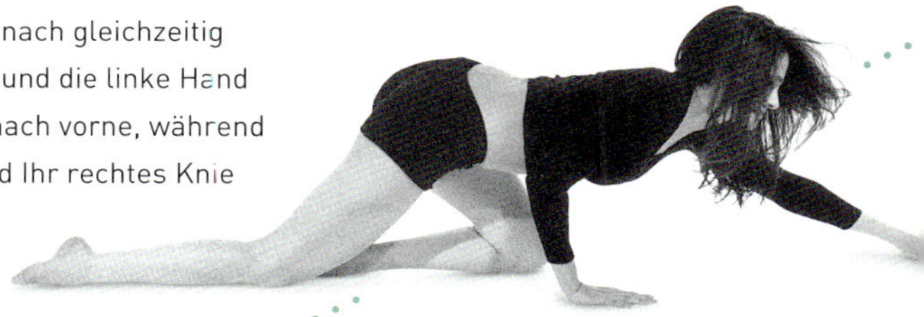

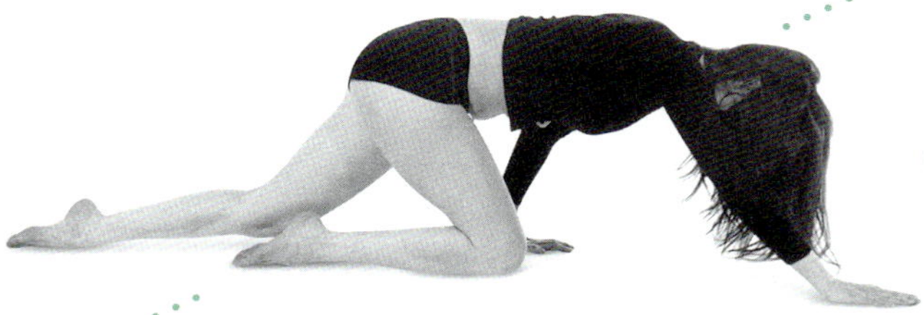

4 Wenn Sie den Katzengang beim Striptraining ausführen, neigen Sie Ihren Kopf nach unten, um die Wellenbewegungen Ihres Rückens sichtbar zu machen.

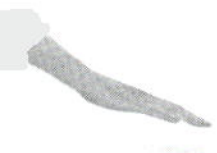

3 Bringen Sie Ihre rechte Hand und Ihr rechtes Knie so weit Sie können nach vorne, während Ihre linke Hand und Ihr linkes Knie unbewegt bleiben.

AUFRICHTEN

Bei dieser Übergangsübung stehen Sie mal mit dem Po, dem Gesicht oder Ihrer Seitenansicht vor Ihrem Zuschauer. Alle Ansichten geben ein tolles Bild ab, vor allem, wenn Sie die Übungen sooo langsam ausführen. Wenn Sie sich zu irgendeinem Zeitpunkt etwas zittrig fühlen, finden Sie Halt, indem Sie Ihre Fingerspitzen auf den Boden legen. Beide Bewegungen, das Aufrichten wie auch das Absenken, sind leichter mit 15 Zentimeter hohen Plateauschuhen.

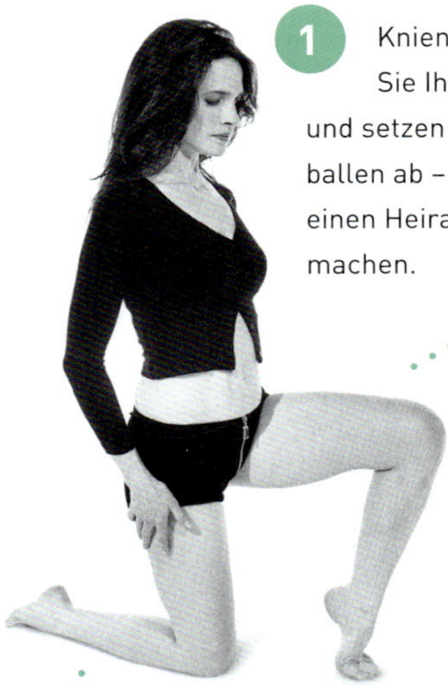

1 Knien Sie auf Ihrer Matte. Richten Sie Ihr linkes Knie nach vorne auf und setzen Sie Ihren Fuß auf dem Fußballen ab – so als würden Sie jemandem einen Heiratsantrag machen.

Wiederholen Sie die Übung auf der anderen Seite.

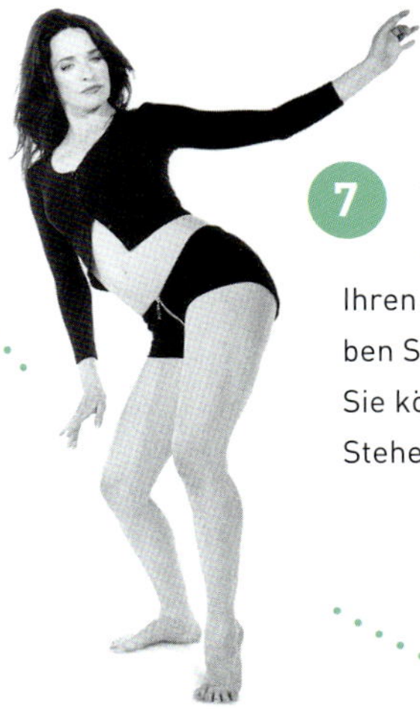

7 Wenn Ihre Beine fast gestreckt sind, richten Sie Ihren Oberkörper auf und bleiben Sie dabei im Hohlkreuz. Sie können nun Ihre Hüfte im Stehen kreisen.

SINNLICHER SCHWERPUNKT: Wenn meine Schüler diese Bewegung ausführen, empfehle ich ihnen manchmal, sie so auszuführen, als würden sie denken: »Oh, es ist sooo schwer aufzustehen!« Das verlangsamt die Übergangsbewegung und gibt ihr einen Touch von Launenhaftigkeit, die unbestritten sexy ist.

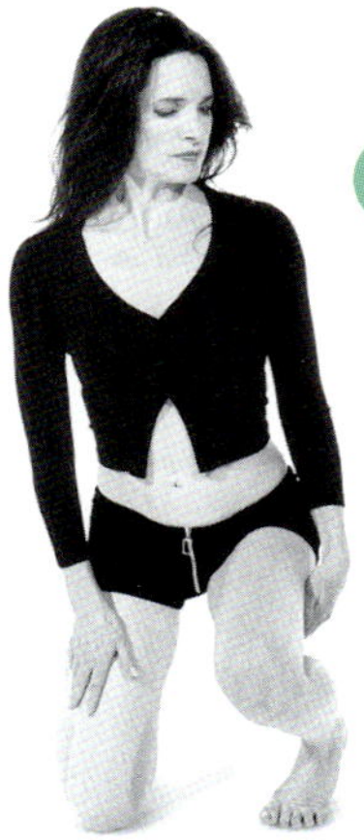

2 Drehen Sie Ihr rechtes Knie um 90 Grad nach rechts.

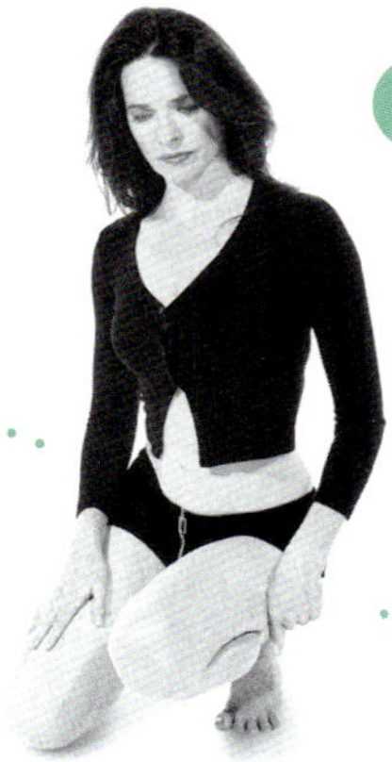

3 Setzen Sie sich mit Ihrer linken Pobacke auf die Ferse Ihres linken Fußes; der linke Fuß steht auf den Zehen.

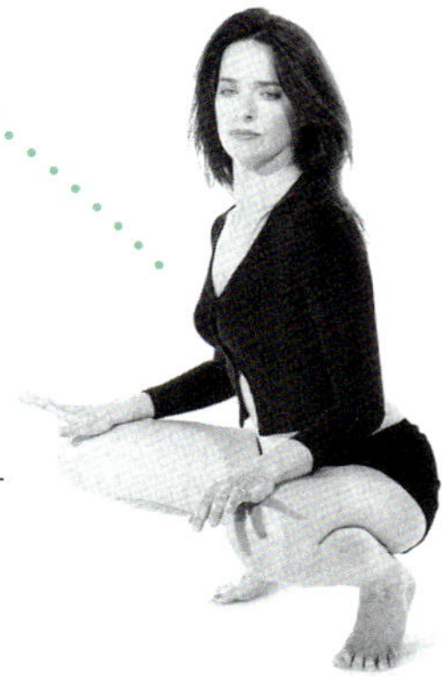

4 Richten Sie nun Ihr rechtes Knie auf, sodass Sie in der Hocke auf Ihren Fußballen stehen. Die Knie sind dabei ungefähr schulterbreit auseinander. Legen Sie Ihre Hände auf Ihre Knie.

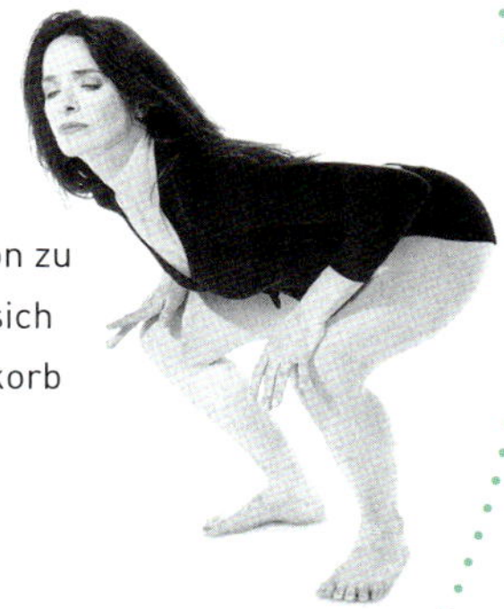

5 Um in die Standposition zu gelangen, stoßen Sie sich auf den Knien ab; Ihr Brustkorb ist aufrecht.

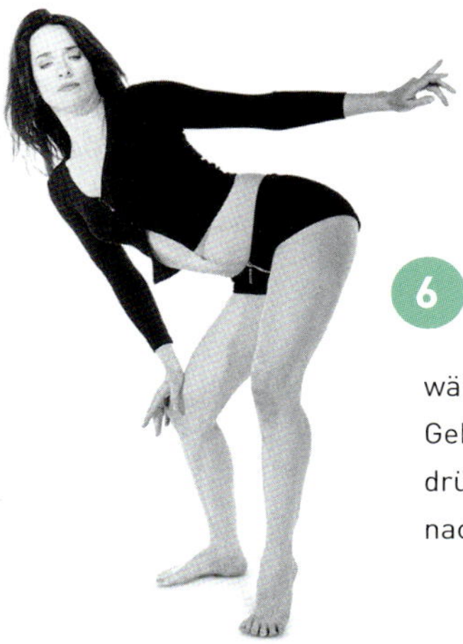

6 Schieben Sie Ihren Po nach außen und nach hinten, während Sie Ihre Beine strecken. Gehen Sie ins Hohlkreuz und drücken Sie Ihren Brustkorb nach außen und nach oben.

ÜBERGANG ZUR WANDARBEIT

Wie schon der Name sagt, widmet sich der nächste Teil dieses Workouts Elementen, die an der Wand ausgeführt werden. Die Wand, wie auch später die Stange, ist ein Anker, der Sie darin unterstützt, weitere Dehnungen auszuführen.

DIE DURCH-SUCHUNG

Denken Sie: »Lady, legen Sie die Hände aufs Auto.« Die Inspiration für den Namen dieser Bewegung ist die Haltung, die man bei einer Durchsuchung durch einen Polizeibeamten einnimmt. Es ist ein heißes Bild, das ununterbrochen in sexuellen Fantasien auf der ganzen Welt ausgelebt wird. Es ist jedoch keine unterwürfige Bewegung, wie Sie selbst beim Üben feststellen werden.

DAUER: 4 Sekunden

KÖRPERLICHER NUTZEN: Das ist eine Killerdehnung für die hintere Oberschenkelmuskulatur, die Ihre Beine unwahrscheinlich lang und kräftig aussehen lässt. Streckt man zusätzlich den Brustkorb auf diese Art und Weise, werden die Muskelpartien mit einbezogen, die die Wirbelsäule unterstützen. Das verleiht Ihnen eine hervorragende Körperhaltung.

1 Stehen Sie ungefähr 75 Zentimeter mit etwas mehr als hüftweit geöffneten Beinen von der Wand entfernt. Legen Sie beide Hände an die Wand und gehen Sie auf die Zehenspitzen.

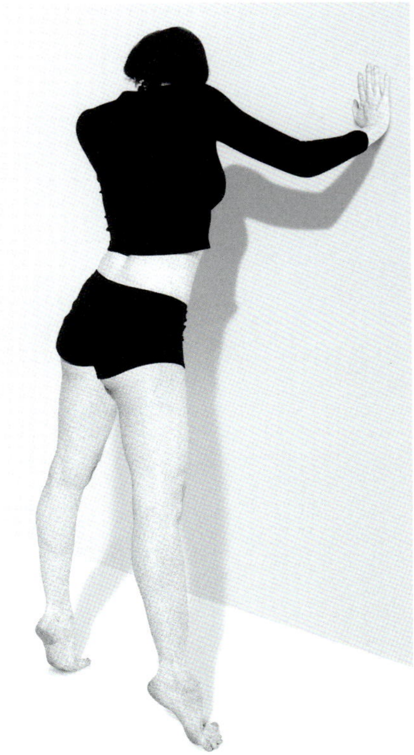

Ändern Sie die Richtung und kreisen Sie rückwärts nach rechts. Wiederholen Sie die Übung fünf Mal.

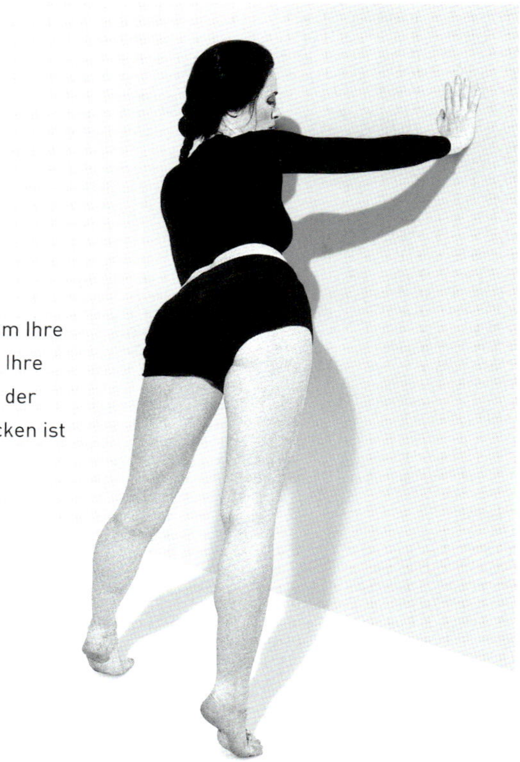

2 Kreisen Sie langsam Ihre Hüfte nach rechts; Ihre Hände bleiben dabei auf der Wand liegen und Ihr Rücken ist im Hohlkreuz.

3 Kreisen Sie Ihre Hüfte nach hinten, sodass sich Ihr Oberkörper in Richtung Boden neigen kann. Lassen Sie Ihren Kopf nach unten fallen und entspannen Sie Ihren Nacken. Stellen Sie sich vor, dass Ihr Rücken eine Tischplatte ist, und versuchen Sie ihn flach und parallel zum Boden zu halten.

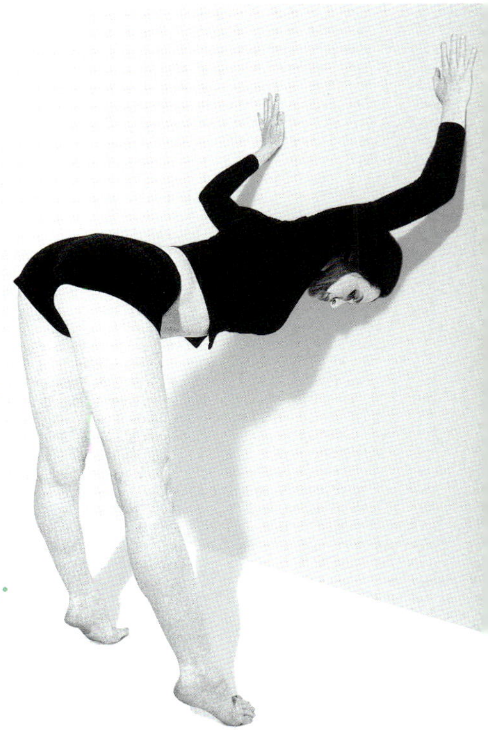

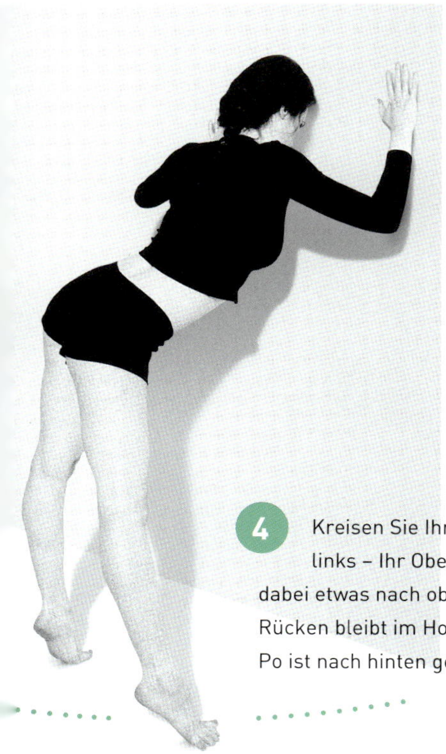

4 Kreisen Sie Ihre Hüfte nach links – Ihr Oberkörper wird dabei etwas nach oben gehen. Ihr Rücken bleibt im Hohlkreuz und der Po ist nach hinten gestreckt.

DIE KOPF-MASSAGE MIT DREHUNG

Als Abwandlung der Kopfmassage (→ Seite 38) stimuliert diese wunderschöne Übergangsbewegung die Follikel der Kopfhaut sowie die des Hinterkopfes, die Sie durch die Kopfmassage im Liegen nicht erreichen konnten. Atmen Sie bei den Drehungen ununterbrochen. Wenn Ihnen diese Übung schwierig erscheint, lehnen Sie sich beim Drehen Ihres Körpers auf Ihre Schultern oder auf Ihre Schultern und den Kopf.

1 Starten Sie aus der gleichen Position wie bei der Durchsuchung (→ Seite 114); Sie stehen also auf den Zehenspitzen, ungefähr 75 Zentimeter von der Wand entfernt. Legen Sie beide Hände an die Wand.

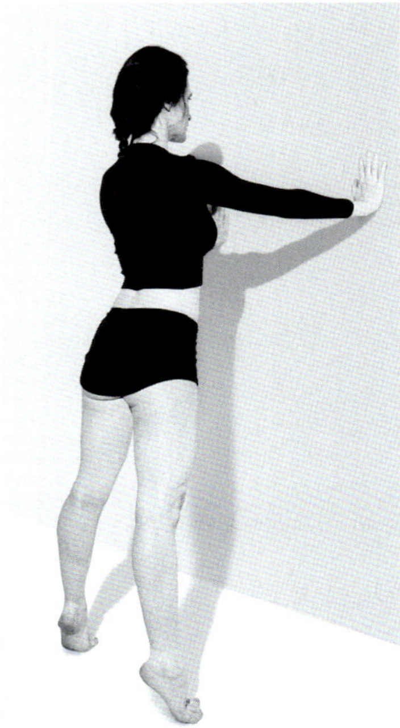

Wiederholen Sie die Übung, indem Sie sich zur anderen Seite drehen.

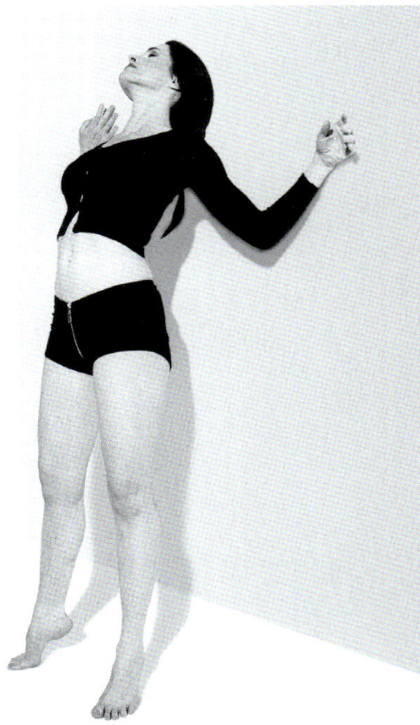

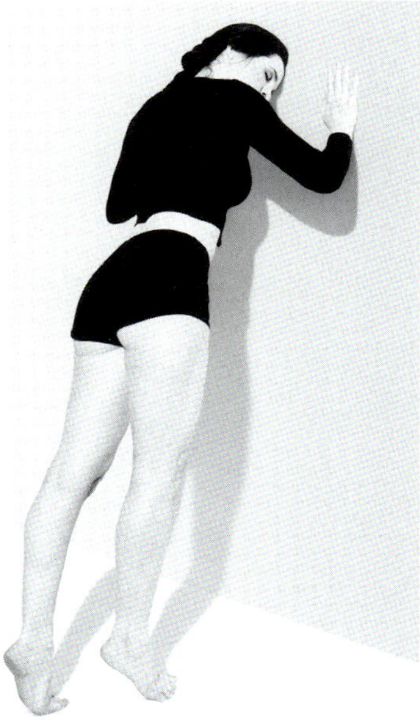

2 Lehnen Sie Ihre Stirn an die Wand.

3 Beginnen Sie, Ihren Körper zu kreisen, indem Sie Ihre Hände, die auf der Wand aufliegen, zu Hilfe nehmen. Ihr Kopf darf den Kontakt zur Wand dabei nicht verlieren.

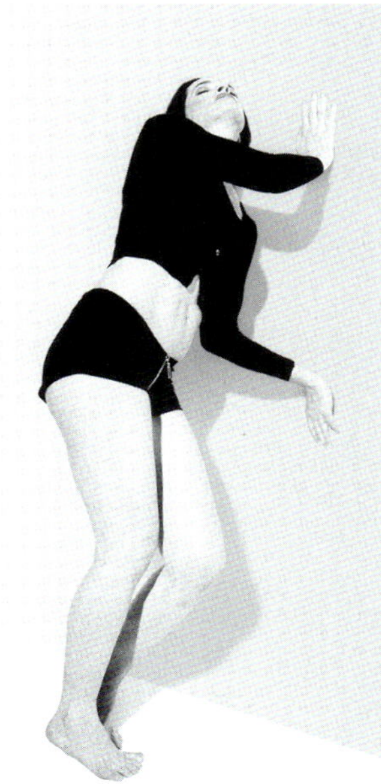

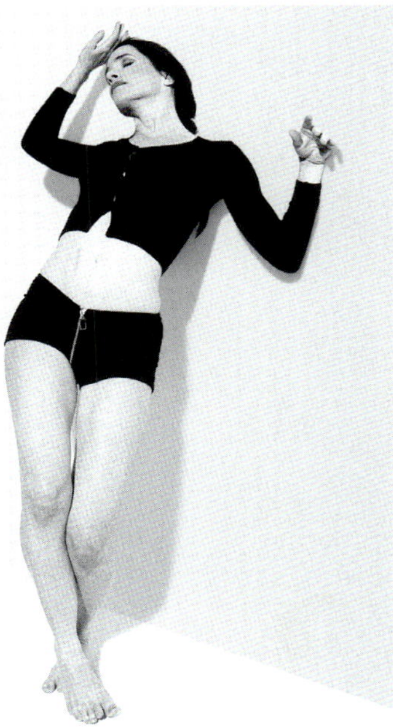

4 Massieren Sie weiterhin Ihre Kopfhaut, indem Sie sich drehen, bis Ihr Rücken zur Wand zeigt.

HÜFTKREISE AN DER WAND

Dies ist eine Variante der Hüftkreise im Stehen (→ Seite 48), bei der Sie mithilfe der Wand noch weitere Bewegungen ausführen können. Es ist eine selbstbewusste »Ich kenne meinen Wert«-Bewegung.

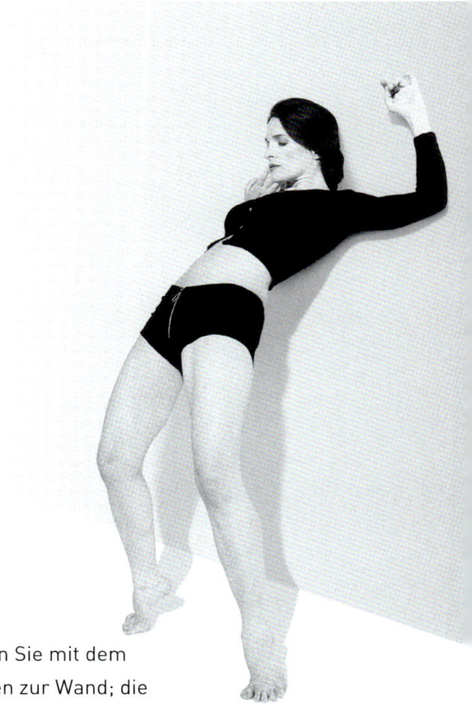

1 Stehen Sie mit dem Rücken zur Wand; die Beine sind etwa 50 Zentimeter von der Wand entfernt. Lehnen Sie Ihren Rücken, die Schultern und den Kopf gegen die Wand. Atmen Sie aus und schieben Sie Ihr Becken so weit Sie können nach vorne.

Ziehen Sie den Po ein, bewegen Sie die Hüfte nach vorne und kommen Sie zu Schritt 1 zurück. Führen Sie die Kreisbewegungen fünf Minuten lang in eine Richtung durch und wiederholen Sie die Übung in die entgegengesetzte Richtung.

SINNLICHER SCHWERPUNKT: Lassen Sie Ihre Hand neckisch entlang Ihres Oberkörpers wandern, während Sie Ihre Hüfte kreisen. Wenn Ihre Hüfte weit nach vorne gereckt ist, ist es eine tolle Gelegenheit, mit dem Saum Ihres Höschens oder Rocks zu spielen. Ziehen und zerren Sie daran, als ob Sie es kaum erwarten könnten, Slip oder Rock auszuziehen.

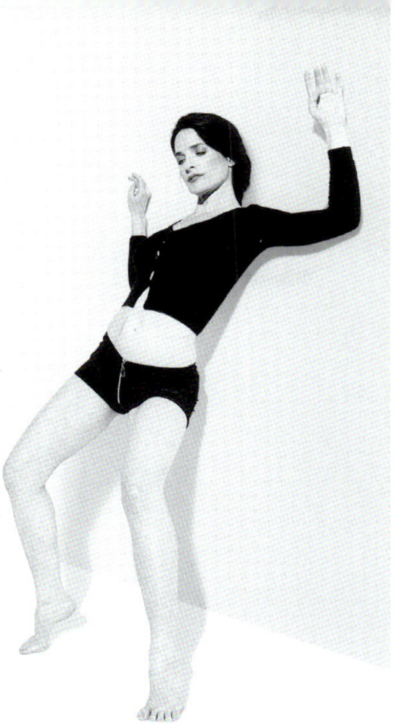

2 Beginnen Sie, Ihre Hüfte mit leicht gebeugten Knien im Uhrzeigersinn zu kreisen und drücken Sie dabei die rechte Seite Ihrer Hüfte so weit Sie können nach außen.

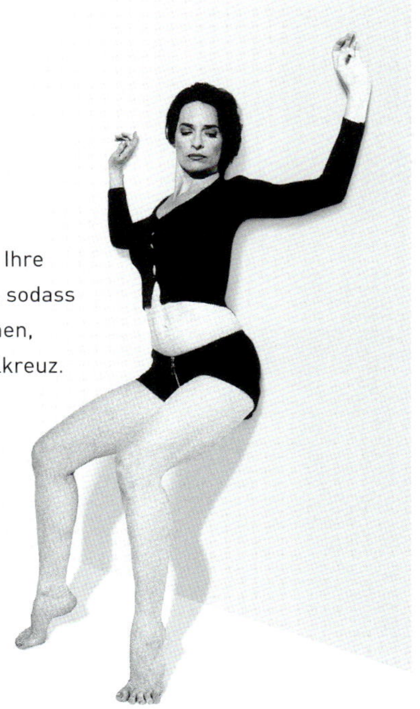

3 Atmen Sie ein und kreisen Sie Ihre Hüfte und den Po nach hinten, sodass sie die Wand, an der Sie sich anlehnen, streifen. Ihr Rücken bleibt ihm Hohlkreuz.

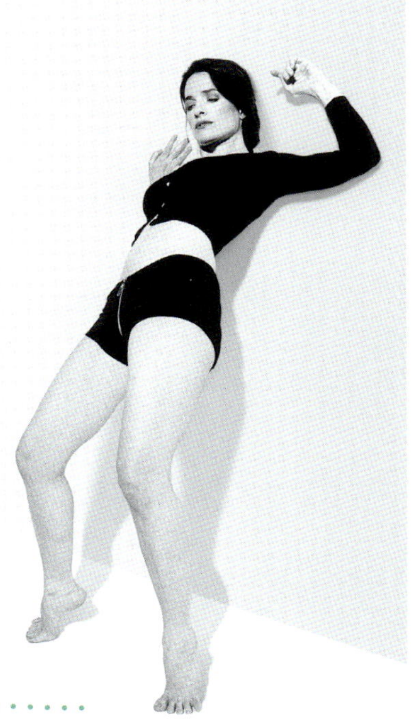

4 Bringen Sie Ihre Hüfte nach links, halten Sie die Knie leicht gebeugt und schieben Sie Ihre linke Hüfte so weit Sie können nach links.

AN DER WAND HERABGLEITEN

Diese Bewegung ist ein guter Übergang, um aus der Standposition an der Wand zum Boden zu gelangen. Ihr Körper sollte dabei wie Honig langsam zum Boden fließen. Gleiten Sie also gemächlich und gleichmäßig an der Wand entlang.

KÖRPERLICHER NUTZEN: Das Herabgleiten an der Wand ist ein gutes Training für die Oberschenkelmuskulatur, vor allem, wenn es in der fortgeschrittenen Form (→ Kasten rechts) ausgeführt wird.

SINNLICHER SCHWERPUNKT: Dies ist ein großer Moment, in dem Sie Ihren Zuschauer konfrontieren. Nehmen Sie seinen Blick auf und fixieren Sie ihn mit Ihren Augen, während Sie an der Wand hinuntergleiten.

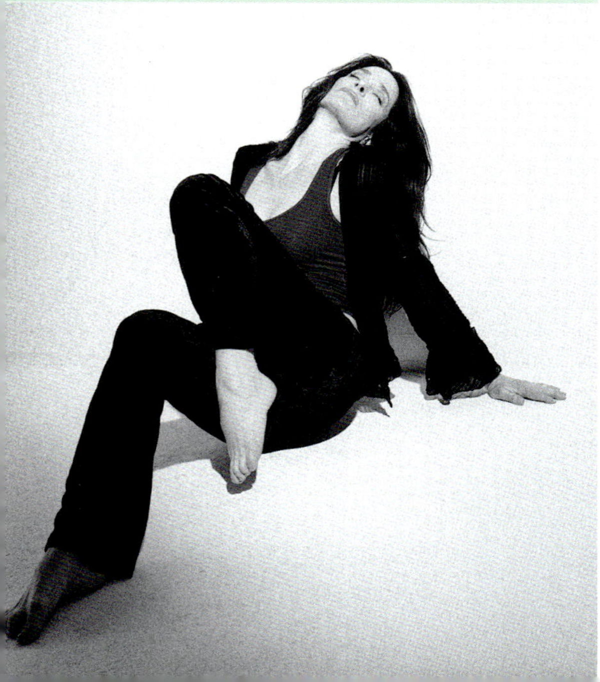

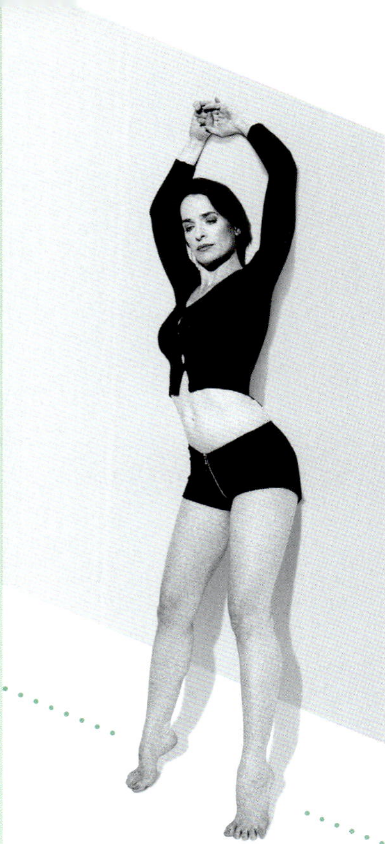

1 Stehen Sie mit dem Rücken zur Wand; die Beine stehen schulterbreit auseinander. Mit den Füßen stehen Sie auf den Fußballen, etwa 50 Zentimeter von der Wand entfernt.

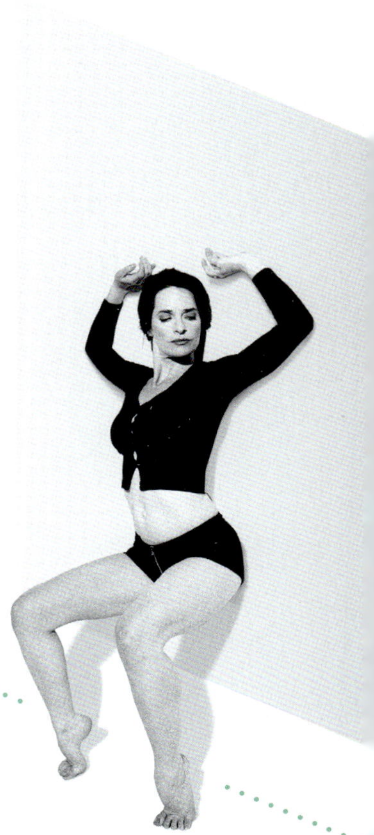

2 Gehen Sie ins Hohlkreuz, sodass nur Ihr Kopf, Ihr Po und die Schulterblätter die Wand berühren. Stützen Sie Ihren Rücken mithilfe Ihrer Bauchmuskulatur und atmen Sie beim Anspannen der Bauchmuskulatur ein.

DIE WANDPUMPE FÜR FORTGESCHRITTENE

Während Sie bei Schritt 3 nach unten gleiten, verweilen Sie in der Position, in der Ihre Oberschenkel parallel zum Boden stehen sind, und stoßen Sie sich dann wieder fast ganz nach oben ab. Gleiten Sie danach wieder in die »Sitzposition« und gehen Sie erneut nach oben. Wiederholen Sie die Übung, so oft Sie können.

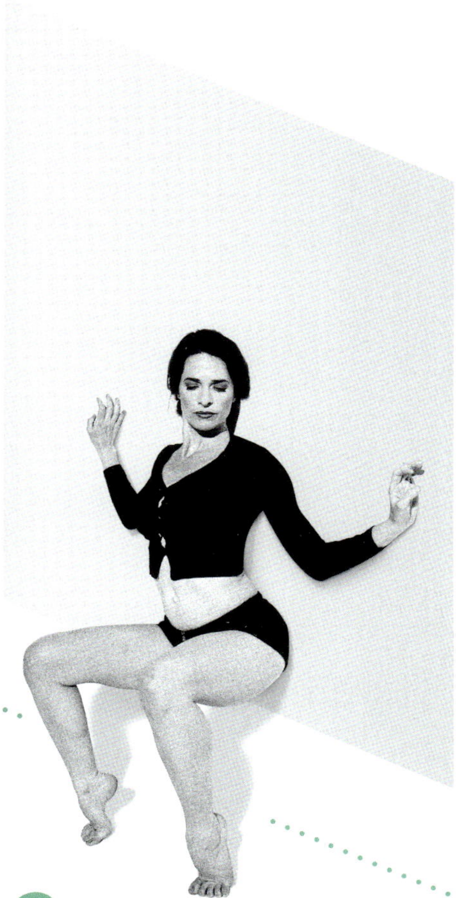

3 Gehen Sie langsam und gleichmäßig in die Knie und gleiten Sie an der Wand entlang nach unten; Ihre Schultern und Ihr Po berühren dabei ständig die Wand.

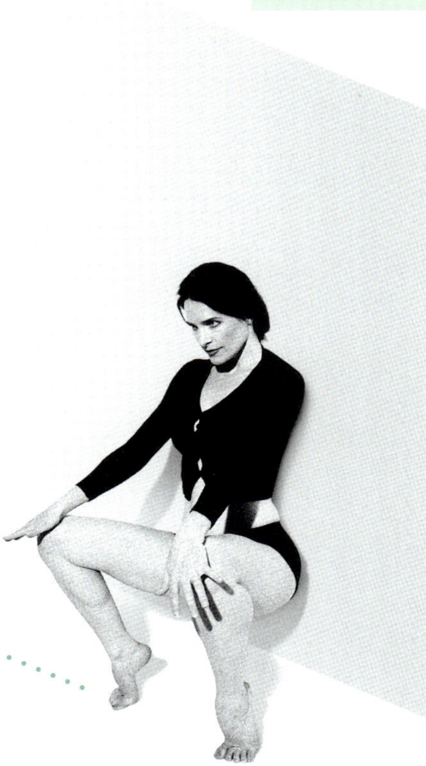

4 Legen Sie Ihre Hände zur Unterstützung auf die Knie, während Sie allmählich in die Hocke gehen. Denken Sie daran, Ihren Rücken im Hohlkreuz zu halten und die Bauchmuskulatur anzuspannen.

5 Beenden Sie die Übung in der Hocke mit unterschiedlich stark gebeugten Knien.

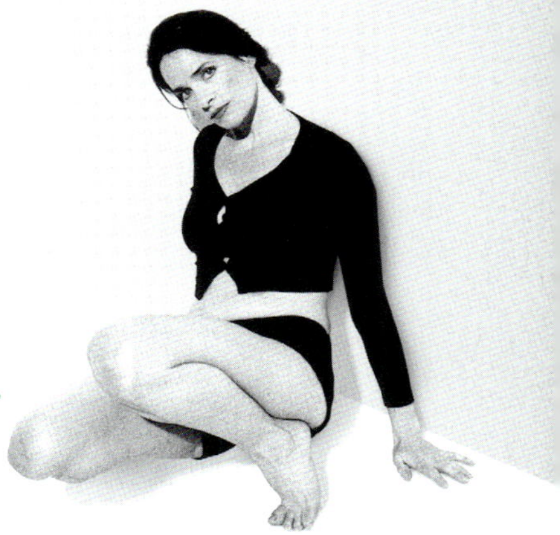

DER AUS-RUTSCHER

Als Fortsetzung des Herabgleitens an der Wand wird diese Variante während des Zu-Boden-Gleitens ausgeführt. Die Übung kann auch an einer Stange ausgeführt werden. Lassen Sie sich Zeit. Achten Sie darauf, die Übung langsam und sehr bewusst auszuführen.

1 Gleiten Sie von der Wand in die Hocke zum Boden.

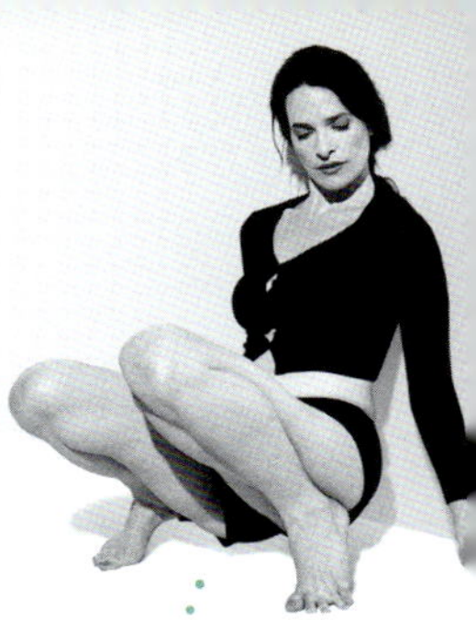

2 Legen Sie die Hände auf den Boden neben Ihre Hüfte. Strecken Sie Ihr rechtes Bein auf dem Boden aus, während Sie auf dem Po ungefähr 30 Zentimeter von der Wand nach vorne rutschen.

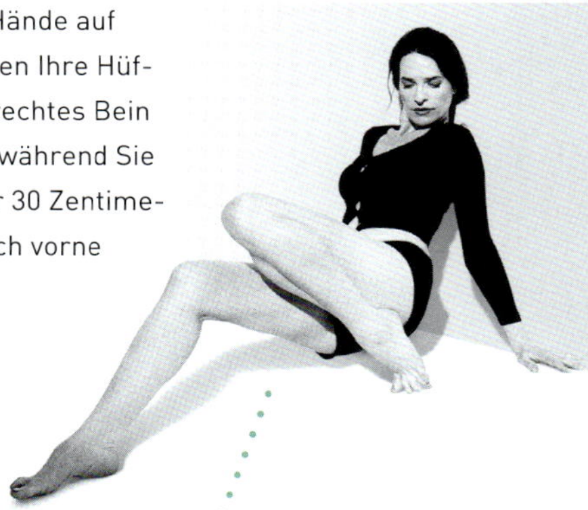

3 Senken Sie Ihren Rücken zum Boden ab, indem Sie Ihren Kopf wie bei einem Kopfbrett an der Wand abstützen. Beginnen Sie, Ihre Beine nacheinander nach oben zu strecken.

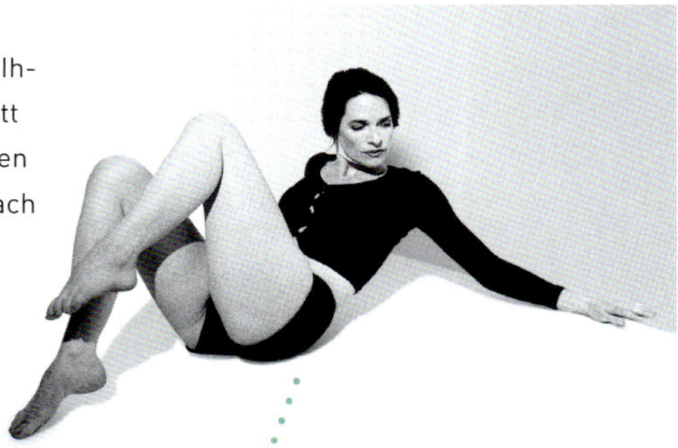

4 Beenden Sie die Übung, wenn Ihre Arme seitlich ausgestreckt sind, Ihr Kopf an der Wand lehnt und Ihre Beine unterschiedlich abgewinkelt nach oben gestreckt sind.

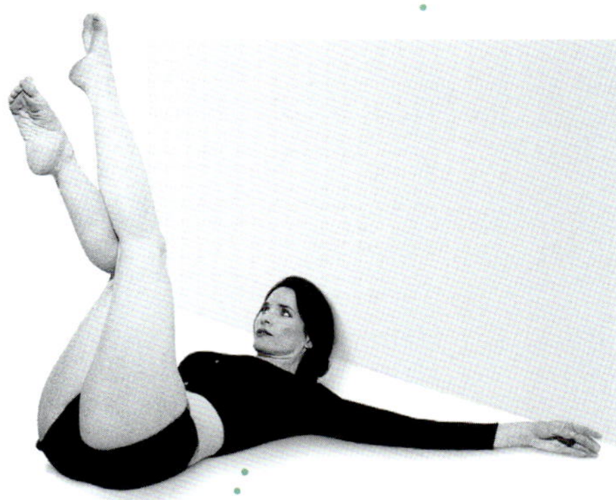

Der *Veränderungsprozess*

Betrachten Sie sich im Spiegel. Sehen Sie ein Strahlen in Ihren Augen? Verspüren Sie ein schelmisches Gefühl, wie jemand, der ein Geheimnis hat? Sie haben ein Geheimnis – Sie fühlen Ihre eigene Kraft. Es ist eine Kraft, die Ihren Gang, die Art, wie Sie mit anderen sprechen und wie Sie Ihren Körper durchs Leben bewegen, verändern wird. Ich habe gesehen, was bei meinen Schülern geschah. Innerhalb weniger Wochen kamen ruhige, schüchterne Frauen, die sich stets darum bemühten, so wenig Raum wie möglich einzunehmen, mit strahlenden Augen zum Training, waren kreativ in ihrem Job, waren voller neuer Energie, sahen viel jünger aus und hatten eine stolze Körperhaltung.

Auch Sie werden sich möglicherweise kräftiger, schlanker und viel energiegeladener fühlen. Ihre Kleidung sitzt lockerer und Sie springen morgens aus dem Bett, nachdem Sie die Schlummertaste nur noch einmal und nicht, wie gewöhnlich, achtmal betätigt haben.

Eine meiner Schülerinnen, eine 38-jährige Mutter von vier Kindern, hatte eine gekrümmte Körperhaltung, wie ein C mit eingefallenen Schultern und konkavem Bauch. Nachdem sie die Bewegungen eingeübt hatte und während ihres S-Walks ihren Po und ihre Brüste reckte und ihren Brustkorb und ihr Herz öffnete, veränderte sie sich: Heute strahlt sie, sprüht vor Freude und läuft – ich mache Ihnen nichts vor – wie im Körper einer 18-Jährigen.

Eine weitere Veränderung, die sich unter meinen Schülern bemerkbar gemacht hat – vielleicht haben Sie sie auch schon wahrgenommen – ist, dass sie sich und andere Frauen weniger kritisieren. Statt eifersüchtig zu sein oder im Konkurrenzkampf mit ihnen zu stehen, schätzen und zelebrieren sie die Schönheit und die sinnliche Kraft, die sie bei den anderen sehen. Dafür gibt es einen Grund: Wenn man seine eigene Kraft spürt, braucht man andere nicht beneiden. Wenn Sie von Ihrem eigenen Körper Besitz ergreifen, ihn lieben und ihn verstehen, wünschen Sie sich nicht, dass er wie der einer anderen aussieht. Wenn Sie sich bewusst machen, wie stark Frauen sind, können Sie nichts anderes tun, als sie zu loben.

Während Sie die Übungen in diesem Buch einüben, fühlen Sie sich vielleicht schon selbst ein wenig wie eine Göttin. Das birgt auch schon die nächste Frage in sich: Was für eine Göttin sind Sie denn? Machen Sie das unterhaltsame Göttinnen-Quiz auf der nächsten Seite und überprüfen Sie, ob Sie ein heißblütiges Wesen aus der Unterwelt oder vielleicht eine fröhliche, »frühlingshafte« Natur sind.

Welche erotische Persönlichkeit verbirgt sich in Ihnen?

Um Ihre S-Faktor-Erfahrungen zu erweitern und Ihr erotisches Wesen noch mehr aus dem Versteck zu locken, müssen Sie weiterforschen. Was macht es gerne? Zu welcher Art Mann fühlt es sich hingezogen? Wer ist es? Machen Sie dieses Quiz, zählen Sie die Antworten zusammen und finden Sie mehr über Ihr erotisches Wesen heraus.

1. **Es ist Sonntag und der ganze Nachmittag liegt noch vor Ihnen. Was tun Sie?**
   a) Ich trainiere Kickboxen
   b) Ich sehe mir noch einmal den Film »Wer die Nachtigall stört« an
   c) Ich gehe im See schwimmen
   d) Ich gehe wandern
   e) Ich bin immer unterwegs – wer braucht schon Hobbys?
   f) Ich hänge faul mit den Kindern herum

2. **Worauf achten Sie besonders bei einem Mann?**
   a) Dass ich mit ihm streiten kann
   b) Dass er meine Launen versteht
   c) Dass ich ihn zum Tanzen mitnehmen kann
   d) Dass er sich um alles, zum Beispiel um Rechnungen und Reisevorbereitungen, kümmert
   e) Dass er gut im Bett ist
   f) Dass er handwerklich begabt ist

3. **Welcher Buchtitel beschreibt Ihre Persönlichkeit am besten?**
   a) »The Woman Warrior« (übersetzt: Die Frauenkämpferin)
   b) »Notes from the Underground« (übersetzt: Notizen aus der Tiefe)
   c) »Aus der Mitte entspringt ein Fluss«
   d) »Lolita«
   e) »Joy of Sex – Freude am Sex«
   f) »The Good Earth« (übersetzt: Die gute Erde)

4. **Wenn Ihr Haus brennen würde, was würden Sie nach Ihrer Familie und Ihren Haustieren retten?**
   a) Meine Lieblingsstiefel
   b) Mein Tagebuch
   c) Ach was, das Haus wird nicht niederbrennen!
   d) Den Teddybär aus meiner Kindheit
   e) Meinen Vibrator
   f) Das Fotoalbum meiner Familie

5. **Wenn Sie eine Katze wären, was für eine Katze wären Sie?**
   a) Ein Straßenkater
   b) Ein schwarzer Panther
   c) Ein Gepard
   d) Ein Kätzchen
   e) Die Katze auf dem heißen Blechdach
   f) Eine Löwin

6. **Wo verbringen Sie Ihren Traumurlaub?**
   a) Auf einer Afrika-Safari
   b) Beim Zelten im Death-Valley-Nationalpark
   c) Im Regenwald auf Hawaii
   d) Im Disneyland bei Nacht
   e) In Paris
   f) Auf einer alten Ranch

7. **Was wäre Ihr Traumfahrzeug?**
   a) Eine alte Harley
   b) Das Batmobil
   c) Eine Jacht
   d) Ein Jeep
   e) Ein Lamborghini
   f) Ein Geländewagen

8. **Ihre Lieblingsfarbe ist …**
   a) Lila
   b) Schwarz oder Grau
   c) Blau
   d) Pink
   e) Rot
   f) Grün

Antworten

Zählen Sie Ihre Antworten zusammen und finden Sie heraus, welcher Buchstabe (a bis f) sich am häufigsten wiederholt. Wenn Sie einen Gleichstand haben – sagen wir viermal a und viermal d –, sind Sie vielleicht eine wunderbare Mischung aus zwei wunderbaren Göttinnen.

a-Antworten

DIE JÄGERIN/DIE KÄMPFERIN

Sie sind eine wilde, selbstsichere Frau, die keine Herausforderungen fürchtet und die für gewöhnlich bekommt, was sie will.

Mögliche Göttinnen:

- Artemis/Diana (griechisch/römisch): Göttinnen der Jagd
- Pinga (indianisch): Göttin der Jagd
- Badb (keltisch): Kriegsgöttin

b-Antworten

DIE SCHWARZE SEELE

Sie sind tiefsinnig, launisch, komplex, intelligent und stark. Sie können anstrengend sein – und zwar sehr anstrengend! Und Sie können über Sex reden.

Mögliche Göttinnen:

- Persephone (griechisch): Göttin der Unterwelt
- Ereschkigal (mesopotamisch): Göttin der Unterwelt
- Holda (germanisch): Wintergöttin
- Durga (Hindu): Herrin der Zerstörung

c-Antworten

DER WASSERGEIST/TÄNZER

Sie sind generell unbeschwert – aber stille Wasser sind tief. Sie lieben es zu schwimmen und zu tanzen. Sie sind immer die Erste im Schwimmbad oder die Erste, die die Hüfte schwingt, wenn die Musik loslegt.

Mögliche Göttinnen:

- Ganga (Hindu): Göttin des reinigenden Stromes (Ganges)
- Oya (afrikanisch): Herrin der Stürme
- Amenoudume (japanisch): Göttin des Tanzes
- Yemanja (südamerikanisch): Herrin des Meeres

d-Antworten

DIE KINDLICHE NATUR

Ewig jung geblieben, genießen Sie Spiel und Spaß. Sie lieben die Natur, die Morgendämmerung und den Frühling. Sie sind der Lichtblick Ihrer Lieben und das wissen Sie.

Mögliche Göttinnen:

- Ostara (nordisch): Frühlingsgöttin
- Lalita (Hindu): verspieltes Kind
- Chasca (südamerikanisch): Herrin der Morgendämmerung
- Cerridwen (keltisch): Fruchtbarkeitsgöttin

e-Antworten

DIE SEXBOMBE

Sie sind heiß. Sie glühen, zischen und verführen. Sie lieben es, umworben zu werden, und erwarten, im Bett und außerhalb gut behandelt zu werden.

Mögliche Göttinnen:

- Aphrodite/Venus (griechisch/römisch): Göttinnen der Liebe
- Freyja (nordisch): Göttin der Liebe und Fruchtbarkeit
- Hinemoa (ozeanisch): die leidenschaftliche Prinzessin
- Lilith (mesopotamisch): erste Frau und Adam gleichgestellt; Verführerin

f-Antworten

DIE MUTTER ERDE

Eine Ernährerin und Haushälterin. Sie sind viel mehr als nur eine Fußballer-Mama. Sie sind eine Königin unter den Göttinnen, die höchste im Pantheon. Ihre Kraft ist eine der stärksten, die Sie aus der Erde selbst gewinnen.

Mögliche Göttinnen:

- Gaia (griechisch): Mutter Erde
- Hsi Wang Mu (chinesisch): Königin Mutter
- Isis (ägyptisch): Gottesmutter
- Maka Ina (indianisch): Mutter Erde

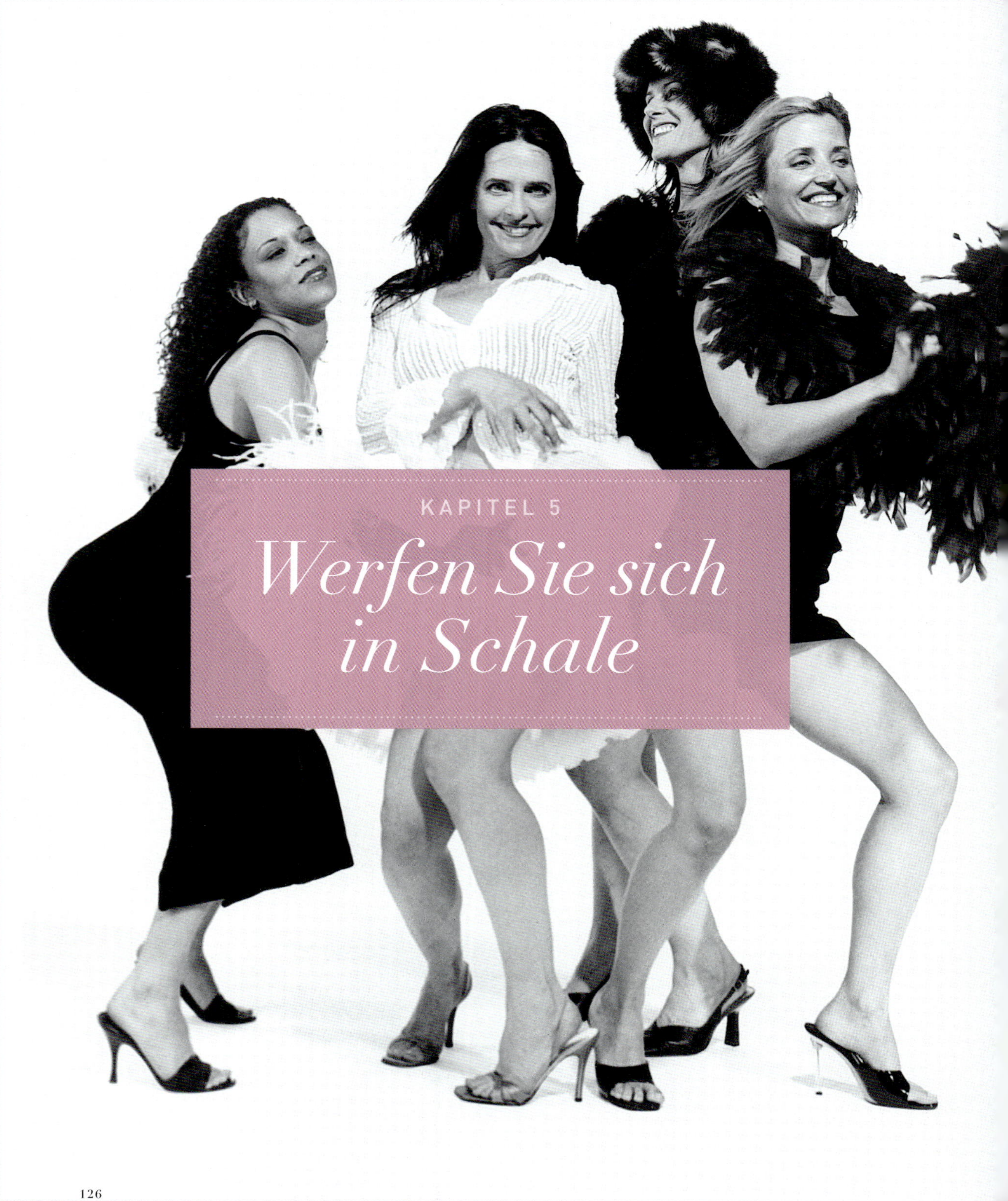

KAPITEL 5

Werfen Sie sich in Schale

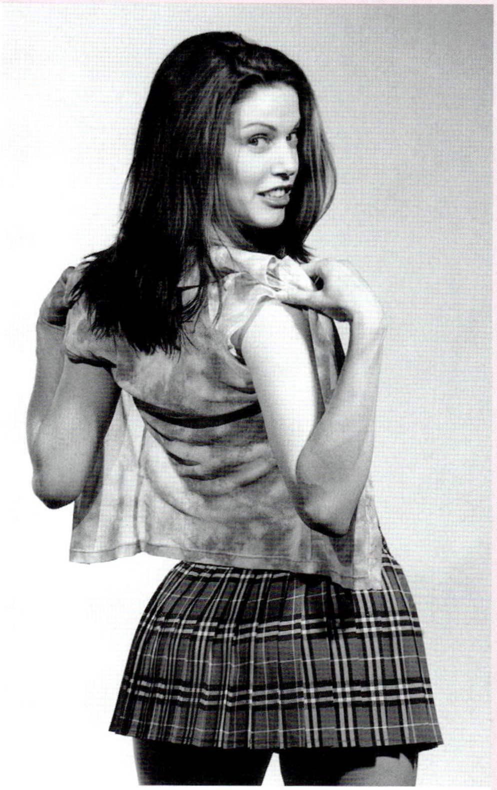

Sie können einen bezaubernden Strip in jeder Art von Kleidung hinlegen. Eine meiner Schülerinnen trägt nichts anderes als ein schwarzes Abendkleid und eine lange weiße Perlenkette. Sie strippt bis auf Ihre schönste blütenweiße Unterwäsche und lässt ihre Perlenkette um ihren Hals kreisen. Eine andere Schülerin liebt es, Jeans, ein kariertes Button-down-Hemd und eine Lederjacke zu tragen. Sie zieht sich bis auf ihren Hüftslip, ihre Strümpfe und ein durchsichtiges Männer-Shirt, unter dem sie keinen BH trägt, aus.

Bevor Sie strippen lernen, müssen Sie herausfinden, worin Sie strippen wollen und welche Kleidung Ihren erotischen Typ am besten unterstützt. Als Kinder haben wir uns oft verkleidet und uns vorgestellt, wie wir sein werden, wenn wir erwachsen sind. Ich versichere Ihnen, dass meine Kindheitsträume keineswegs so aussahen: blutrote, kurze Hosen aus Knittersamt mit einem überdimensionalen Reißverschluss vorne; schwarze, hüfthohe, hochhackige Schnürstiefel aus Vinyl; ein metallic-schwarzrotes Miniröckchen, das knapp über den Po reicht und wie Wasser schimmert; ein schwarzer Push-up-BH zum Schnüren; ein roter G-String über einem hüfttiefen G-Strapshalter und hüfthohe, hauchdünne, rote Strümpfe. Das trage ich, wenn ich für meinen Ehemann strippe. Das trage ich manchmal auch, wenn ich nur für mich allein tanze. Aber so habe ich nicht angefangen. Ich fing (stellen Sie sich das mal vor!) mit federleichten Plateauschuhen aus Plastik an, einem flauschigen Baby-Doll-Nachthemd, weißen, gerüschten Stripper-Shorts und einem

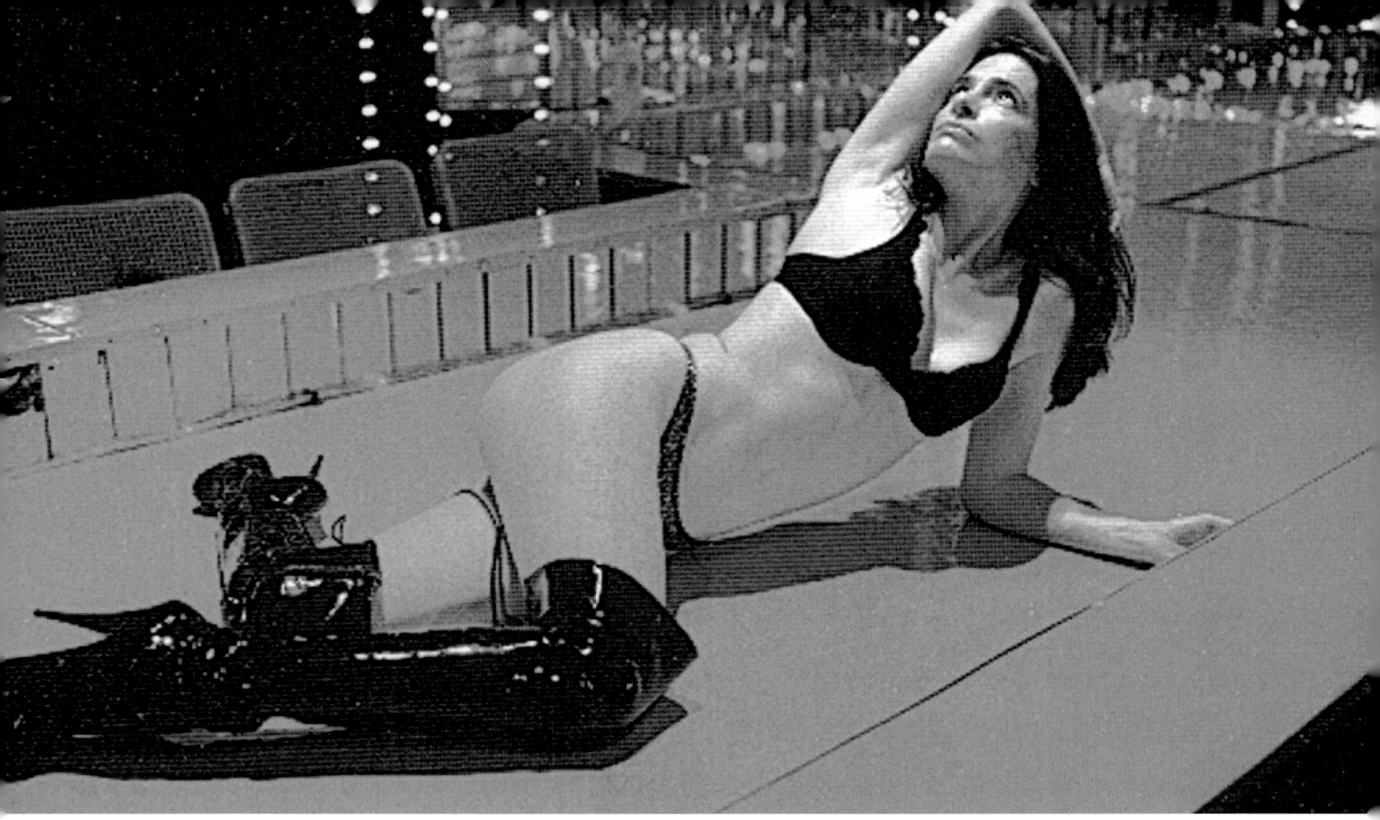

Hüfthohe Stiletto-Stiefel, ein roter G-String und ein schwarzer Spitzen-BH bringen Sheilas erotisches Wesen am besten zum Ausdruck.

weißen »Hallo-hat's-da-auch-Brüste-drin«-BH aus meinem Schrank an. Ein ganz anderes Bild, finden Sie nicht auch? Ich bin eine warmherzige, freundliche Person. Als ich zu strippen begann, dachte ich, dass auch mein erotisches Wesen süß und freundlich ist. Das habe ich wirklich falsch verstanden! Nach viel Ausprobieren trennte ich mich von dem süßen Pink-auf-Weiß-Image. Tschüs, Puderdose, hallo Hardliner!

In vielerlei Hinsicht war mein inneres, sinnliches Selbst genau das Gegenteil von dem, was ich dachte zu sein. Obwohl ich letztendlich eine Andere war, stellte sich doch heraus, dass das erste Outfit, genauso wie jedes andere auch, ein guter Anfang war. Ich habe im Lauf der Zeit viel über Kleidung und wie sie mir steht gelernt. Beim Versuch, unser wahres erotisches Selbst zu finden, beginnen wir, mit der Kleidung zu spielen; wir probieren verschiedene Outfits an und schlüpfen so in verschiedene Rollen. Doch bevor wir beginnen, lassen Sie mich ehrlich sein: Niemand sieht in jeder Kleidung gut aus. Was meinen Sie, warum Umkleidekabinen erfunden wurden? Selbst Frauen, die ihren Körper als perfekt empfinden, müssen Kleidung anprobieren, und gerade diese Frauen lassen 80 Prozent der Kleidung im Laden zurück, die sie in die Kabine mitgenommen haben. Jeder Körper ist anders und jeder sieht in anderen Dingen gut oder schlecht aus. Lassen Sie sich also bei dieser Suche nicht entmutigen. Der Schlüssel ist zu wissen, was Ihre Stärken und Schwächen sind und wie Sie damit umgehen können. Bevor Sie anfangen, finden Sie Ihren Typ mit der Übung auf Seite 133 heraus.

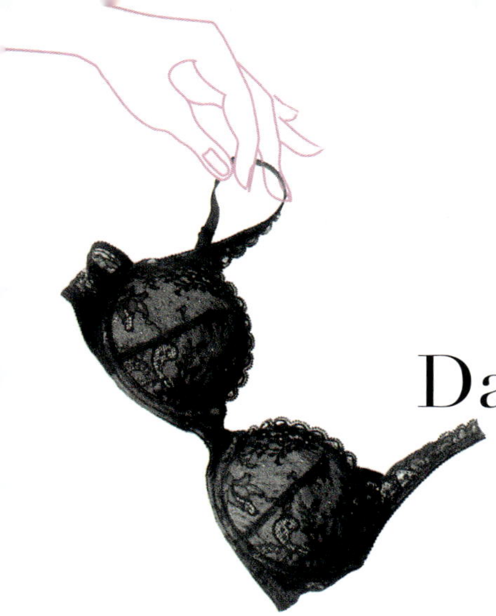

Das Starterkit für *Stripper*

Hier ist die Grundlage, auf der Sie das Outfit, das Ihrem erotischen Typ entspricht, aufbauen können. Sie können immer auf dieses Basis-Outfit zurückgreifen, wenn Sie für sich selbst oder jemand anderen tanzen.

Der BH: Betrachten Sie einen BH als den Rahmen, der Ihre Brüste als das Kunstwerk, das sie ja sind, zur Schau stellt und zeigt. Das Wichtigste ist, einen BH zu finden, der Ihre Brüste voll aussehen und anfühlen lässt. Er sollte sie anheben, ihnen schmeicheln und vor allem Ihren Brustumfang übertreiben. Genau, ich spreche hier über das Dekolleté. Diese Wirkung erzielt man am besten mit einem BH, der eine Nummer zu klein ist. Selbst kleine Brüste werden durch einen kleinen BH erstaunlich betont. Es gibt ein breites Sortiment an gepolsterten BHs und Push-up-BHs (sie werden ja nicht umsonst »Miracle« oder »Wonder-Bras« genannt). Dünne Träger sind ein Muss, ebenso ein tiefer Rückenausschnitt. Nehmen Sie sich einige Stunden Zeit, gehen Sie einkaufen und probieren Sie alle an. Probieren Sie jeden BH, der Ihnen auch nur irgendwie zusagt, einschließlich der BHs, die Sie unter »normalen« Umständen nie in Betracht ziehen würden – knappe, durchsichtige BHs, Push-up-BHs, BHs, die man vorne schließt, Bügel-BHs. Entscheiden Sie sich für etwas mit Spitze, etwas Korsettähnliches, etwas trägerloses. Testen Sie verschiedene Farben. Meine Schüler tragen alle möglichen Farben: Schwarz, Türkis, Pink, Hauttöne, Silber. Doch die beliebteste Farbe ist Rot. Lassen Sie Ihrer Fantasie und Ihrem Geschmack freien Lauf.

BASICS FÜR STRIPPER

- BH
- G-String/Tanga
- Stripper-Shorts
- Top (T-Shirt, Kleid oder Tank-Top)
- High Heels

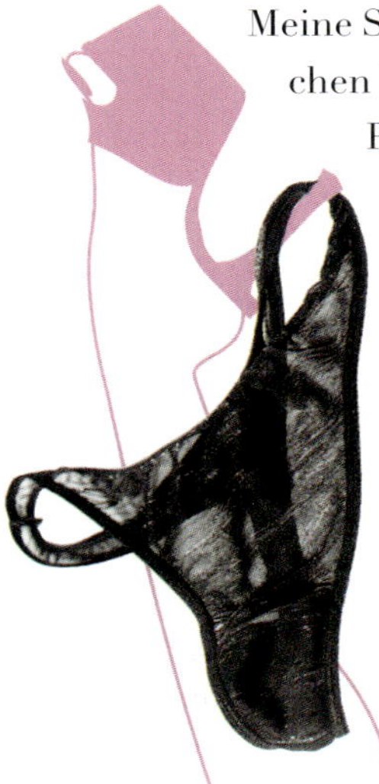

Der G-String/Tanga: Der Unterschied zwischen einem G-String und einem Tanga sind ungefähr 2,5 Zentimeter.

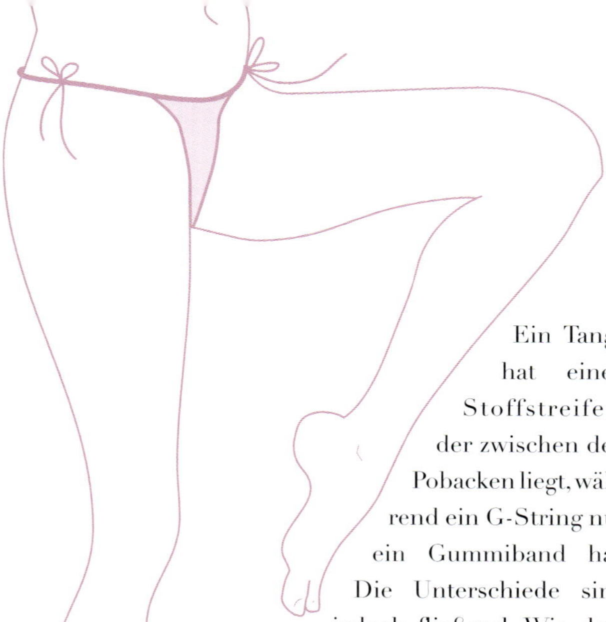

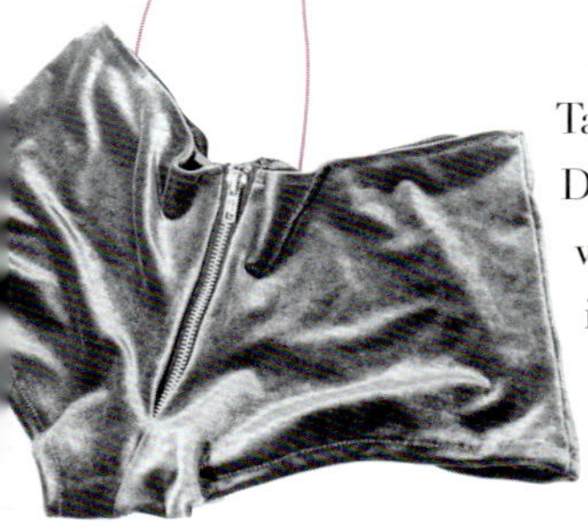

Ein Tanga hat einen Stoffstreifen, der zwischen den Pobacken liegt, während ein G-String nur ein Gummiband hat. Die Unterschiede sind jedoch fließend. Wie dem auch sei, es gibt String-Tangas und G-String-Tangas. Der Einfachheit halber verwende ich in diesem Buch immer die Begriffe G-String und String-Tanga.

Der G-String oder Tanga, den Sie beim Strippen tragen, sollte keineswegs Ihr dünner Alltags-Tanga sein. Sie müssen sich einen stabilen, gut verarbeiteten Profi-Tanga oder G-String besorgen, der den ganzen Bereich Ihres Schambeins – und zwar auch bei gespreizten Beinen – bedeckt.

Probieren Sie einen G-String über Leggings oder einer Feinstrumpfhose statt über einem Slip an, sodass Sie die Linien klar erkennen können, um zu sehen, ob ein bestimmter Stil Ihrer Figur und Ihren Beinen mehr schmeichelt. Machen Sie bei jedem Stil einen »Probelauf«: Stehen Sie mit dem Rücken zum Spiegel, grätschen Sie Ihre Beine und spähen Sie durch Ihre Beine hindurch. Setzen Sie sich danach mit dem Gesicht zum Spiegel auf den Boden, grätschen Sie die Beine so weit Sie können und überkreuzen Sie sie (ich meine es ernst!). Der G-String sollte immer an Ort und Stelle bleiben. Tut er das nicht, suchen Sie weiter!

Hier einige Tipps, wie Sie den G-String-Stil finden, der Ihrer Figur schmeichelt: Hoch geschnittene Strings verlängern die Beine optisch. Hüftslips lassen die Taille länger erscheinen. Diejenigen, die etwas mehr Unterstützung brauchen, sollten sich eher für einen Strapshalter oder einen tangaähnlichen G-String als für einen String-Tanga entscheiden. Die passende Farbkombination von Tanga und BH lässt Ihren Körper länger aussehen und ist für fast jede Frau ein Pluspunkt.

Stripper-Shorts: Das Wort Shorts ist hier arg übertrieben: Stellen Sie sich dabei ein Paar Hotpants vor – jedoch etwas kleiner. Ich mache keine Witze! Sogenannte Stripper-Shorts sitzen in der Hüfte tief und am Po hoch. Sie formen einen optimalen Sexbomben-Po, und wahrscheinlich werden Sie anfangs sogar etwas zögern, die Shorts anzuziehen. Vertrauen Sie mir und wagen Sie den Versuch. Ihre Suche nach Stripper-Shorts wird Sie in Fachgeschäfte führen. Wenn es einen Laden in Ihrer Stadt gibt, der Korsette und G-Strings verkauft, sind Sie vielleicht schon einmal daran vorbeigefahren oder -gelaufen und haben gedacht: »Wer kauft dort wohl ein?« Nehmen Sie eine Freundin zur moralischen Unterstützung mit. Ich garantiere Ihnen, dass auch sie einige Sachen anprobieren wird. Wenn es keinen solchen Laden in Ihrer Umgebung gibt, gehen Sie online.

Versichern Sie sich, dass Ihnen der Internetshop ein Rückgaberecht einräumt, da Sie sehen müssen, wie die Shorts an Ihnen aussehen. Aber auch in Ihrem Wäscheladen werden Sie Hüftslips von verschiedenen Firmen finden, die sich auch als Stripper-Shorts gut machen. Stripper-Shorts gibt es in allen Stoffen und Formen, aus Lycra, Spitze, Vinyl und Knittersamt, mit Reißverschluss vorne, mit Bändchenschnürung und Rüschenrückenseite. Auch Stretch eignet sich für viele ganz gut. Kaufen Sie aber nichts zu eng Anliegendes. Der Gummizug kann zu kleinen Speckröllchen führen. Wie Sie sehen können, gibt es keine klaren Regeln. Probieren Sie einfach alles an, selbst das, was Ihnen Ihrer Meinung nach nicht steht. Vielleicht werden Sie überrascht sein. Unter Ihren Stripper-Shorts werden Sie wahrscheinlich einen G-String tragen wollen, selbst wenn Sie ihn beim Strippen nicht ausziehen. Nichts hat beim Gehen oder einer Drehung mehr Sex-Appeal als ein G-String, den Sie über den Bund Ihrer Shorts ziehen.

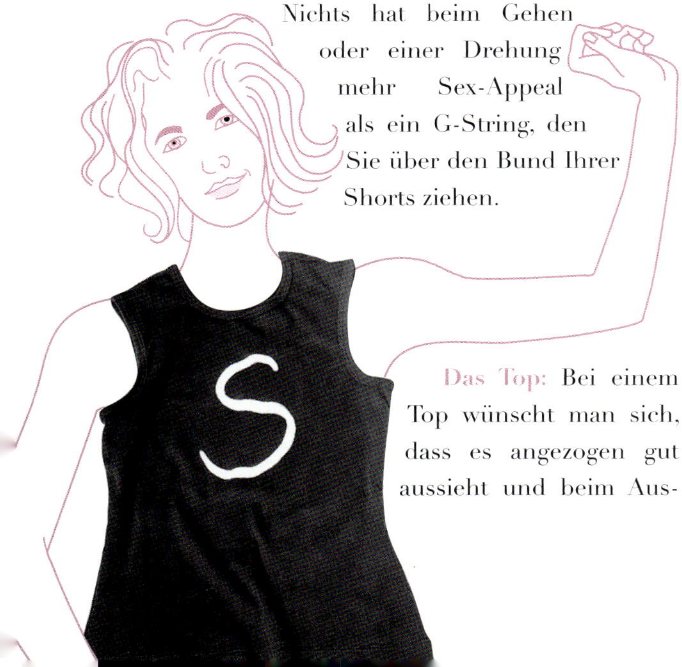

SHORTCUTS

Hier finden Sie einige Basic-Schnitte von Shorts, die Ihnen helfen, den passenden Stil für Ihre Figur zu finden:

1. HOCH TAILLIERT: Das sind die besten Shorts, wenn Sie eine lang gestreckte Taille haben.

2. TIEF TAILLIERT: Wenn Sie eine kurze Taille haben, werden diese Shorts Ihren Oberkörper strecken. Wenn Sie keine ausgeprägte Hüfte haben, gaukeln sie welche vor.

3. AN DEN SEITEN HOCH GESCHNITTEN: Diese Shorts stehen Frauen mit kurzen Beinen, weil sie die Beine länger erscheinen lassen.

4. VORNE HOCH GESCHNITTEN: Diese Shorts lassen Ihre Beine länger aussehen und bedecken dennoch den Hüftbereich. Sie eignen sich auch, wenn Sie sogenannte Reiterhosen haben.

5. HINTEN HOCH GESCHNITTEN: Diese Shorts verlängern die Beine optisch und lassen auch den Bereich zwischen Po und Bein sexy aussehen. Sie stehen den meisten Frauen. Ist der Po jedoch nicht fest, sehen sie weniger vorteilhaft aus.

Das Top: Bei einem Top wünscht man sich, dass es angezogen gut aussieht und beim Ausziehen Spaß macht. Sie haben hier jede Menge Möglichkeiten. Button-down-Sweatshirts, ein einfaches Tank- oder T-Shirt, ein kurzes Kleid oder ein Baby-Doll-Nachthemd. Knöpfe lassen die Spannung während Ihres Strips ansteigen, aber auch das Herauswinden aus Tank-Tops kann atemberaubend sein. In der Welt der Tank-Tops und T-Shirts gibt es viele unterschiedliche Schnitte und Stile. Meine Schultern sind zum Beispiel breit, daher sehen T-Shirts an mir nicht so gut aus wie Neckholder-Shirts oder Shirts

EIN BILD SAGT MEHR ALS TAUSEND SPIEGEL

Hier ein alter Trick der Filmindustrie: Besorgen Sie sich eine Digital- oder Polaroidkamera und fotografieren Sie sich selbst in den ausgesuchten Kleidern. Wenn Sie in den Spiegel sehen, sehen Sie zu allererst sich selbst. Wenn Sie ein Foto betrachten, ist es so, als würden Sie jemanden sehen, der Ihnen sehr ähnlich ist. Das macht Sie objektiver. Ich kann Ihnen nicht sagen, wie oft ich schon in der Ankleide war und dachte, etwas steht mir gut, um danach auf dem Polaroidbild festzustellen, dass es verdammt hässlich aussah. Die Wahrheit schmerzt nicht, wenn man sie ignoriert.

mit Spaghettiträgern. Ist ein mädchenhaftes T-Shirt für Sie okay oder steht Ihnen ein Männer-T-Shirt besser?

Verwenden Sie eine Polaroid- oder Digitalkamera (→ Kasten), um herauszufinden, welcher Stil der Ihre ist. Steht Ihnen ein Shirt mit einem runden oder einem V-Ausschnitt besser? Nun vergessen Sie für einige Minuten, wie Sie aussehen, und konzentrieren sich auf das Gefühl, das Ihnen das Top vermittelt. Wie wäre das Gefühl mit einem alten T-Shirt der Theatergruppe aus der Schulzeit? Oder mit einem Mieder aus Seide? Sie denken wahrscheinlich, dass diese Unterschiede bedeutungslos sind, doch vertrauen Sie mir: Ich habe gesehen, wie sich der Körper verändert hat und das Selbstvertrauen aufgeblüht ist, nur aufgrund eines einfachen Garderobenwechsels.

High Heels: Es gibt die Nancy-Sinatra-Wanderschuhe, Aschenputtels gläserne Pantoffeln, Dorothys rubinrote Schuhe in »Der Zauberer von Oz«, die magischen Schuhe des gestiefelten Katers und neuerdings Carries Manolo Blahniks aus der Serie »Sex and the City«. Für viele von uns haben Schuhe eine fast mystische Bedeutung. Ein besonderes Paar Schuhe kann mehr über uns aussagen als der restliche Inhalt unseres Kleiderschranks. Wenn ich in meine hüfthohen Stiefel aus schwarzem Vinyl hineinschlüpfe, fühle ich mich wie Superwoman und bin in der Lage, hohe Sprünge an der Stange zu machen. In den Stiefeln bin ich über 1,80 Meter groß und fühle mich größer, als ich in Wirklichkeit bin.

Vor dem Gedanken, diese Schuhe zu tragen, werden Sie genauso zurückschrecken wie vor dem Gedanken an die Stripper-Shorts. Da das Laufen auf diesen hohen Stilettos Gleichgewicht und Muskelarbeit erfordert, rate ich Ihnen, am Anfang barfuß zu trainieren. Finden Sie zuerst Ihr Gleichgewicht und Ihre Mitte und experimentieren Sie danach mit High Heels. In meinem Unterricht ist das Tragen von High Heels eine Option, doch fast alle meiner Schüler freunden sich schließlich mit ihnen an. Und es gibt einen Grund dafür: Die Schuhe lassen Ihre Beine sofort länger erscheinen, heben den Po an, lassen den Rücken ins Hohlkreuz gehen und präsentieren Ihren Körper auf erotische Art und Weise.

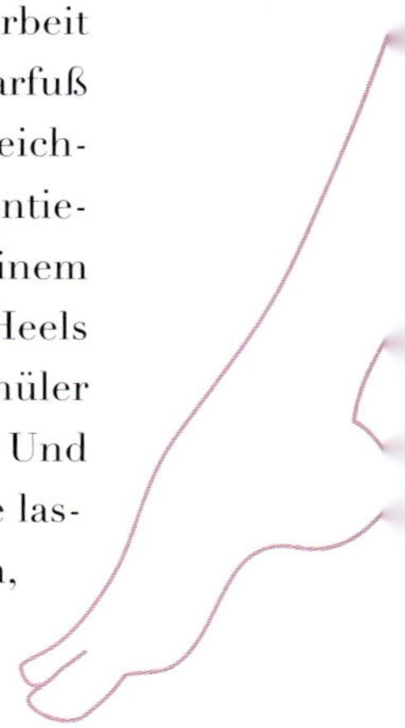

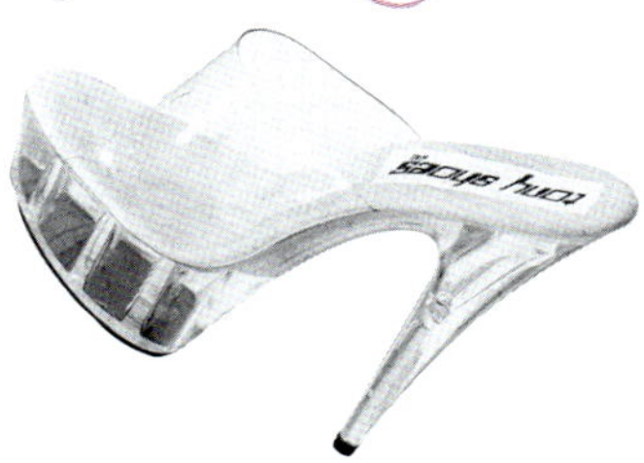

Es gibt Hunderte sexy Schuhe in ver-

MEIN TAGEBUCH

Richtig gut aussehen

Bleiben Sie fünf Minuten lang in hellem Licht vor einem großen Spiegel stehen. Ich weiß, ich weiß, es ist schmerzhaft, aber Sie müssen, um sich selbst zu entdecken, in den sauren Apfel beißen. Betrachten Sie Ihren Körper so objektiv, wie Sie nur können.

Schreiben Sie in eine Spalte Ihres Tagebuchs all die Dinge an Ihrem Körper, die Ihnen am besten gefallen. Daneben schreiben Sie, was Sie machen können, um diese Dinge zu betonen:

PLUSPUNKTE	MITTEL ZUR BETONUNG
schönes Schlüsselbein	tragen Sie Tank-Tops oder Shirts mit rundem Ausschnitt
hübsche Fußknöchel	tragen Sie Caprihosen; tragen Sie keine Strümpfe oder gehen Sie barfuß
flacher Bauch	tragen Sie bauchfreie Tops
schöne Füße	tragen Sie offene Riemchensandalen
langer Hals	tragen Sie Hochsteckfrisuren oder lenken Sie die Aufmerksamkeit durch Schmuck darauf
großer, runder Po	tragen Sie Hüfthosen, die sich anschmiegen, oder ein Top, das kleine Pölsterchen kaschiert
üppiger Busen	tragen Sie Shirts mit V-Ausschnitten oder ein Korsett
lange, schlanke Arme	tragen Sie ärmellose Shirts
schöne Hände	leisten Sie sich eine Maniküre oder tragen Sie fingerfreie Spitzenhandschuhe
schöner Rücken	tragen Sie ein durchsichtiges oder rückenfreies Top

In eine andere Spalte schreiben Sie all die Körperteile, die Ihnen weniger gefallen, und daneben listen Sie auf, womit Sie sie kaschieren können.

MINUSPUNKTE	MITTEL ZUM KASCHIEREN
zu lange Arme	tragen Sie Tops mit dreiviertellangen Ärmeln
zu kurze Arme	tragen Sie ein Träger-Tops
dicke Fußgelenke	tragen Sie Stiefel; vermeiden Sie flache Schuhe
zu dünner Hals	tragen Sie ein Top mit Rollkragen oder ein Neckholder-Top
zu dicker Hals	tragen Sie tief ausgeschnittene oder schulterfreie Tops
breite Schultern	tragen Sie Tank-Tops, die Ihre Schultern freilegen
zu großer Po	tragen Sie ein langes, auf den Hüften sitzendes Höschen
zu kleiner Po	tragen Sie Höschen mit Rüschen
zu kurze oder dicke Beine	tragen Sie 15 Zentimeter hohe High Heels aus Plexiglas
zu kleine Brüste	tragen Sie BHs eine Nummer kleiner
zu große Brüste	tragen Sie Tops mit Rollkragen, darunter einen Sport-BH oder einen BH, der die Brust verkleinert

schiedenen Stilrichtungen und Farben – Sling-Sandalen, Stiefeletten, kniehohe Stiefel, Pantoletten oder Riemchensandalen. Für meine Schüler sind schwarzen Riemchensandalen die Basis und zugleich die beliebtesten »Einsteiger-Schuhe«. Sie passen zu fast jedem Outfit. Eine andere Basis wären glasklare Aschenputtel-Sandalen aus Plexiglas. Noch mal: Sie werden diese Schuhe nicht in einem gewöhnlichen Schuhgeschäft finden. Ein gutes Geschäft für Stripbekleidung, das Sie im Internet oder in Ihrer Stadt gefunden haben, wird diese Schuhe wahrscheinlich führen. Wenn Sie schließlich den Sprung in die 15 Zentimeter hohen Plateau-Stilettos geschafft haben, benötigen Sie viel Übung, bevor Sie sich darin sicher fühlen werden: Das Schwanken wird verschwinden und das Balancieren wird der Vergangenheit angehören. Verlieren Sie dabei nicht den Humor; jeder braucht eine Zeitlang, um sich an die neue, luftige Höhe zu gewöhnen. Tragen Sie Ihre Stilettos am Wochenende zu Hause, wenn Sie Geschirr spülen oder Wäsche waschen. Seien Sie besonders vorsichtig, wenn Sie über Teppiche laufen, da sich die hohen Absätze leicht darin verfangen und Sie schlimm stürzen können. Geduld ist der Schlüssel und wird sich auszahlen. Nachdem ich meine Stripper-Stiefel vier Jahre lang getragen habe, könnte ich jetzt das Hüpfspiel »Himmel und Hölle« darin spielen. Doch es hat so lange gedauert.

Wer sind Sie?

Sie haben nun das Fundament, auf dem Sie Ihr erotisches Wesen schrittweise aufbauen können. Während Sie Ihre sinnliche Natur besser kennenlernen, werden Sie bald selbst auf der Suche nach neuen Möglichkeiten sein, um Ihre Sexualität und Verspieltheit zum Ausdruck zu bringen; Sie werden in Geschäfte für Stripbekleidung gehen, an Ihren Kleiderschrank, ins Einkaufscenter oder wo auch immer Ihr Geschmack Sie hinführt. Natürlich gibt es Allgemeinplätze und Outfits, die wir mit Stripperinnen in Verbindung bringen, wie das Schulmädchen, die blonde Sexbombe, die kokette Französin, die finster dreinblickende, exotische Fremde – aber lassen Sie sich dadurch nicht einschränken. Fragen Sie sich selbst: Wer ist dieses Wesen in mir? Ist es süß oder verrucht? Unschuldig oder ein

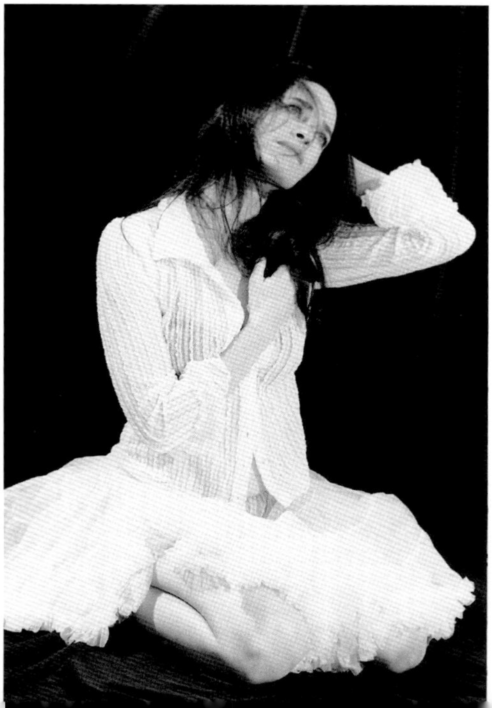

Hardliner? Aufgeblasen oder schüchtern? Ist es sanft und knuddelig oder kalt wie Stahl? Oder ist es eine aufreizende Kombination aus all Ihren persönlichen Eigenschaften?

Ihr S-Faktor-Training hat Ihnen bis jetzt einige Ideen für Ihr erotisches Wesen vermittelt. Zu welcher Art von Musik fühlen Sie sich am stärksten hingezogen, wenn Sie tanzen? Ist es Techno oder Musik von Ella Fitzgerald? Welches sind Ihre Lieblingsbewegungen? Sind es die aggressiveren wie der Wildkatzengang, die superverruchten wie der Katzensprung oder die aufreißerischen wie der Flirt? Lesen Sie sich noch einmal in Ihrem Tagebuch nach und blättern Sie zurück, zum Beispiel zur Aufgabe »Jetzt geht's ans Posen« (→ Seite 55). Finden Sie einen roten Faden darin, was die Frauen tragen? Mit welcher der Göttinnen haben Sie sich identifiziert? In welcher Kleidung sehen Sie sie? Und vergessen Sie nicht die Geheimnisse in Ihrem Schrank und in Ihrer Vergangenheit. Erinnern Sie sich an das Black-Sabbath-T-Shirt aus der Schulzeit oder an den Angorapulli, in dem Sie sich immer supersinnlich gefühlt haben? Manchmal sind die alten, rührselig behafteten oder granatenmäßigen Klamotten die, die am besten zu unserem erotischen Wesen passen.

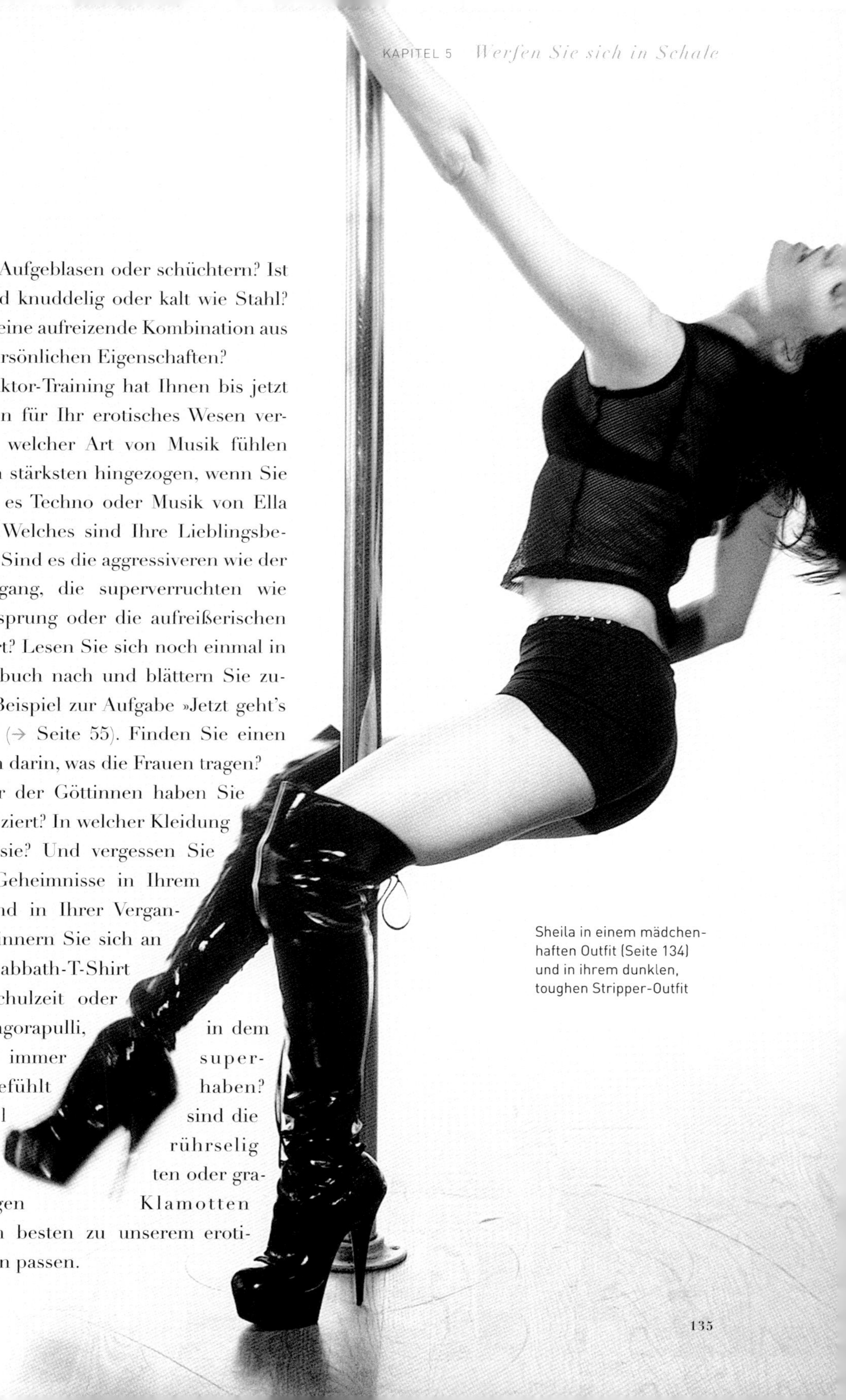

Sheila in einem mädchenhaften Outfit (Seite 134) und in ihrem dunklen, toughen Stripper-Outfit

Das Einmaleins der Intimrasur

Wenn Sie nicht gerade die Art Frau sind, die wirklich den wilden, ungebändigten Look vorzieht (es ist nichts falsch daran), werden Sie wahrscheinlich etwas unternehmen, um die unerwünschte Körperbehaarung loszuwerden. Ich persönlich bevorzuge den »saubereren« Look. Ich glaube, dass unbehaarte Beine oder Achselhöhlen einfach schöner sind. Ich habe mich entschieden, es nicht zu einem politischen Problem zu machen, ich fühle mich einfach selbstsicherer und begehrenswerter. Und ich liebe meinen Körper mehr.

Es gibt viele verschiedene Methoden, die unerwünschte Körperbehaarung zu entfernen. Einige beliebte Haarentfernungsmethoden wie die Elektrolyse, das Wachsen und die Laserbehandlung gehören in professionelle Hände. Ich bevorzuge das Lasern und habe damit auch tolle Erfahrungen gemacht. Nur mein Geldbeutel muss Wochen danach die Schmerzen ertragen. Wachsen ist für viele okay, obwohl es mit Schmerzen verbunden ist und man die Haare zwischen zwei Haarentfernungen ein bisschen wachsen lassen muss. Kein schöner Anblick! Ob Sie es glauben oder nicht, das Rasieren ist die beliebteste Methode bei Stripperinnen. Es ist schnell, billig und schmerzlos.

Bevor Sie weiterlesen, muss ich eine Sache klarstellen: Wenn ich über die Schamhaarrasur spreche, meine ich nicht nur das bisschen an den Rändern. Ich spreche über die gesamte Fläche, also fast jede Stelle rund um Schamlippen, Perineum (die Region zwischen After und äußeren Geschlechtsteilen) und Anusbereich sowie den ganzen Weg bis nach hin zu Ihren Oberschenkeln. Ich weiß, das klingt extrem. Doch vertrauen Sie mir.

1. Entscheiden Sie sich für eine Form, irgendeine Form: Einige Vorschläge finden Sie im Bild auf Seite 137. Schneiden Sie die Schamhaare schon grob in die Form, in der Sie sie haben möchten – und zwar bevor Sie unter die Dusche gehen.
2. Gehen Sie unter die Dusche: Weichen Sie Haut und Haare ein, bevor Sie mit dem Rasieren beginnen. Vielleicht möchten Sie das Wasser abdrehen, solange Sie sich rasieren. Sie brauchen einen Rasierer, etwas Rasiergel (Gel ist besser als Creme) und einen Spiegel.
3. Die Vorderseite: Tragen Sie das Gel großzügig auf den gesamten Bereich, der rasiert werden soll, auf. Ziehen Sie die Haut straff, um eine möglichst glatte Oberfläche zu haben. Viele Experten werden Ihnen erzählen, dass Sie in Haarwuchsrichtung rasieren müssen, um einwachsende Haare und Pickelchen zu vermeiden. Doch viele (einschließlich mich) müssen für eine saubere Rasur gegen die Haarwuchsrichtung rasieren. Es hängt vom jedem Einzelnen, von der Haardicke und dem Winkel des Haarwuchses ab. Wenn Sie eine Form wie das Miniaturdreieck oder das Herz rasieren möchten, benötigen Sie einen Spiegel, um die Symmetrie und Linien zu überprüfen.

Intimfrisuren

Bevor Sie anfangen, sollten Sie besser wissen, welchen Look Sie haben möchten.

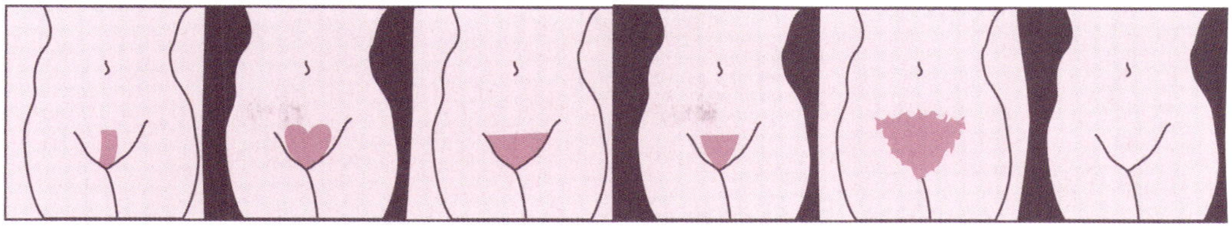

DER LANDE-STREIFEN | DAS HERZ | DAS SAUBERE DREIECK | DAS MINIATUR-DREIECK | DAS BERMUDA-DREIECK (HIER UNTEN KÖNNEN SIE VERLOREN GEHEN.) | CLEOPATRA ODER SPHINX (RASIEREN SIE ALLES!)

4. Die Vulva: Beim nächsten Schritt rasieren Sie sich tiefer zwischen den Beinen und da Sie in ein empfindliches Gebiet vordringen, sollten Sie sich setzen. Wenn Sie ein Vollbad nehmen, setzen Sie sich auf den Rand der Badewanne. Wenn Sie in der Duschkabine stehen, holen Sie sich einen Plastikhocker und lassen Sie das Wasser – wenn Sie möchten – rieseln. Legen Sie einen Spiegel unter den Po, um zu sehen, was Sie machen. Heben Sie eine Pobacke von der Stuhloberfläche ab. Tragen Sie das Gel auf und ziehen Sie die Haut beim Rasieren straff. Streichen Sie in Richtung der Vaginalöffnung. Streichen Sie kurz und sanft, wenn Sie in die Nähe der Schamlippen kommen.

5. Das Perineum und der Anus: Ach, du meine Güte! Sie haben richtig gehört. Einige sind versucht, diesen Bereich zu umgehen, weil er schwer zu erreichen ist und sie der Meinung sind: »Na ja, wer wird das schon merken?« Doch lassen Sie diesen Bereich besser nicht aus, denn möglicherweise wird er zur Schau gestellt, wenn Sie einen Tanga oder G-String tragen. Wenn Sie sitzen, heben Sie Ihre Pobacke noch weiter von der Stuhloberfläche ab. Schieben Sie wiederum den Spiegel unter sich und rasieren sie ruhig und mit kurzen Streichzügen. Wenn Sie keinen Spiegel benutzen, ertasten Sie mit Ihrer anderen Hand die behaarten Stellen und folgen Sie hinterher mit dem Rasierer. Gehen Sie es langsam an. Sobald das Rasieren zur alltäglichen Routine geworden ist, werden Sie es viel schneller machen können, doch für den Anfang sollten Sie langsam und vorsichtig sein.

6. Tragen Sie ein Hautschutzmittel auf: Pickelchen und eingewachsene Haare, die durch das Rasieren entstehen können, sind – in einem Wort gesagt – die Hölle. Es gibt einige spezielle Lotionen im Handel, die das vermeiden sollen – und es funktioniert auch. Warten Sie nach der Rasur ungefähr 15 Minuten, bevor Sie die Lotion auftragen, um Hautirritationen zu vermeiden. Tragen Sie die Creme danach sehr vorsichtig im Intimbereich auf und meiden Sie den direkten Kontakt mit den Schleimhäuten (Vagina und Anus).

7. Lassen Sie es zur Gewohnheit werden: Machen Sie das Rasieren zu einer täglichen Routine, über die man nicht nachdenken muss, wie das Zähneputzen. Haben Sie immer neue Rasierklingen, Rasiergel und Hautlotionen griffbereit und rasieren Sie sich jeden Tag. Eine Gewohnheit ist eine Gewohnheit.

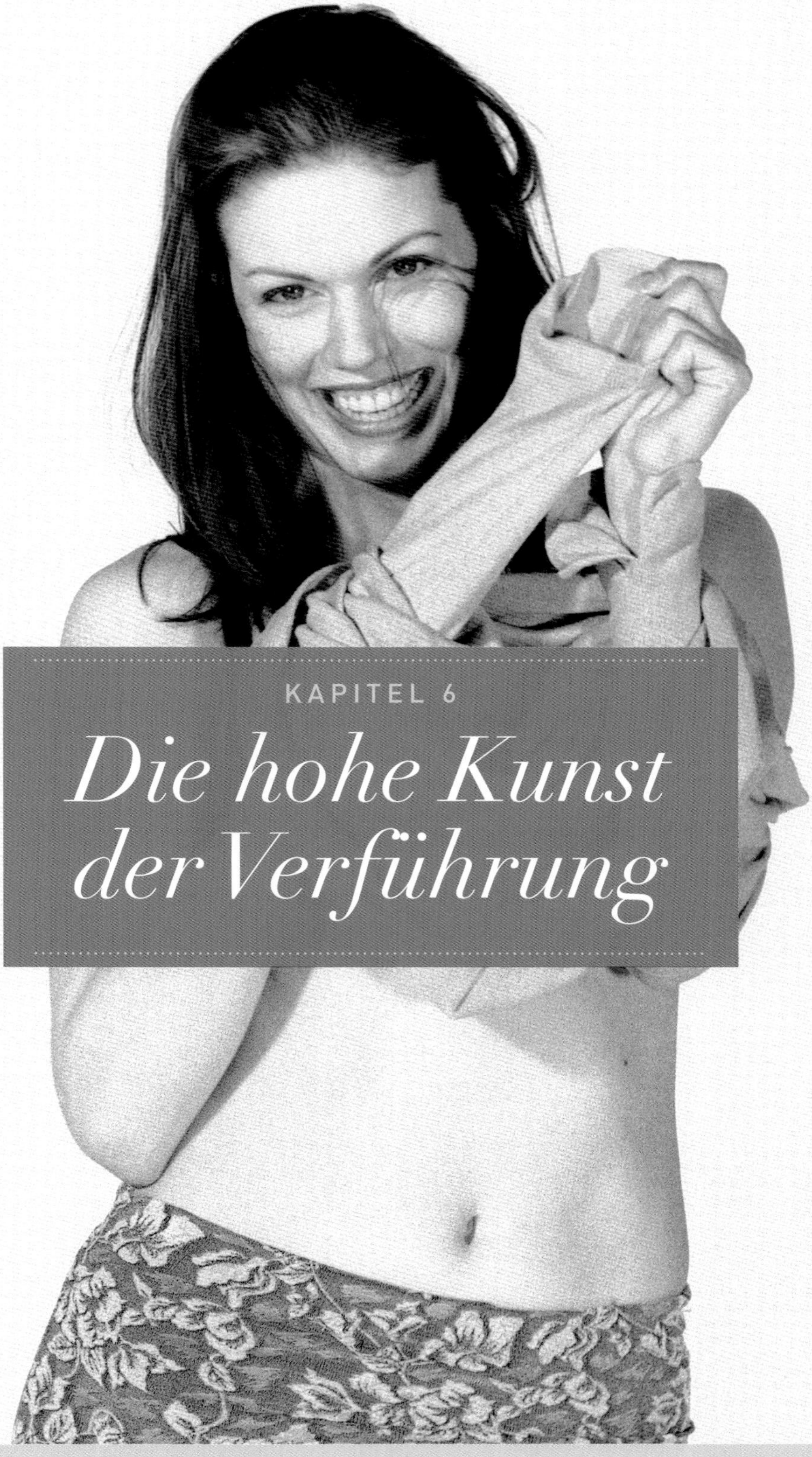

KAPITEL 6

Die hohe Kunst der Verführung

Strippen ohne zu provozieren, ist wie ein Film von Hitchcock ohne Spannung – was soll das? Beim Verführen geht's um die Spannung: Mit Ihrem Körper fesseln Sie den Zuschauer an den Stuhlrand und bringen sein Herz vor Erwartung zum Rasen. Es ist die Kunst der Zurückhaltung und der Offenbarung, der Kontrolle über das, was enthüllt werden soll und über das Wann und Wie. Im Herzen der Verführung liegt die Überzeugung, dass Sie (die Verführerin) etwas haben, das er (der Verführte) haben will. Wenn Sie einen Hund mit einem Knochen reizen, ihn hinter Ihrem Rücken verstecken oder außer seiner Reichweite halten, will das Tier genau diesen Knochen haben. Wenn Sie für einen Mann oder eine Frau strippen, sind Sie das, was er oder sie sehen, berühren und verschlingen möchte. Teilweise bedeckt und außer Reichweite sind Sie für ihn die Verlockung direkt vor seinen Augen. Wenn Sie ihm Ihren Körper verweigern, wird er unschuldig (oder eben nicht unschuldig) gefoltert. Betrachten Sie das »Foltern« nicht als etwas Grausames oder Manipulatives, er liebt es. Er wird das Geschenk, das Sie ihm offenbaren werden, noch mehr schätzen.

Wenn Sie für Ihren Liebhaber tanzen, erlauben Sie sich, Wege zu beschreiten, die Sie noch nie zuvor beschritten haben. Seien Sie offen dafür, dass es weit über einen Nervenkitzel hinausgehen und zu einem intimen Moment werden kann, der Ihre Beziehung verändert. Erlauben Sie ihm, Sie mit den Augen zu verschlingen und Sie mit all seinen Sinnen zu erfassen. Geben Sie sich dem Augenblick hin, so wie Richard und ich, ein Ort, an dem nur Sie beide existieren und Ihre Seelen sich küssen.

Es ist wichtig, sicherzugehen, dass Ihr Mann dazu bereit ist. Einige Männer müssen erst warm werden, bevor sie Ihre Frau oder Liebhaberin in so einem neuen und starken Licht sehen können. Drängen Sie ihn nicht. Zeigen Sie sich ihm einige Male in Ihrem Outfit, zeigen Sie ihm einige Bewegungen. Er wird Sie wissen lassen, wann er bereit ist.

Auch wenn Sie teilweise darauf achten werden, wie Ihre Bewegungen auf ihn wirken, verlieren Sie Ihre eigenen Gefühle, Ihre sinnlichen und erotischen Impulse nicht aus den Augen. Der Lap-Dance und Strip kann für den Stripper sogar gefühlsintensiver sein.

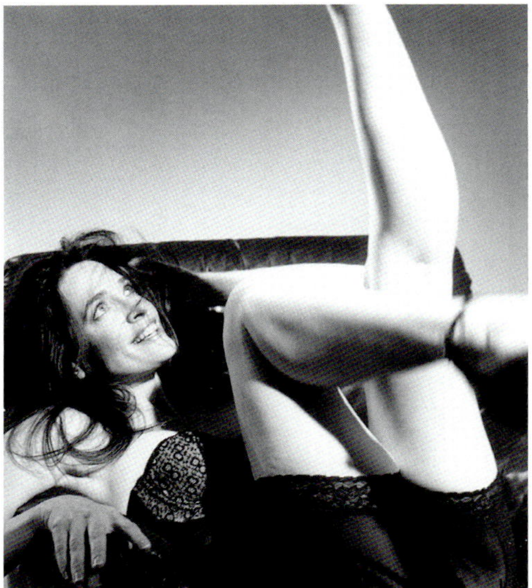

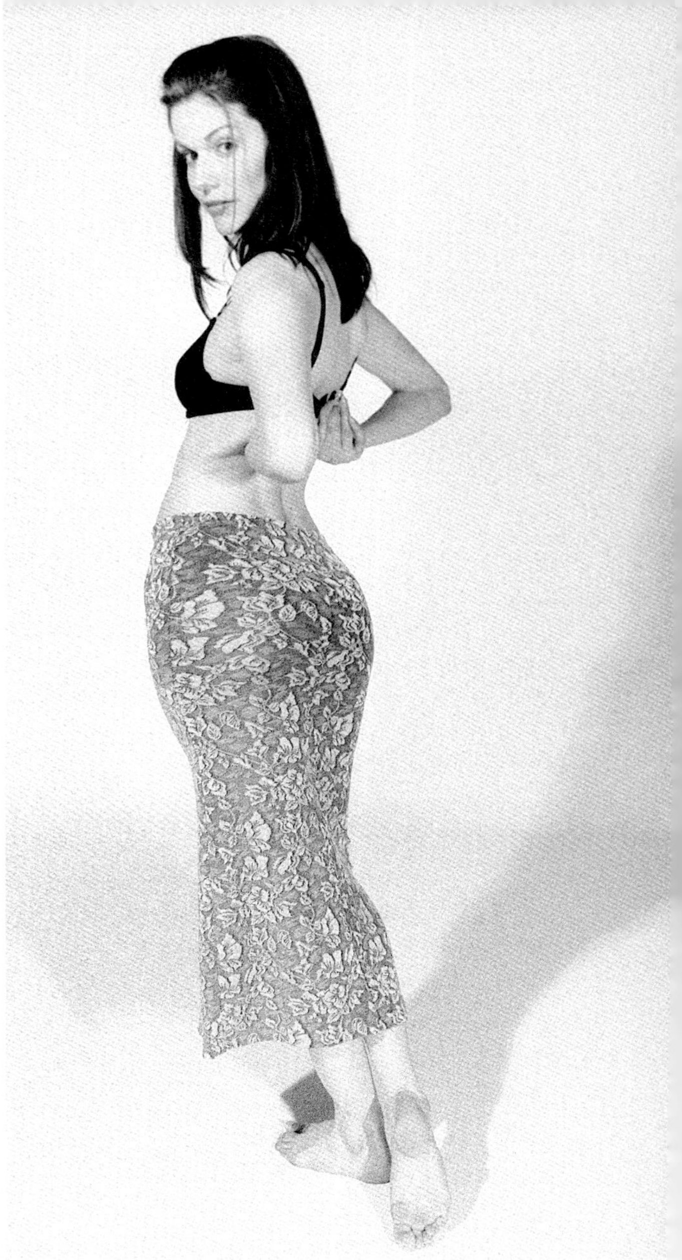

Das Strippen

Betrachten Sie Ihren Strip als eine Erzählung. Die Geschichte hat einen progressiven Aufbau, der sich mit jedem ausgezogenen Kleidungsstück dramatisch steigert. Wenn Sie für Ihren Liebhaber strippen, ziehen Sie nicht voreilig alle Kleidungsstücke auf einmal aus und brechen Sie den Strip nicht vorzeitig ab. Die Enthüllung soll langsam, wie bei einer gut erzählten Geschichte, vonstattengehen.

Oh ja, er weiß, dass die Hüllen fallen werden, genauso wie wir wissen, dass der Kerl das Mädchen im Film kriegen wird. Doch wenn die Geschichte gut erzählt wird, fesselt sie unsere Aufmerksamkeit. Genauso verhält es sich auch beim Strippen. Das Ausziehen des Oberteils oder das Öffnen des Reißverschlusses an der Jeans wird viel spannender sein als die Nacktheit selbst. Okay, okay, die Nacktheit ist es auch. Schließlich sprechen wir hier von Männern!

Wer ist das Mädchen?

Seien wir ehrlich, wenn Paare schon seit Jahren zusammenleben, nehmen auch die Verliebtesten ihre Körper gegenseitig als selbstverständlich wahr. Ein Strip rückt Ihre vertrauten Körper wieder in ein neues Licht. Statt der leichten Zugänglichkeit, die Ihr Liebhaber für gewöhnlich genießt, muss er sich nun zurücklehnen und warten, bis Sie sich Stück für Stück entblättern. Sie haben die Musik eingeschaltet und das Licht gedimmt, sie haben sich unverschämt sexy angezogen und ziehen die Kleidungsstücke auf eine Art und Weise aus, wie er es noch nie gesehen hat. Sie präsentieren jeden Teil Ihres Körpers wie eine kostbare Überraschung, wie ein Geschenk, das ausgepackt werden muss, bis er es nicht länger aushält. Sie sind vielleicht die Frau, die seine Kinder entbunden hat oder die, die die Wäsche aus der Reinigung holt, doch jetzt sind Sie eine Verführerin, eine Aufreißerin, eine Göttin.

Dos und Don'ts beim Strippen

Do Tragen Sie etwas, in dem Sie sich wirklich umwerfend fühlen.

Don't Tragen Sie nichts, was zum Ausziehen Ewigkeiten dauert.

Do Schalten Sie alle Telefone, den Anrufbeantworter sowie Faxgeräte, Computer und Fernseher ab.

Do Ziehen Sie eine Extraschicht Kleidung an, denn je mehr Sie zum Ausziehen haben, desto besser ist die Show.

Don't Tragen Sie nicht Ihren Stütz-BH.

Do Tragen Sie Ihren supersexy Push-up-BH.

Don't Bewegen Sie sich nicht im Rhythmus der Musik, bewegen Sie sich im Puls der Musik. Denken Sie daran, dass Sie die Atmosphäre eines Striplokals und nicht einer Talentshow in der Schule vor Augen führen wollen.

Do Übertreiben Sie Ihre Bewegungen, flirten und spielen Sie. Das macht einen richtigen Strip aus und nicht nur das einfache Ablegen von Kleidung.

Do Organisieren Sie Übernachtungsmöglichkeiten für Ihre Kinder.

Don't Erlauben Sie ihm nicht, Sie zu berühren, das ist viel verführerischer.

Do Strippen Sie bei warmem Kerzenlicht, getönten Glühbirnen oder gedimmten Licht, das Ihrem Körper schmeichelt und einen sinnlichen Glanz versprüht.

Do Schweben Sie beim Lap-Dance.

Don't Setzen Sie sich nicht (zu leicht) auf ihn.

Do Streichen Sie mit Ihren Händen verführerisch über Ihre Brüste, Ihre Hüfte ... Sie wissen, dass das die Stellen sind, die er berühren möchte. (Das steigert Ihr Empfinden und seine Vorfreude.)

Do Improvisieren Sie. Wenn Sie etwas vergessen, seien Sie erfinderisch. So lange Sie einige sexy Bewegungen während der eigentlichen Entblätterung mit einbauen, wird es ihm niemals auffallen.

Don't Nehmen Sie die ganze Sache nicht so ernst. Haben Sie Spaß, scherzen und lachen Sie.

DIE HÜLLEN FALLEN

Kleidungsstücke aufzuknöpfen, macht an und ist vielversprechend, es wirkt süß und geheimnisvoll. Ob Sie eine Strickjacke, ein Männerhemd oder eine figurbetonte Bluse anziehen – für den Anfang sollten Sie nur drei Knöpfe zu öffnen haben. Und wie immer gilt: Je langsamer, desto besser.

3 Nachdem alle drei Knöpfe aufgeknöpft sind, öffnen Sie die Bluse – ziehen Sie sie aber nicht aus. Fesseln Sie seinen Blick, sodass er hin- und hergerissen ist, ob er in Ihre Augen oder auf Ihren Körper starren soll.

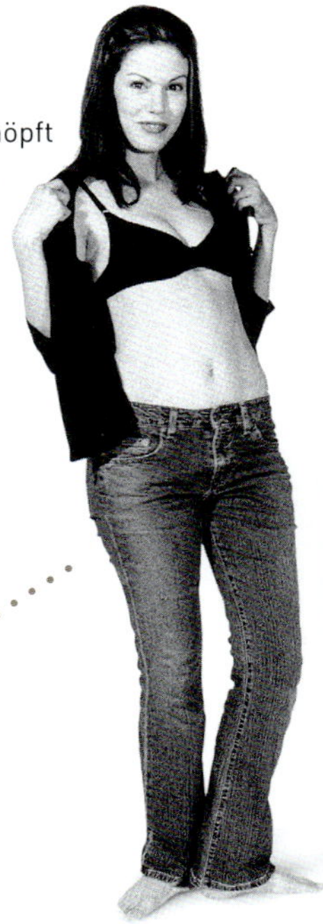

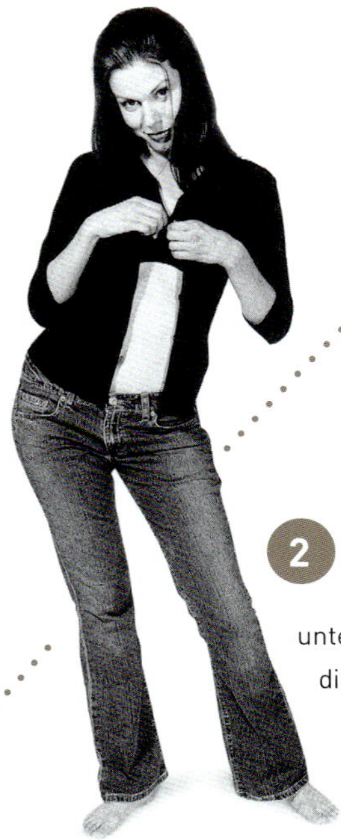

2 Wiederholen Sie das Blickfangspiel bei jedem Knopf, wobei Sie sich von unten nach oben durcharbeiten und sich die Zeit so einteilen, dass seine Neugierde auf die Folter gespannt wird.

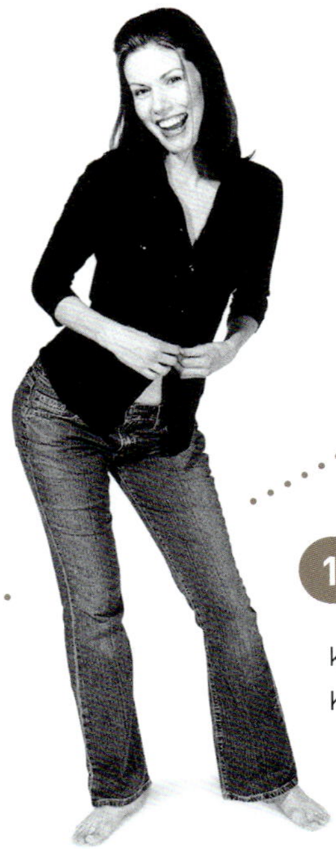

1 Stehen oder knien Sie und blicken Sie ihn dabei an. Während Sie Ihre Hüfte kreisen, knöpfen Sie langsam den untersten Knopf auf. Blicken Sie auf und fesseln Sie seinen Blick für einen Moment. Schauen Sie danach wieder nach unten, während Sie Ihre Bluse laaangsam aufknöpfen.

DAS KLETTBAND

Folgen Sie der gleichen »Aufknöpf«-Richtung wie beim Button-down-Hemd. Falls Ihr erotisches Wesen aber eher ein Aufreißertyp ist, dann reißen Sie sich die Bluse mit einem Ruck vom Leib und kommen Sie danach wieder in die delikate, langsame Bewegung zurück.

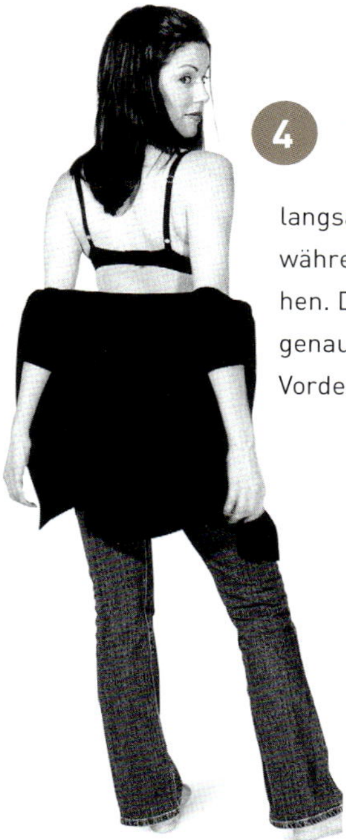

4 Drehen Sie ihm nun den Rücken zu und entfernen Sie sich mit einem langsamen, wellenförmigen S-Walk, während Sie Ihre Bluse langsam ausziehen. Denken Sie daran, dass Ihr Rücken genauso sinnlich und schön wie Ihre Vorderseite ist.

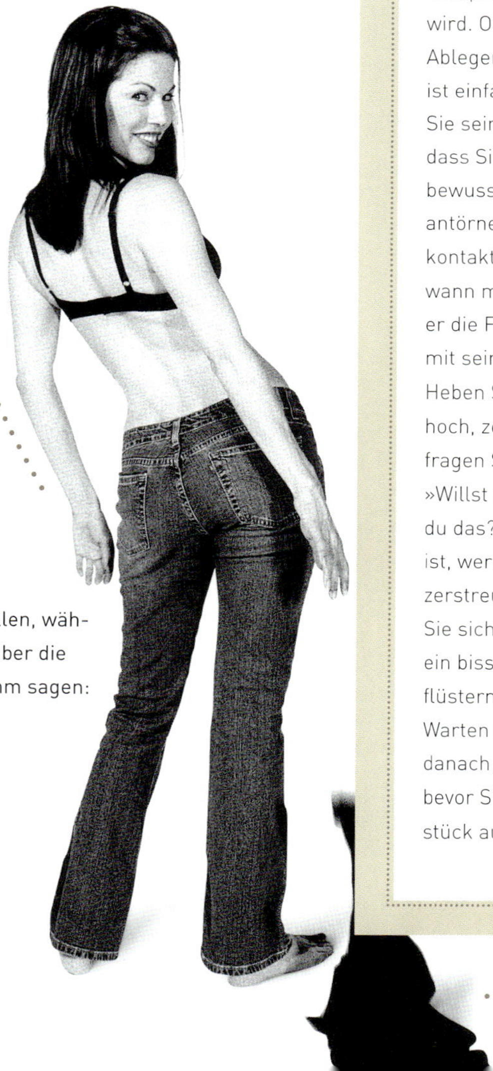

5 Lassen Sie die Bluse zu Boden fallen, während Sie ihm einen kurzen Blick über die Schulter zuwerfen, so als würden Sie ihm sagen: »Wie gefällt dir das? Willst du mehr?«

Das Gespräch ohne Worte

Wenn Sie strippen, übernehmen Ihre Augen und Ihr Körper das Sprechen, also blicken Sie auf Ihr Gegenüber, vor allem dann, wenn Sie ein Kleidungsstück ausziehen. Ihre Augen würdigen seine Gegenwart und sein Verlangen und necken ihn mit dem Versprechen dessen, was folgen wird. Ohne Blickkontakt ist das Ablegen Ihrer Kleider kein Strip – es ist einfach nur ein Ausziehen. Wenn Sie seinen Blick fesseln, zeigen Sie, dass Sie sich Ihrer eigenen Kraft bewusst sind, was schon an sich antörnend ist. So wichtig der Blickkontakt ist, so wichtig ist zu wissen, wann man wegsehen sollte, sodass er die Freiheit hat, Ihren Körper mit seinen Blicken zu verschlingen. Heben Sie Ihre Bluse verschämt hoch, zeigen Sie etwas Haut und fragen Sie ihn mit einem Lächeln: »Willst du das sehen? Wie sehr willst du das?« Wenn seine Antwort positiv ist, werden Sie das wissen. Wenn er zerstreut oder unklar wirkt, lehnen Sie sich über ihn und knabbern Sie ein bisschen an seinem Hals oder flüstern Sie ihm etwas ins Ohr. Warten Sie, bis er absolut verrückt danach ist, Ihren Körper zu sehen, bevor Sie ein weiteres Kleidungsstück ausziehen.

DAS KUCKUCK-SPIEL

Die alltägliche Geste, den Pulli über den Kopf zu ziehen, kann ziemlich verführerisch sein. Wenn es ein Stretch-Oberteil ist, können Sie sich darin minutenlang winden, ohne irgendetwas anderes auszuziehen. Wenn Sie lange Haare haben, tragen Sie sie offen. Wenn Sie den Pulli über den Kopf ziehen, werden sich Ihre Haare wie ein Wasserfall über Ihre Schultern ergießen. Wenn Sie kurze Haare haben, werden Sie danach einen strubbeligen, sexy Bett-Look haben.

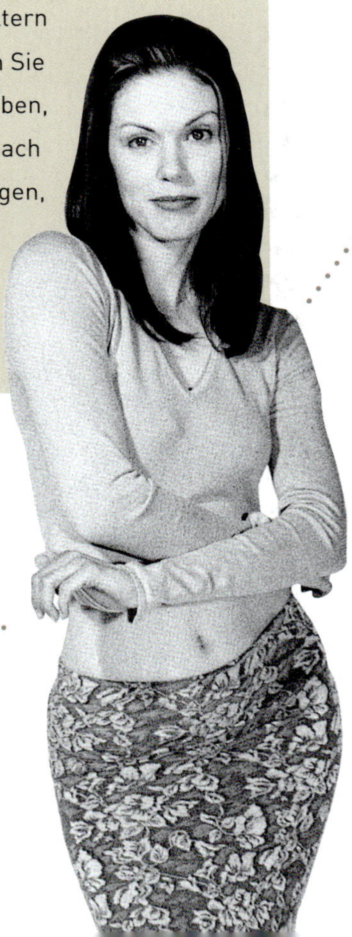

1 Das Ausziehen eines Tops kann im Stehen oder im Knien geschehen. Kreisen Sie währenddessen weiterhin mit Ihrer Hüfte. Die Koordination ist anfangs etwas schwierig – ungefähr so, als würden Sie gleichzeitig Ihren Kopf streicheln und auf den Bauch klopfen. Doch mit etwas Übung werden Sie es schaffen.

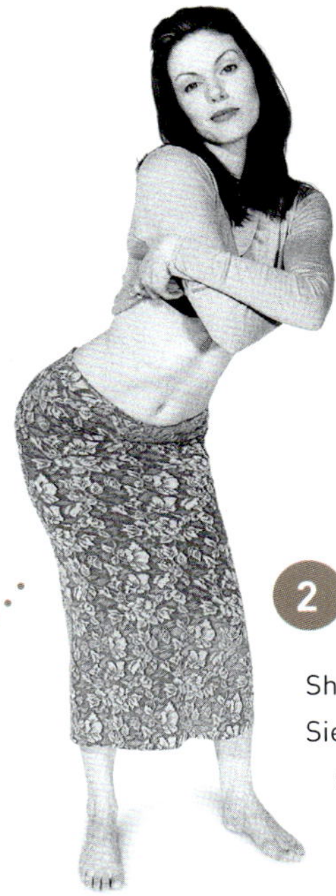

2 Kreuzen Sie die Arme vor Ihrer Brust, greifen Sie den Saum Ihres Shirts und spielen Sie damit, so als ob Sie sich nicht entscheiden könnten, ob Sie es anlassen oder ausziehen möchten. Wenn das Shirt einen tiefen Ausschnitt hat, drücken Sie die Arme aneinander, um das Dekolleté zu betonen. Ziehen Sie danach das Top langsam aus. Nehmen Sie sich unendlich viel Zeit. Denken Sie daran, dass Sie dabei sind zu verführen.

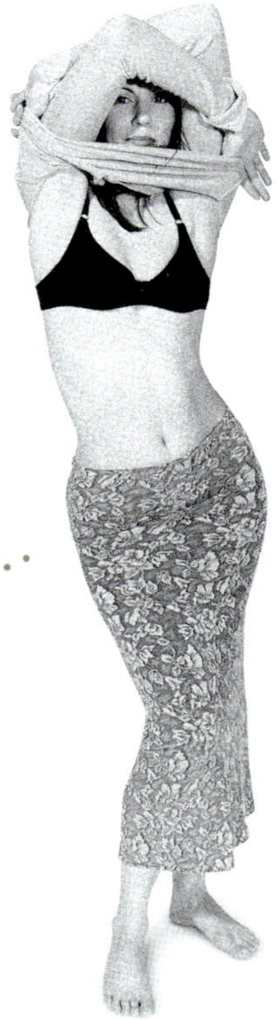

3 Während das Shirt Ihren Bauch und Ihre Brust enthüllt, fesseln Sie seinen Blick und lassen Sie ihn nicht überall dorthin gucken, wohin er will. Halten Sie bis zum letztmöglichen Moment Blickkontakt.

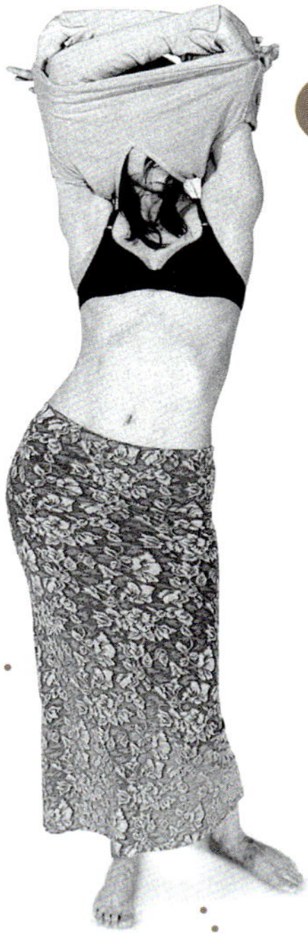

4 Ziehen Sie das Shirt über Ihren Kopf aus. Legen Sie dabei eine Pause ein und geben Sie Ihrem Gegenüber die Chance, sie anzusehen, während Sie ihn nicht sehen. (Im Herzen ist jeder ein kleiner Voyeur.)

Der Strip mit drei Anoraks

Ich sage allen Einsteigern, dass Sie beim Training ruhig drei Anoraks tragen können. Das Einzige, worauf ich Wert lege, ist, dass sie schließlich zwei Kleidungsstücke ausziehen – dann bin ich zufrieden. Was für Kleidungsstücke das sind oder welchen Körperteil sie bedecken, spielt keine Rolle; das kann ein Stiefel sein, ein Hemd oder ein Handschuh. Der Akt des Ausziehens ist das, was sexy ist. Behalten Sie das im Hinterkopf, auch wenn Sie erst bei Ihrem zweiten Date sind und nur Ihre Strickjacke ausziehen.

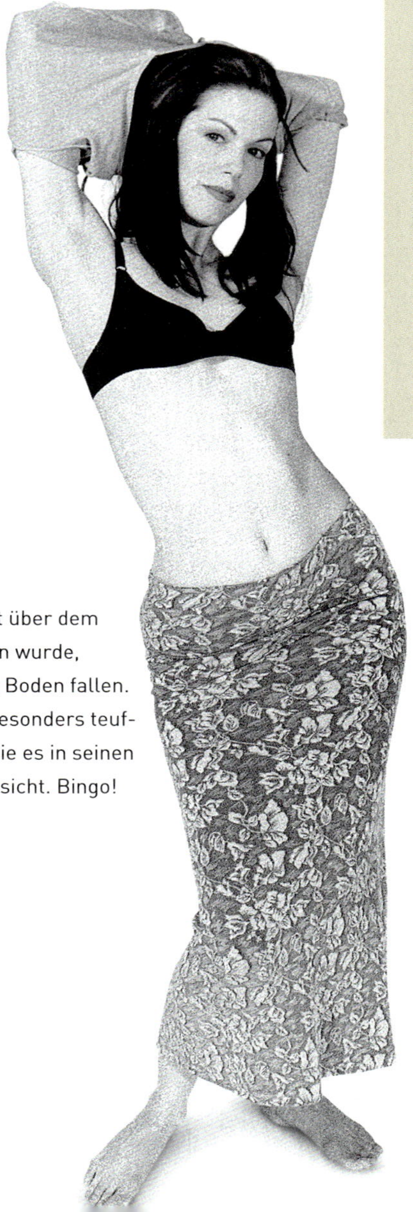

5 Sobald das Shirt über dem Kopf ausgezogen wurde, lassen Sie es sanft zu Boden fallen. Oder, wenn Sie sich besonders teuflisch fühlen, werfen Sie es in seinen Schoß oder in sein Gesicht. Bingo!

OPERATION: ROCK

Ein kurzer Rock kann frech sein, weil Sie ihn hochheben und das Verhüllte aufblitzen lassen können. Ein Rock ist auch einfach auszuziehen, man zieht einfach den Reißverschluss auf, lässt ihn fallen und steigt heraus. Er ist ein gutes Kleidungsstück für Einsteiger, da es fast unmöglich ist, sich darin zu verheddern oder darin hängen zu bleiben (obwohl ich auch das schon gesehen habe).

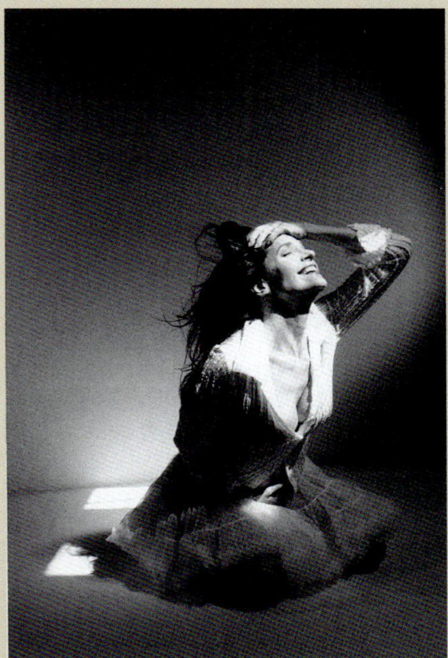

1 Stehen Sie so vor ihm, dass Sie ihn entweder ansehen oder ihm den Rücken zukehren. Kreisen Sie Ihre Hüfte langsam in wellenförmigen S-Kurven. Legen Sie Ihre Hände an den Reißverschluss oder die Knöpfe und öffnen Sie den Rock langsam und verführerisch und lenken Sie seinen Blick mit Ihrem. Machen Sie das Ganze sehr langsam, da der restliche Teil sehr schnell abläuft.

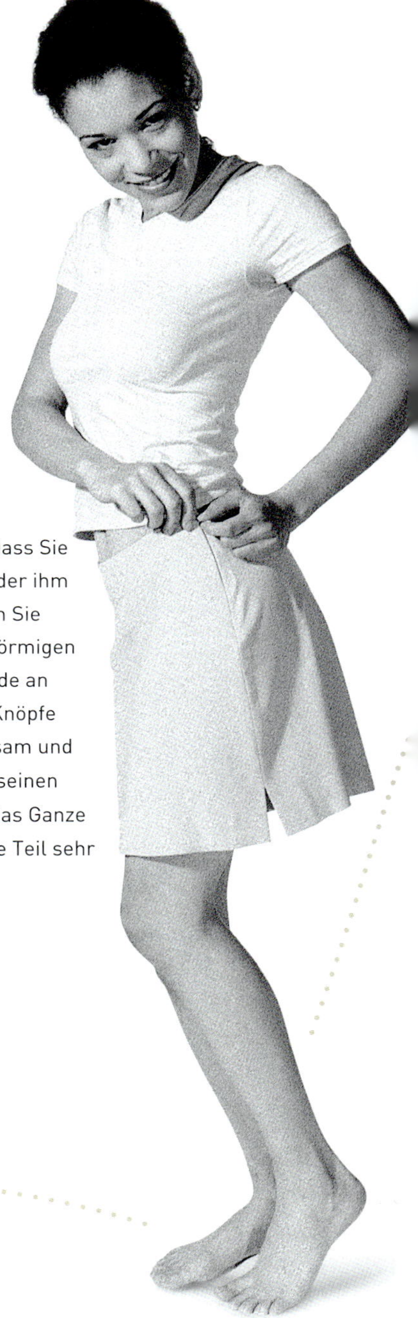

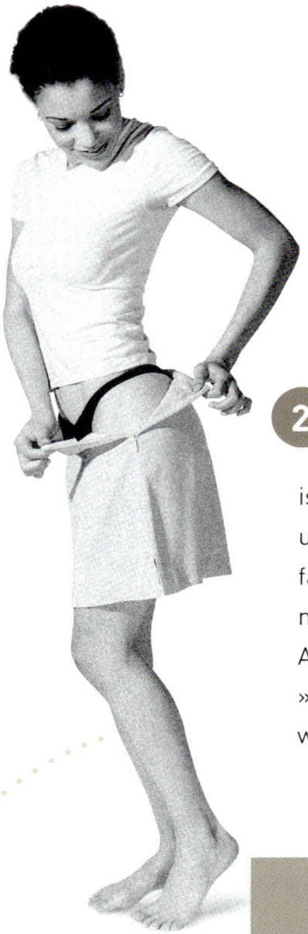

2 Sobald der Rock aufgeknöpft oder der Reißverschluss offen ist, schlängeln Sie Ihre Hüfte heraus und lassen den Rock auf den Boden fallen. Das Fallenlassen wirkt besser mit einem »Ups, wie ist das passiert?«-Ausdruck oder einem Achselzucken: »Ich hab den Rock fallen lassen. Ach, was soll's?«

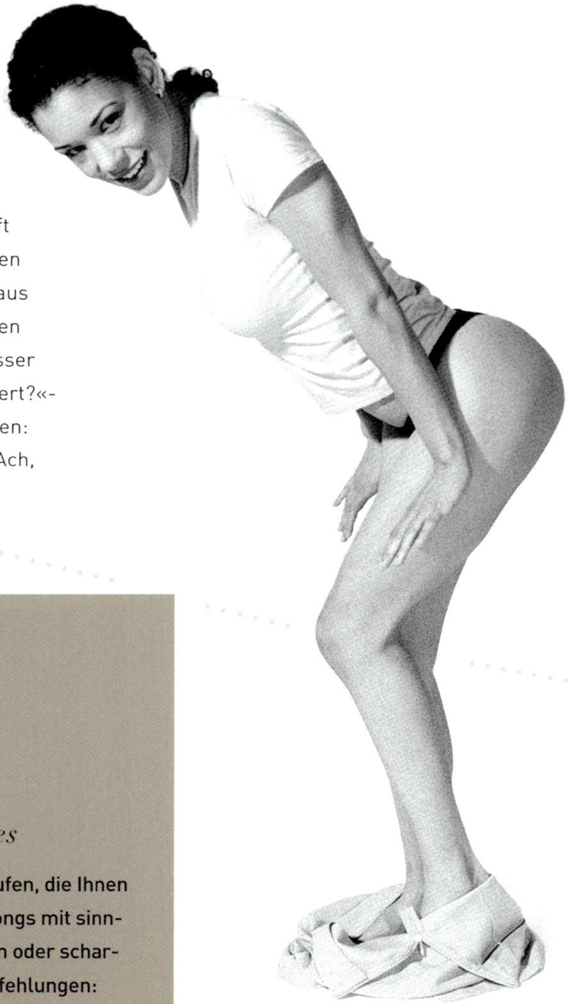

PLAYLIST

Altbewährtes und Neues

Für den Strip lassen Sie Musik laufen, die Ihnen unverschämt sexy vorkommt – Songs mit sinnlichen und verführerischen Texten oder scharfe, groovy Musik. Hier einige Empfehlungen:

- **MARVIN GAY:** Sexual Healing »Inner City Blues – Make Me Wanna Holler«, »Sexual Healing«
- **BOB MARLEY:** Legend »No Woman, No Cry«
- **BIG BROTHER & THE HOLDING COMPANY** aus dem Soundtrack: A Walk on the Moon »Summertime«
- **ROLLING STONES:** Hot Rocks, 1964–1971 »Sympathy For the Devil«
- **WYCLEF JEAN:** The Carnival »Gone Till November«

3 Steigen Sie aus dem Rock aus und schleudern Sie ihn weg. Das funktioniert ohne High Heels besser, denn wenn Sie Absätze tragen, könnte es sein, dass Sie sich im Stoff verfangen und stürzen. Also seien Sie vorsichtig! Wenn Ihr erotisches Wesen vom Typ her nicht gerade albern und plump ist, stolpern Sie weg – er wird es wahrscheinlich charmant finden.

WIR LIEBEN KNAPPE SHORTS

Aus engen Hosen oder Röhrenröcken kommt man etwas schwerer heraus und es ist auch irgendwie zeitaufwendiger. Aber denken Sie daran, dass das niemals schlecht ist, wenn es ums Strippen geht. Die folgende Bewegung beinhaltet einen Hüftkreis. Nehmen Sie sich also Zeit, atmen Sie tief ein und üben Sie weiter.

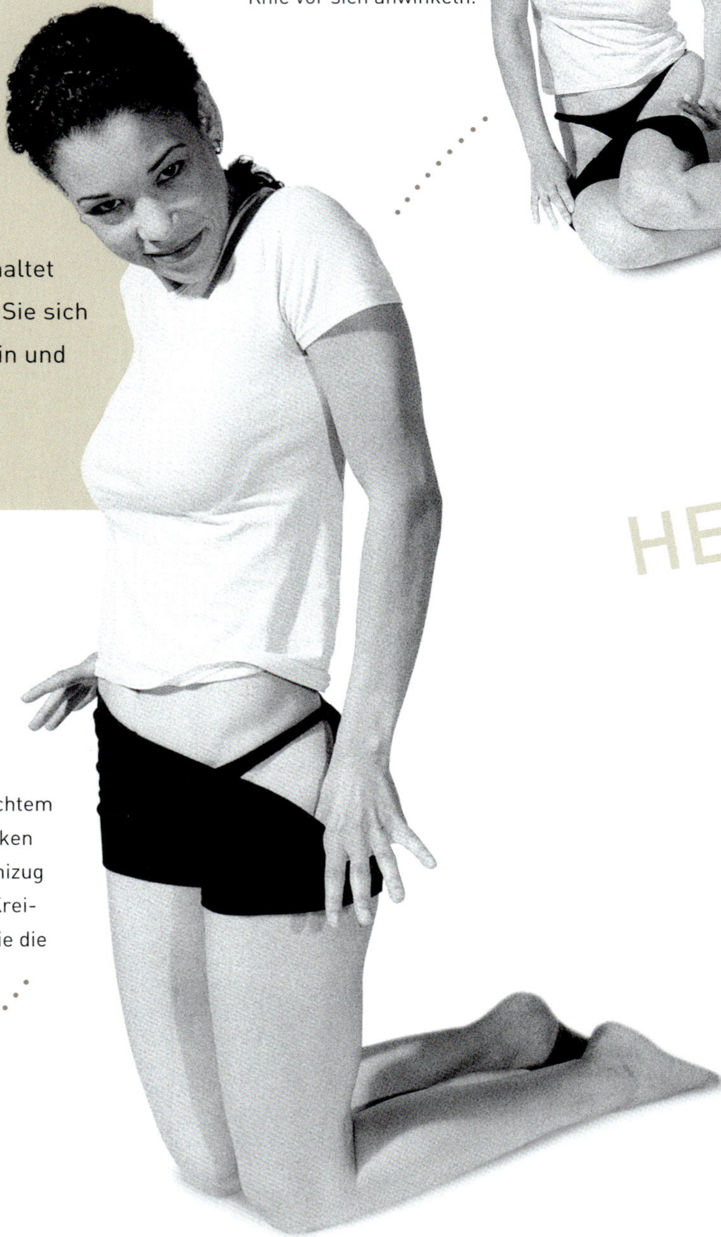

1 Knien Sie sich mit aufrechtem Oberkörper hin und stecken Sie Ihre Daumen in den Gummizug am oberen Rand der Shorts. Kreisen Sie Ihre Hüfte, während Sie die Shorts nach unten schieben.

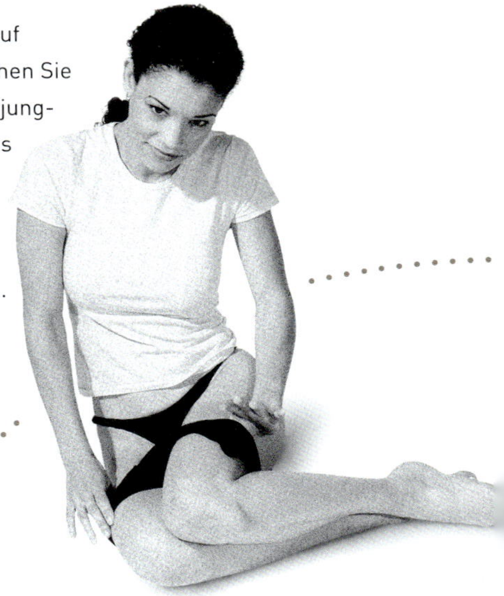

2 Wenn die Shorts auf Kniehöhe sind, gehen Sie in die Position der Meerjungfrau (→ Seite 90), sodass Sie mit Ihrer rechten Pobacke auf dem Boden sitzen und Ihre Knie vor sich anwinkeln.

HEISS!

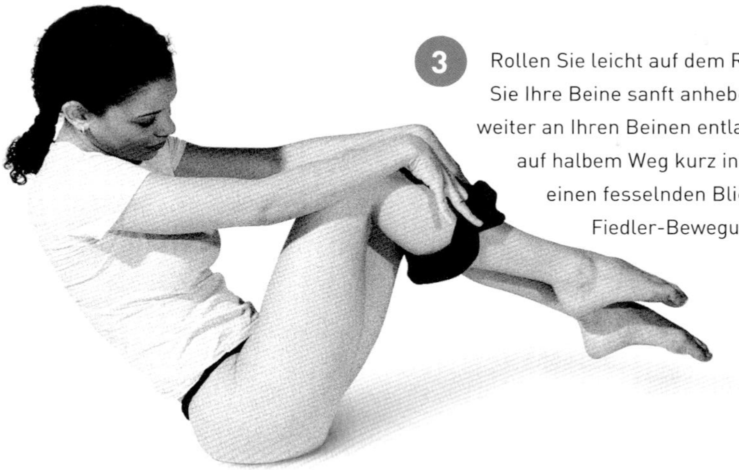

3 Rollen Sie leicht auf dem Rücken nach hinten, indem Sie Ihre Beine sanft anheben. Ziehen Sie die Shorts weiter an Ihren Beinen entlang nach unten. Sie können auf halbem Weg kurz innehalten, Ihrem Gegenüber einen fesselnden Blick zuwerfen und einige Fiedler-Bewegungen (→ Seite 62) machen.

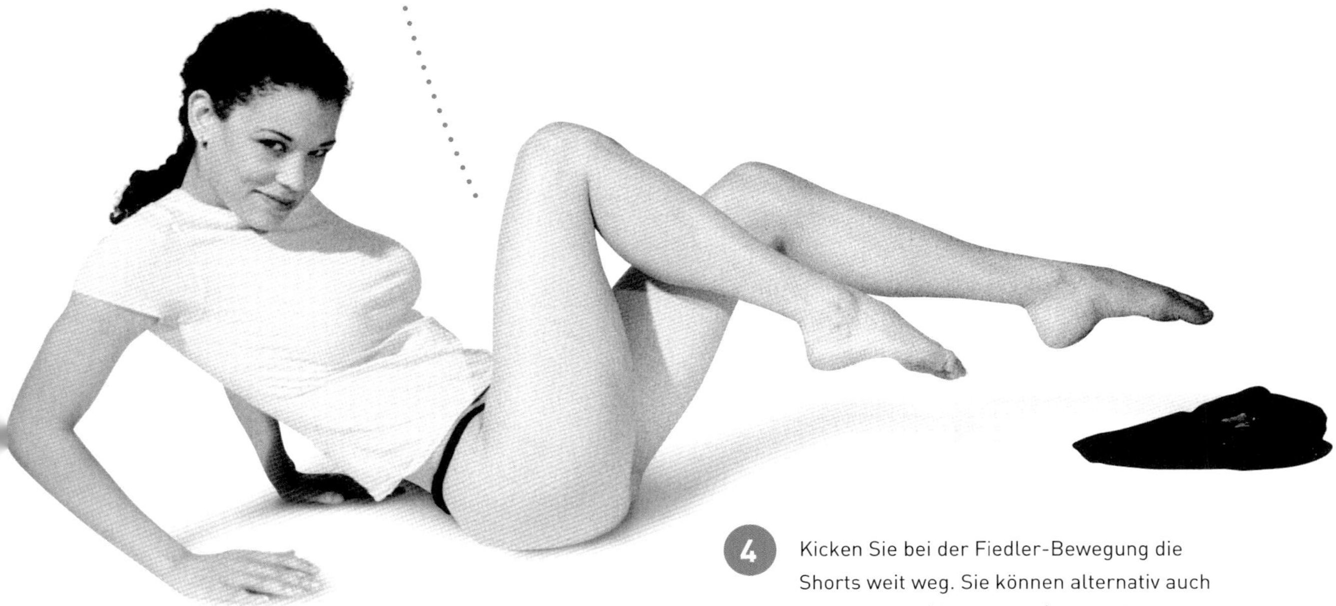

4 Kicken Sie bei der Fiedler-Bewegung die Shorts weit weg. Sie können alternativ auch in den Katzengang (→ Seite 108) übergehen und aus Ihren Shorts herauskriechen.

RAUS AUS DER HOSE!

Wegen des steifen, schweren und unflexiblen Stoffes ist die Jeans das Kleidungsstück, das am schwersten auszuziehen ist. Doch genau das lässt die Hose so heiß aussehen. Und weil viele Frauen im Alltag Jeans tragen, bekommen Sie beim Ausziehen einer ebensolchen den Look des bösen Mädchens von nebenan. Denken Sie daran, dass Sie vor dem Jeans-Strip die Schuhe ausziehen müssen.

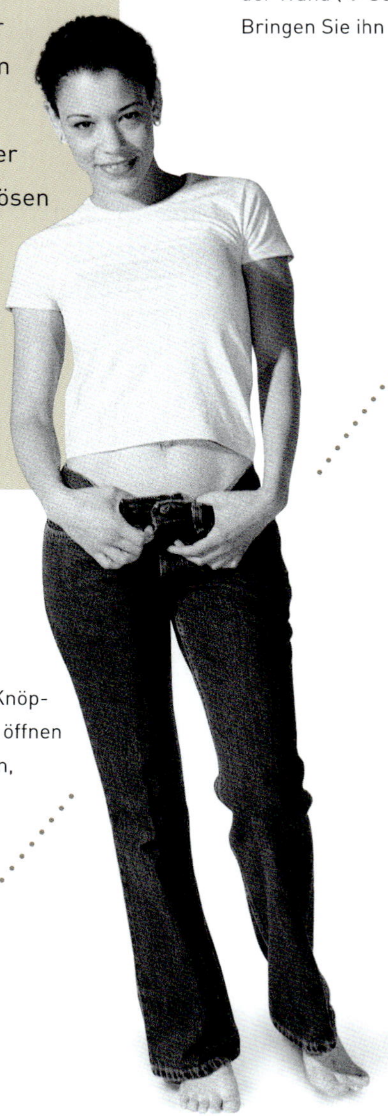

1 Beginnen Sie im Stehen. Knöpfen Sie die Jeans auf oder öffnen Sie den Reißverschluss langsam, flirten Sie dabei.

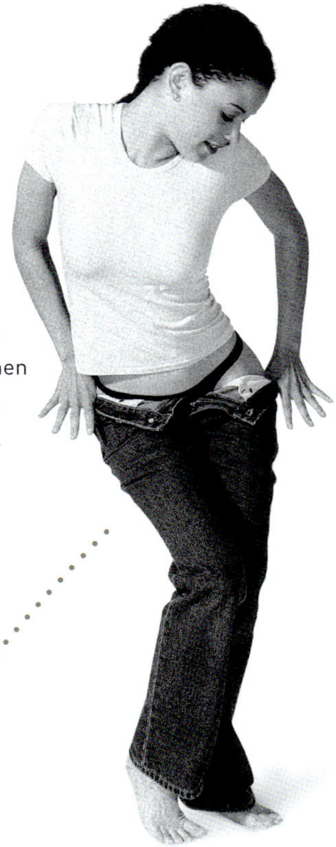

2 Stecken Sie Ihre Daumen in den Hosenbund und kreisen Sie Ihre Hüfte, während Sie Ihre Jeans nach unten ziehen. Richten Sie sich nach seinen Reaktionen: Spielt er den Coolen, halten Sie die Jeans halb offen und beginnen Sie mit einigen Bewegungen an der Wand (→ Seite 114 bis 122). Bringen Sie ihn ins Schwitzen!

HEISSER!

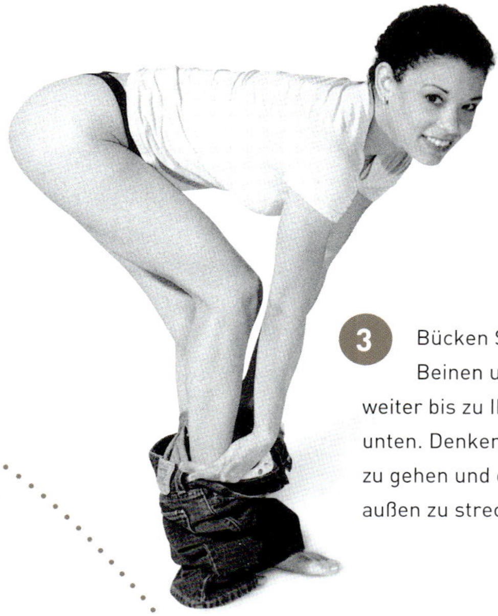

3 Bücken Sie sich mit fast gestreckten Beinen und schieben Sie die Jeans weiter bis zu Ihren Fußgelenken nach unten. Denken Sie daran, ins Hohlkreuz zu gehen und den Po beim Bücken nach außen zu strecken.

Alles ist gut

Zerbrechen Sie sich beim Strippen nicht so sehr den Kopf über mögliche Fehler. Das Strippen lebt von der Intuition, dem Timing und der Spontaneität. Konzentrieren Sie sich auf Ihre Sinnlichkeit und führen Sie das Spiel mit all Ihren Möglichkeiten zu Ende. Lassen Sie sich nicht davon beeindrucken, wenn sich Ihre Beine in der Jeans verheddern. Sie können mit den halb ausgezogenen Jeans Bodenübungen machen und vielleicht wird er denken, dass das die erotischste Sache ist, die er je gesehen hat. Ich hatte einmal eine Schülerin, die beim Kriechgang auf dem Boden in Richtung Lap-Dance-Stuhl einen Schuh verloren hat. Nach einem Moment der Panik, legte sie einen »Mir doch egal!«-Gesichtsausdruck auf, zog den anderen Schuh aus und warf ihn so durch den Raum, dass er versehentlich durch die klirrende Fensterscheibe meines Studios flog. Der ganze Kurs platzte vor Lachen. Es war einer der charmantesten (und teuersten) Strips, die ich je gesehen habe.

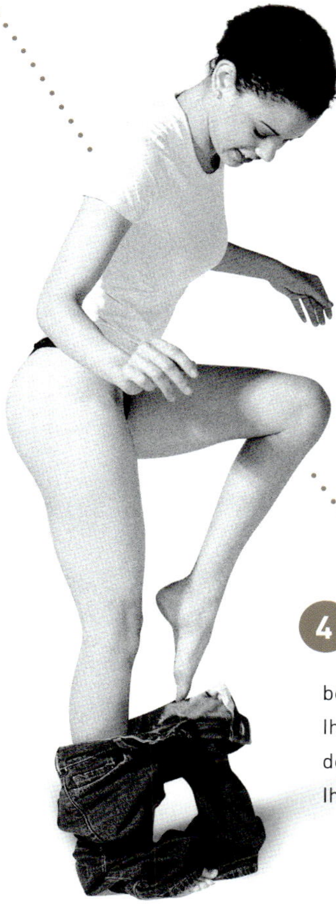

4 Und nun der knifflige Part: das Aussteigen aus der Jeans. Halten Sie den unteren Teil Ihres linken Hosenbeins mit dem rechten Bein am Boden fest, während Sie mit Ihrem linken Bein aussteigen. Halten Sie danach die Hose mit dem nun freien linken Bein am Boden fest, während Sie mit Ihrem rechten Bein heraussteigen.

DIE KRÖNUNG

Darauf hat er gewartet. Es ist Ihre Trumpfkarte, das Ass in Ihrem Ärmel, zumindest metaphorisch gesehen. Bis jetzt sind wir ganz schön weit gekommen, deshalb ist es sehr wichtig, nun mit dem Rücken zu ihm gekehrt zu beginnen.

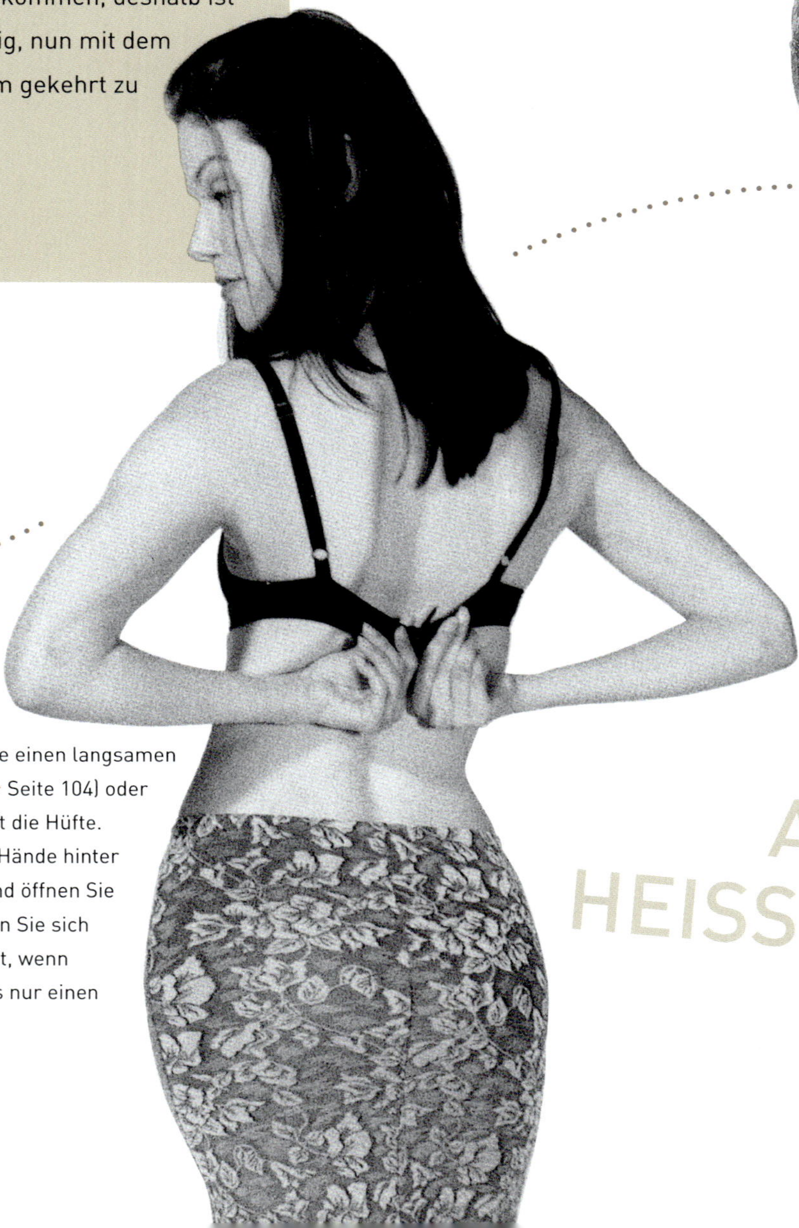

1 Machen Sie einen langsamen S-Walk (→ Seite 104) oder kreisen Sie sanft die Hüfte. Bringen Sie die Hände hinter Ihren Rücken und öffnen Sie Ihren BH. Lassen Sie sich richtig lange Zeit, wenn der BH mehr als nur einen Haken hat.

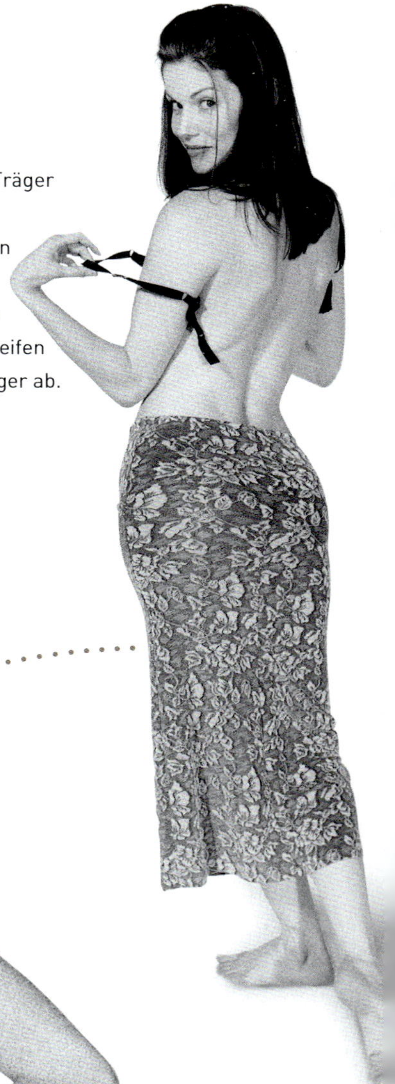

2 Ziehen Sie einen BH-Träger von Ihrer Schulter ab. Wenn der Träger fällt, werfen Sie Ihrem Zuschauer einen Blick über die nackte Schulter zu: »Gefällt dir das?« Streifen Sie danach den anderen Träger ab.

AM HEISSESTEN

3 Wenn Sie fertig sind, nehmen Sie den BH in eine Hand und lassen ihn verspielt auf den Boden hinter sich fallen.

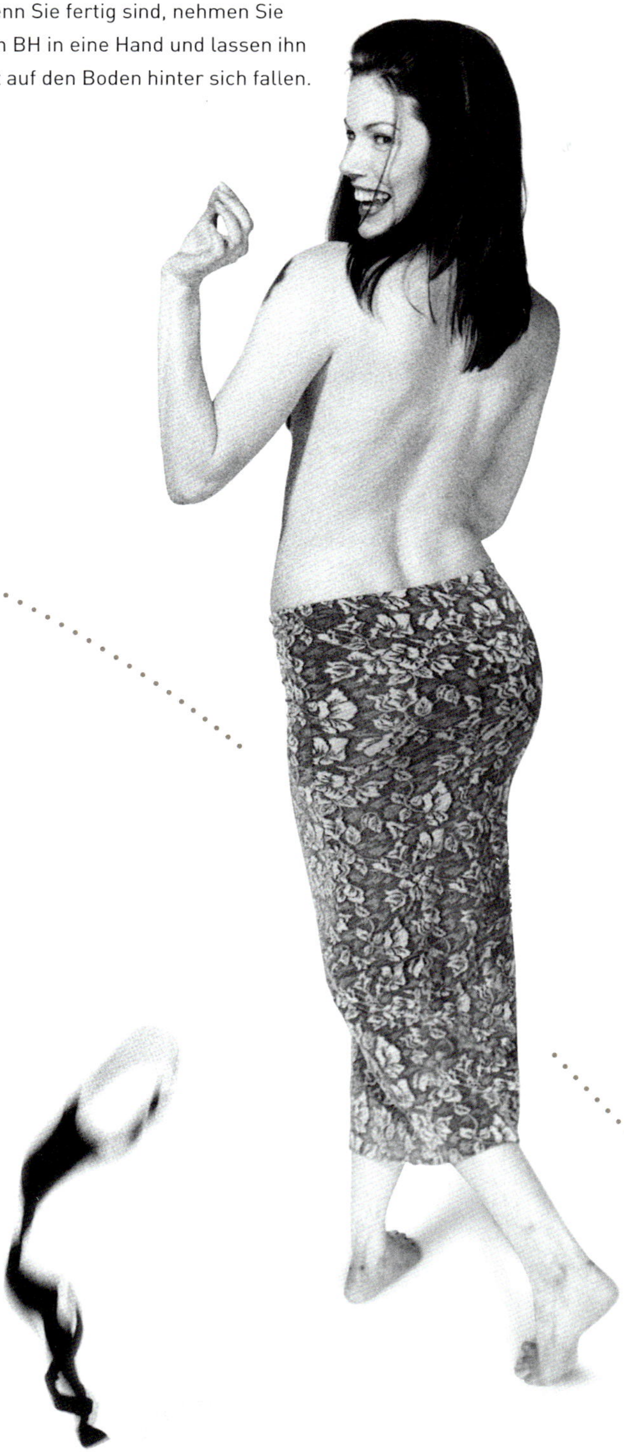

Der Junge kann nichts dagegen tun

Der Körper einer Frau kann einen Mann vor Lust schwach werden lassen. Er kann die Reaktionen seines Körpers nicht verbergen, wenn er den halbnackten Körper einer Frau sieht. Unabhängig von unserer Kleidergröße oder der spezifischen Form unseres Körpers haben wir Frauen alle diesen Reiz. Es ist ein Teil dessen, was wir sind, ein Teil dessen, für was unsere Körper, biologisch gesehen, vorgesehen wurden. Es ist kein Recht, das nur Filmstars oder Stripperinnen vorbehalten ist. Es ist ein Geschenk, das jede Frau auf dieser Welt in sich trägt. Wenn wir uns dieser Reaktion und der Auswirkung unserer Kraft bewusst sind, bedeutet das, dass wir genau das zelebrieren sollen, was uns einst gelehrt wurde zu verbergen und zu verharmlosen. Unsere Sexualität ist ein einzigartiger, weiblicher Ausdruck von Kraft und wer diese Kraft weise trainiert, entwickelt sie zu einer Quelle der Stärke, des Selbstvertrauens, der Intimität und der Freude.

4 Bedecken Sie Ihre Brüste mit beiden Handflächen, drehen Sie sich um und gehen Sie auf ihn zu. Lassen Sie Ihre Hände sanft und langsam nach unten gleiten; Ihre Handflächen ruhen weiterhin unter Ihrer Brust, während Sie sie zur Schau stellen.

DER TRICK MIT DEM »G«

Dieser Trick wird mit zwei G-Strings durchgeführt und ist ein totaler Publikumsrenner. Der untere G-String ist ein hautfarbener Stringtanga, der die Hüfte umspielt; darüber tragen Sie einen G-String, der seitlich gebunden wird, sodass es aussieht, als würden Sie nur diesen einen G-String tragen.

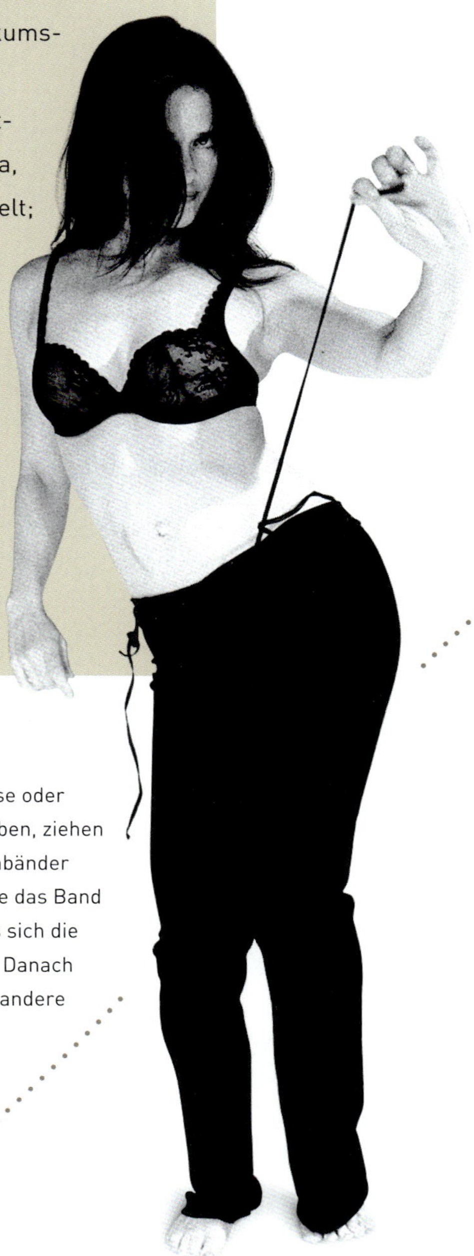

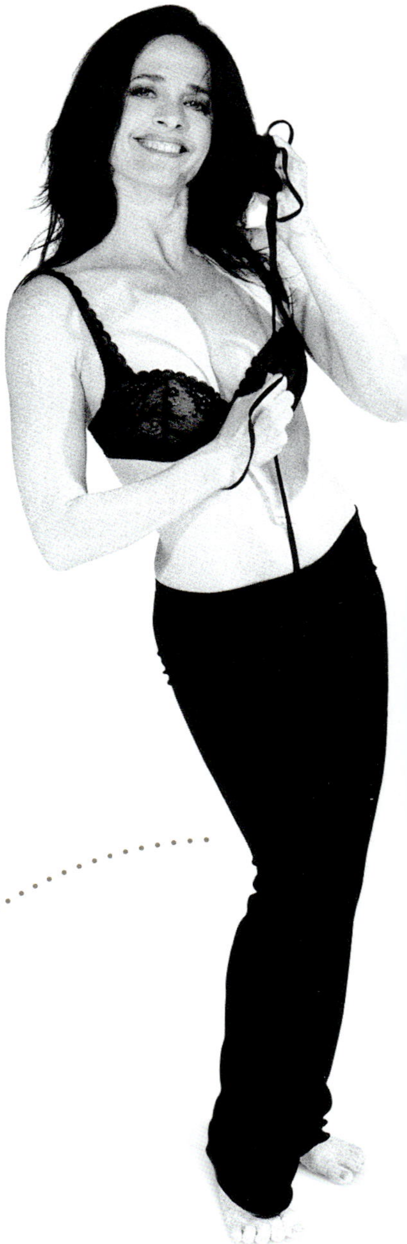

1 Wenn Sie Ihre Hose oder Shorts noch anhaben, ziehen Sie an einem der Seitenbänder Ihres Strings; ziehen Sie das Band langsam nach oben, bis sich die Schleife von allein löst. Danach öffnen Sie langsam die andere Seite.

KNISTERND!

2 Ziehen Sie beide Bänder nach vorne und halten Sie sie mit Ihren Händen nach oben. Beginnen Sie, mit Ihrer Hüfte in großen, vollen Bewegungen zu kreisen; dabei ziehen Sie die Bänder weiterhin nach oben, sodass der String vorne aus der Hose herausrutscht.

INFO: Es ist sehr wichtig, einen anderen Tanga unter dem G-String zu tragen, denn – autsch! – das könnte wehtun!

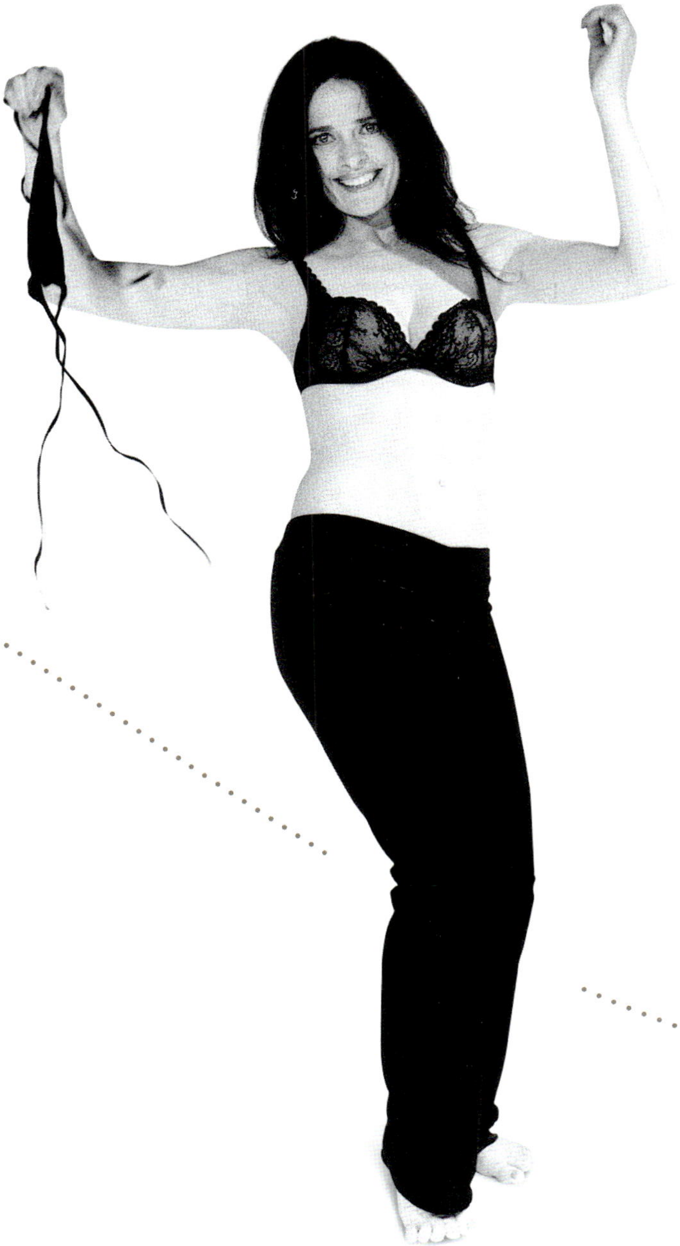

Weg mit dem G-String!

Wenn Sie einen Vollstrip hinlegen, werden Sie wahrscheinlich Ihren Tanga, G-String oder Slip ausziehen. Ziehen Sie die Schnüre des G-Strings weit über die Hüfte nach oben und spielen Sie damit. Beginnen Sie dann, den String mit den Fingern süße Zentimeter um Zentimeter nach unten über Ihren Po und Ihren Hüfte zu ziehen. Lassen Sie ihn los – weg mit dem G-String! – und kreisen Sie einige Male schön langsam mit Ihrer Hüfte. Schlängeln Sie den G-String weiter nach unten zur Mitte Ihres Pos. Halten Sie inne und werfen Sie Ihrem Gegenüber einen Blick zu, der sagen will: »Bist du bei mir?« Er wird es sein! Fassen Sie an beide Seiten des Strings und ziehen Sie den String bis unter Ihren Po. Beugen Sie sich mit gestreckten Beinen und flachem Rücken nach vorne und schieben Sie den G-String ganz nach unten zum Boden hin. Ab hier sind Sie sich selbst überlassen.

Die etwas andere Garderobe

Wenn Sie Ihr erotisches Wesen einkleiden, vergessen Sie nicht, dass es auch andere Kleidungsstücke, Anzüge und Accessoires gibt, die Sie schichtweise über Ihr Basis-Outfit anziehen können, um den Strip hinauszuziehen. Zum Beispiel Tücher, wenn Sie in die Rolle einer erotischen Jet-Set-Lady schlüpfen, Hüte für die Eleganz, Handschuhe für das Geheimnisvolle, Perlen und Schultertücher für die Zigeunerin oder das Bauernmädchen, Sonnenbrillen für den aristokratischen Jackie-O.-Look.

Eine meiner Schülerinnen tanzt in Plateau-Sneakern und einem grauen Kapuzenshirt mit aufgezogener Kapuze. Und aus der Verpackung entspringt eine barfüßige, kurvenreiche Schönheit in schwarzer Seiden- und Rüschenunterwäsche. Sie ist extrem lustig und unglaublich sexy zugleich. Eine andere Schülerin trägt immer gelb-orangefarbene, gestreifte Zehenkniestrümpfe (fragen Sie nicht warum). Und auch wenn sie beim Strippen bereits ihren BH und ihren Slip ausgezogen hat, enthüllt sie ihre Unterschenkel noch nicht. Man kann darauf wetten, dass ihr Freund, für den sie gestrippt hat, nur ihre Beine sehen will! Mann! Ich muss sie nicht verstehen. Ich liebe sie nur.

Denken Sie daran, alles, was Sie anziehen, können Sie auch wieder ausziehen. Haben Sie Spaß, spielen Sie und seien Sie mutig! Doch wenn etwas nicht wirklich zu Ihnen passt, dann machen Sie es auch nicht. Sie können nur das sein, was Sie sind, und nicht eine zusammengebastelte Idee dessen, was als sexy gilt.

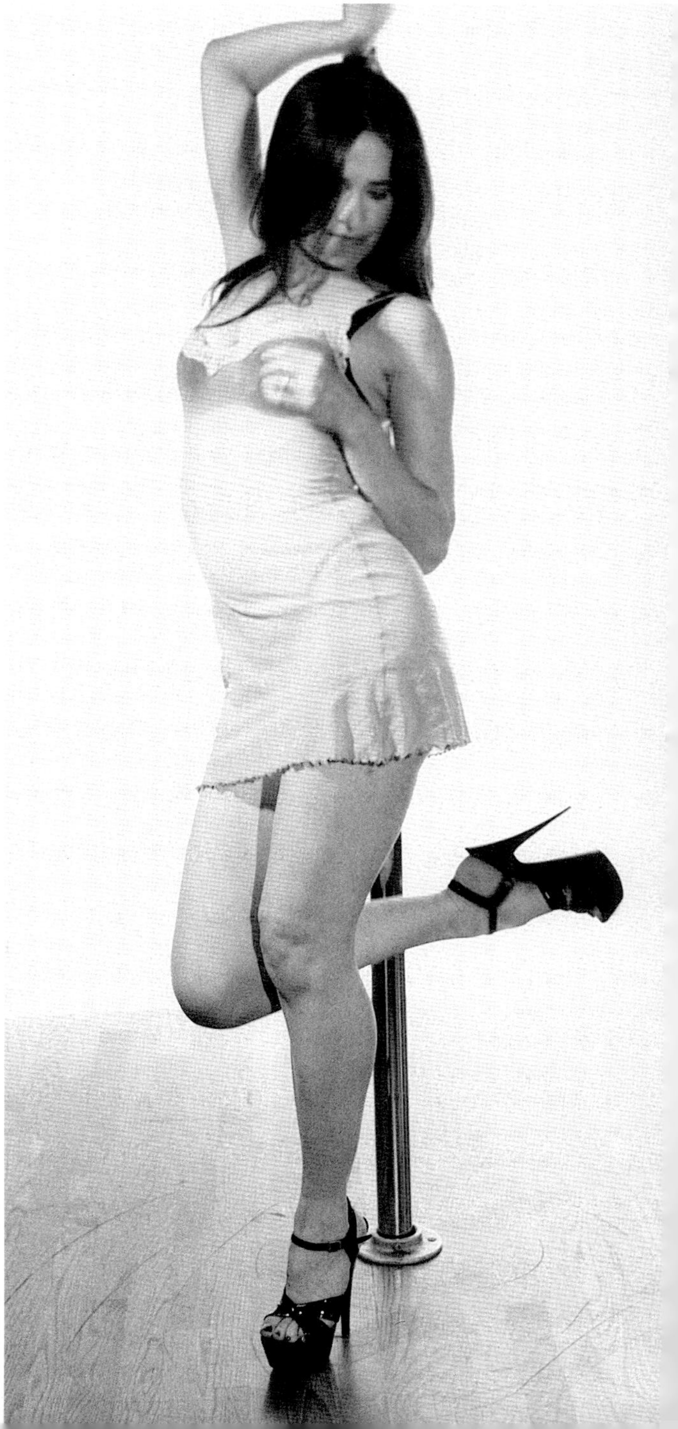

Der Lap-*Dance*

Ich würde nie einen Lap-Dance für einen Mann machen, mit dem ich nicht äußerst intim gewesen bin. Man tut so etwas einfach nicht. Der Lap-Dance ist die ultimative Verführung, der Teil Ihres Strips, der die größte Erwartung und Vorfreude in sich birgt, der Teil, der sehr wahrscheinlich zum Geschlechtsverkehr führt. Anders als die restlichen Bewegungen, die fast ein Solo-Erlebnis sind, ist der Lap-Dance interaktiver und intimer, so als würden Sie beide zusammen tanzen.

Nichtsdestotrotz tanze ich oft vor einem leeren Stuhl. Wenn Sie allein üben, haben Sie die Möglichkeit, Ihre eigene sinnliche Verspieltheit zu erspüren und das verbessert Ihr Workout. Wenn Sie zum Beispiel Ihren Oberkörper kreisen, ist das – abgesehen vom Pole-Dance – eine der besten Übungen, die ich kenne, um die Muskulatur in den Oberarmen zu kräftigen.

Betrachten Sie den Lap-Dance als das Versprechen einer bekleideten Körper-an-Körper-Massage. Sie werden ständig – außer bei der Körperrutsche (→ Seite 158) – über seinem Körper schweben. Wenn Sie mehr Kontakt wünschen, können Sie ihn haben, doch die berauschendste Annäherung ist die, über seinem Körper zu schweben, sein Gesicht mit Ihrer Anwesenheit, mit Ihren schwebenden Brüsten, Ihrem Atem, Ihren Haaren aus wunderbarer, fast unerreichbarer Nähe zu betören.

Was Sie brauchen, ist ein Sessel, ein CD-Player und einen willigen (Du machst wohl Scherze, oder?) Partner. Kerzen sind optional.

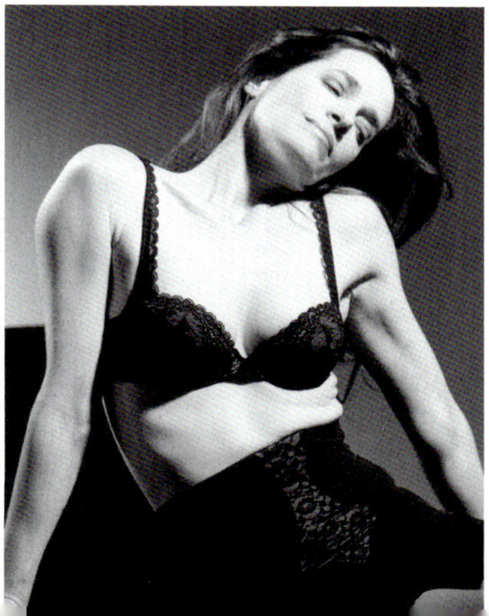

PLAYLIST

Musik zum Anfassen

Suchen Sie sich die Musik aus, die die Intimität für den Lap-Dance heraufbeschwört. Vielleicht ziehen Sie ruhigere, meditative Musik vor oder ein Lied, bei dem Sie und Ihr Partner in der Vergangenheit miteinander getanzt (oder geschlafen) haben. Nachfolgend finden Sie die Musik zum Anfassen, die ich mag.

- **NORAH JONES:** Come Away With Me (alle Titel auf diesem Album)
- **BILL WITHERS:** Greatest Hits »Lean on Me«, »Aint't no Sunshine«
- **SHAGGY:** Lucky Day »Strength of a Woman«
- **MASSIVE ATTACK:** Mezzanine »Teardrop«, »Angel«
- **SLY AND THE FAMILY STONE:** The Anthology »Que Será, Será – Whatever Will Be, Will Be«

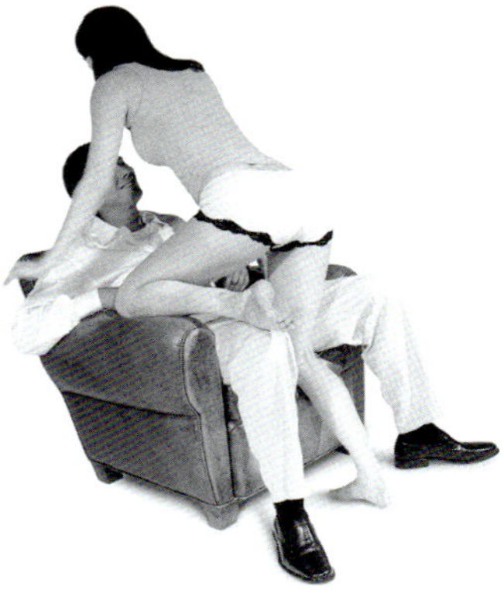

Der Berg und das Kreisen vor dem Gesicht

Beginnen Sie mit einem S-Walk (→ Seite 104) oder einem Katzengang (→ Seite 108 und 110) in Richtung seines Sessels. Halten Sie sich an den Armlehnen fest und legen Sie Ihr rechtes Knie auf den Sessel zwischen seine Knie. Halten Sie sich an der Rückseite des Sessels hinter seinen Schultern fest und ziehen Sie sich hoch. Legen Sie nun Ihr linkes Knie auf die linke Armlehne, sodass sein Knie zwischen Ihren Beinen ist. Halten Sie sich an der Rückenlehne fest, gehen Sie ins Hohlkreuz und kreisen Sie langsam und sinnlich mit Ihren Brüsten um sein Gesicht herum. Kreisen Sie langsam und verführerisch, sodass Sie sein Gesicht fast berühren.

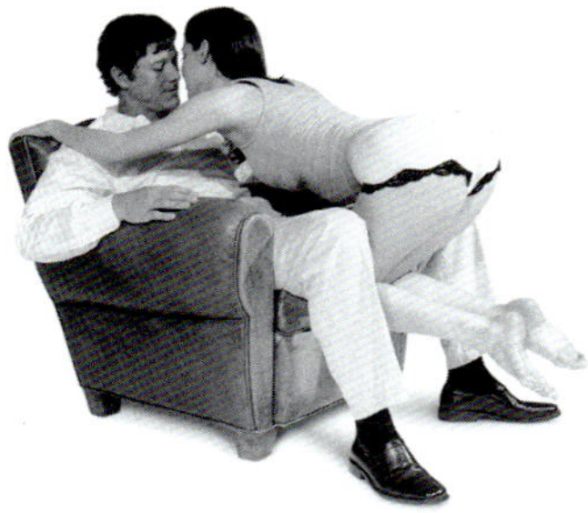

Der Beinahe-Kuss und das Nasenreiben

Der Beinahe-Kuss kündigt den Reiz eines Kusses an, aber nicht dessen Erfüllung. Schauen Sie sich seinen Mund sehnsuchtsvoll an, während Sie sich mit Ihrem Gesicht dem seinen nähern. Wenn Ihre Lippen ungefähr drei Millimeter von seinen Lippen entfernt sind, wenden Sie sich zur Seite und schmiegen Ihren Kopf an seinen an. Riechen Sie an seinem Nacken; Ihre Haare und Ihre Haut berühren dabei seinen Wange, Ohren und Schultern.

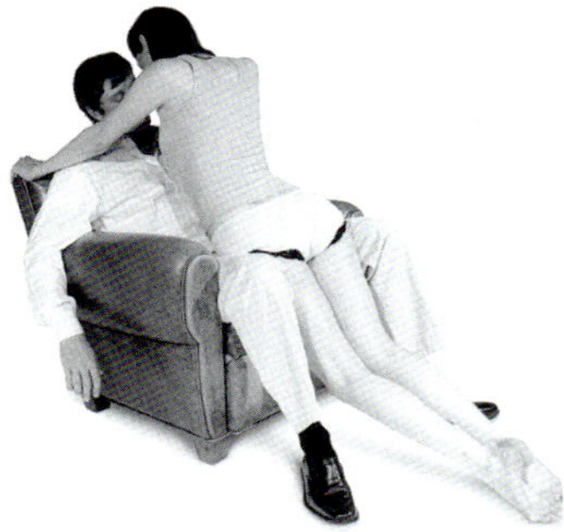

Die Körperrutsche

»Reiten« Sie auf ihm. Dabei blicken Sie ihn an und legen Ihre Hände auf die Rückenlehne hinter ihm. Ihre Beine liegen gerade zwischen seinen. Drücken Sie Ihre Hüfte und Ihren Körper an seine Brust und seinen Bauch. Gleiten Sie kreisend an seinem Körper hinunter, sodass er Ihr Becken, Ihren Bauch und Ihre Brüste fühlen kann.

Stützen Sie sich dann auf Ihren Armen ab, lösen die Knie und gleiten Sie langsam und mit leicht gebeugten Knien nach unten, bis Sie am Boden angekommen sind.

Wilde Jungs

Während Sie Ihren Mann wahnsinnig machen, soll er stets spüren, wer die Kontrolle hat. Bevor Sie zu tanzen beginnen, nehmen Sie seine Hände in Ihre und legen Sie sie vorsichtig in seinen Schoß. Ist er ein gefühlsduseliger Typ, der seine Finger nicht im Griff hat, müssen Sie seine Handgelenke möglicherweise mit seiner Krawatte zusammenbinden. So werden Sie ihm die Finger nicht versehentlich mit Ihren Knien zusammenquetschen. Und Sie lassen ihn wissen, dass Sie für alles vorgesorgt haben.

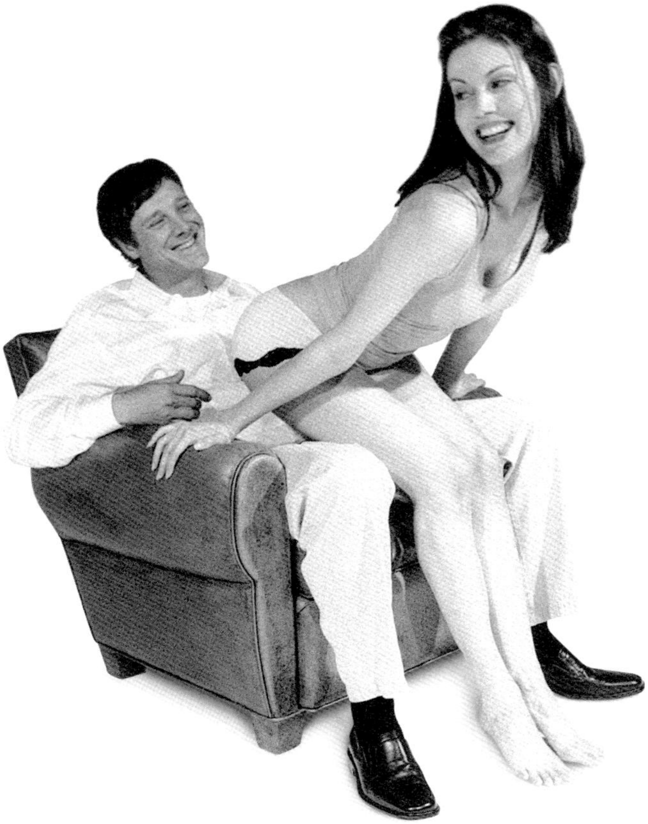

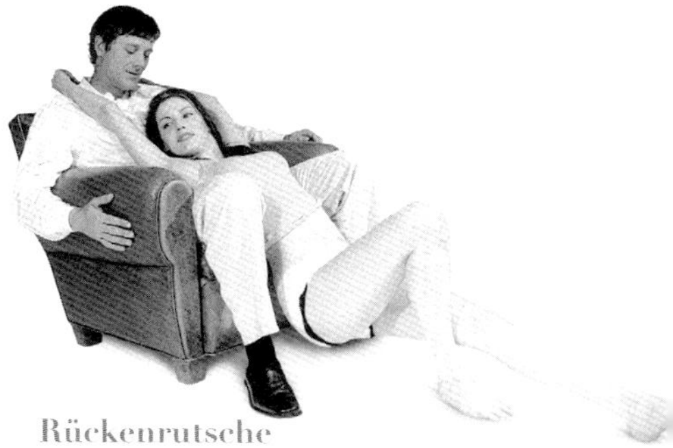

Rückenrutsche und Po-Stoß

Die Rückenrutsche ist die stärkste Berührung zwischen seinem und Ihrem Körper. Setzten Sie sich auf seinen Schoß oder zwischen seine Oberschenkel und lassen Sie Ihren Kopf nach hinten auf seine Schultern fallen. Rutschen Sie nach unten zwischen seine Beine, während Ihr ganzes Gewicht auf ihm lastet; beugen Sie die Knie, wenn Sie am Boden ankommen. Strecken Sie die Beine aus, wenn Ihr Körper am Boden angekommen ist und setzen Sie sich zwischen seine Knie.

Als Alternative können Sie sich mit dem Po von ihm abstoßen, vor allem, wenn er auf Pos steht. Stoßen Sie Ihr Gewicht von den Armlehnen aus ab, bleiben Sie dabei im Hohlkreuz; Ihr Körper ist nach vorne, parallel zum Boden gerichtet. Strecken Sie langsam Ihre Beine aus und richten Sie Ihren Oberkörper wieder auf.

Beckenschütteln und Beckenkreisen

Diese beiden klassischen Bewegungen des Lap-Dance-Repertoires sind nicht gerade die feinsten Bewegungen, aber sie sind sehr wirkungsvoll. Sie werden sehen, dass es einen Grund dafür gibt, dass sie so erfolgreich sind. Stehen Sie mit dem Rükken zu ihm vor dem Sessel. Legen Sie die Arme auf die Armlehnen, gehen Sie ins Hohlkreuz und senken Sie Ihren Po ab, sodass er etwa drei Zentimeter über seinem Schoß schwebt. Ihre Füße sollten dabei immer noch auf dem Boden bleiben.

Beckenschütteln: Während Sie die Ellenbogen beugen und Ihr Gewicht auf den Händen abstützen, schwingen Sie Ihre Hüfte langsam nach hinten und nach vorne, sodass Ihr Po (oh, welche Qual!) seinen Schritt fast streift.

Beckenkreisen: Stützen Sie Ihr Gewicht wieder auf Ihren Armen ab und kreisen Sie Ihren Po in weiten Kreisen über seinem Schoß.

Der *Veränderungsprozess*

Okay, nun haben Sie sich einige richtig fundierte Kenntnisse über die Macht Ihres Körpers angeeignet. Auch wenn Sie ganz allein geübt haben, haben Sie einen Ihrer verborgenen Teile erblickt. Alte Hemmungen, die Ihre erotische Kraft unterdrückt haben, liegen nun stapelweise auf dem Boden um Sie herum. Und Sie sind demzufolge viel freier, selbstsicherer und viel mehr Sie selbst.

Sie werden vielleicht niemals für einen Mann tanzen oder strippen: Doch wichtig ist das, was Sie über sich selbst und Ihre Ausdrucksfähigkeit erfahren haben. Das Wissen, wie ein Lap-Dance auszusehen hat, sollte Ihnen das gleiche prickelnde Gefühl von Verruchtheit und den Mut verleihen, den Ihnen das Tragen eines französischen Spitzen-BHs unter Ihrem Morgenmantel gibt. Das muss niemand erfahren, aber Sie werden sich, jetzt wo Sie Ihren sinnlichen Reiz entdeckt haben, ein bisschen unwiderstehlicher, kraftvoller und berauschender finden. Es ist ein großartiges Gefühl zu wissen, dass Sie die Macht haben, einen Mann durch seine Begierde schwach werden zu lassen. Eine meiner Schülerinnen, die den ganzen Tag als Ingenieurin unter Männern arbeitet, bekommt jedes Mal einen gewaltigen Kick, wenn Sie weiß, dass sie deren ungeteilte (und gefesselte) Aufmerksamkeit in jedem beliebigen Augenblick, den sie sich denken kann, bekommen kann (obwohl sie nicht aufgrund dieses Wissens handelt). Ich hoffe, dass Sie letztendlich eine Veränderung an Ihrem Körper wahrgenommen haben. Ich habe so oft beobachtet, dass meine Schüler ihren Körper durch den S-Faktor wiedergefunden und neu geformt haben. Das Tolle daran ist, dass diese Veränderungen nicht durch Selbstkritik oder Selbstverleugnung zustandekommen – sondern genau durch das Gegenteil. Die Kleidergröße einer meiner Schülerinnen hat sich nach 16 Wochen Unterricht von Größe 44 auf Größe 38 verändert. Sie hatte zuvor viele Diäten und Fitnessübungen ausprobiert, aber durch die Freude und das Vertrauen, das ihr der Strip-Workout vermittelt, eilte sie jeden Tag nach ihrem Job als Lehrerin nach Hause, um ihre Übungen zu machen. Ihr Gewichtsverlust ist ein Nebenprodukt ihrer Reise. Das geschieht nur dann, wenn Sie Ihren Körper wirklich so lieben, dass Sie die Kraft haben, ihn zu verändern – oder ihn so anzunehmen, wie er ist.

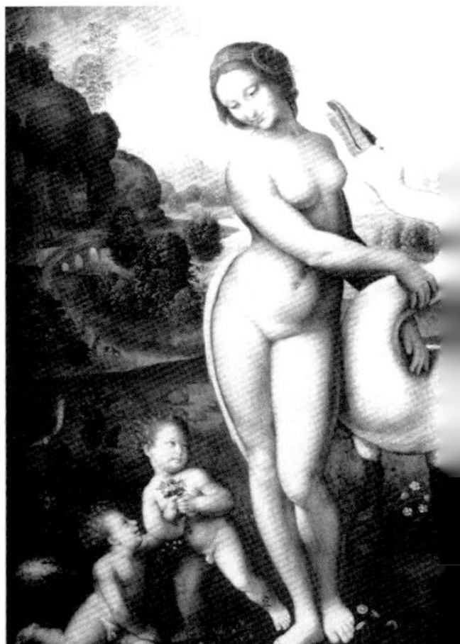

Rechts: Leda und der Schwan, nach Leonardo da Vinci, um 1505–1510.
Seite 161: Zwei Badende, Pierre-Auguste Renoir, 1896

MEIN TAGEBUCH

Das Akt-Bewusstsein

Eines der wichtigsten Dinge, die einem bewusst werden, wenn man die Kunstgeschichte betrachtet, ist die Veränderung des Idealbildes weiblicher Schönheit durch die Jahrhunderte hindurch. In dieser Übung werden Sie Bilder großer Maler betrachten, um sich inspirieren zu lassen und Neues zu entdecken.

1 Besuchen Sie das Kunstmuseum oder leihen Sie sich einen Kunstband aus der Bibliothek aus. Wählen Sie drei Aktbilder oder -skulpturen aus, die Ihnen gefallen, sei es aufgrund der Pose, des Gesichtsausdrucks, des Körpers oder sogar der Umgebung. Wenn Sie möchten, können Sie sich auch für eine bekleidete Frau entscheiden, die sinnlich und anziehend aussieht.

2 Kaufen Sie Postkarten dieser Kunstwerke oder kopieren Sie Abbildungen davon und legen Sie sie in Ihr Tagebuch. Holen Sie die Bilder bei Ihrem nächsten Workout heraus. Betrachten Sie das erste Bild genau, drehen Sie sich oder positionieren Sie Ihren Körper, sodass er den des Modells widerspiegelt. Ahmen Sie die Drehung des Oberkörpers nach, die Neigung des Kopfes, das Lächeln, bis zur Position jedes einzelnen Fingers. Verinnerlichen Sie das Bild. Erlauben Sie Ihrem Körper, in diese neue Haltung zu versinken. Wie fühlt es sich an? Natürlich oder gezwungen? Sexy oder keusch? Wie Sie selbst oder fremd?

3 Wechseln Sie nun langsam aus dieser Position heraus in die Position des zweiten und dann in die des dritten Bildes.

4 Bei Ihrem nächsten Workout konzentrieren Sie sich darauf, diese Posen nachzuahmen und so nahtlos wie möglich von einer in die andere Pose überzugehen. Sehr bald werden die Posen zu Ihren eigenen.

5 Wenn Sie beginnen, bei Ihren täglichen Übungen zu improvisieren, bauen Sie einige dieser Posen mit ein. Sie werden tatsächlich selbst zu einem Kunstwerk werden.

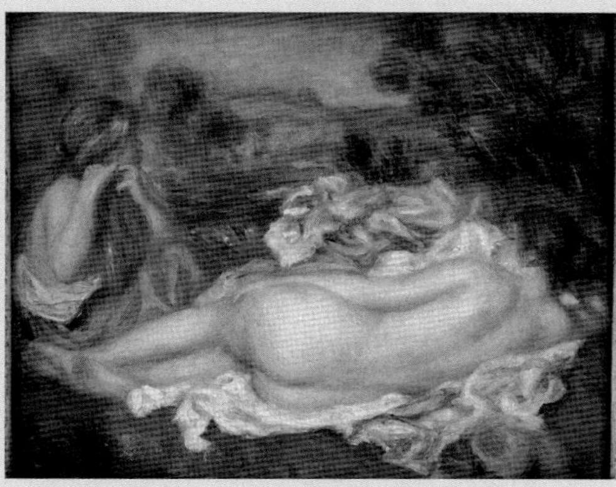

Maler, deren Kunstwerke Sie sich ansehen sollten

Degas, Renoir, Gaugin, da Vinci, Manet, Rembrandt, Rodin, Modigliani, Matisse, Schiele, Cranach, Rubens, Courbet, Ingres, Cabanel, Klimt, Velázquez, Botero, Tizian. Außerdem: antike griechische und römische Skulpturen.

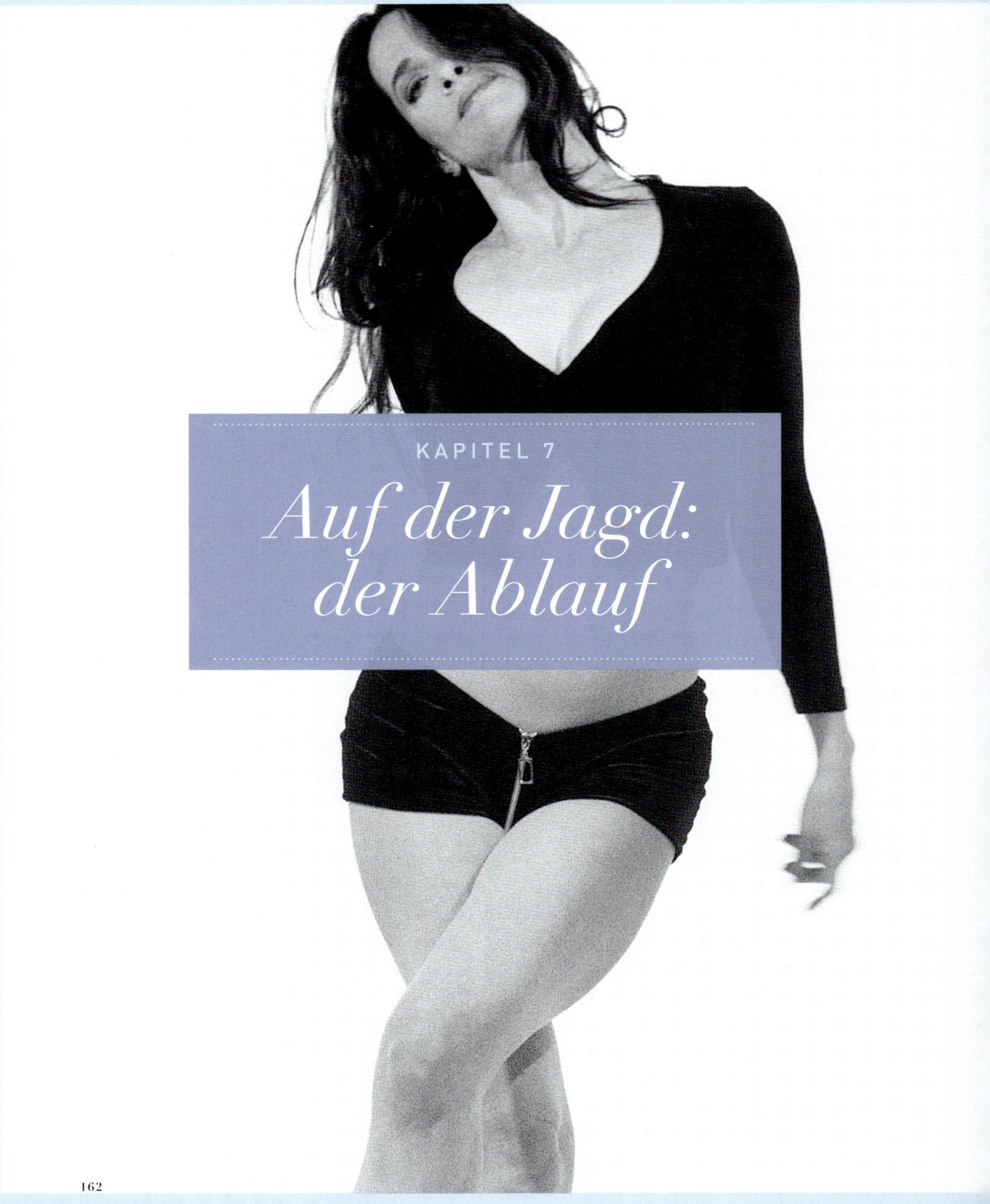

KAPITEL 7

Auf der Jagd: der Ablauf

Ihr Ziel beim S-Faktor sollte sein, mit den Bewegungen so vertraut zu werden, dass Sie durch sie mit Ihrem Körper fließend, ohne Lehrbuch und Vorlagen »sprechen« können, und nicht, dass Sie eine Sexgöttin werden. Auch wenn es wie einstudiert wirken könnte, ist das Erlernen eines festgeschriebenen Ablaufs der erste Schritt zum Ziel. So wie bei allen anderen Kunstarten müssen Sie zuerst die Regeln beherrschen, bevor Sie sie brechen oder neue entwickeln können.

In diesem Kapitel werden Sie die einzelnen bis jetzt erlernten Bewegungen zu einem einheitlichen, fließenden Ganzen verbinden. Es ist eine Gelegenheit, an den gleitenden Übergängen zu arbeiten, sodass die Übungen nahtlos ineinander übergehen. Lernen Sie jeden Teil, bevor Sie weitergehen und die nächste Übung einbauen. Wenn Sie Zweifel haben, machen Sie weniger und konzentrieren Sie sich dafür mehr. Es ist mir lieber, Sie bewegen sich weniger und haben zwischendurch wunderschöne Übergänge, statt einen steifen und statischen Übungsablauf zu entwickeln.

Üben Sie, üben Sie, üben Sie, bevor Sie Ihre Übungen vor Ihrem Partner ausführen. Wenn man zum ersten Mal vortanzt, ist das schon aufregend genug, auch ohne sich Sorgen über die nächste Bewegung machen zu müssen.

Nachdem Sie an den Übergängen gefeilt haben, beginnen Sie zu improvisieren, indem Sie einige Akzente setzen (→ ab Seite 176) und den Ablauf zu Ihrem eigenen machen.

Der nachfolgende Übungsablauf ist in vier Teile gegliedert, die sich wie die einzelnen Akte in einem Schauspiel entfalten. Der erste Akt, »Hallo, ich bin's!«, ist die Phase, in der Sie sich ihm zum ersten Mal zeigen. Im zweiten Akt, »Oh, du bist hier?«, bestätigen Sie seine Anwesenheit. In »Lass uns spielen!« werden Sie ein bisschen verspielter. Im letzten Akt, »Ich fühl mich gut, so wie ich bin!«, gehen Sie wieder in Ihre eigene Welt zurück und er spielt wieder den Voyeur.

Legen Sie Ihre Musik auf (→ Seite 165) und achten Sie darauf, dass die Dauer der Musik auch bis zum Ende der Übung ausreichend ist.

DAUER: ca. 8 Minuten

TEIL I: HALLO, ICH BINS!

Betrachten Sie sich in dieser Übungsphase als eine Königin, die allein in ihrem privaten Universum ist und nicht weiß, dass noch jemand zusieht. Geben Sie Ihrem Zuschauer Raum, um sich wohlzufühlen und ignorieren Sie ihn in diesem Teil. Das lässt Ihnen den Freiraum, in die Musik und die Bewegungen einzutauchen. Legen Sie die Musik auf und nehmen Sie sich einige Augenblicke Zeit zum Zuhören. Stellen Sie sich vor, dass die Musik warm ist, eine zähe Flüssigkeit, die über Ihrem Kopf ausgegossen wird und Ihren Körper umhüllt. Bewegen Sie zuerst die Teile Ihres Körpers, die von der Musik berührt werden: vielleicht Ihre Hände, die Hüfte oder den Kopf. Folgen Sie dem Puls der Musik und erlauben Sie ihm, Ihren ganzen Körper zu erfassen.

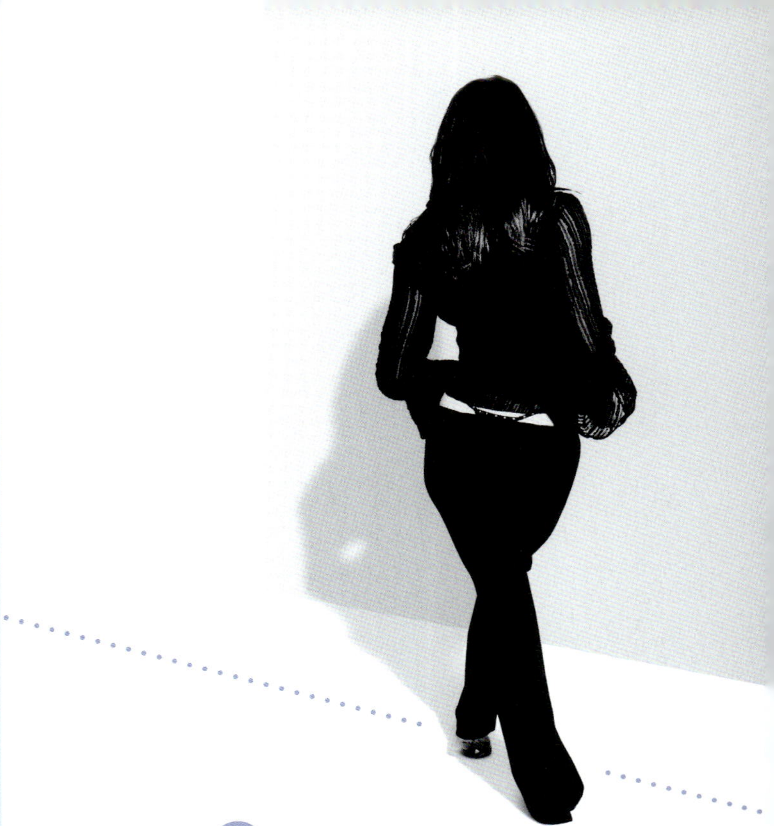

1 Gehen Sie auf die Wand zu: Lassen Sie sich Zeit. Sie gehen nicht, um irgendwo anzukommen, sondern einfach, weil es Spaß macht. Konzentrieren Sie sich auf die sanften Kurven Ihrer Waden, wenn sie sich berühren. Wenn Sie ungefähr 60 Zentimeter von der Wand entfernt sind, bleiben Sie stehen und legen die Hände auf die Wand (→ Seite 104).

PLAYLIST

Beliebte Titel

Sie werden wahrscheinlich Ihre eigenen Lieder auflegen wollen, doch hier finden Sie einige der Lieblingstitel meiner Schüler.

- **RAUL MALO** aus der Compilation: KGSR Broadcasts Vol. 10 »Every little Thing About You«
- **MAZZY STAR:** So tonight That I Might See »Fade Into You«
- **MISSY ELLIOT:** Supa Dupa Fly »The Rain«
- **PEARL JAM:** Ten »Black«, »Alive«, »Release«
- **JAY-Z:** The Dynasty »I Just Wanna Love U«, »Change the Game«

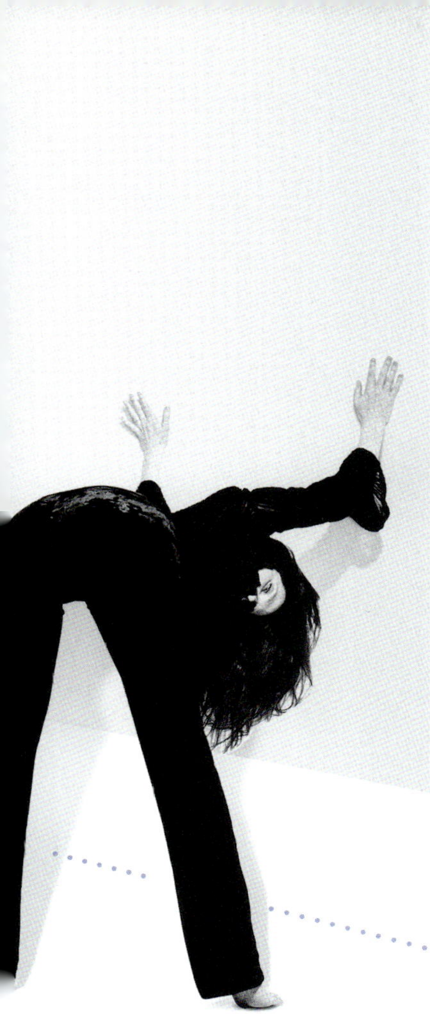

2 Die Durchsuchung: Machen Sie einen vollen, langsamen Hüftkreis nach rechts und danach wieder langsam zurück nach links. Richten Sie sich auf und lehnen Sie Ihren Körper und Ihren Kopf an die Wand (→ Seite 114).

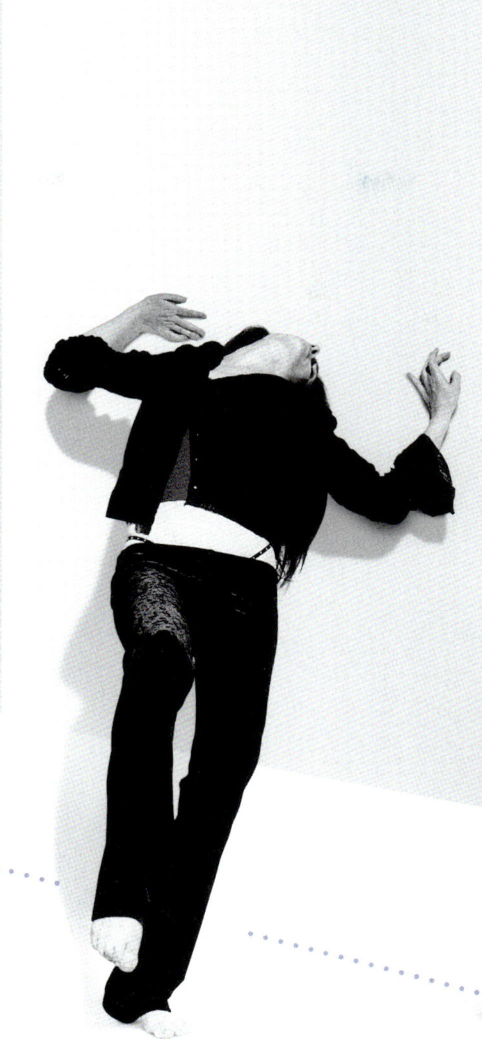

3 Die Kopfmassage mit Drehung: Drehen Sie sich auf Ihren Schultern und dem oberen Teil des Rückens. Beenden Sie die Bewegung, wenn Sie mit Ihren Schultern und dem Kopf an der Wand sind. Nur Ihre Hüfte steht von der Wand weg (→ Seite 116).

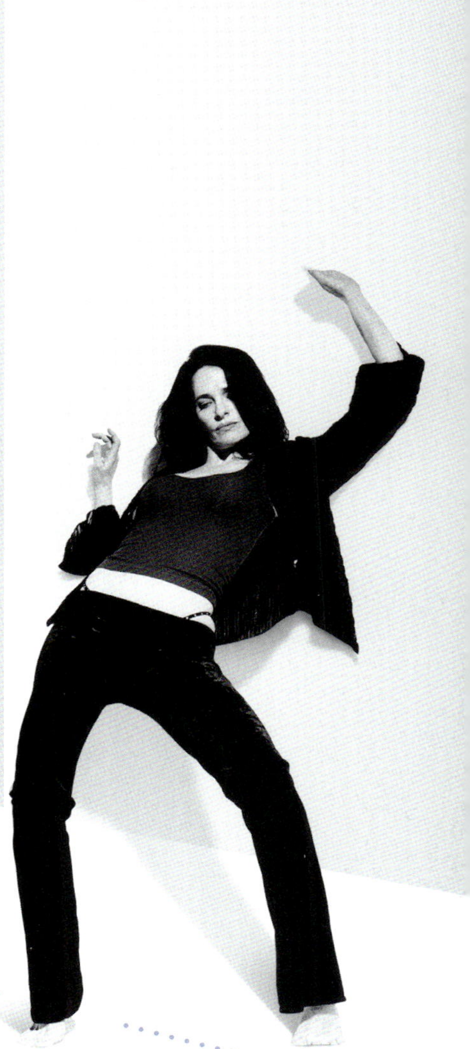

4 Hüftkreise an der Wand: Achten Sie darauf, Ihre Hüfte so weit wie möglich in jede Richtung zu schieben. Führen Sie einige langsame, große Kreise erst in die eine, dann in die andere Richtung aus (→ Seite 118).

TEIL II: OH, DU BIST HIER?

Hier entdecken Sie den Voyeur in Ihrem Boudoir, den Eindringling – jedoch ein willkommener – und Ihr Tanz nimmt fortan eine interaktivere Wende.

3 Die Banane: Während Sie jeweils ein Bein zur Decke strecken, sollten Ihr Po und die Rückseite Ihrer Beine Ihrem Zuschauer zugewandt sein (→ Seite 60).

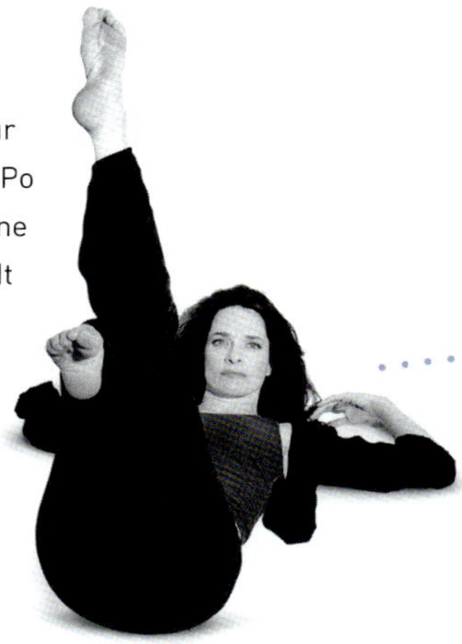

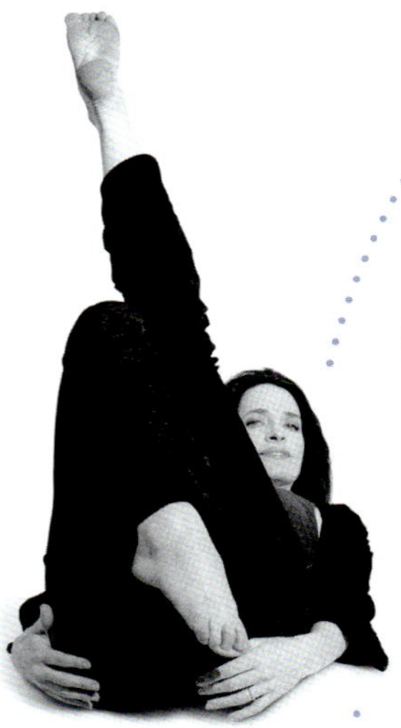

4 Der Flirt: Machen Sie zuerst im Uhrzeigersinn mit einem Bein einen Halbkreis in die eine Richtung und dann in die andere (→ Seite 66).

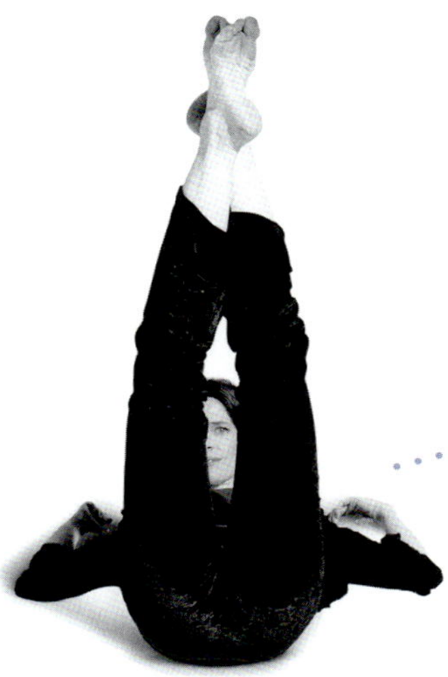

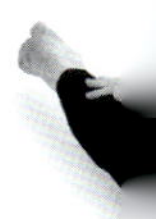

5 Der Fiedler: Bringen Sie Ihre Beine zu einem kleinen, diamantförmigen Fenster zusammen und werfen Sie ihm einen Blick zwischen den Beinen hindurch zu. Schließen Sie die Beine (→ Seite 62).

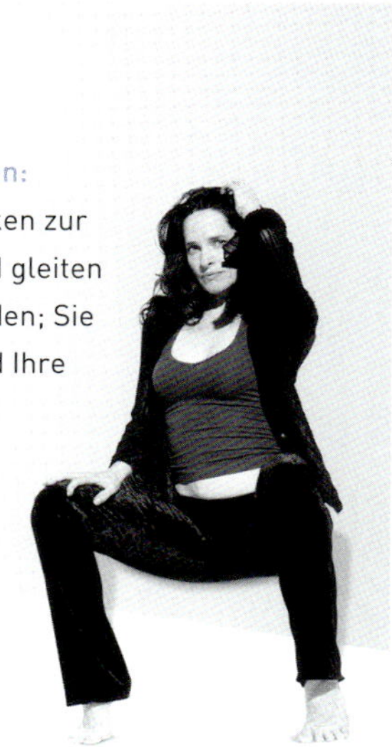

1 An der Wand herabgleiten: Stehen Sie mit dem Rücken zur Wand, beugen Sie die Knie und gleiten Sie ganz, ganz langsam zu Boden; Sie gehen dabei ins Hohlkreuz und Ihre Schultern liegen an der Wand. Fangen Sie seinen Blick ein (→ Seite 120).

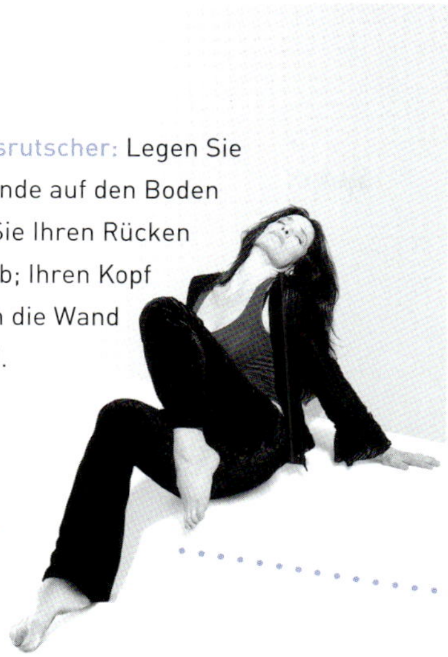

2 Der Ausrutscher: Legen Sie Ihre Hände auf den Boden und senken Sie Ihren Rücken zum Boden ab; Ihren Kopf lehnen Sie an die Wand (→ Seite 122).

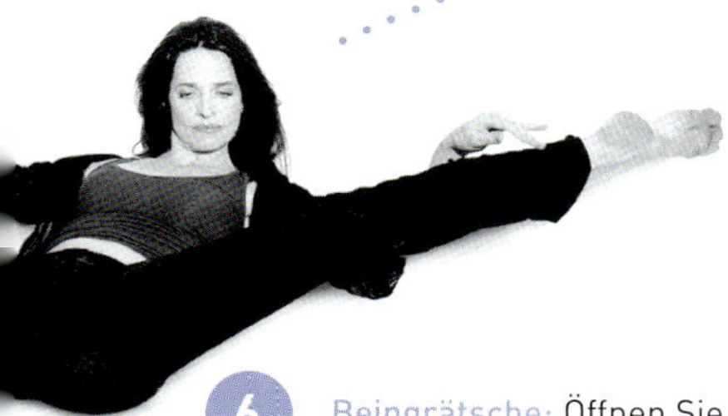

6 Beingrätsche: Öffnen Sie Ihre Beine so langsam wie möglich. Fangen Sie wieder seinen Blick ein. Dieser Moment ist ein Wagnis, eine Einladung und eine Verheißung. Führen Sie Ihre Hände langsam an den Beinen entlang nach unten in den Schritt und wieder zurück. Schließen Sie langsam die Beine (→ Seite 68).

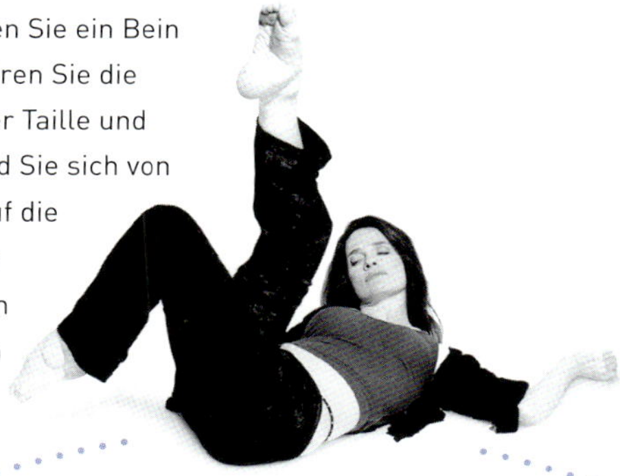

7 Überkreuzen: Kreuzen Sie ein Bein über das andere. Spüren Sie die unglaubliche Dehnung Ihrer Taille und Bauchmuskulatur, während Sie sich von Ihren Beinen genüsslich auf die Seite ziehen lassen. Halten Sie beide Schultern bis zum letzten Augenblick auf dem Boden (→ Seite 72).

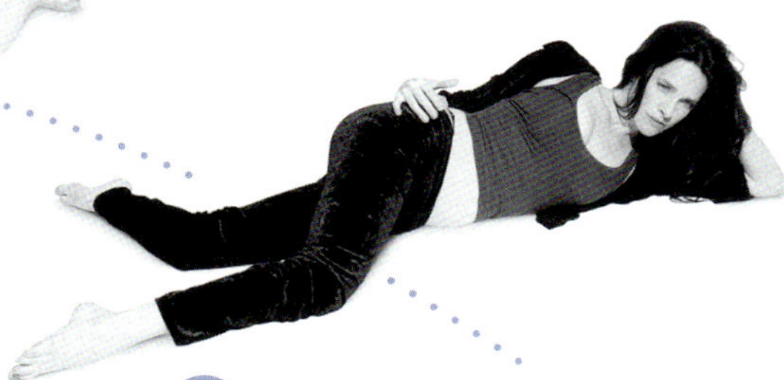

8 Die Göttin in Seitenlage: Verweilen Sie in dieser Pose. Werden Sie sich der Schönheit Ihres Pos, Ihrer Hüfte und Ihrer Taille aus diesem Blickwinkel bewusst (→ Seite 72).

9 **Die sich öffnende Blume:** Stellen Sie sich Ihr oberes Bein wie eine Blume vor, die sich in Zeitlupe öffnet, während Sie das Bein langsam zur Schulter hin strecken. Lenken Sie seinen Blick mit Ihrer Hand, indem Sie die Hand am ausgestreckten Bein nach unten gleiten lassen (→ Seite 74).

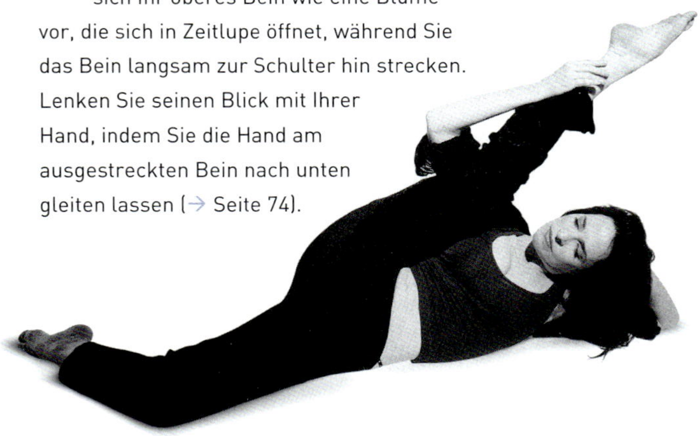

10 **Die Bauchrolle:** Senken Sie Ihre Beine ab und rollen sie nach vorne, sodass Ihre Wange auf dem Boden aufliegt. Stellen Sie sich dabei vor, eine Katze zu sein, die sich im Sonnenschein reckt (→ Seite 77).

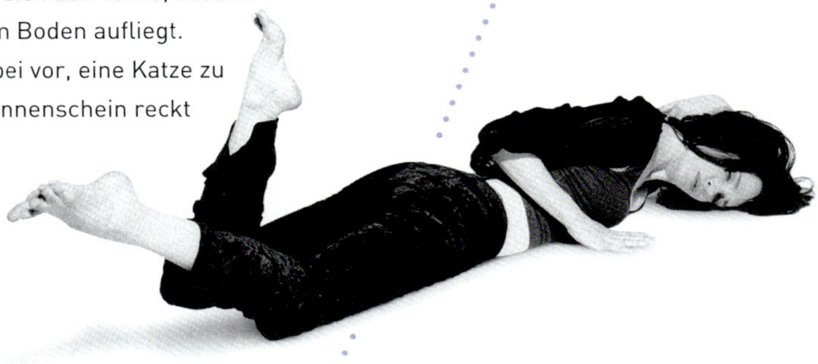

11 **Der Katzensprung:** Gehen Sie ins Hohlkreuz und strecken Sie Ihren Po langsam nach außen zur Decke hin, während Sie Brustkorb und Knie zusammenbringen. Sie könnten möglicherweise hier einen kleinen feurigen Akzent einbauen (→ Seite 78).

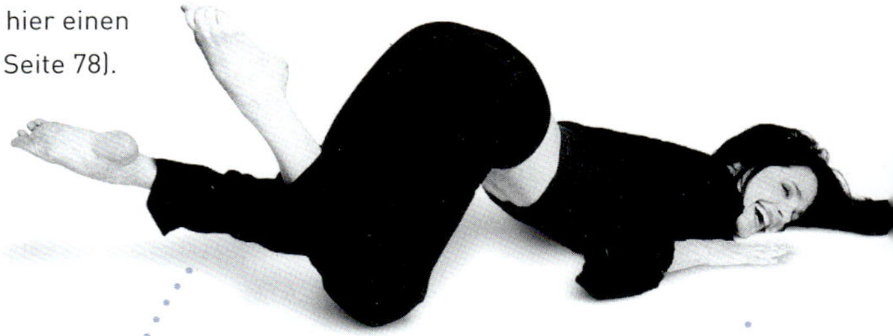

12 **Der Picasso-Bogen:** Während Sie Ihr Gewicht auf einer Hand abstützen, heben Sie Ihren Po von den Füßen ab und lassen den Kopf sanft nach hinten hängen. Atmen Sie bei der Dehnübung ein. Bleiben Sie in der Pose, während Ihre Hand langsam an Ihrem Körper entlanggleitet (→ Seite 80).

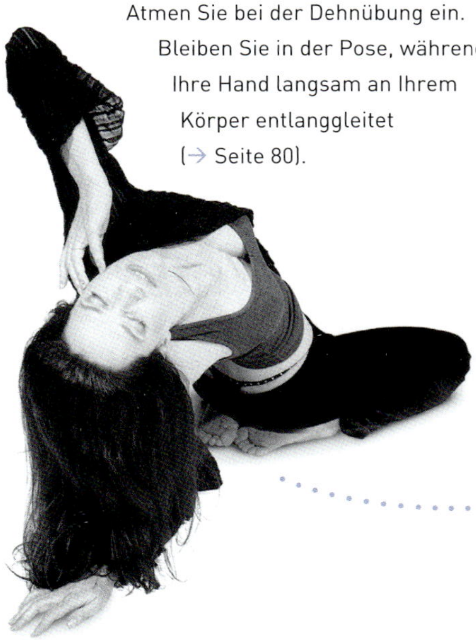

15 Die Pumpe: Bleiben Sie mit Ihrem Rücken im Hohlkreuz und stoßen Sie Ihren Oberkörper mit Ihrem linken Bein nach rechts oben, sodass er sich in einem Winkel von 45 Grad zum Boden befindet (→ Seite 84).

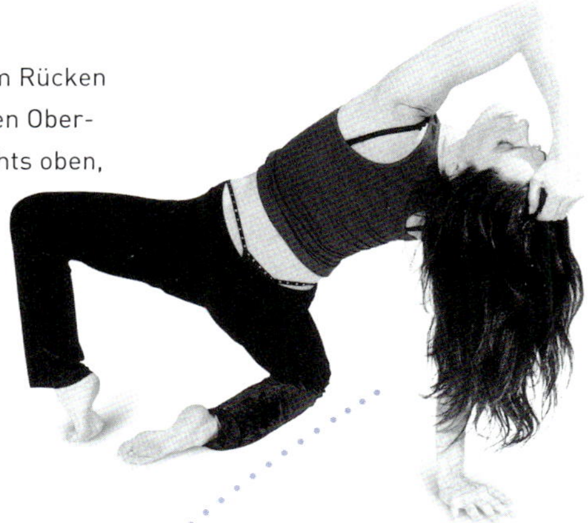

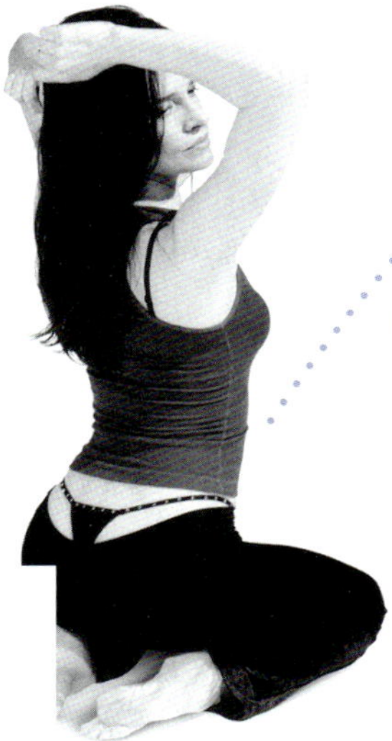

14 Reiten: Sie können die Bewegungen schnell oder langsam oder in einer Kombination aus beidem ausführen. Werfen Sie ihm dabei einen verspielten Blick über Ihre Schulter zu, nach dem Motto: »Ich bin böse, oder?« Bringen Sie danach ein Knie langsam und sinnlich zur Seite nach außen (→ Seite 82) und gehen Sie zur nächsten Bewegung über.

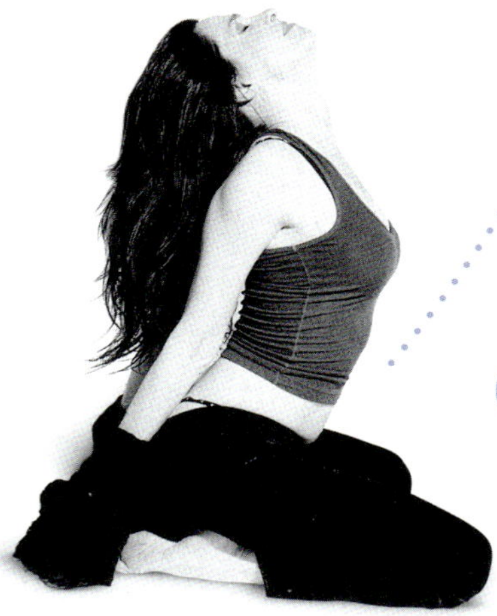

13 Ziehen Sie Ihr Shirt aus: Machen Sie das ganz gemächlich. Streifen Sie jeden Ärmel langsam und mit sanften und streichelnden Bewegungen über die Oberarme nach unten ab (→ Seite 142).

TEIL III: LASS UNS SPIELEN!

Das ist mein Lieblingsteil des Übungsablaufs. Es ist der Teil, in dem Sie so intim werden, wie Sie das möchten. Machen Sie die Bewegungen langsam und sinnlich und sonnen Sie sich in seiner Gegenwart. Stellen Sie sich auf seinen Geruch ein, auf den Klang seines Atems, auf das Gefühl seiner Haare auf Ihren Wangen, wenn Sie sich an ihn schmiegen.

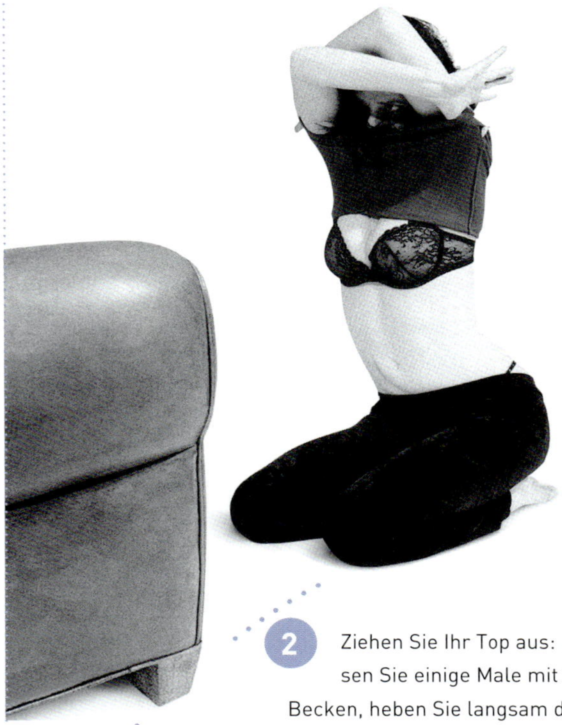

1 Der Katzengang: Je nach Stimmung und seiner Reaktion können Sie sich auch im Wildkatzengang in Richtung seines Sessels bewegen; stoppen Sie zwischen seinen Knien (→ Seite 108 bis 111).

2 Ziehen Sie Ihr Top aus: Kreisen Sie einige Male mit Ihrem Becken, heben Sie langsam den Saum Ihres Tops hoch und zeigen Sie Ihren Bauch und Ihre Brüste (→ Seite 144).

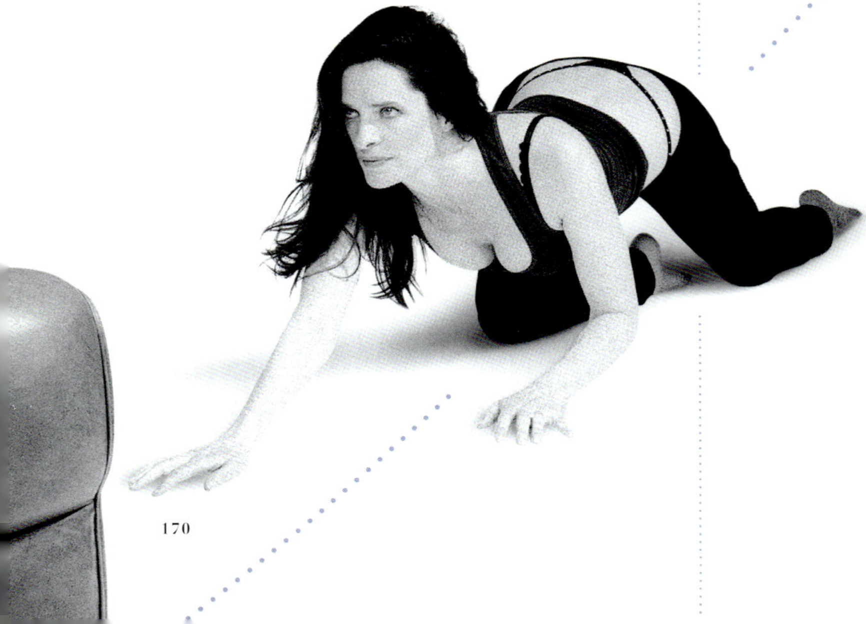

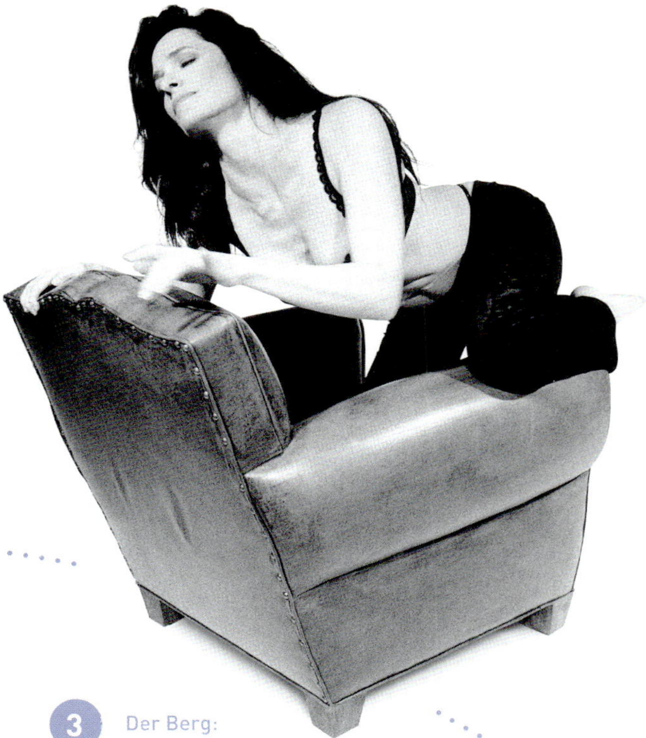

3 **Der Berg:**
Machen Sie einen zweiminütigen Lap-Dance für ihn – sinnlich, erotisch, einfach betörend! Beenden Sie die Bewegung auf dem Boden und wenden Sie ihm den Rücken zu (→ Seite 159).

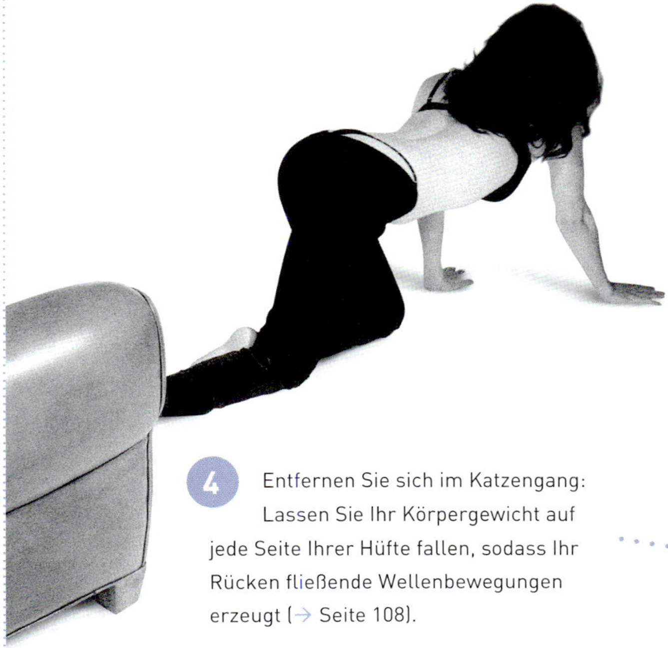

4 Entfernen Sie sich im Katzengang: Lassen Sie Ihr Körpergewicht auf jede Seite Ihrer Hüfte fallen, sodass Ihr Rücken fließende Wellenbewegungen erzeugt (→ Seite 108).

TEIL IV: ICH FÜHL MICH GUT, SO WIE ICH BIN!

Nun ziehen Sie sich in Ihr privates Reich zurück, lassen Sie ihn wieder zum Voyeur werden, kommen Sie in das Stadium der vorgetäuschten erotischen Extase. Dieser Teil unterscheidet sich von Teil I dadurch, dass Sie vortäuschen, ihn zu ignorieren, obwohl er weiß, dass Sie wissen, dass er da ist. Ab und zu können Sie ihm einen Blick zuwerfen und seine Freude genießen, was zu einem zusätzlichen Kick führt. Also, machen Sie das Beste daraus!

2 Rollen Sie sich auf den Rücken.

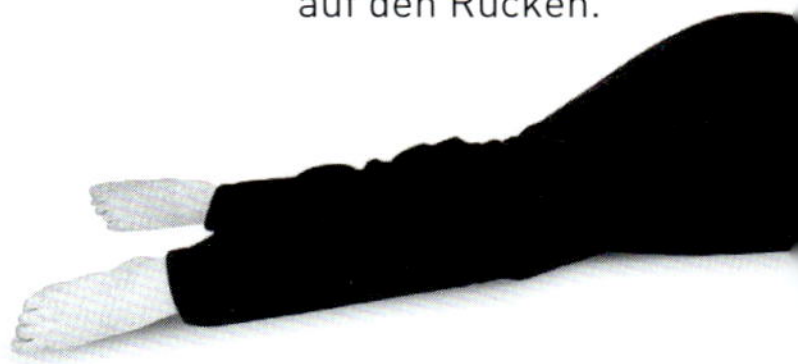

3 Strecken Sie die Beine nach oben (→ Seite 60), gehen Sie ins Hohlkreuz und drücken Sie den Brustkorb nach oben zur Decke hin in die Pose der Göttin (→ Seite 97).

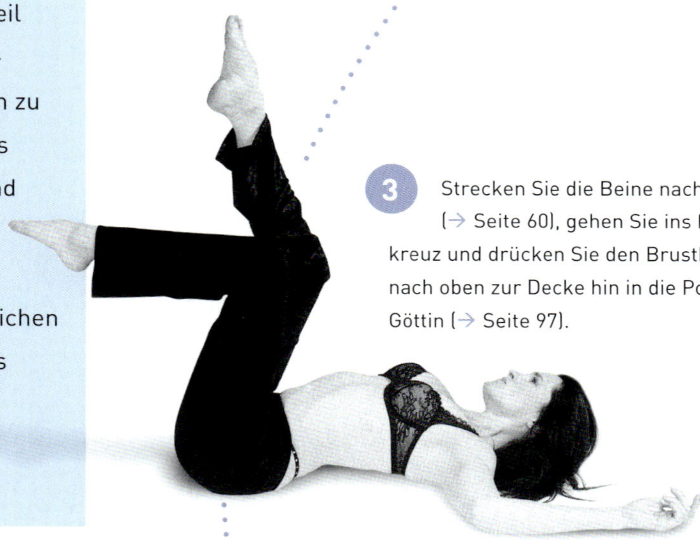

4 Die tänzelnde Göttin: Bewegen Sie Ihre Beine langsam auf und ab (→ Seite 100). Senken Sie Ihre Beine zum Boden hin ab und gehen Sie in die nächste Position über.

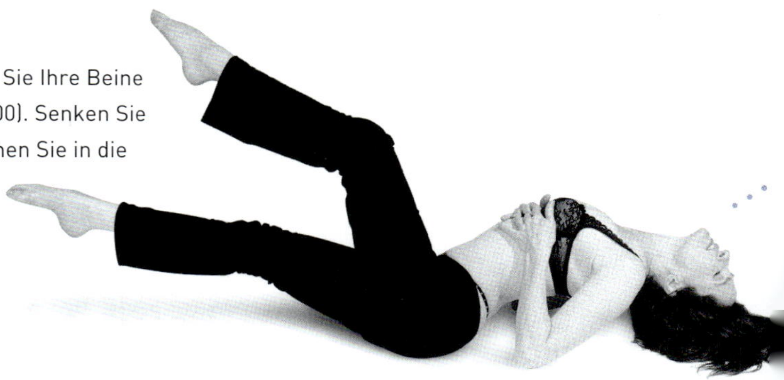

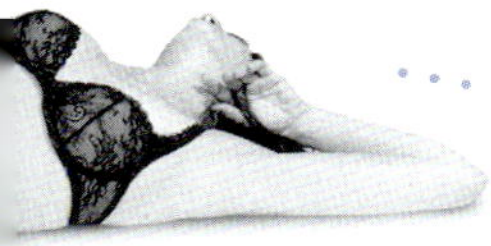

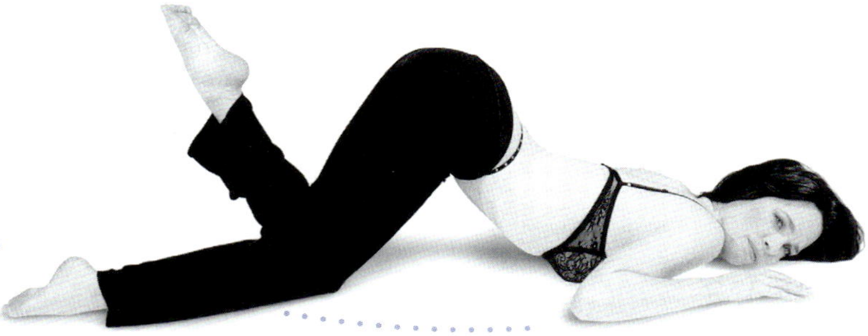

1 Drehen Sie den Katzensprung um, sodass Sie die Übung auf dem Boden mit dem Rücken zu ihm beenden (→ Seite 78).

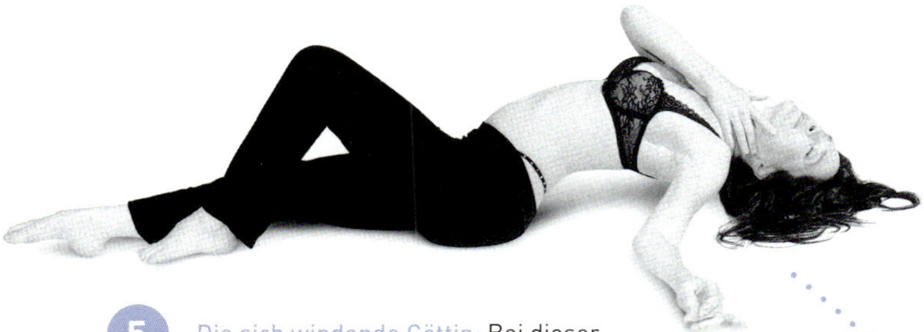

5 Die sich windende Göttin: Bei dieser Übung ziehen Sie an Ihrem Hosenbund und zeigen Ihre Hüfte (→ Seite 98). Oh, was für ein schönes Becken!

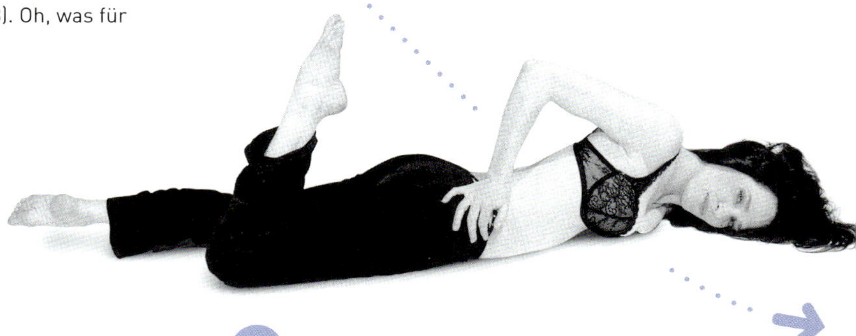

6 Kreuzen Sie die Beine und gehen Sie über in die Bauchrolle (→ Seite 77).

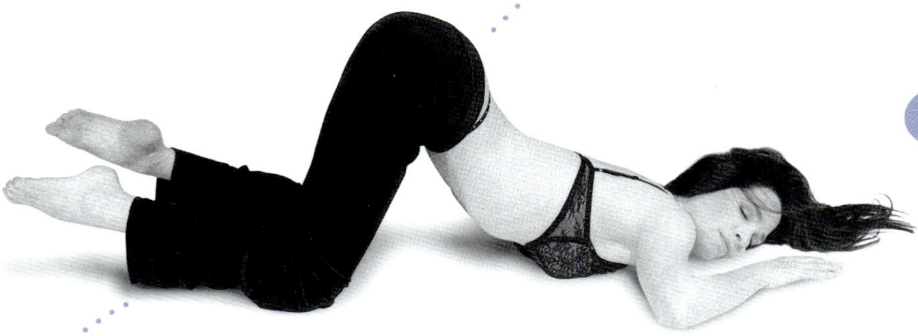

7 Der Katzensprung: Sobald Ihr Po so weit wie möglich in der Luft ist (→ Seite 78), gehen Sie über zur nächsten Übung

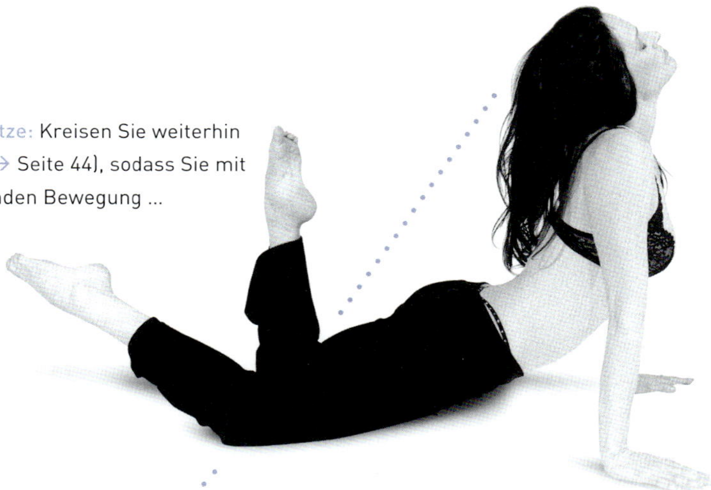

8 Die Katze: Kreisen Sie weiterhin Ihre Hüfte (→ Seite 44), sodass Sie mit einer fließenden Bewegung ...

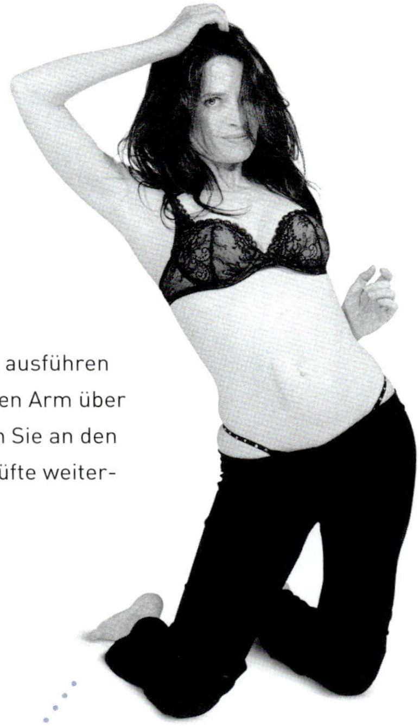

9 ... Hüftkreise im Knien ausführen können. Heben Sie einen Arm über den Kopf, den anderen legen Sie an den Rücken, während Sie Ihre Hüfte weiterkreisen (→ Seite 46).

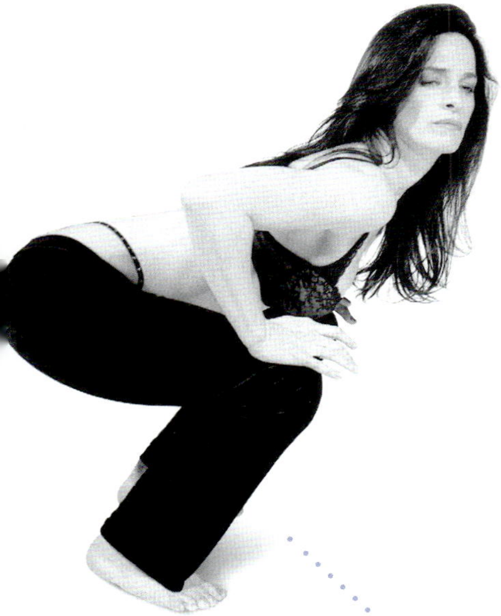

10 Aufrichten: Der Po geht langsam voran (→ Seite 112), danach …

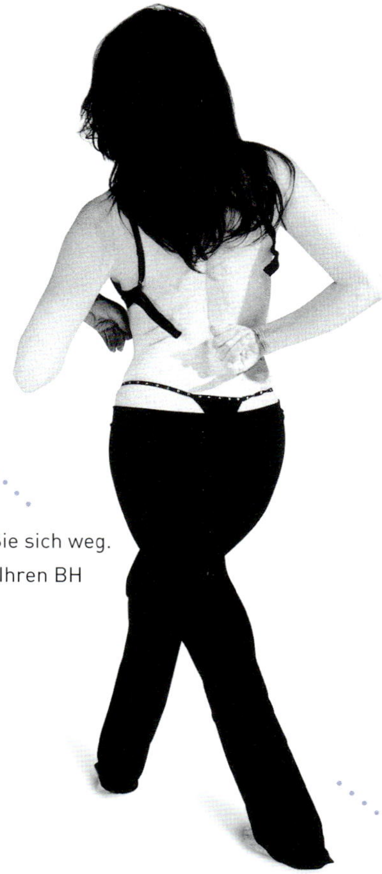

11 … drehen Sie sich weg. Öffnen Sie Ihren BH (→ Seite 152).

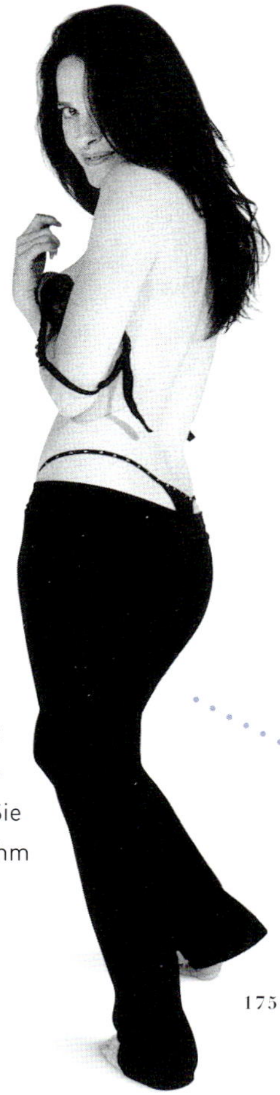

12 Die schwindende Verführung: Drücken Sie den BH schüchtern an sich, während Sie sich ihm zuwenden. Drehen Sie sich um und lassen Sie den BH fallen, während Sie sich von ihm entfernen (→ Seite 153).

Akzente

Nun, da Sie die Basisübungen beherrschen, ist es an der Zeit, Sie zu Ihren eigenen zu machen. Wir alle haben das Bild einer Stripperin vor Augen, die mitten in einem langsamen, verführerischen Ablauf ihren Kopf plötzlich nach hinten wirft, sodass ihre Haare wie ein Wasserfall auf ihren Rücken nach unten fallen. Das ist ein klassischer Akzent. Und wollen wir nicht alle mindestens einmal in unserem Leben so aussehen? Ein Akzent ist eine schnelle, deutliche Bewegung, die in den wunderschönen, langsamen und kontrollierten S-Faktor-Ablauf eingebaut wird. Akzente sind ein wichtiger Teil Ihres Repertoires: Sie sorgen für Feuer, Begeisterung und Persönlichkeit und sind eine tolle Möglichkeit, Ihrem routinierten Übungsablauf eine persönliche Note zu verleihen. Ein Hüftschwung, das Zurücklehnen des Kopfes, selbst ein Übergang aus einer Bewegung in die nächste kann ein Akzent sein. Doch schnelle Bewegungen sind nur dann ausdrucksstark, wenn sie in übertrieben langsame Bewegungen, davor und danach, eingebettet sind.

Beispiele für Akzente

Das ist keineswegs eine ausführliche Liste, aber sie kann Ihnen für den Anfang helfen. Grundsätzlich sind es die gleichen Bewegungen, die Sie bereits gelernt haben, nur werden sie schneller ausgeführt. Sobald Sie die Technik der Akzente beherrschen, können Sie sie, wann immer Sie wollen, einbauen. Betrachten Sie Akzente nicht als eine choreografische Bewegung, sondern als einen emotionalen Ausbruch.

Der Peitschenknall

Sie können einen Akzent jederzeit einbauen, während Sie, stehend oder kniend, Ihre Hüfte kreisen. Die meisten meiner Schülerinnen bevorzugen es, den Peitschenknall einzubauen, wenn der Kopf nach vorne kommt, die Haare nach vorne hängen und sie gleichzeitig den Kopf von einer Seite zur anderen schwingen (dazu sollten Sie die Haare immer offen tragen). Beginnen Sie mit langsamen, übertriebenen Hüftkreisen. Während Sie Ihre Hüfte wieder nach hinten bewegen und der obere Teil Ihres Körpers nach vorne geht, schwingen Sie Ihren Kopf von links nach rechts, kommen danach sofort wieder in Ihre ursprüngliche Geschwindigkeit zurück

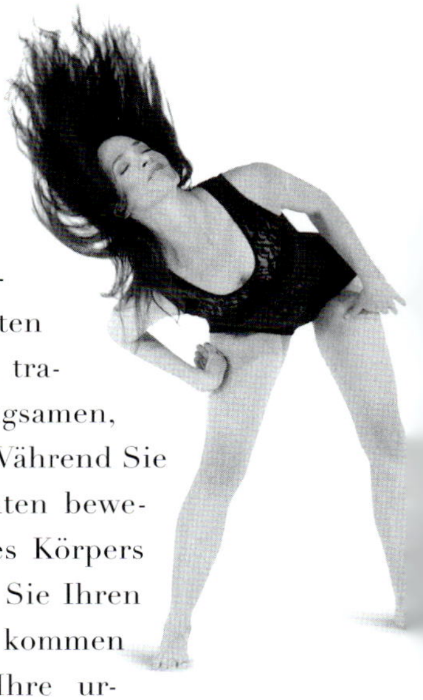

und vollenden die Schwingung. Üben Sie den Peitschenknall in die entgegengesetzte Richtung. Oder bauen Sie einen doppelten Akzent ein, indem Sie den Kopf von links nach rechts und sofort danach in die andere Richtung schwingen.

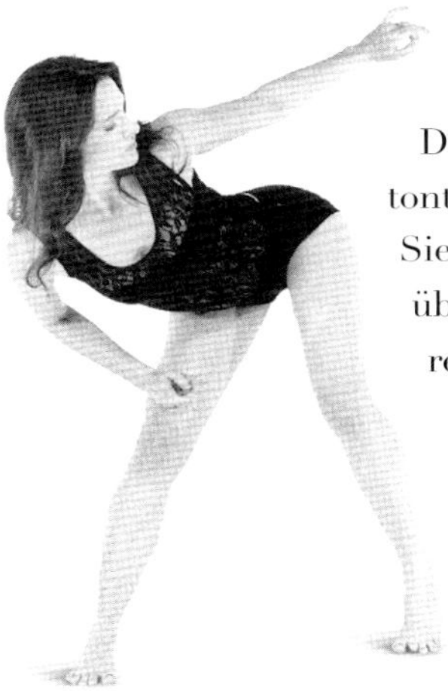

Der Hüftstoß

Der Hüftstoß isoliert und betont die Hüftbewegung. Fügen Sie mitten in die langsamen, übertriebenen Hüftkreise während der Bewegung nach vorne einen Akzent ein. Schwingen Sie die Hüfte schnell nach vorne und reduzieren Sie beim Seitwärtskreisen sofort Ihre Kreisbewegung auf die ursprüngliche Geschwindigkeit.

Der Haar-Wasserfall

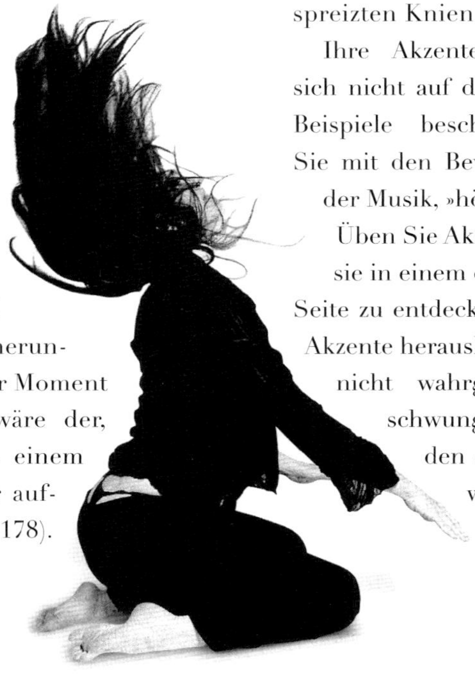

Der Haar-Wasserfall entsteht, wenn der Kopf schnell nach hinten geht, sodass die Haare nach oben fliegen und wie ein Wasserfall hinter Ihnen wieder herunterkommen. Ein toller Moment für diesen Akzent wäre der, wenn Sie sich nach einem Katzensprung wieder aufrichten (siehe Seite 178).

Stoßen Sie sich ganz ab, sodass Ihr Po weit oben in der Luft ist, und statt ihn langsam nach oben in die Sitzposition zu bringen, richten Sie Ihren Oberkörper und den Kopf ruckartig auf, sodass Ihre Haare nach hinten fallen.

An der Wand herabgleiten

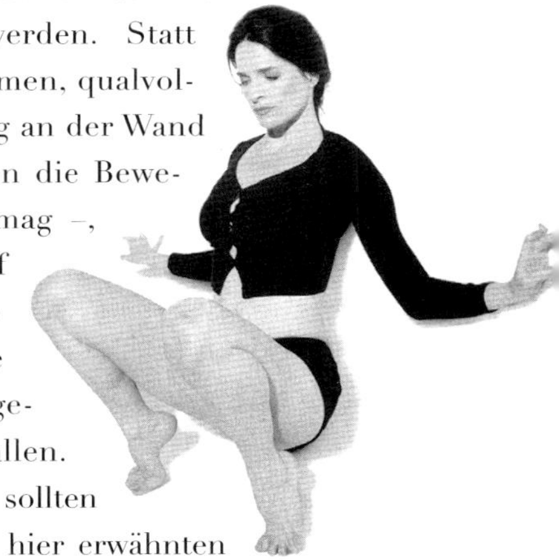

Das »Herabgleiten an der Wand« (→ Seite 120) kann durch die Änderung der Geschwindigkeit ganz einfach zu einem Akzent werden. Statt einer superlangsamen, qualvollen Gleitbewegung an der Wand entlang – so schön die Bewegung auch sein mag –, lassen Sie sich auf einmal nach unten in eine scharfe Hocke mit weit gespreizten Knien fallen.

Ihre Akzente sollten sich nicht auf die hier erwähnten Beispiele beschränken. Experimentieren Sie mit den Bewegungen, spielen Sie mit der Musik, »hören« Sie mit Ihrem Körper. Üben Sie Akzente, indem Sie versuchen, sie in einem der Lieder auf der nächsten Seite zu entdecken. Sie werden völlig neue Akzente heraushören, die Sie bis jetzt noch nicht wahrgenommen haben. Diese schwungvollen Bewegungen werden den Tanz zu Ihrem eigenen werden lassen. Probieren Sie es aus!

Finden Sie den Akzent in einem Lied

Suchen Sie sich ein Lied aus, das Sie nicht gut kennen. Wichtig ist, dass Sie mit Ihren Ohren und Ihrem Körper herausfinden, wo die Betonungen im Lied liegen. Wenn Sie das Lied bereits kennen, haben Sie vielleicht schon eine Vorstellung davon, wo diese Momente sein könnten. Bei einem unbekannten Lied müssen Sie sich durchfühlen. Es macht Spaß, diese Übung mit einem oder mehreren Freunden zu machen. Sie werden überrascht sein, dass Sie alle die gleichen Betonungen im Lied finden werden.

- Legen Sie ein Lied auf, mit dem Sie nicht vertraut sind (vielleicht eines der Lieder aus der folgenden Musikauswahl).
- Kreisen Sie im Stehen oder Knien langsam mit Ihrer Hüfte. Schließen Sie die Augen. Konzentrieren Sie sich auf die Musik und bewegen Sie Ihren Körper in immer größer werdenden Kreisen. Lassen Sie Ihren ganzen Oberkörper durch die wellenförmigen Hüftbewegungen in Schwung kommen.
- Entdecken Sie beim Bewegen das gewisse Etwas – ein Legato, ein Crescendo oder sogar eine Pause. Sie sollten die Energie Ihres Körpers im Einklang mit dem musikalischen Moment fühlen, der Sie dorthin bringt, wo Sie einen Akzent einbauen können.
- Werfen Sie einen Akzent ein, sobald die Musik Sie dazu veranlasst. Achten Sie darauf, sofort danach wieder langsamer zu werden. Hören Sie sich das Lied zu Ende an und erspüren Sie weitere Akzente.

PLAYLIST

Pochender Rhythmus

Zum Üben von Akzenten eignet sich Musik, die einen starken Rhythmus, einen dumpfen Bass und klare Trommelschläge hat. Dafür bevorzuge ich Hip-Hop oder Hardrock.

- **NELLY:** Nellyville »Air Force Ones«
- **LED ZEPPELIN:** Houses of the Holy »D'yer Mak'er«
- **BEASTIE BOYS:** Check Your Head »So What'cha Want«, »Pass The Mic«
- **TRICKY:** Pre-Millennium Tension »Bad Dreams«, »Christiansands«
- **THE BLIND BOYS OF ALABAMA:** Spirit of the Century »No More«, »Give a Man a Home«

Der *Veränderungs-prozess*

Wenn Sie den Basisablauf beherrschen, werden Sie irgendwann weitergehen wollen, das Skript über Bord werfen und hier und da improvisieren. Sie werden feststellen, dass Ihr erotisches Wesen die Herrschaft übernommen hat. Bei einigen Schülern dauert es Wochen, bis sie zu diesem Punkt gelangen, bei anderen Monate. Hetzen Sie sich nicht: Sie haben Ihren eigenen Zeitplan.

In meinen Kursen für Fortgeschrittene habe ich etwas Ungewöhnliches festgestellt: Nach dem Training sahen meine Schüler durch die Bank frustriert aus und wollten mehr. Anfangs war ich besorgt, doch dann wurde mir bewusst, dass sie ein bestimmtes Level in ihren Bewegungen erreicht hatten. Sie beherrschten die Grundbewegungen und waren nun bereit weiterzugehen und die Bewegungen ohne Vorlage zu ihren eigenen zu machen. In der nächsten Trainingseinheit ermutigte ich sie, sich hineinzufühlen und sich von ihrem Instinkt leiten zu lassen, während sie ihrem inneren erotischen Wesen den Freiraum schufen, sich spontan auszudrücken. Ihre Körper kannten die S-Faktor-Sprache. Es ging nun darum, ihnen die Möglichkeit zu bieten, sich selbst auszudrücken. Für meine Schüler war das ein Wendepunkt. Aus der nächsten Trainingseinheit kamen sie erholt, inspiriert und begeistert heraus – wie an ihrem ersten Tag.

In dieser S-Faktor-Phase denken Sie wahrscheinlich daran, nun auch endlich vor Ihrem Liebhaber zu tanzen – wenn Sie es nicht schon längst getan haben. Es gibt nur wenige Erfahrungen, die mit der Intimität und Freude am Tanz für jemanden, den man liebt, vergleichbar wären. Es ist eine irre Erfahrung. Bevor Sie jedoch diesen Schritt machen, empfehle ich Ihnen, sich wirklich ganz exakt damit vertraut zu machen, wie Sie Ihren Körper präsentieren. Versuchen Sie hierzu einige der Tipps auf den folgenden Seiten umzusetzen. Es sind die Geheimnisse der Fernseh- und Filmstars, die ich während meiner langjährigen Erfahrung als Schauspielerin gesammelt habe.

Am Set:
Sheilas Tipps von hinter den Kulissen

Um eine absolut aufreißerische Göttin zu sein, wollen Sie bestens aussehen und sich auch so fühlen. Sie haben bereits einige figurumspielende Kleidungsstücke ausgewählt (wenn nicht, lesen Sie sich Kapitel 5 durch), aber vielleicht sind Sie wegen Ihres Körpers noch immer gehemmt. Denken Sie daran, dass selbst Filmstars, Popsänger und Models Makel haben. Sie sind dick, haben Pickel und Cellulitis und eine unerwünschte Körperbehaarung. Ich schwöre es. Ich habe jahrelang in Hollywood gearbeitet und ich habe viele dieser Frauen aus der Nähe gesehen. Sicherlich, sind sie schön, doch sie sind nicht perfekt. Der Unterschied zwischen denen und Ihnen? Sie wissen, wie sie ihre Pluspunkte ins rechte Licht rücken und die Minuspunkte kaschieren können. So wie diese Frauen können auch Sie lernen, die kleinen Makel zu kaschieren und aus dem, was Sie haben, das Beste zu machen. Hier einige Tricks zum Thema Beleuchtung, Make-up und Styling, die ich bei Dreharbeiten hinter den Kulissen gelernt habe.

Eine schöne Beleuchtung

Ich habe zwei Kinder entbunden und deshalb ist die Haut an meinem Bauch nicht der straffste Bereich meiner Epidermis. Wie dem auch sei, im richtigen Licht merkt es keiner. Werden Sie Ihr eigener Beleuchtungstechniker, und das Erscheinungsbild Ihres Körpers wird sich radikal ändern.

Schwaches, indirektes oder diffuses Licht ist das beste Mittel, Ihre Makel zu kaschieren. Besorgen Sie sich einen Dimmer für die Deckenbeleuchtung oder schalten Sie sie aus und holen Sie sich eine Standleuchte, die Sie mit einem Tuch bedecken können. Auch die Christbaumbeleuchtung verleiht einen schönen, sanften Glanz. Manchmal benutze ich nur diese.

Kerzen schaffen die sinnlichste Atmosphäre und eignen sich auch hervorragend zur Tarnung von Körpermakeln. Das Flackern der Flamme ahmt die fließenden Bewegungen Ihres Körpers nach und die Wirkung ist alles in allem berauschend.

Leucht-Silhouetten: Eine Hintergrundbeleuchtung, bei der Sie eine Lichtquelle hinter sich stellen, hat eine dramatische Wirkung. Er sieht nur Ihren dunklen Umriss, der sich auf ihn zubewegt. Und das verleiht Ihnen auch diese wunderbare Macht: »Ich kann dich sehen, aber du mich nicht.«

Getönte Glühbirnen: Im Studio verwende ich rote und blaue Glühbirnen. Ich will gar nicht damit beginnen, Ihnen zu erzählen, wie sanft dieses Licht zu Ihrer Haut ist und wie toll es die Spannung im Raum steigert. Probieren Sie beide Farben gleichzeitig aus. Ihr Körper wird besser aussehen als jemals zuvor.

Makellose Bräune

Ich habe sehr blasse Haut, und im Gegensatz zu vielen Frauen, die ich kenne, bin ich mit meinem Alabaster-Look sehr zufrieden: Er betont meine dunklen Haare und passt besonders gut zu meiner Augenfarbe. Wie dem auch sei, wenn Sie schön braun sein wollen, besorgen Sie sich einen Selbstbräuner. (Sollten Sie in den vergangenen 20 Jahren hinter dem Mond gelebt haben, müssen Sie wissen, dass UV-Strahlen Krebs erregen und Falten verursachen.) Ich empfehle Ihnen, ein selbstbräunendes Gel, ein Bräunungstuch oder eine Tönungslotion zu verwenden. Um sofort Farbe zu bekommen und eine gleichmäßige Bräunung zu erzielen, müssen Sie sich merken, wo Sie schon etwas aufgetragen haben. Denken Sie daran: Vor dem Auftragen des Selbstbräuners ist es wichtig, ein Peeling mit einem Luffaschwamm oder einer Körperbürste zu machen. Das Peeling sorgt für eine gleichmäßige Bräunung und verhindert Streifen und Flecken.

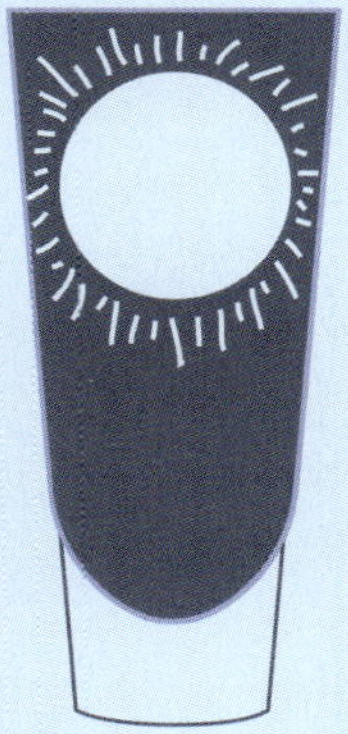

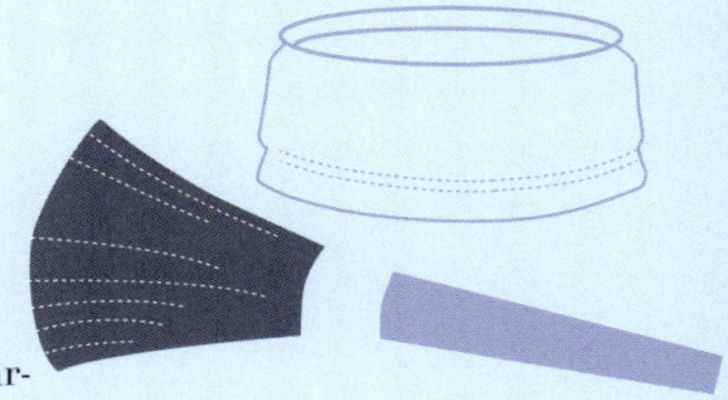

Körper-Make-up

Spezielle Körpergrundierungen decken Schönheitsfehler und Unebenheiten in der Hautfarbe ab. Körper-Make-ups gibt es von verschiedenen Firmen in allen erdenklichen Hauttönen, und sie sind leicht anzuwenden. Wenn Sie etwas mehr investieren wollen, gibt es ein spezielles Sprühgerät für Körper-Make-up, mit dem Sie eine leichte, streifenfreie Tönung erzielen. Der Nachteil beim Körper-Make-up ist, dass es auf die Kleidung abfärben kann und meist auch wird, deshalb kann das Pudern nach der Anwendung hilfreich sein. Doch vermeiden Sie es, schwarze Kleidung zu tragen – und Vorsicht: Es könnte auch auf seine Kleidung und die Möbel abfärben. Letztendlich, und das sollte man ernsthaft bedenken, kann man einen Pole-Dance nicht mit Körper-Make-up machen. Ebenso wie andere Lotionen auch wird es Ihre Haut ölig machen, sodass Sie sich nicht an der Stange festhalten können.

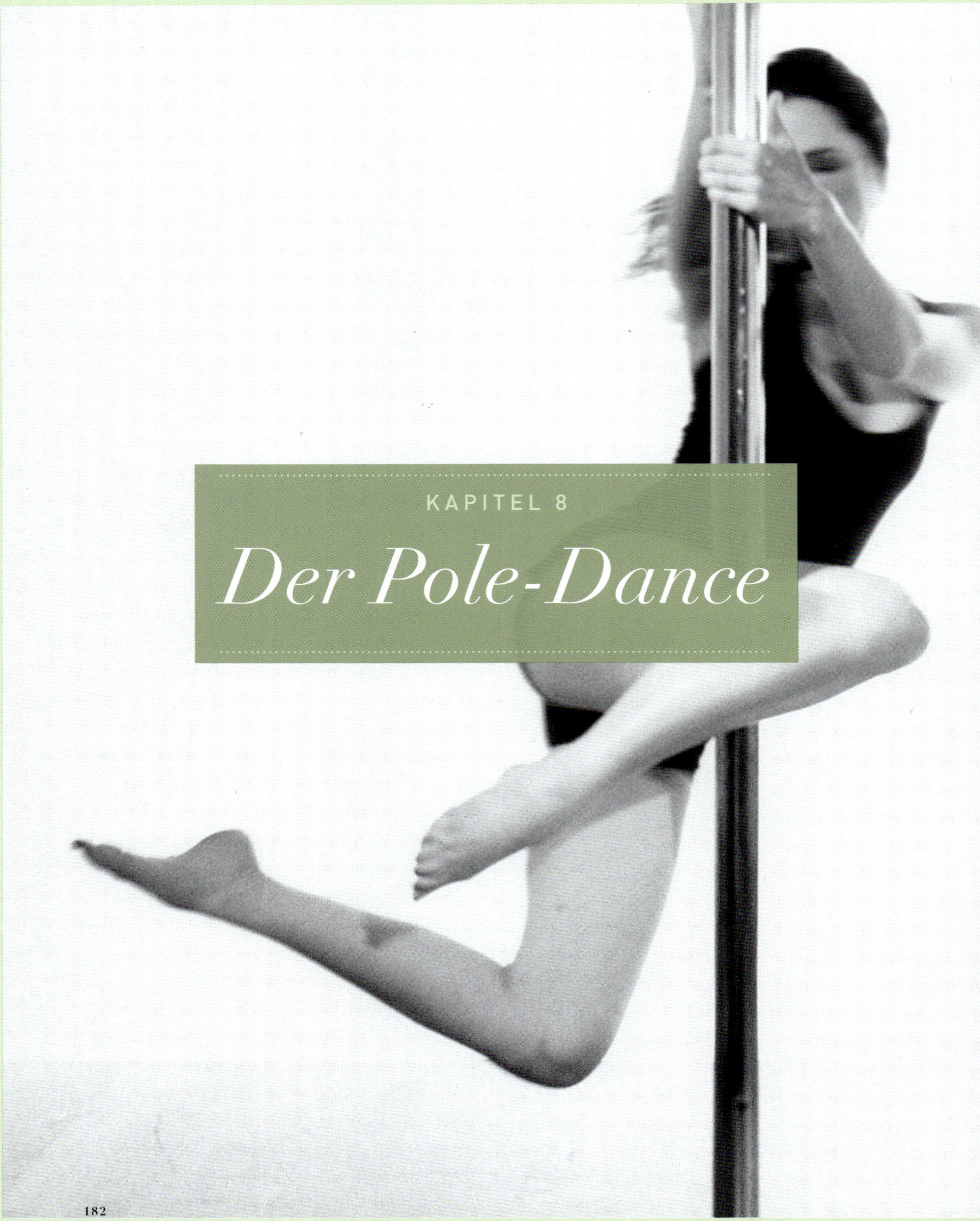

KAPITEL 8

Der Pole-Dance

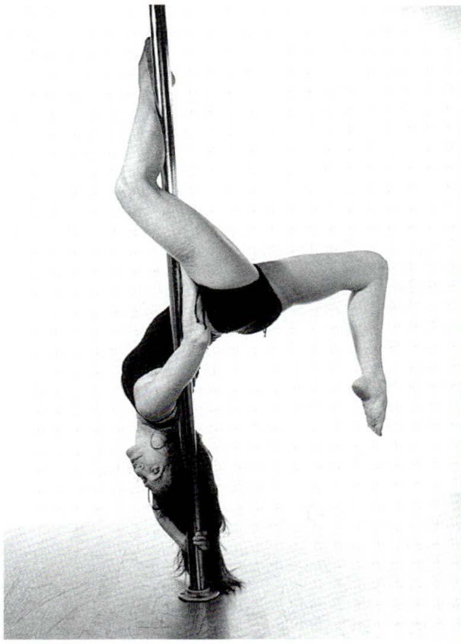

Ich liebe meine Tanzstange. Wenn es nach mir ginge, hätte jede Frau eine Tanzstange in ihrem Wohnzimmer. Es gibt nichts, was Ihnen mehr Kraft und Freiheit schenkt, als der Pole-Dance. Sie fühlen sich wie eine sinnliche Göttin, ein Kind und eine Superheldin zur gleichen Zeit.

Da es Einsatz, Nerven und auch Geld kostet, sich eine Tanzstange zu besorgen, habe ich vieles in diesem Buch in der Annahme geschrieben, dass Sie keine haben. Meine Schüler jedoch waren alle so ehrgeizig, die Tanzstange zu erobern; die meisten haben sie zu Hause oder im Büro eingebaut. Sobald Sie den Sprung schaffen und sich eine Tanzstange besorgen, werden Sie sich fragen, wie Sie bis jetzt ohne ausgekommen sind. Sie wird zu Ihrem Tanzpartner, einem Anker und einer sicheren Boje im Meer des hochhackigen Balanceakts. Das Training an der Stange ist auch ein tolles Workout für den ganzen Oberkörper.

Wie baut man die Tanzstange ins S-Faktor-Workout ein? Der S-Walk (→ Seite 104) und das Herabgleiten an der Wand (→ Seite 120) können mit einer Tanzstange sogar noch besser ausgeführt werden. Eigentlich werden alle Übungen, die Sie an der Wand ausführen, wie zum Beispiel die Durchsuchung (→ Seite 114), Hüftkreise an der Wand (→ Seite 118) und die Wandpumpe (→ Seite 121), viel verführerischer aussehen, wenn sie an der Stange ausgeführt werden. Aber natürlich gibt es auch die graziösen und fantastischen Tricks an der Tanzstange, die ich Ihnen in diesem Kapitel beibringen werde. Während Sie mit Ihrer Tanzstange immer vertrauter werden, werden Sie sie als ein Instrument zur Improvisation nutzen.

An der Tanzstange werden Sie dem Fliegen so nahe kommen, wie es menschlich gesehen möglich ist. Einige Frauen fühlen sich beim Gebrauch einer Tanzstange aufgrund der sexuellen Assoziation nicht wohl. Doch manchmal ist eine Tanzstange einfach eine Tanzstange. Es ist ein tolles Trainingsgerät für Männer, Frauen oder Kinder, sei es bei der Feuerwehr, auf dem Spielplatz oder im Fitnessstudio. Als ehemalige Balletttänzerin betrachte ich die Stange als eine vertikale Ballettstange. Sie baut enorm viel Kraft in den Armen, der Bauch- und Rückenmuskulatur sowie in den Beinen auf. Und es macht wahnsinnig viel Spaß!

Bevor Sie mit dem Pole-Dance beginnen, ist es wichtig, dass Sie sich immer zuerst 15 Minuten mit den S-Faktor-Übungen aufwärmen.

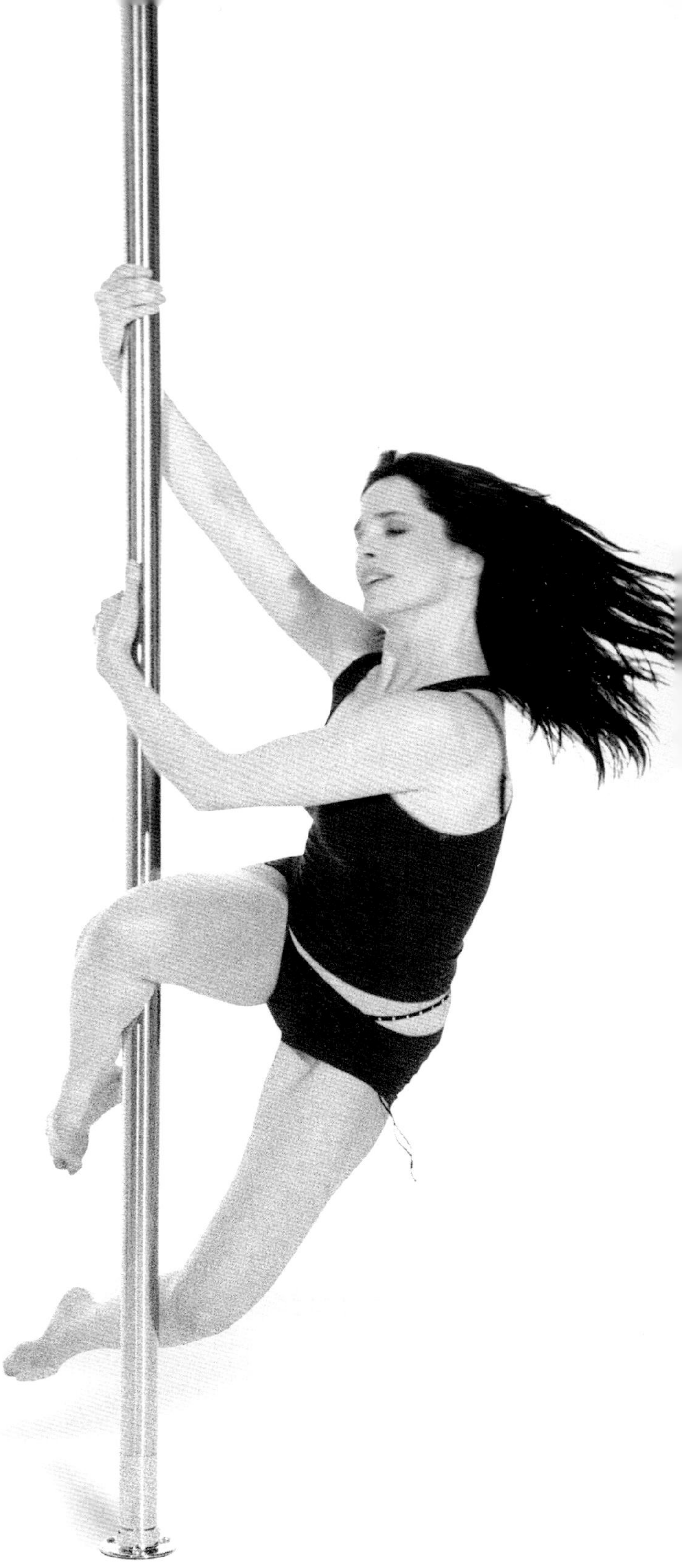

Das Warm-up an der Tanzstange

Die Dehnübungen am Anfang dieses Kapitels wärmen Ihre Muskeln auf, kräftigen Ihre Arme und Hände und machen Sie mit der Tanzstange vertraut. Machen Sie das Warm-up vor jedem Workout an der Stange, um Muskeldehnungen und -zerrungen zu vermeiden. Diese Übungen verbessern außerdem die Flexibilität und Kraft und nach nur wenigen Übungswochen werden Sie eine Menge mehr Tricks ausführen können.

Sicherheit geht vor

Aller Wahrscheinlichkeit nach wird es einige Kniffe beim Pole-Dance geben, die für den Anfang zu schwierig sind, vor allem dann, wenn Sie zu wenig Kraft in den Armen haben. Die Übungen am Anfang dieses Kapitels sollen Ihnen helfen, diese Muskelpartien zu entwickeln. Stürzen Sie sich nicht auf Übungen, die zu schwierig erscheinen und verzweifeln Sie auch nicht daran. Sie brauchen Geduld und Training, wenn Sie zu wenig Kraft für eine bestimmte Übung haben. Sie werden mit der Zeit kräftiger werden, das habe ich schon so oft beobachtet. Durch Übung haben auch meine Schüler Kraft und Gleichgewicht erlangt und konnten diese Bewegungen innerhalb kurzer Zeit sehr gut ausführen.

Lassen Sie sich Zeit, wenn Sie eine neue Bewegung erlernen. Um Ihnen darzulegen, wie viel Zeit Sie sich lassen können: In meinen Trainingseinheiten führe ich alle zwei Wochen eine neue Bewegung ein. Vermeiden Sie es, die schwierigeren Bewegungen auszuführen, wenn Ihre Muskeln bereits übermüdet sind. Für einige dieser Tricks muss man vom Boden aus ziemlich weit nach oben kommen und/oder hoch und runter oder zur Seite gleiten. Bei all diesen Tricks für Fortgeschrittene in diesem Kapitel (→ Seite 208 bis 226) sollte Sie immer jemand im Blick haben, um Verletzungen zu vermeiden. Ein Außenstehender wird sehen, ob Sie Probleme haben, und er wird Sie auffangen, falls Sie fallen. Es ist ebenfalls hilfreich, wenn diese Person die Bewegungen kennt und alles, was Sie falsch machen, korrigieren kann.

Und was Sie schließlich unbedingt bedenken müssen: Tragen Sie beim Workout an der Tanzstange keine Bodylotion und kein Make-up auf. Die Tanzstange wird dadurch rutschig und gefährlich. Dass sich Hautfett an der Tanzstange ablagert, lässt sich nicht vermeiden, deshalb halten Sie ein Tuch und eine Flasche Reinigungsalkohol (für Chrom) oder ein Reinigungstuch (für lackierte Stangen) bereit, um die Tanzstange und Ihre Hände zu reinigen.

DEHNÜBUNGEN

Diese Aufwärmübungen dehnen nicht nur Ihren gesamten Körper, sie zeigen Ihnen auch, wie Sie den Großteil Ihres Körpergewichts mit Ihren Händen an der Tanzstange halten können.

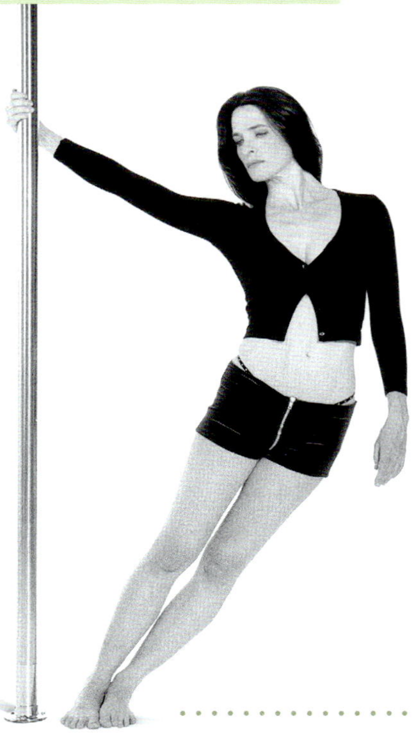

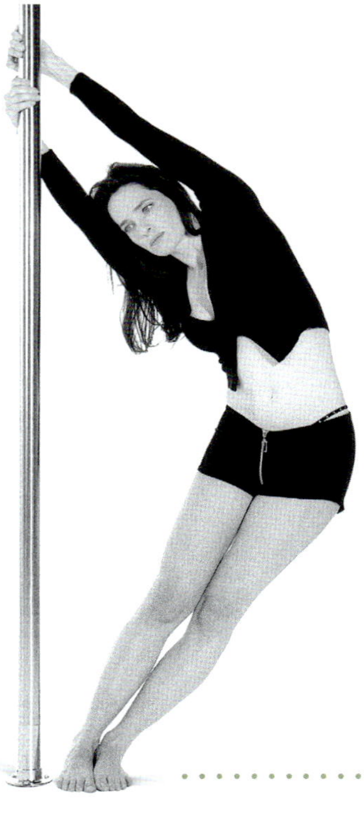

1 Stellen Sie sich seitlich zur Tanzstange, die rechte Hand liegt etwas über Schulterhöhe an der Stange. Die Füße stehen einige Zentimeter von der Stange entfernt fest auf dem Boden. Lassen Sie Ihren Körper von der Tanzstange nach links fallen.

2 Strecken Sie den linken Arm über Ihren Kopf und greifen Sie die Tanzstange über Ihrer rechten Hand. Ihr Körper bleibt dabei in einer gebeugten Position. Halten Sie diese fünf Sekunden lang. Wiederholen Sie die Übung auf der anderen Seite.

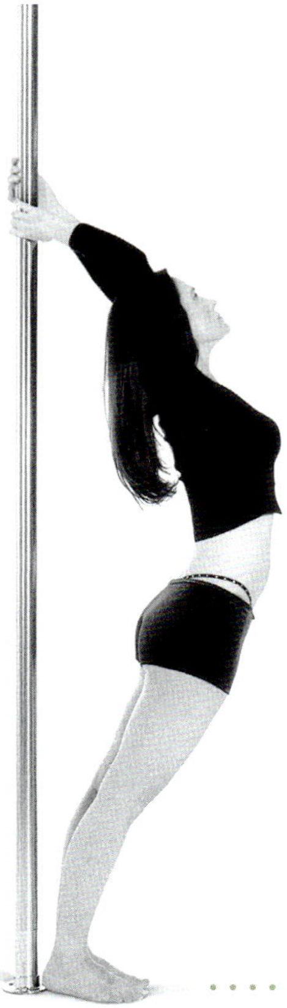

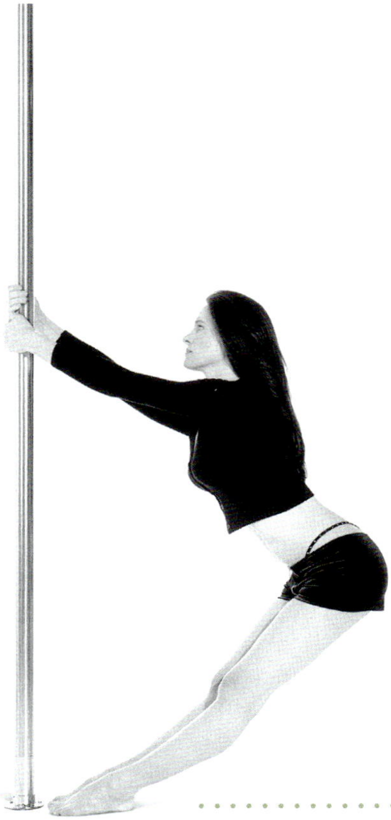

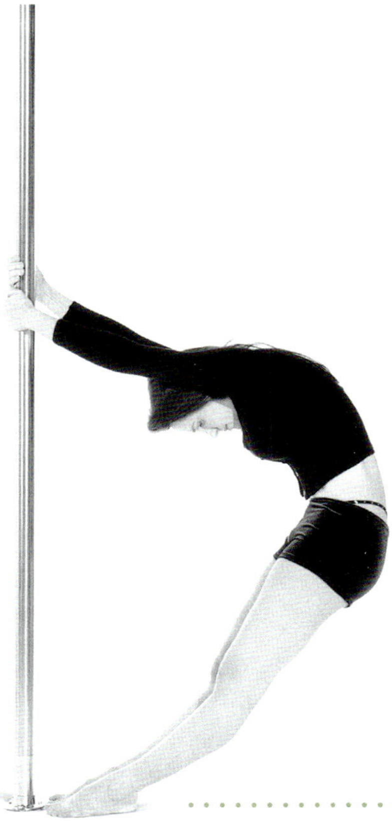

3 Stehen Sie mit dem Rücken zur Tanzstange; Ihre Fersen berühren die Stange an deren unterem Ende. Greifen Sie die Tanzstange mit beiden Händen weit über Ihrem Kopf. Beugen Sie Ihren Körper so weit Sie können von der Tanzstange weg. Halten Sie die Position fünf Sekunden lang.

4 Stehen Sie mit dem Gesicht zur Tanzstange. Greifen Sie die Stange mit beiden Händen, die Füße bleiben fest auf dem Boden. Strecken Sie Ihren Po so weit Sie können von der Tanzstange weg. Halten Sie die Dehnung für fünf Sekunden.

5 Bleiben Sie mit Ihren Fußspitzen am unteren Ende der Tanzstange und greifen Sie die Stange weiterhin mit Ihren Händen; ziehen Sie den Bauch ein und strecken Sie den Rücken zur Wand hinter Ihnen. Fünf Sekunden halten.

FESTHALTEN AN DER TANZSTANGE

Diese Aufwärmübung stärkt den Oberkörper, und das ist für alle Tricks an der Tanzstange äußerst wichtig. Üben Sie das Festhalten immer wieder, bis Sie genügend Kraft in Ihren Oberarmen aufgebaut haben, um Ihren ganzen Körper hochziehen zu können. Die Übung ist eine Grundvoraussetzung für das viel schwierigere Hochziehen auf der nächsten Seite.

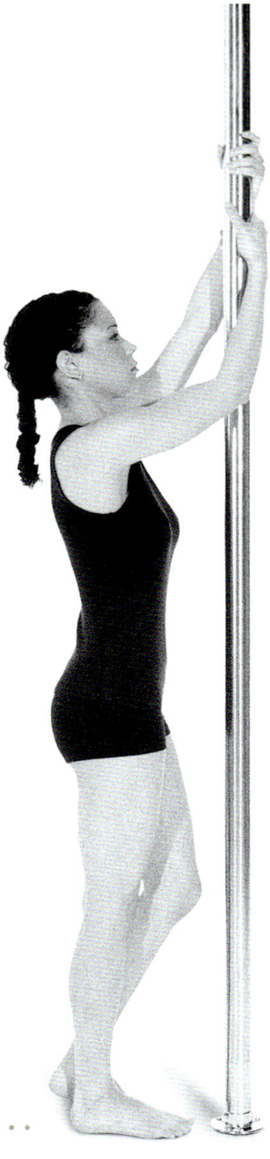

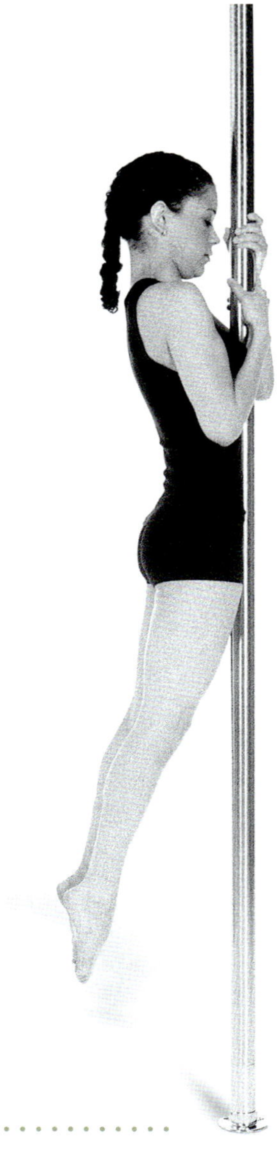

1 Stehen Sie mit dem Gesicht zur Tanzstange, die Nase sollte die Stange fast berühren. Greifen Sie die Tanzstange mit beiden Händen etwas oberhalb Ihres Gesichts, die linke Hand greift über die rechte.

2 Springen Sie hoch und halten Sie sich an der Tanzstange fest; die Hände bleiben in Brusthöhe und die Beine hängen nach unten. Halten Sie diese Position so lange Sie können – auch wenn es nur für eine Sekunde ist.

HOCHZIEHEN AN DER TANZSTANGE

Das Hochziehen ist eine fortgeschrittenere Kraftaufbauübung. Der Schlüssel dieser Übung liegt nicht im Hochspringen, sondern im Hochziehen mithilfe Ihrer Arme. Um Ihnen zu verdeutlichen, wie schwierig diese Bewegung ist, muss ich zugeben, dass ich sie vielleicht zweimal pro Seite machen kann, wenn ich Glück habe. Wenn Sie es öfter schaffen, gehen Sie weiter – und möge die Kraft mit Ihnen sein.

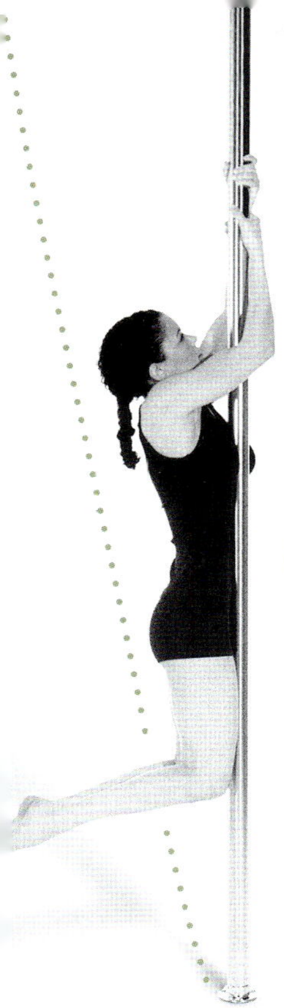

1 Um sich hochzuziehen, greifen Sie die Tanzstange mit Ihrer linken Hand oben, mit Ihrer rechten darunter. Beugen Sie die Knie, während Sie sich mit den Armen oben halten.

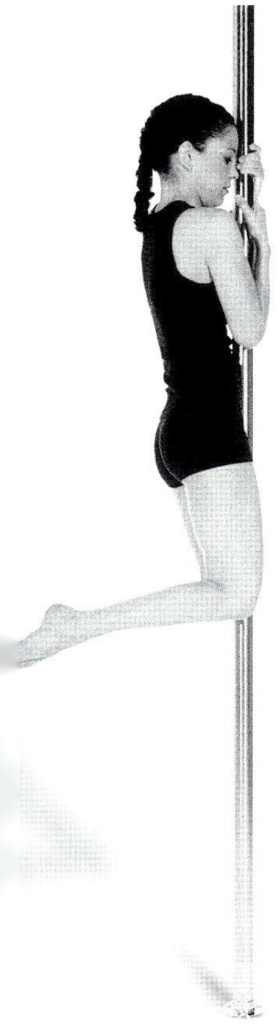

2 Beginnen Sie, sich nur mit Ihren Armen (ohne hochzuspringen!) hochzuziehen, bis Ihr Gesicht auf gleicher Höhe mit den Händen ist.

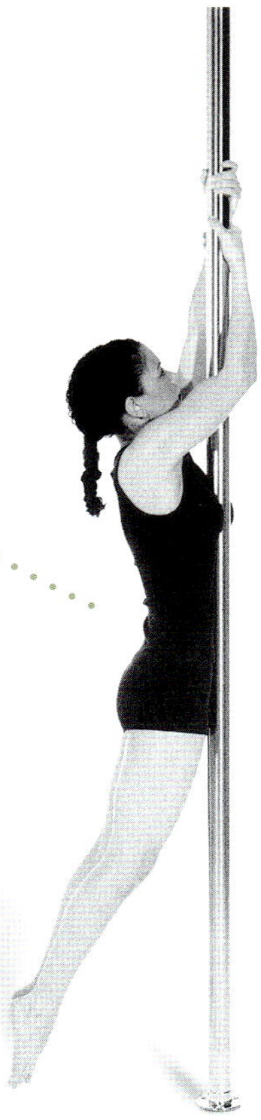

3 Senken Sie sich langsam wieder ab. Ändern Sie die Reihenfolge der Hände (rechts über links) und wiederholen Sie die Übung.

DER SWING-WALK

Diese Bewegung kann der erste Schritt in ein fortgeschrittenes Workout an der Tanzstange sein, ist aber auch an sich schon eine sexy Bewegung. Stellen Sie sich beim Walken vor, dass die Tanzstange Ihr Tanzpartner ist. Sie haben einen Bezug zu ihr, sie verleiht Ihrem Körper in der Bewegung Spannung und Gleichgewicht. Während Sie sich um die Tanzstange herum bewegen, nehmen Sie sich Zeit, ein Gefühl dafür zu bekommen, wie die Tanzstange Ihren Körper unterstützt und wie es sich anfühlt, das Gewicht mit den Händen und Armen zu halten.

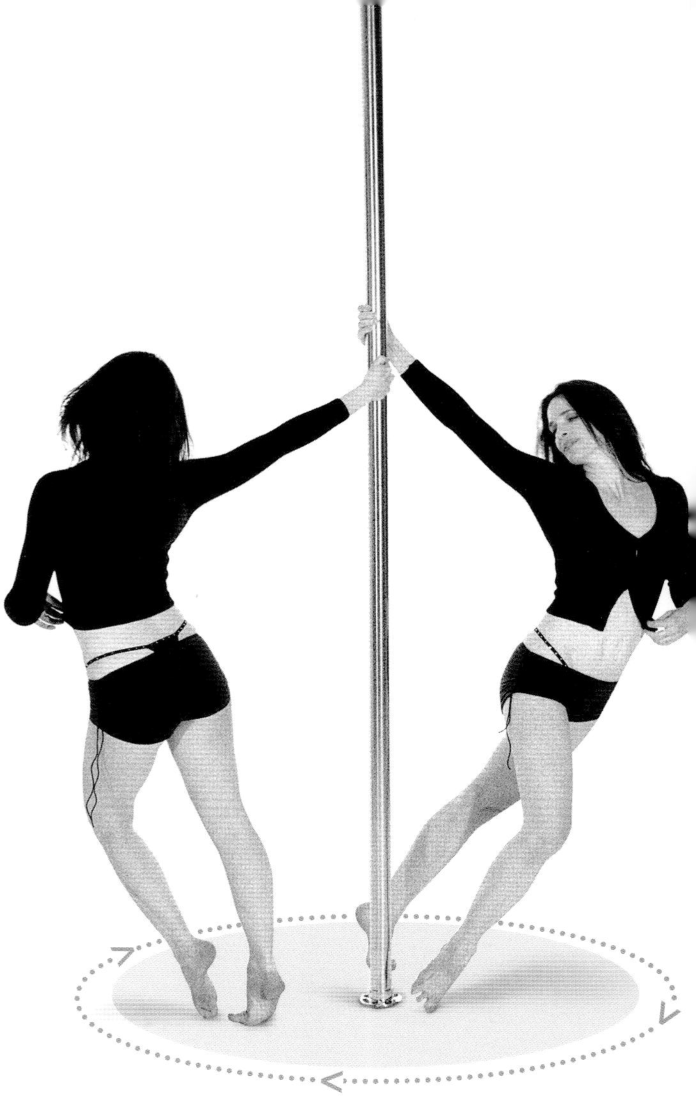

1 Greifen Sie die Tanzstange mit Ihrer rechten Hand in Kopfhöhe, während die Füße einen halben Meter von der Stange entfernt sind. Beginnen Sie den Swing-Walk im Uhrzeigersinn und lassen Sie Ihr Gewicht nach außen fallen.

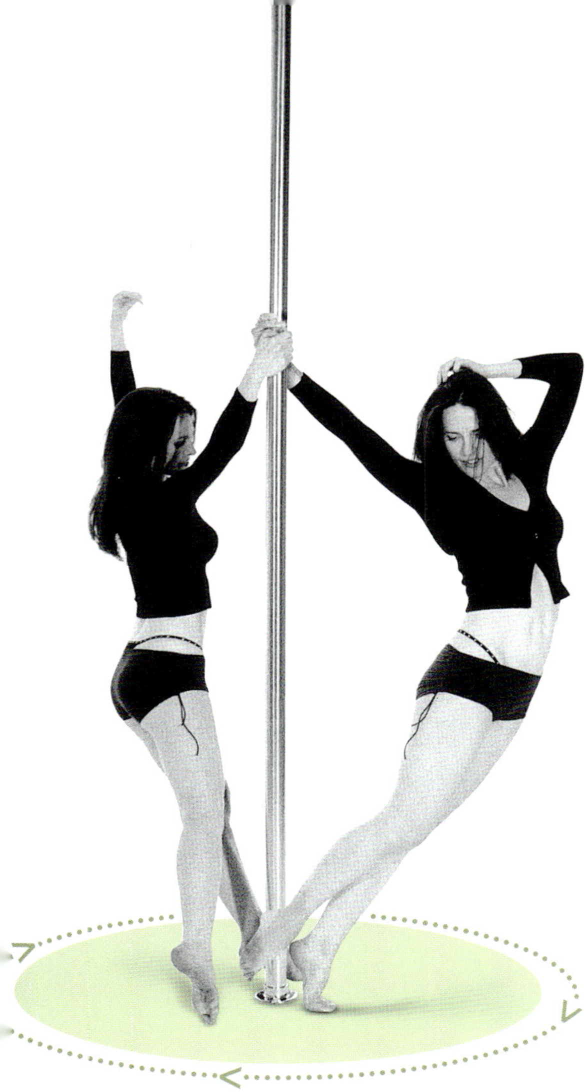

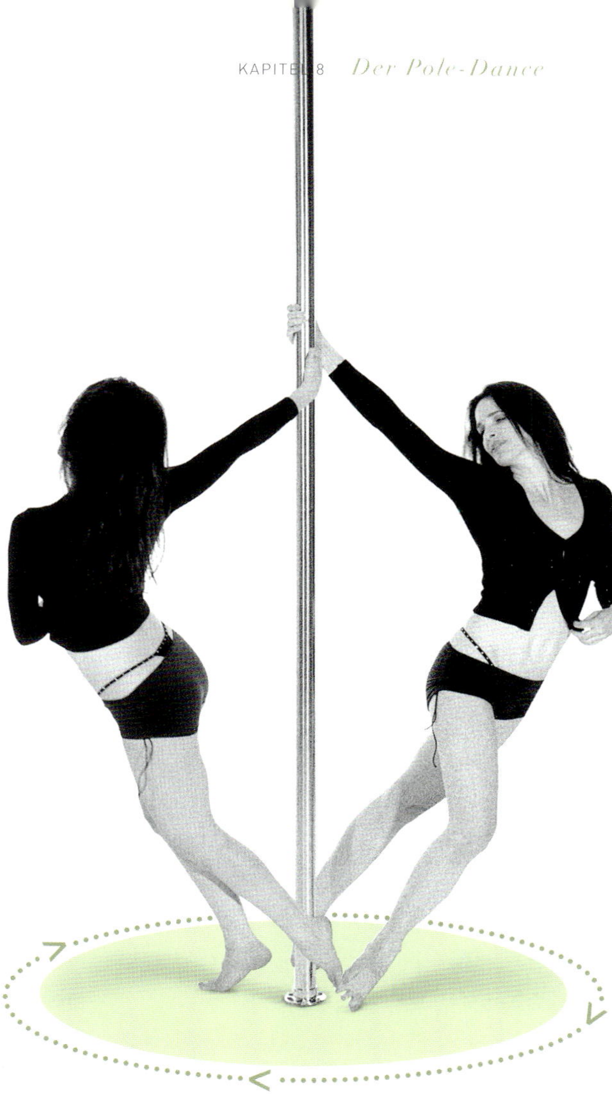

2 Während Sie um die Tanzstange kreisen, bauen Sie die Elemente des S-Walks ein (→ Seite 104): Überkreuzen Sie die Beine, ziehen Sie Ihr hinteres Bein nach und fallen Sie in die Hüfte.

3 Kommen Sie mit den Füßen näher zur Tanzstange und lassen Sie Ihr Körpergewicht noch weiter von der Stange weg fallen, sodass Sie fast gebeugt sind. Entspannen Sie sich bei jedem Schritt und lassen Sie Ihren Körper im kontrollierten Bogen schwingen.

Wiederholen Sie die Übung in die entgegengesetzte Richtung.

AN DER TANZSTANGE HERABGLEITEN

Diese abgeänderte Variante des Herabgleitens an der Wand (→ Seite 120) sieht aus jeder Perspektive fabelhaft aus und ist ein guter Übergang zu den Bodenübungen. Fügen Sie die Übung in jede Sequenz ein, bei der Sie auch das Wandgleiten ausführen würden.

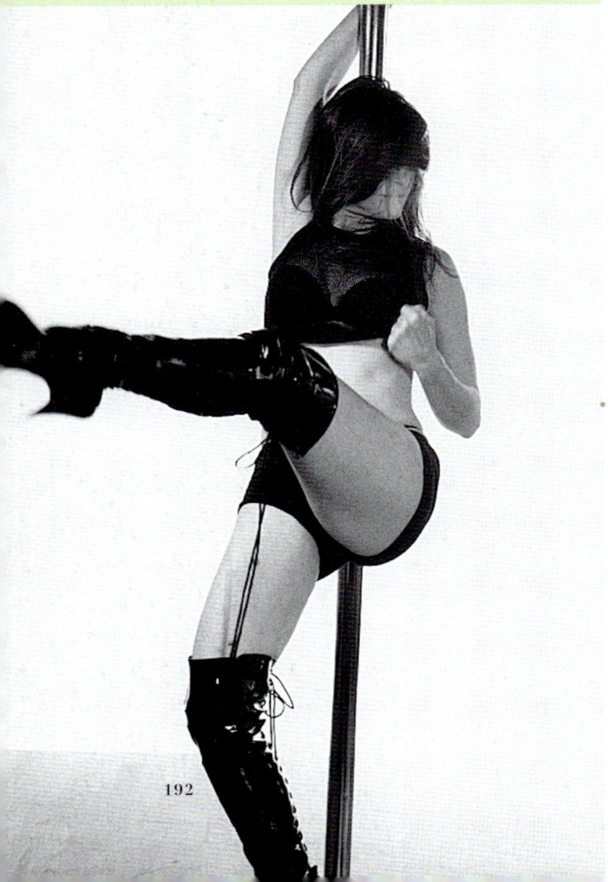

1 Stehen Sie mit dem Rücken zur Tanzstange, die Füße sind ungefähr 30 Zentimeter von der Stange entfernt und stehen etwa zehn bis 70 Zentimeter auseinander – je nachdem wie das Gleiten wirken soll: verrucht oder sittsam. Gehen Sie ins Hohlkreuz und drücken Sie Ihren Po gegen die Tanzstange, sodass nur Ihr Po und der obere Teil Ihres Rückens die Stange berühren. Stellen Sie sich auf die Zehenspitzen. Ihre Hände können entweder die Tanzstange über Ihnen greifen oder auf Ihren Knien ruhen.

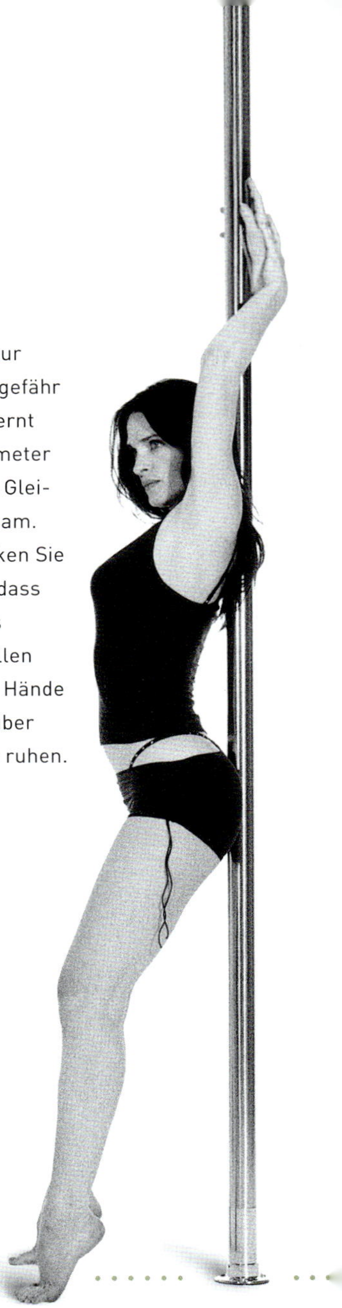

2 Gleiten Sie langsam an der Tanzstange nach unten und kontrollieren Sie die Geschwindigkeit durch Ihre Oberschenkelmuskulatur. Zählen Sie beim Nach-unten-Gleiten bis zehn.

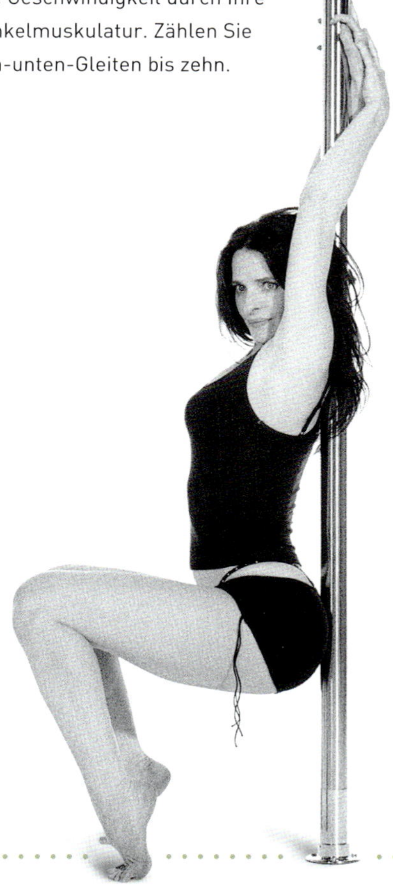

3 Beenden Sie die Übung in einer tiefen Hocke.

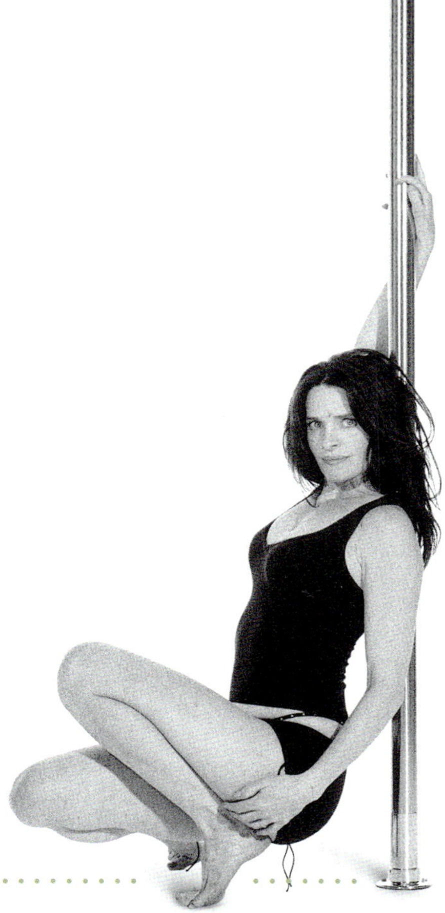

Blick mich an!

Bedenken Sie, dass Sie beim Nach-unten-Gleiten aus unterschiedlichen provokanten Winkeln gesehen werden können. Wenn Sie Ihren Zuschauer ansehen, kann er Ihr Gesicht, die Brüste und zwischen Ihre Beine sehen; eine Seitenansicht ermöglicht ihm, die schönen Kurven Ihres Rückens an der Tanzstange zu sehen; wenden Sie Ihm den Rücken zu, sieht er die Tanzstange zwischen Ihren sexy Pobacken. Auweia!

DAS BEUGEN AN DER TANZSTANGE

Hiermit setzen Sie einen Akzent, der nach dem Feuerflug (→ Seite 200) sehr wirkungsvoll sein kann. Doch auch für sich genommen, ist die Übung leicht und zugleich sehr umwerfend.

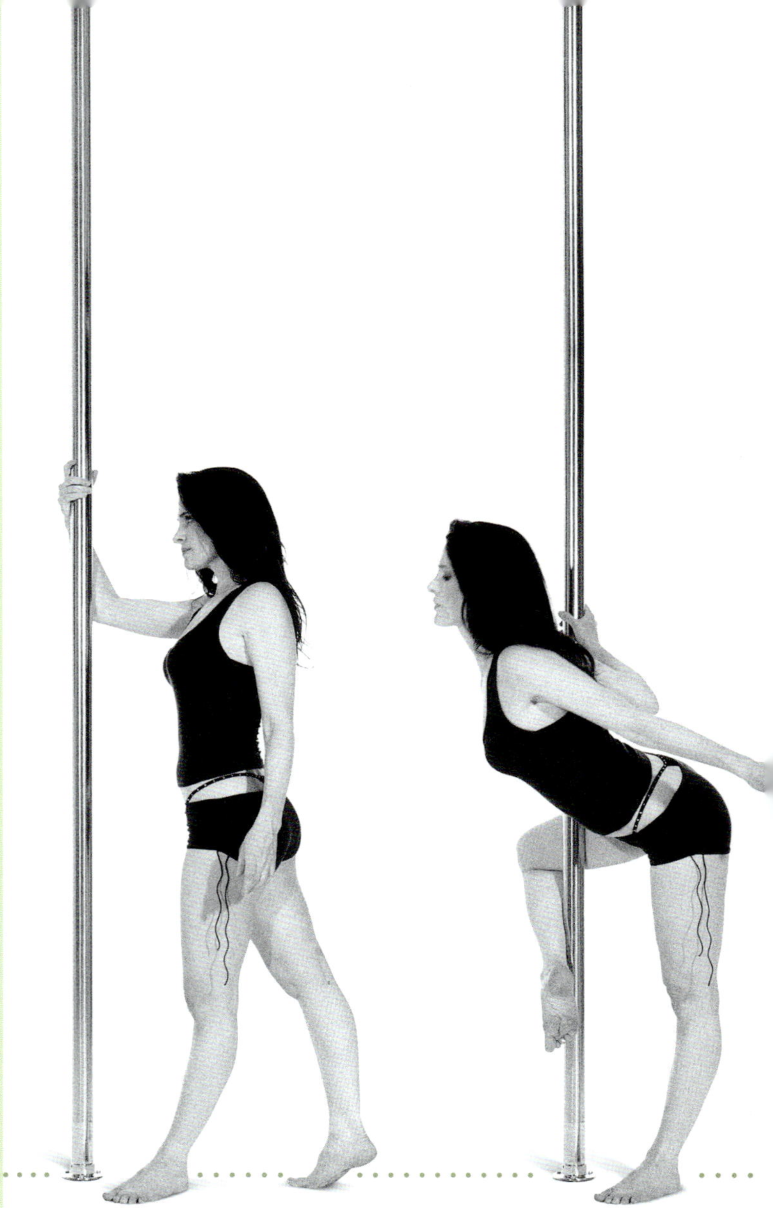

1 Stehen Sie mit dem Gesicht zur Tanzstange, greifen Sie mit Ihrer rechten Hand etwas über Kopfhöhe an die Stange. Machen Sie mit dem linken Fuß einen Schritt nach vorne, sodass er ungefähr zehn Zentimeter von der Tanzstange entfernt steht. Drücken Sie die Ferse in den Boden.

2 Heben Sie Ihr rechtes Knie und haken Sie Ihr Fußgelenk an der Rückseite der Tanzstange ein (so als ob Sie die Tanzstange mit Ihrem rechten Bein umarmen würden). Strecken Sie die Zehenspitzen des rechten Fußes.

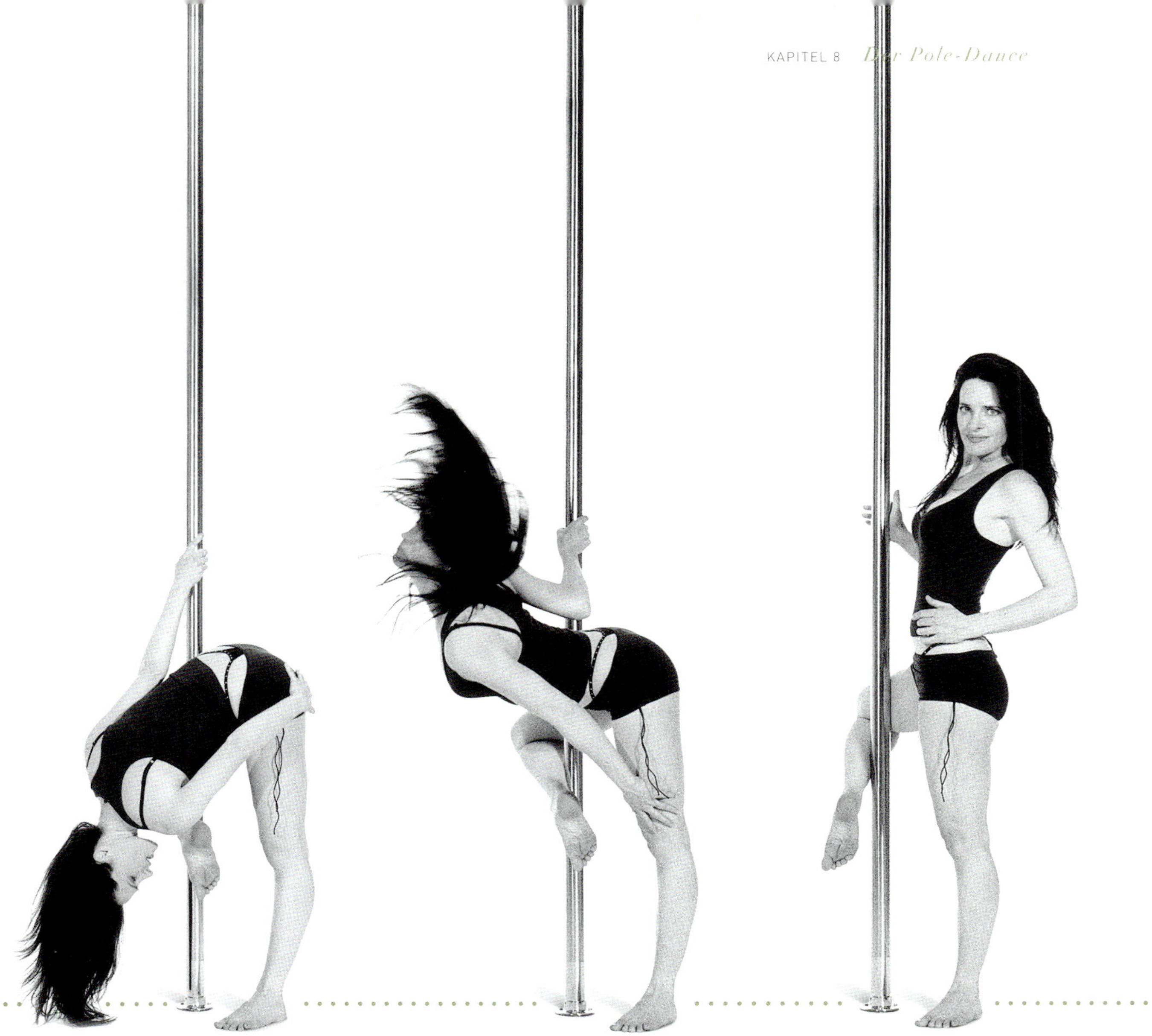

3 Beugen Sie Ihren Oberkörper nach vorne in Richtung Boden zur linken Seite der Tanzstange. Ihre rechte Hand kann an der Stange nach unten gleiten.

4 Fahren Sie mit Ihrer linken Hand an Ihrem linken Bein entlang und schwingen Sie Ihren Oberkörper wieder zurück in eine aufrechte Position.

5 Senken Sie Ihr rechtes Bein ab.

Wiederholen Sie die Übung auf der anderen Seite.

DIE BRÜCKE AN DER TANZSTANGE

Dies ist eine einfache Bewegung, die unglaublich schön aussieht und Ihren ganzen Rücken streckt. Sie ist ebenfalls ein anmutiger Übergang in die Bodenübungen. Sich an der Tanzstange zu beugen, erfordert viel Kraft. Kontrollieren Sie Ihre Geschwindigkeit beim Übergang in die Bodenübungen, sodass ein Wirbel nach dem anderen den Boden berührt – vergleichbar mit den einzelnen Perlen einer Kette.

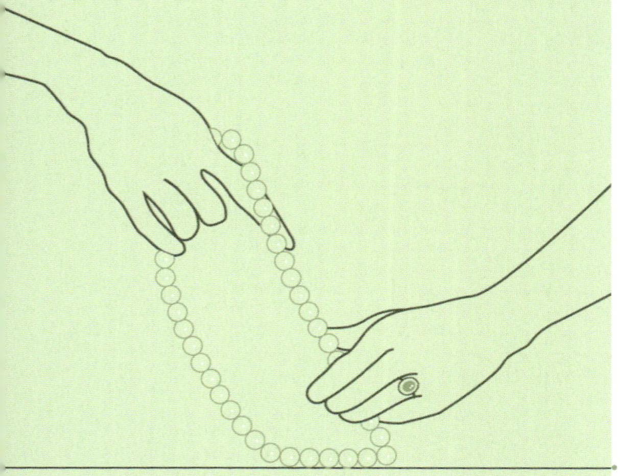

1 Stehen Sie mit dem Rücken zur Tanzstange, ungefähr 50 Zentimeter davon entfernt und leicht seitlich versetzt, sodass die Stange auf Ihre rechte Schulter ausgerichtet ist.

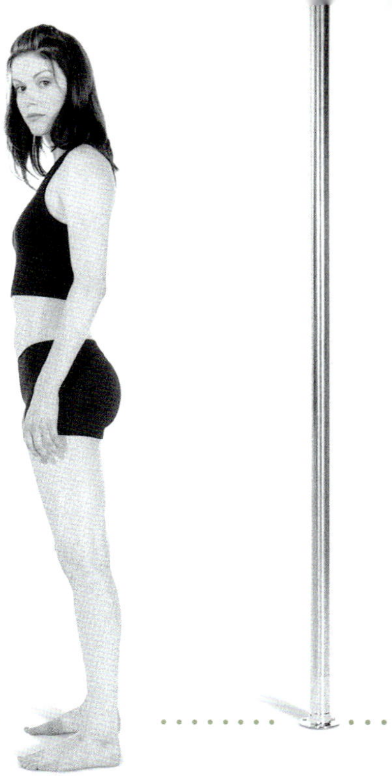

4 Wenn Ihr Kopf den Boden berührt, strecken Sie Ihren Kopf nach vorne und senken Sie Ihren Rücken langsam, Wirbel für Wirbel, zum Boden ab.

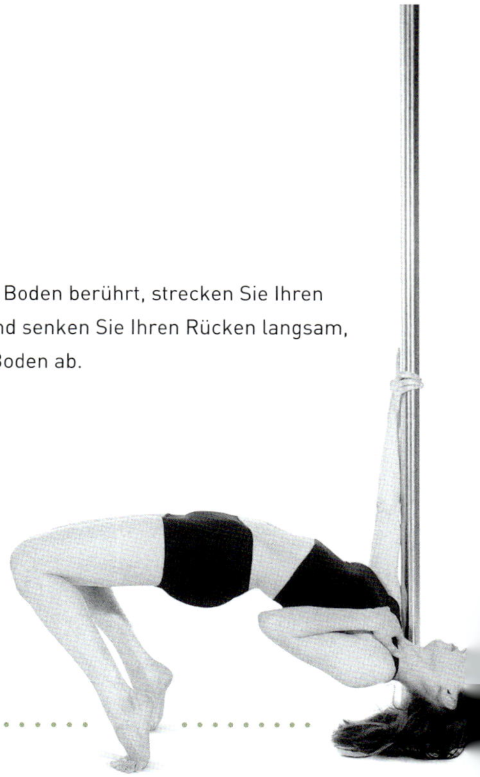

2 Greifen Sie mit Ihrer rechten Hand nach oben und hinter sich und »wickeln« Sie sie quasi nach außen um die Tanzstange. Gehen Sie ins Hohlkreuz, sodass Ihre rechte Schulter an der Tanzstange liegt. Schieben Sie Ihre Hüfte und Ihren Bauch in Richtung Decke und lassen Sie Ihren Kopf nach hinten unten fallen.

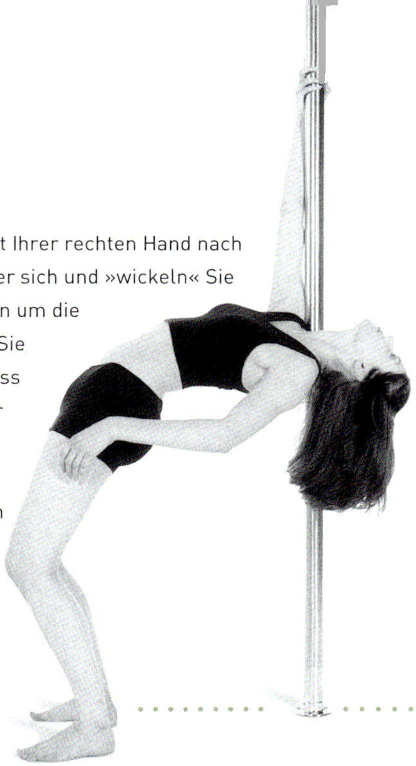

3 Bleiben Sie im Hohlkreuz, kommen Sie auf die Zehenspitzen und beugen Sie die Knie. Senken Sie Ihren Kopf langsam zu Boden – oder so nah wie möglich zum Boden – ab und kontrollieren Sie mit dem Griff Ihrer rechten Hand Ihre Abwärtsbewegung.

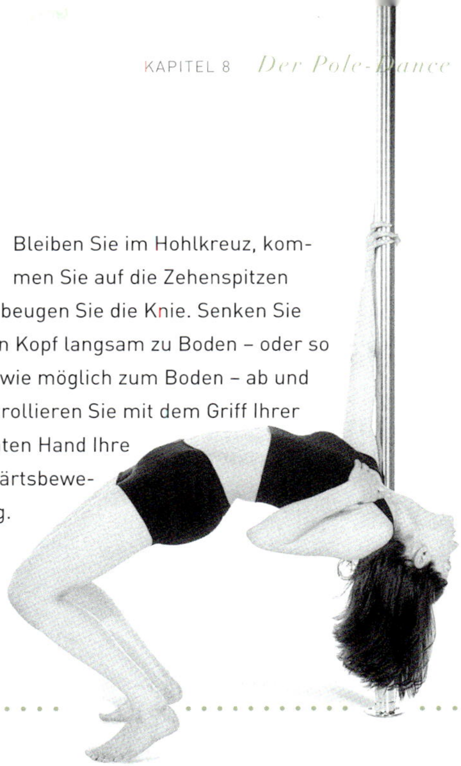

5 Lassen Sie sich Zeit, den Rücken Wirbel für Wirbel abzusenken – Sie werden Ihre Wirbelsäule dabei auf dem Boden ausstrecken.

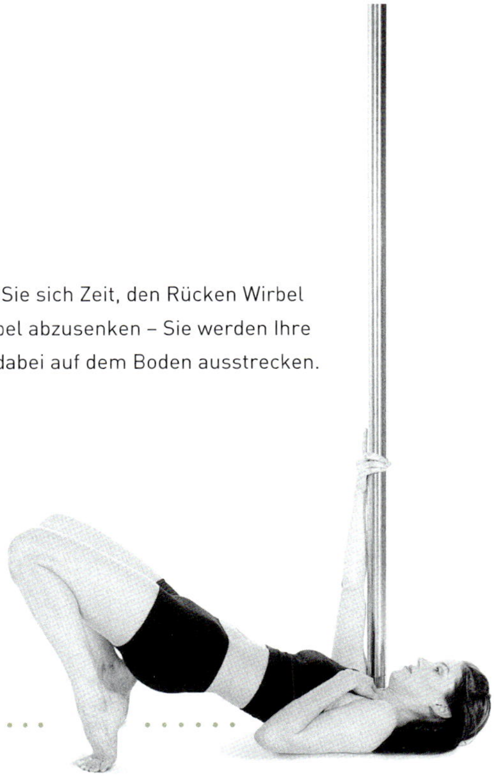

6 Fahren Sie damit fort, bis Ihr Rücken ganz auf dem Boden liegt.

Wiederholen Sie die Übung auf der anderen Seite.

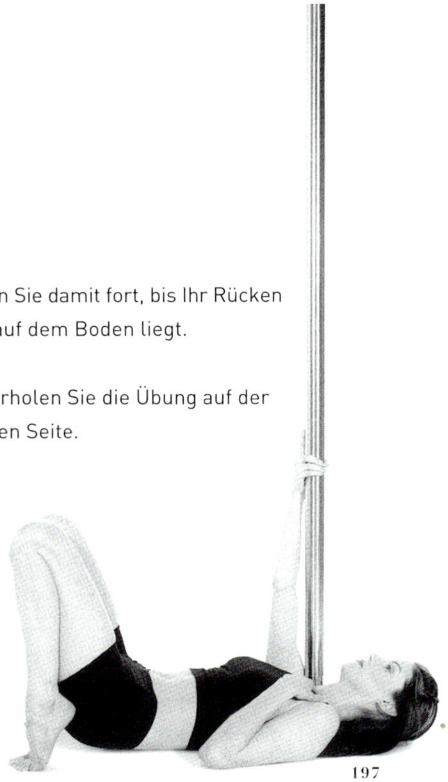

DIE DREHUNG AN DER TANZSTANGE

Diese Bewegung ist körperlich nicht so anspruchsvoll, obwohl der Ablauf anfangs schwer zu meistern ist. Sobald Ihr Körper ein Gespür dafür entwickelt hat, ist es wie beim Fahrradfahren: Sie vergessen es nie wieder. Es ist hilfreich, die Tanzstange hier als Ihren Tanzpartner zu betrachten, der Sie unter Ihrem eigenen rechten Arm dreht. Obwohl ich die Bewegung in einzelne Schritte gegliedert habe, ist es wichtig, dass diese fließend ineinander übergehen, sodass Sie den Schwung für die Drehung beibehalten.

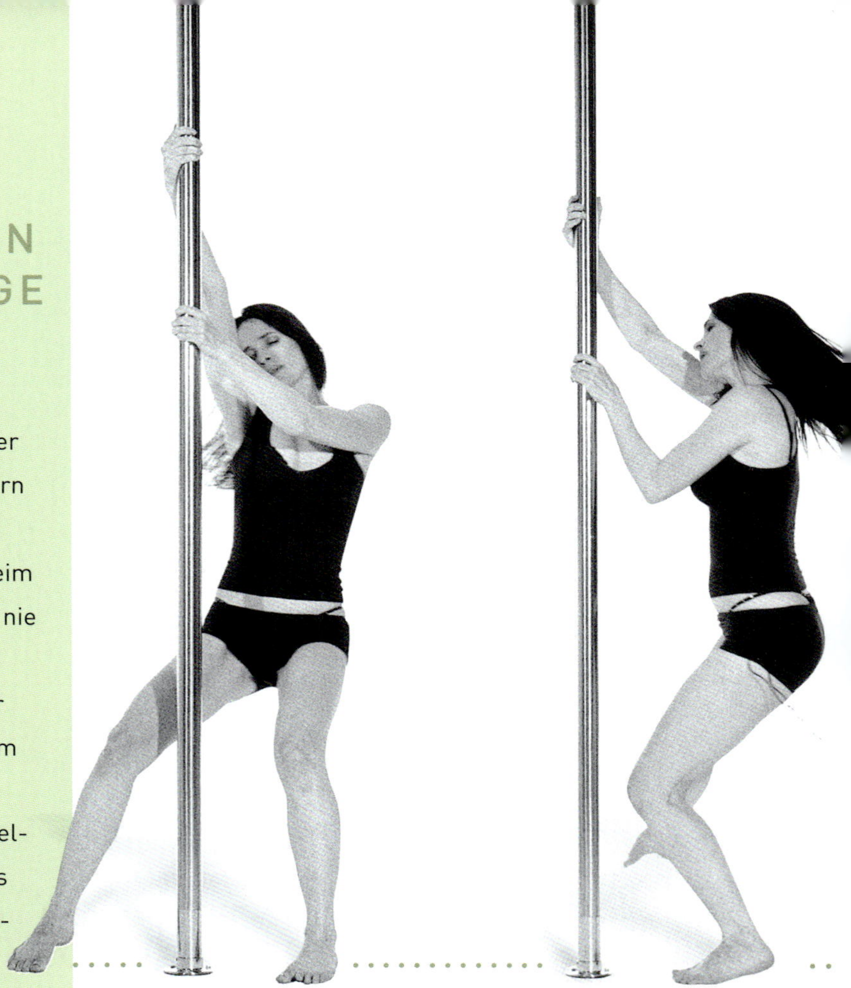

1 Stehen Sie mit dem Gesicht zur Tanzstange, Ihre Beine sind etwas weiter als schulterbreit geöffnet. Greifen Sie die Tanzstange mit beiden Händen über Ihrem Kopf, die rechte Hand liegt über der linken.

2 Stoßen Sie sich mit Ihre rechten Fuß ab und drehen Sie sich im Uhrzeigersinn

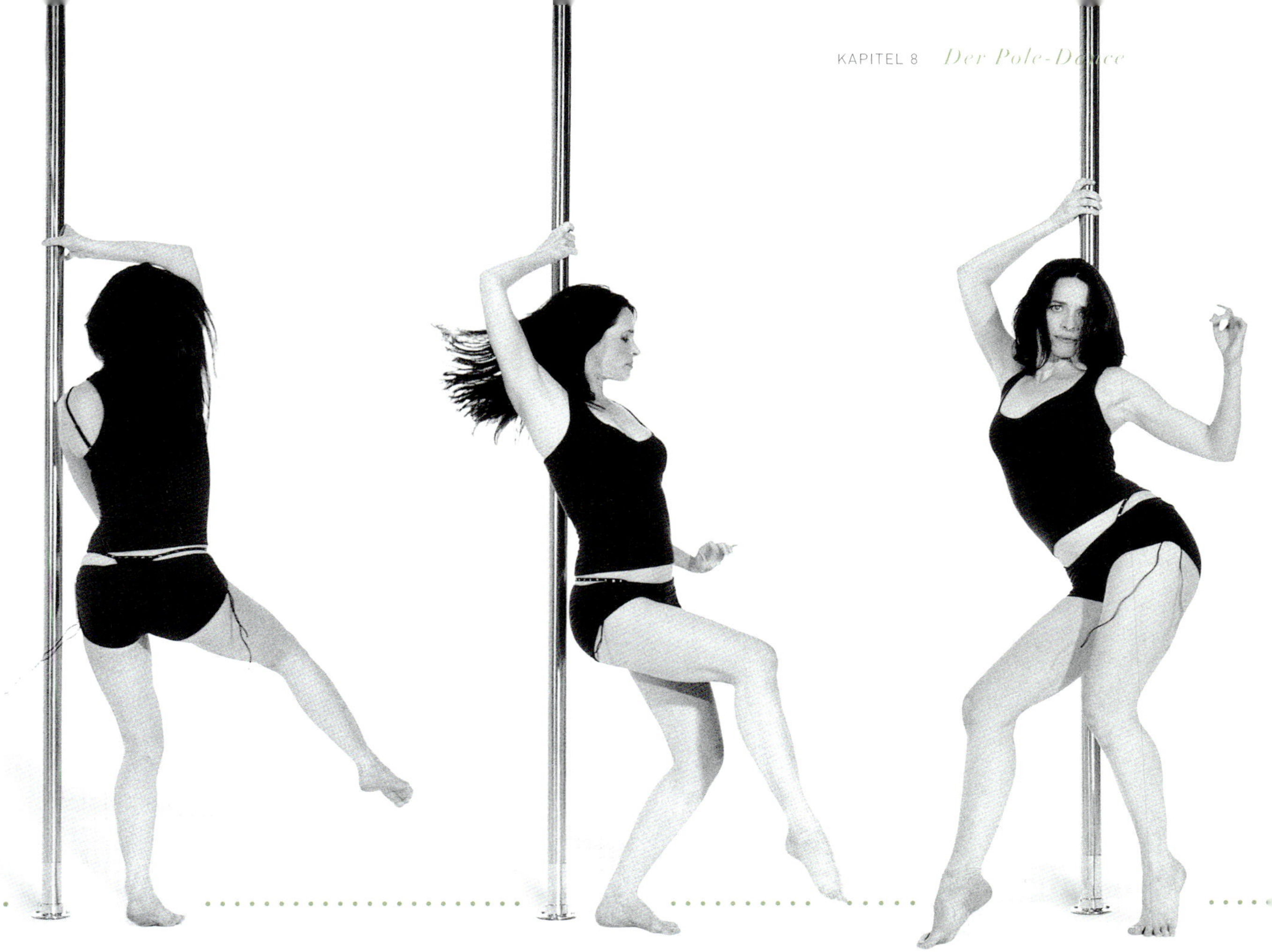

3 Während Sie auf Ihrem linken Fuß kreisen, lösen Sie Ihre linke Hand und drehen Sie sich unter Ihrem rechten Arm.

4 Beenden Sie die Drehung, wenn Sie mit dem Rücken zur Tanzstange stehen.

5 Stoßen Sie Ihre linke Hüfte nach links, um die Drehung zu beenden. Ihr Körper sollte dabei eine S-Kurve formen: der obere Teil Ihres Rückens berührt die Tanzstange, Ihre linke Hüfte zeigt nach außen und Ihre rechte Hand liegt oberhalb Ihres Kopfes an der Stange.

Wiederholen Sie die Übung in die andere Richtung.

DER FEUERFLUG

Auch wenn der Feuerflug eine einfachere Übung ist, sieht er unglaublich beeindruckend aus. Ich bringe meinen Schülern diese Bewegung schon im ersten Kurs bei, damit sie den Nervenkitzel beim Fliegen spüren können. Obwohl die Kraft hier eine wichtige Rolle spielt, wird Ihnen das physikalische Verständnis des Feuerflugs (siehe unten) bei der Drehung helfen.

DIE PHYSIKALISCHE ERKLÄRUNG DER DREHUNG: Die Flug- und Drehbewegungen an der Tanzstange basieren auf dem Prinzip der Zentrifugalkraft. Stellen Sie sich vor, Sie wären ein Ball an einem Seil, der an einer Tanzstange befestigt ist; Ihre Arme sind dabei das Seil. Das Seil und die Gravitationskraft verhindern, dass der Ball durch den Raum fliegt. Die Geschwindigkeit ist das, was den Ball hindert, gegen die Tanzstange zu fallen oder das, was ihn kreisen lässt. Wenn Sie den Feuerflug machen, müssen Sie Ihren Körper von der Tanzstange abstoßen (Geschwindigkeit), um die Gravitationskraft zu überlisten. So wie bei einem Ball unterliegt auch Ihre Fähigkeit zu kreisen einer wissenschaftlichen Formel:

$$\text{Zentrifugalkraft} = \frac{(\text{Masse x Geschwindigkeit})}{\text{Radius}}$$

Auch wenn es unlogisch erscheint, Sie werden fliegen, sobald Sie Ihr Körpergewicht nach außen von der Tanzstange abstoßen. Dasselbe Prinzip gilt für alle Tricks an der Tanzstange in diesem Abschnitt, für die Ballerina (→ Seite 204), die Körperspirale (→ Seite 216), die Körperspirale im Fliegen (→ Seite 218) und das Däumelinchen (→ Seite 206).

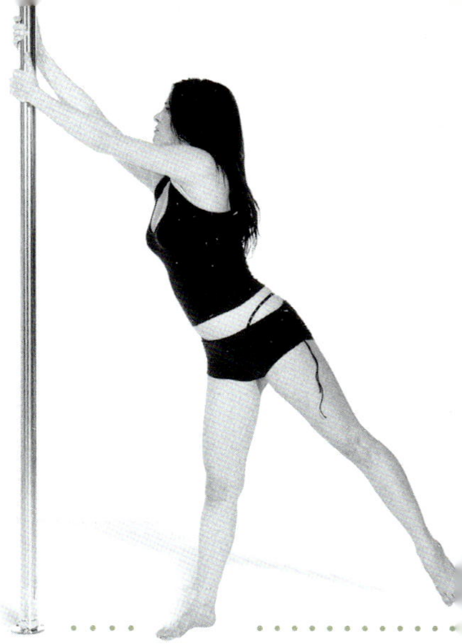

1 Während Sie sich auf Ihrem rechten Fuß drehen, greifen Sie die Tanzstange mit der linken Hand direkt unter der rechten.

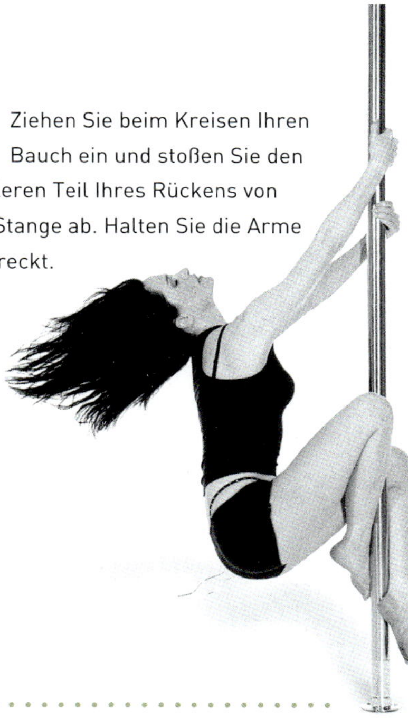

5 Ziehen Sie beim Kreisen Ihren Bauch ein und stoßen Sie den mittleren Teil Ihres Rückens von der Stange ab. Halten Sie die Arme gestreckt.

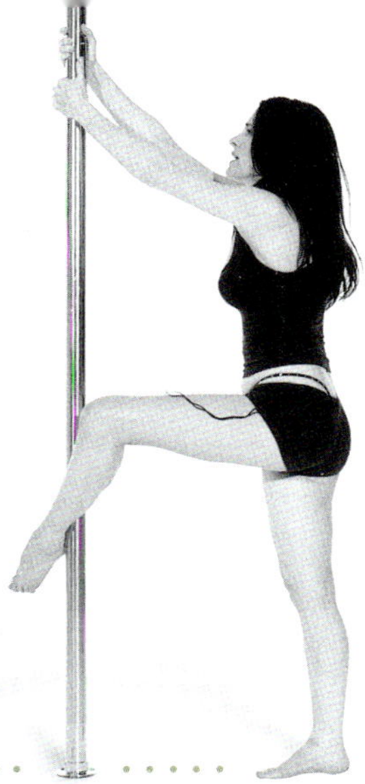

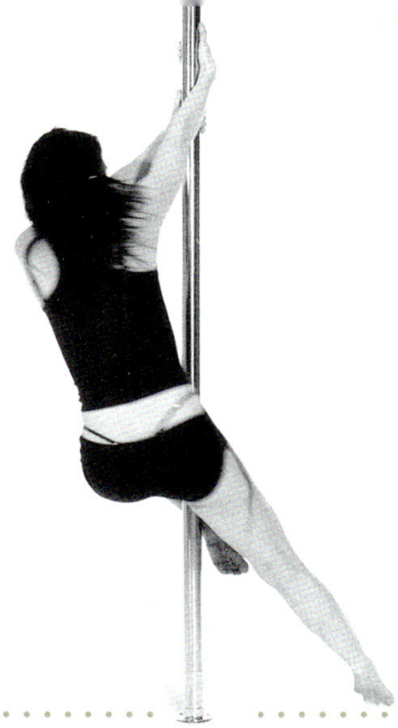

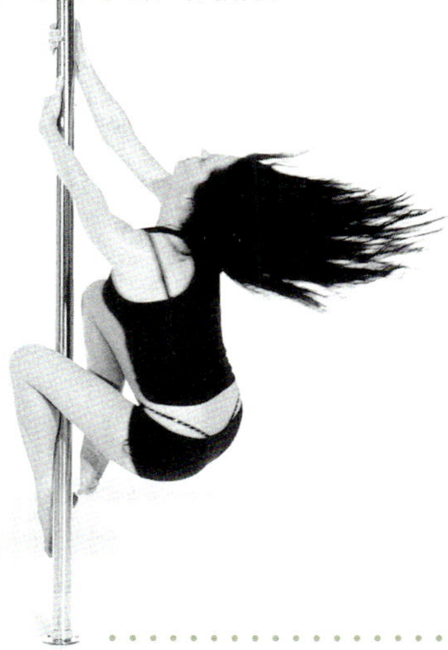

2 Haken Sie die Rückseite Ihres linken Fußgelenks an der Tanzstange ein und strecken Sie die Zehenspitzen.

3 Stoßen Sie sich mit Ihrem rechten Fuß kräftig ab, sodass Ihr Körper eine schnelle Bewegung im Uhrzeigersinn ausführt.

4 Sobald Sie sich abgestoßen haben, beugen Sie Ihr rechtes Knie und bringen die Vorderseite Ihres rechten Fußgelenks nach oben zur Tanzstange hin, sodass Sie die Tanzstange zwischen der Rückseite Ihres linken Fußgelenks und der Vorderseite Ihres rechten Fußgelenks festhalten.

6 Um das Kreisen zu beenden, gleiten Sie mit den Händen und mit Ihrem Körper an der Tanzstange nach unten, bis Ihre Füße den Boden berühren und Sie in der Hocke sitzen.

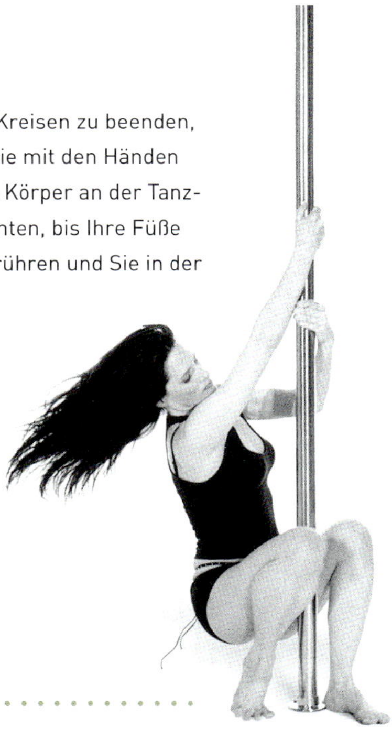

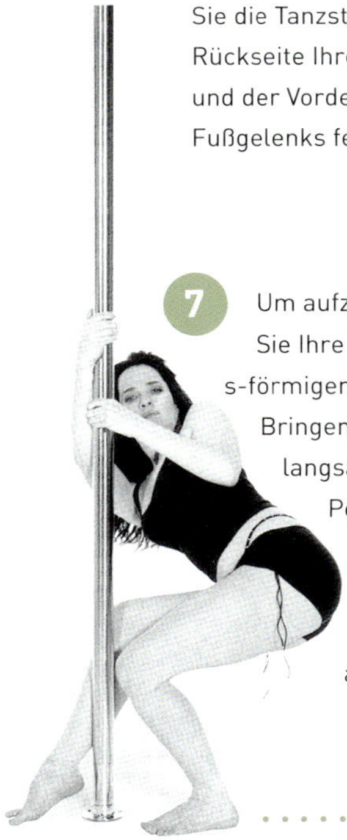

7 Um aufzustehen, strecken Sie Ihre linke Hüfte in einer s-förmigen Rotation nach links. Bringen Sie Ihren Oberkörper langsam in eine aufrechte Position.

Wiederholen Sie die Übung auf der anderen Seite.

DER KORKEN-ZIEHER

Der Korkenzieher erfordert jede Menge Kraft in den Armen und im Bauchbereich. Sie winden dabei Ihren Körper um die Tanzstange herum. Das Wichtigste, auf das man achten muss, ist, dass es nicht funktionieren wird, wenn man einfach nur versucht, die Beine hochzuheben. Sie müssen sich anstrengen, Ihren ganzen Körper so zur Seite zu bewegen, dass Ihr Oberkörper waagerecht zum Boden ist.

DAS KOPF-HAND-PRINZIP: Eines der Prinzipien hinter den kraftvollen Bewegungen wie denen der Schlange (→ Seite 208) oder des Korkenziehers besteht in der Gewichtsverteilung. Je näher Ihr Körper an der Tanzstange ist, desto besser können Sie sich daran hochziehen und desto länger werden Sie die Position halten können. Ihr Kopf wiegt ungefähr 4,5 Kilogramm, deshalb müssen Sie Ihren Kopf ganz nahe an die Tanzstange heranbringen, wenn Sie eine kraftvolle Bewegung einbauen. Wenn Ihr Kopf oben ist, müssen Sie 4,5 Kilogramm mehr stemmen.

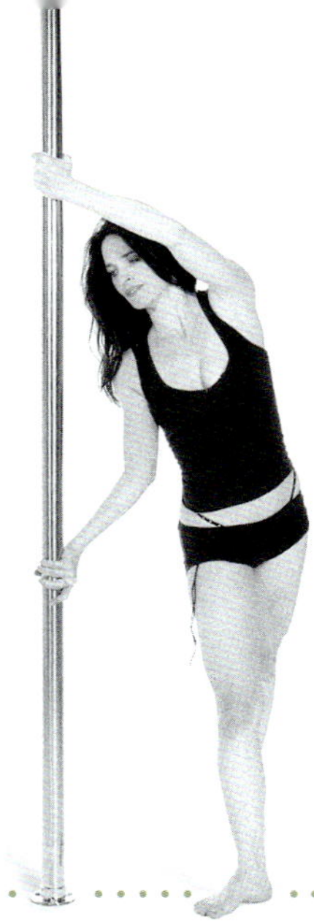

1 Stehen Sie links von der Tanzstange, sodass die Stange auf Ihre rechte Schulter ausgerichtet ist. Greifen Sie die Tanzstange mit der rechten Hand ungefähr in Hüfthöhe. Die Handflächen zeigen nach außen und die Fingerspitzen zum Boden. Greifen Sie die Stange mit Ihrer linken Hand ganz natürlich über Ihrem Kopf. Machen Sie mit Ihrem rechten Fuß einen Schritt nach vorne und stellen Sie ihn zwischen Ihrem linken Fuß und der Tanzstange ab.

4 Ziehen Sie Ihren Körper mit Ihren Armen hoch und nach innen zur Tanzstange hin, indem Sie sich seitlich an der Tanzstange zusammenrollen und Ihre Knie mit überkreuzten Fußgelenken beugen.

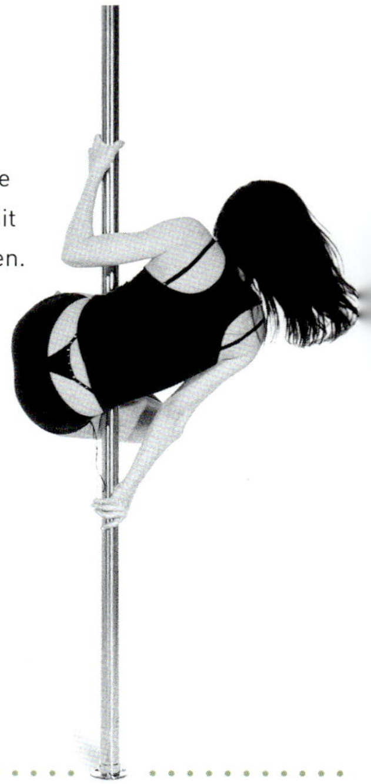

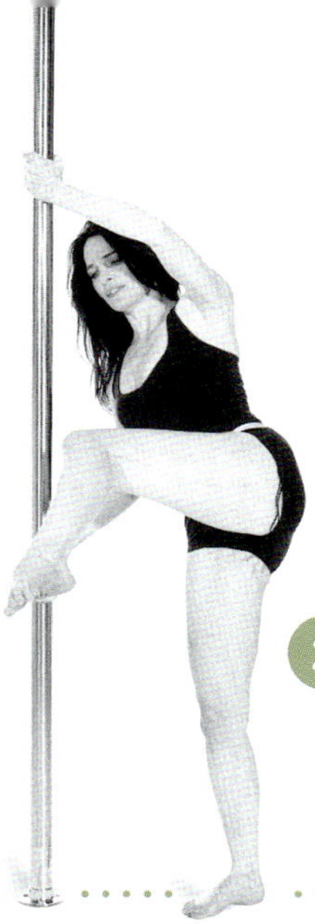

2 Stoßen Sie sich mit Ihrem linken Bein ab.

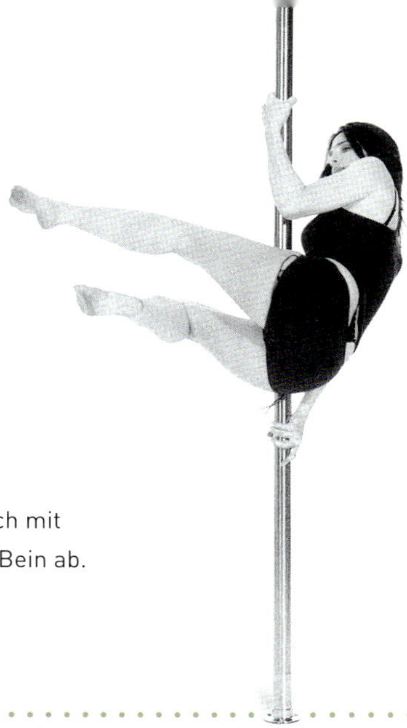

3 Während Ihr rechtes Knie dem linken folgt, heben Sie Ihren Körper zur Seite, sodass er parallel zum Boden ist.

WIE DREHT MAN DEN KORKENZIEHER?

Stoßen Sie sich in Schritt 2 mit Ihrem linken Bein kräftiger ab und ziehen Sie Ihren Körper näher zur Tanzstange hin, wenn Sie um die Tanzstange kreisen wollen.

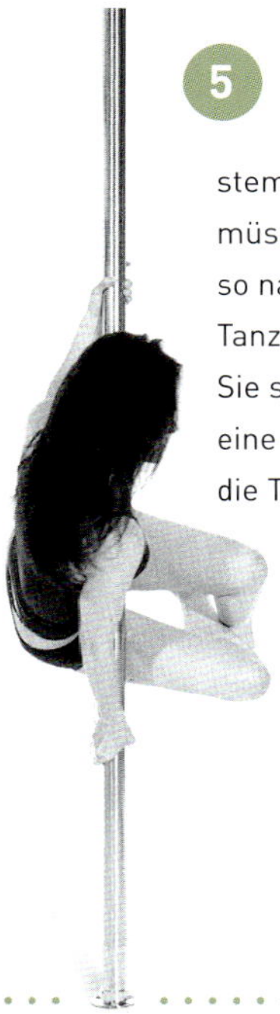

5 Um Ihr eigenes Gewicht leichter stemmen zu können, müssen Sie Ihren Körper so nah wie möglich an der Tanzstange halten. Stellen Sie sich Ihren Körper wie eine Faust vor, die sich um die Tanzstange ballt.

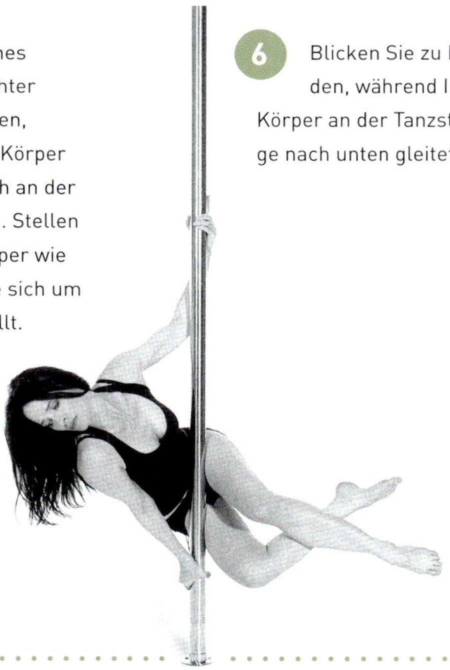

6 Blicken Sie zu Boden, während Ihr Körper an der Tanzstange nach unten gleitet.

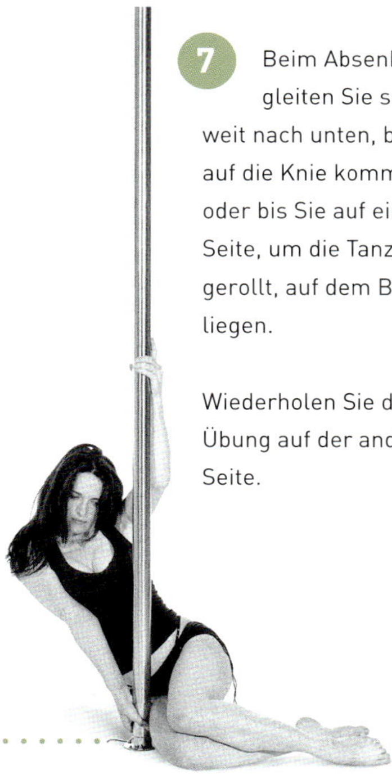

7 Beim Absenken gleiten Sie so weit nach unten, bis Sie auf die Knie kommen oder bis Sie auf einer Seite, um die Tanzstange gerollt, auf dem Boden liegen.

Wiederholen Sie die Übung auf der anderen Seite.

DIE BALLERINA

Stellen Sie sich diese Bewegung als eine Pirouette um die Tanzstange vor. Sie können auch rückwärts um die Tanzstange kreisen, wenn Sie Ihren Körper in Schritt 2 gegen den Uhrzeigersinn bewegen.

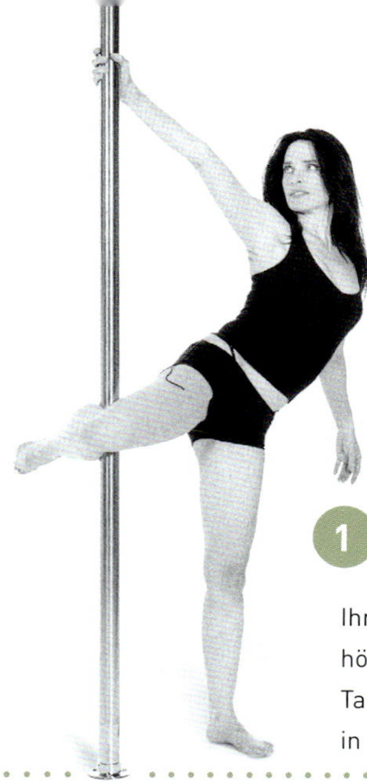

1 Stehen Sie links von der Tanzstange und greifen Sie sie mit Ihrer rechten Hand etwas über Kopfhöhe. Haken Sie Ihr rechtes Knie an der Tanzstange ein, sodass die Tanzstange in der Kniebeuge liegt.

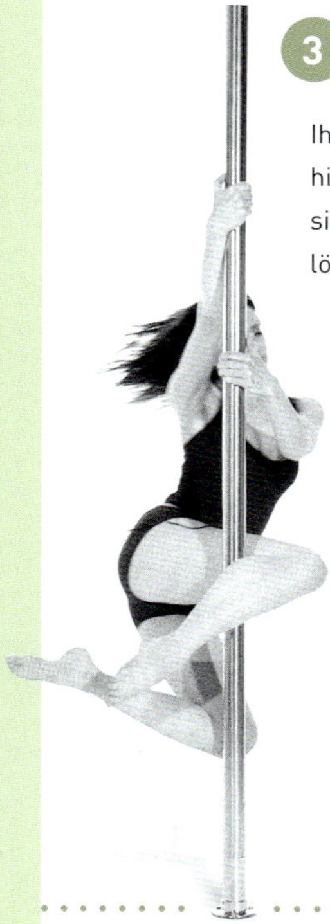

3 Beugen Sie gleich nach dem Abstoßen Ihr linkes Knie zum Körper hin nach unten, sodass sich beide Füße vom Boden lösen.

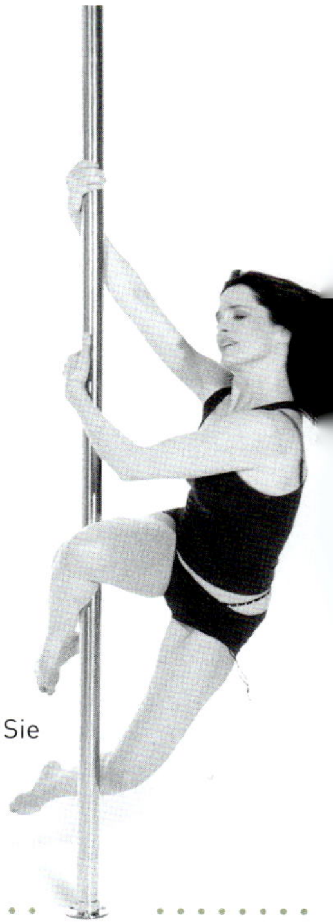

4 Recken Sie beim Kreisen Ihren Po nach außen und gehen Sie ins Hohlkreuz.

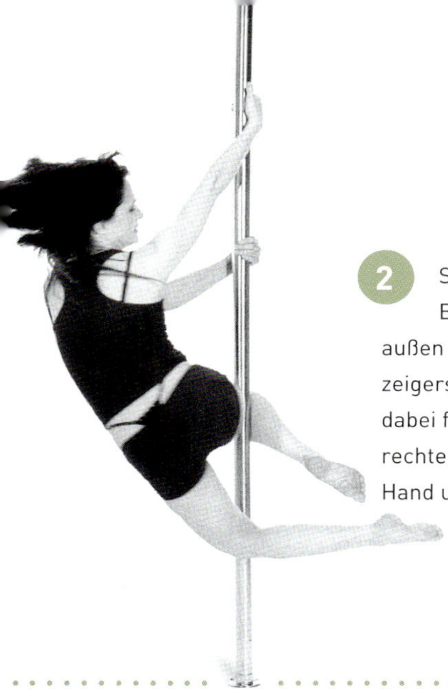

2 Stoßen Sie sich mit Ihrem linken Bein ab, sodass Ihr Körper nach außen geschoben wird und sich im Uhrzeigersinn um die Stange herumdreht; dabei fassen Sie die Tanzstange mit der rechten Hand oben und mit Ihrer linken Hand unten.

PLAYLIST

Musik zum Abheben

Ich bevorzuge langsamere Musik, wenn ich Einsteiger unterrichte, und schnellere, wenn ich beim Pole-Dance allein bin. Hier ein vielseitiger Mix.

- **RAGE AGAINST THE MACHINE:** The Battle of Los Angeles »Calm Like a Bomb«, »Born of a Broken Man«
- **PIXIES:** Doolittle »Hey«, »Here Comes Your Man«
- **NIRVANA:** Nevermind »Smells Like Teen Spirit«, »Come As You Are«
- **BECK:** Sea Change: »Lost Cause«, »Already Dead«, »Little One«
- **OUTKAST:** Stankonia »Xplosion«

5 Lassen Sie Ihren Körper fliegen.

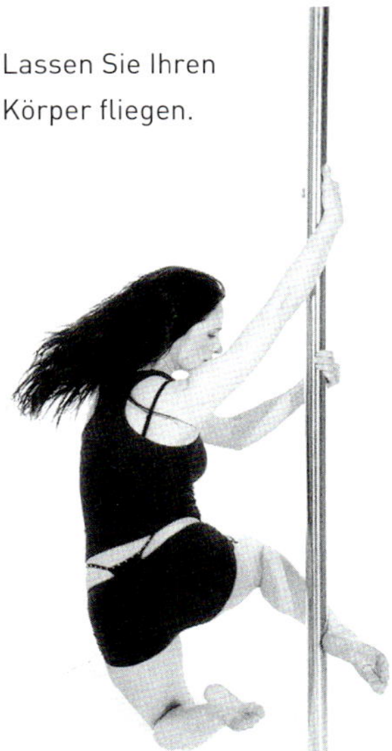

6 Wenn Sie beim Absenken auf dem Boden angekommen sind, sollten Sie mit gebeugten Knien und dem Po auf dem Boden sitzen; die Tanzstange liegt dabei zwischen den Unterschenkeln.

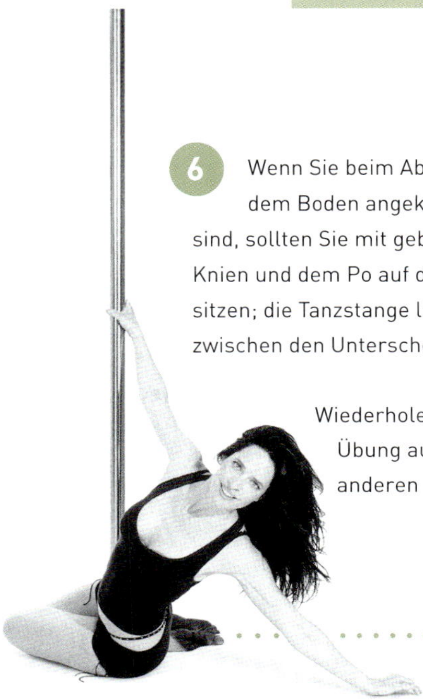

Wiederholen Sie die Übung auf der anderen Seite.

DAS DÄUMELINCHEN

Das hier ist eine einfache Bewegung, die meine Schüler anfangs etwas verwirrt hat. Schauen Sie sich deshalb die Bilder gut an, schalten Sie danach Ihren Kopf aus und überlassen Sie Ihrem Körper die Kontrolle. Sie werden in null Komma nichts zum Däumelinchen.

1 Stehen Sie mit dem Gesicht zur Tanzstange. Greifen Sie die Tanzstange mit beiden Händen, die linke Hand liegt in Höhe Ihres Brustkorbs und die rechte Hand über Ihrem Kopf.

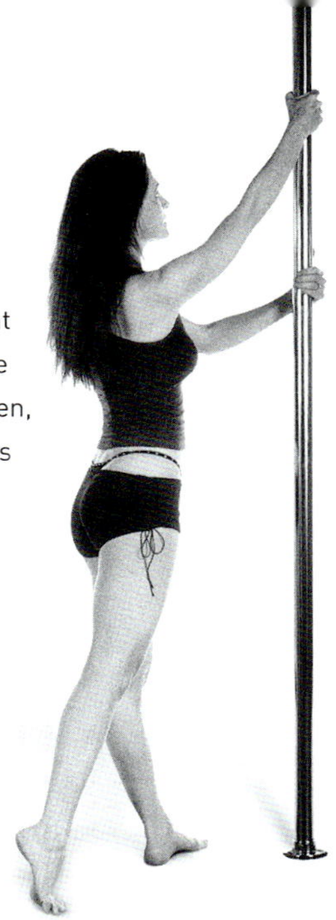

4 Halten Sie beim Drehen die Tanzstange in Ihrer linken Kniebeuge fest.

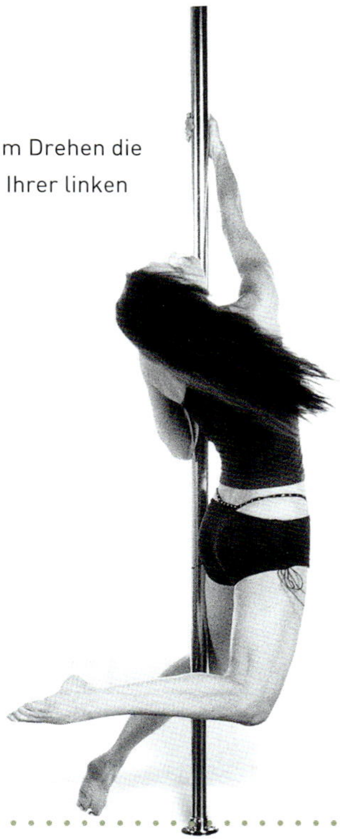

5 Beugen Sie Ihr rechtes Knie und heben Sie Ihren linken Fuß vom Boden ab, während Ihr Körper im Uhrzeigersinn um die Tanzstange kreist.

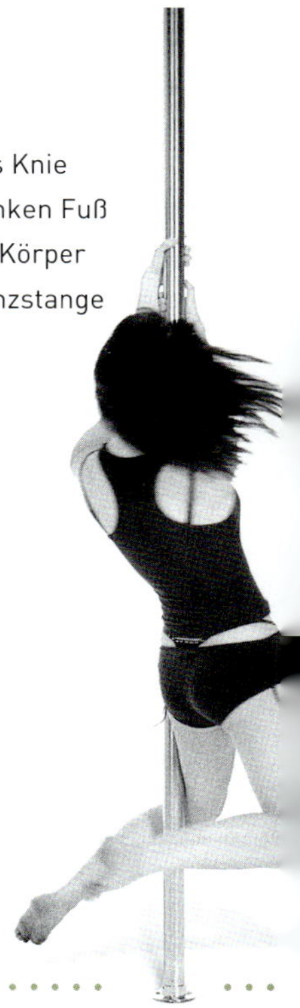

2 Drehen Sie sich auf Ihrem linken Fuß im Uhrzeigersinn in Richtung Tanzstange.

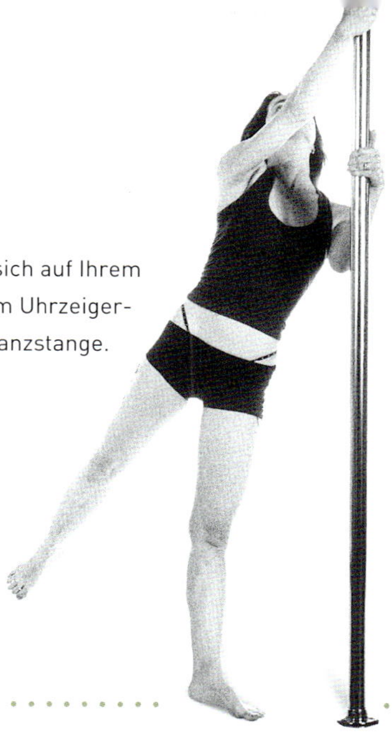

3 Stoßen Sie sich mit dem rechten Fuß ab und drehen Sie Ihren ganzen Körper im Uhrzeigersinn auf dem linken Fuß; beide Hände bleiben dabei an der Tanzstange.

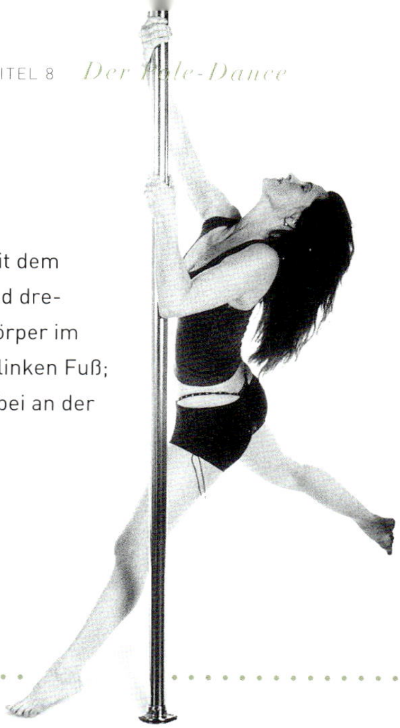

6 Lehnen Sie Ihren Kopf beim Drehen nach hinten und gehen Sie ins Hohlkreuz. Gleiten Sie allmählich zum Boden.

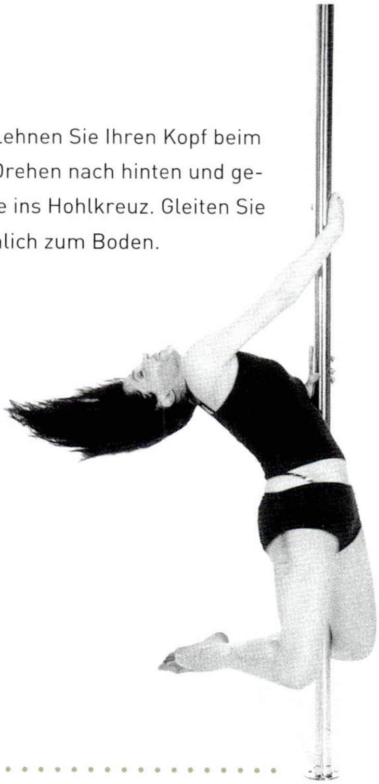

7 Kreisen Sie weiter, bis Sie mit den Knien auf dem Boden stehen.

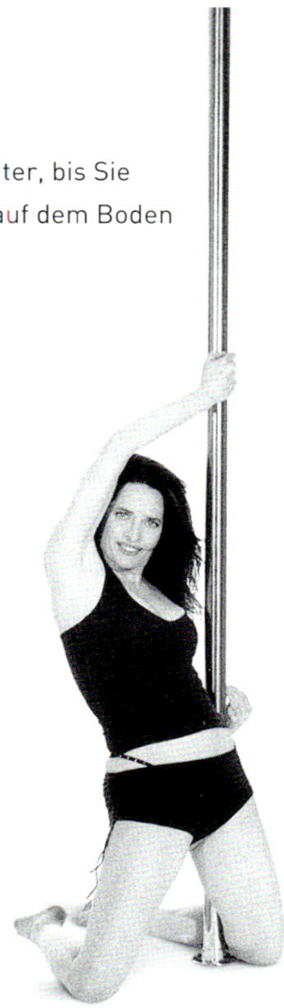

Für Fortgeschrittene*

DIE SCHLANGE

Bei der Schlange wird die Bauch- und die obere Rückenmuskulatur stark beansprucht, insbesondere bei der Aufwärtsbewegung, wenn Sie Ihren Körper an der Tanzstange nach oben und nach innen ziehen müssen. Ihre Hände und Gelenke helfen Ihnen, die Bewegung zu beginnen und zu beenden.

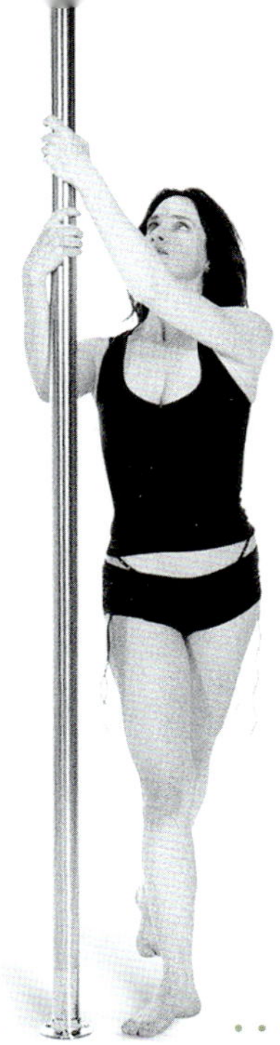

1 Greifen Sie die Tanzstange mit beiden Händen, die linke Hand liegt über der rechten und Ihre rechte Schulter ist ganz nahe an der Tanzstange. Machen Sie mit dem rechten Fuß einen Schritt nach vorne zwischen die Tanzstange und Ihren linken Fuß.

DARAN SOLLTEN SIE DENKEN: Bei der Schlange ist es wichtig, sich auf die Kopfüberbewegung einzulassen. Wenn Sie Ihre Beine nach oben schwingen, denken Sie daran, dass Sie nicht einfach nur Ihre Beine nach oben bringen, sondern dass Sie Ihren ganzen Körper »auf den Kopf stellen«. Es ist hilfreich, sich an das Gefühl aus seiner Kindheit zu erinnern, als man an der Turnstange mit dem Kopf nach unten hing oder einen Handstand machte.

Die Schlange und die nächsten Tricks an der Tanzstange sind Bewegungen für Fortgeschrittene und sollten mit äußerster Vorsicht ausgeführt werden. Bei einigen Übungen befinden Sie sich weit über dem Boden und Ihr Körper steht Kopf. Diese sollten nur dann ausgeführt werden, wenn Sie davor von einem qualifizierten S-Faktor-Trainer unterwiesen wurden. Führen Sie die Übungen nie ohne eine Person aus, die Sie beobachtet und im Falle eines Sturzes auffangen kann.

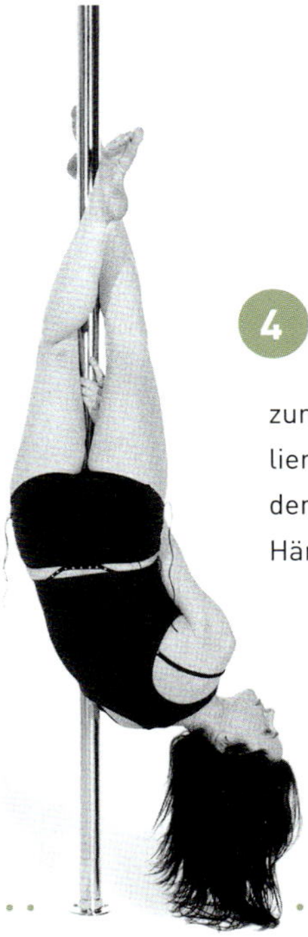

4 Lassen Sie Ihren Körper an der Tanzstange nach unten zum Boden gleiten und kontrollieren Sie die Geschwindigkeit mit dem Druck Ihrer Waden und Ihrer Hände.

2 Stoßen Sie sich mit Ihrem linken Fuß ab und schwingen Sie Ihren Oberkörper kopfüber nach unten, während Sie sich mit Ihrem linken Fußgelenk an der Tanzstange einhaken – so als würden Sie auf einen Baum klettern.

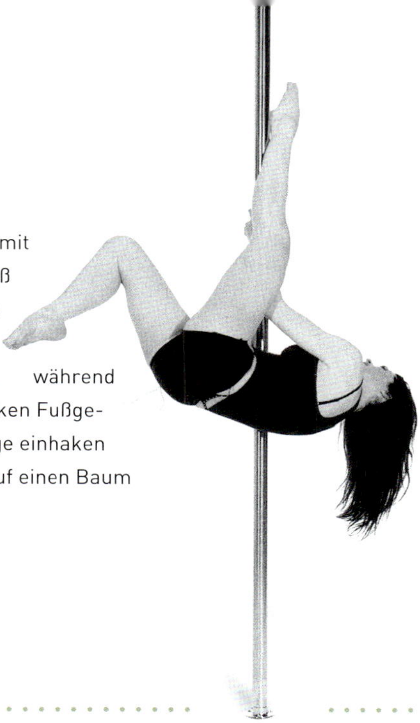

3 Bringen Sie Ihr rechtes Fußgelenk hinter der Tanzstange nach oben, sodass die Stange zwischen Ihren Waden eingeklemmt wird. Halten Sie beide Knie leicht gebeugt und die Zehenspitzen gestreckt.

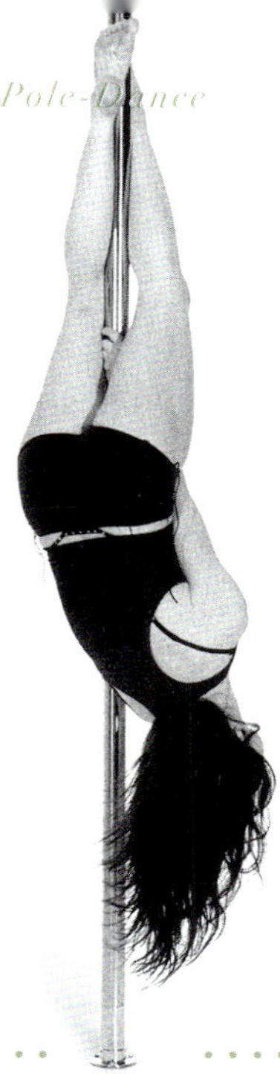

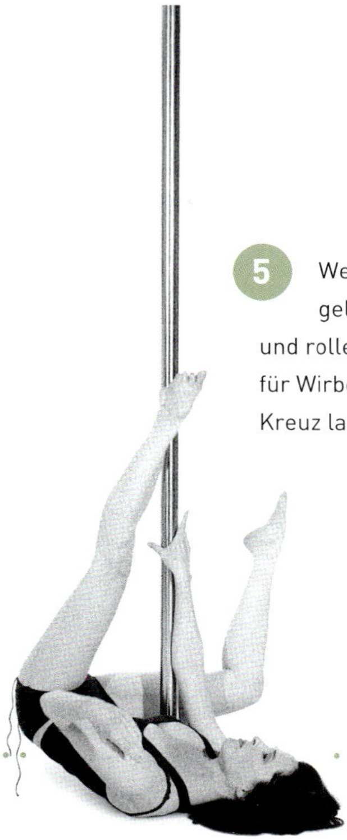

5 Wenn Ihr Kopf am Boden angelangt ist, ziehen Sie ihn ein und rollen Sie Ihren Körper, Wirbel für Wirbel, vom Nacken bis zum Kreuz langsam ab.

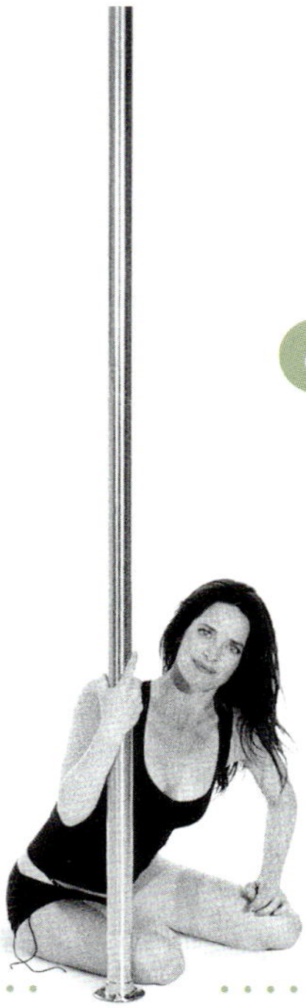

6 Halten Sie die Beine so lange Sie können an der Tanzstange, bringen Sie die Beine danach nach unten. Beenden Sie die Übung in einer Sitzposition.

Wiederholen Sie die Übung auf der anderen Seite.

Für Fortgeschrittene

DIE TAUCHENDE SCHLANGE

Die tauchende Schlange ist schon an sich eine kraftvolle Übung und verbindet Kopfstand mit Beinkraft.

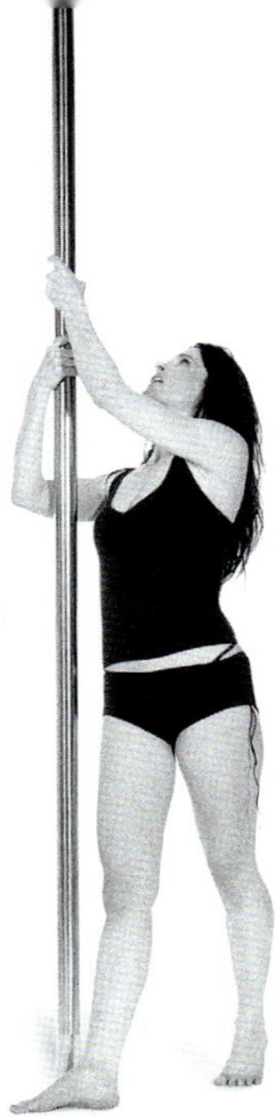

1 Stehen Sie mit dem Gesicht zur Tanzstange, die rechte Schulter ist dabei sehr nah an der Stange. Greifen Sie die Tanzstange mit beiden Händen, die rechte Hand liegt in Kinnhöhe und die linke Hand über Ihrem Kopf. Machen Sie mit Ihrem rechten Bein einen Schritt nach vorne und stellen Sie es zwischen die Tanzstange und Ihren linken Fuß.

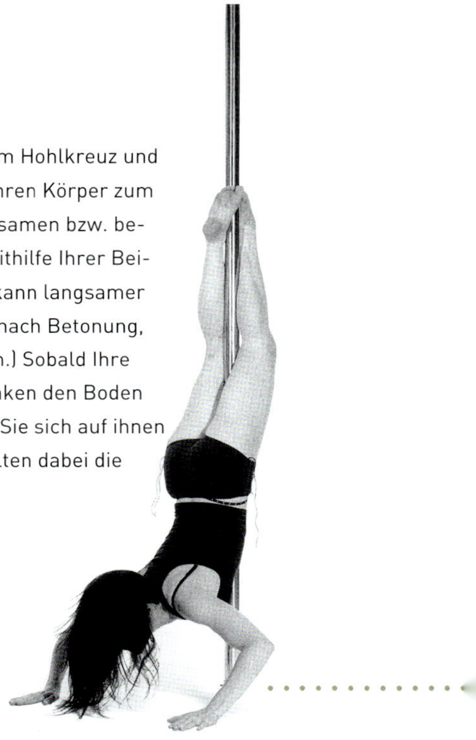

4 Bleiben Sie im Hohlkreuz und senken Sie Ihren Körper zum Boden ab; verlangsamen bzw. beschleunigen Sie mithilfe Ihrer Beine. (Diese Übung kann langsamer oder schneller, je nach Betonung, ausgeführt werden.) Sobald Ihre Hände beim Absenken den Boden berühren, stützen Sie sich auf ihnen ab. Ihre Waden halten dabei die Tanzstange fest.

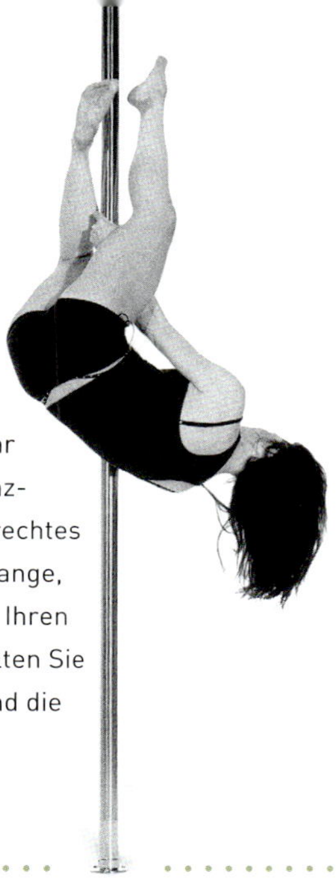

2 Schwingen Sie Ihr linkes Bein nach oben, Ihren Oberkörper kopfüber nach unten und haken Sie Ihr linkes Fußgelenk an der Tanzstange ein. Bringen Sie Ihr rechtes Fußgelenk hinter die Tanzstange, sodass die Stange zwischen Ihren Waden eingeklemmt ist. Halten Sie beide Knie leicht gebeugt und die Zehenspitzen gestreckt.

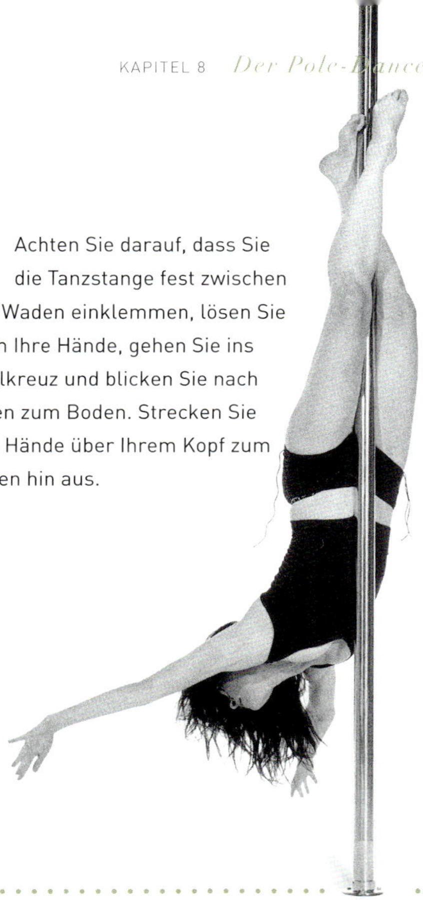

3 Achten Sie darauf, dass Sie die Tanzstange fest zwischen den Waden einklemmen, lösen Sie dann Ihre Hände, gehen Sie ins Hohlkreuz und blicken Sie nach unten zum Boden. Strecken Sie Ihre Hände über Ihrem Kopf zum Boden hin aus.

5 Laufen Sie mit den Händen auf dem Boden und senken Sie sich weiter ab. Gehen Sie ins Hohlkreuz, sodass Sie beim Absenken mit dem Oberkörper von der Tanzstange weggleiten und mit Ihrem Brustkorb und danach mit Ihrem Bauch auf dem Boden aufliegen.

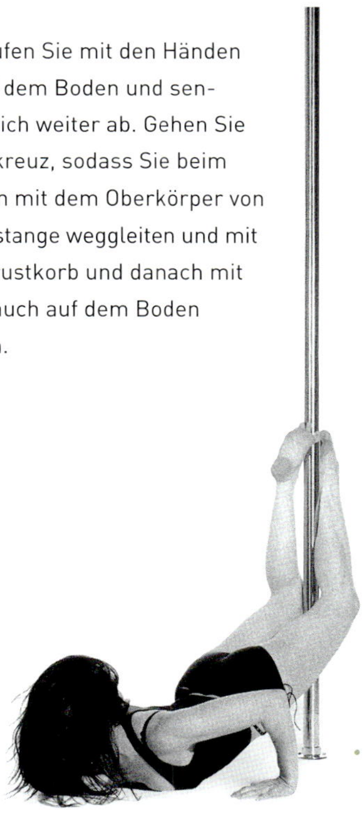

6 Wenn Ihr Oberkörper auf dem Boden aufliegt, lösen Sie Ihre Waden von der Tanzstange. Drücken Sie Ihre Füße gegen die Stange und stoßen Sie Ihren Körper auf dem Boden nach außen ab. Beenden Sie die Übung auf Ihren Händen und Knien, die Tanzstange halten Sie zwischen Ihren Beinen.

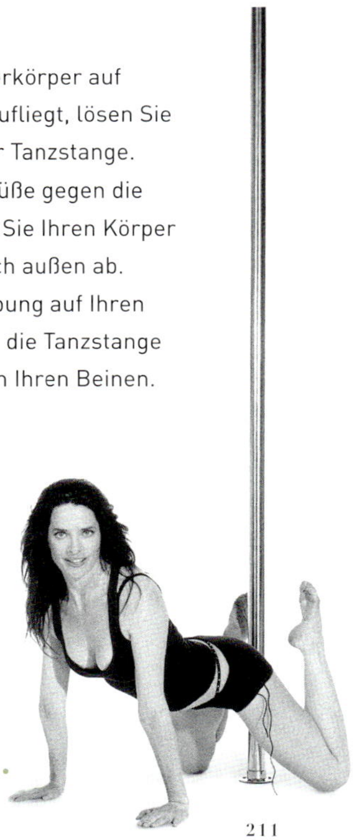

Für Fortgeschrittene

DIE KLETTERNDE KATZE

Die Idee zur kletternden Katze, einer sexy Variante der Schlange, kam durch den Anblick einer Katze, die versuchte, einen Baum hinabzuklettern. (Ich hoffe, Sie werden dabei erfolgreicher sein!)

Ich empfehle Ihnen, sich zuerst mit der Schlange vertraut zu machen, bevor Sie sich an diesem Trick versuchen. Die kletternde Katze beansprucht die gleichen Muskelpartien wie die Schlange, das heißt, die Arme, Beine, Bauchmuskulatur und den Rücken, wobei die Bauchmuskulatur und der Rücken stärker beansprucht werden. Genauso wie bei der Schlange sollten Sie darauf achten, dass jemand in der Nähe ist, der Sie beim Training beaufsichtigt.

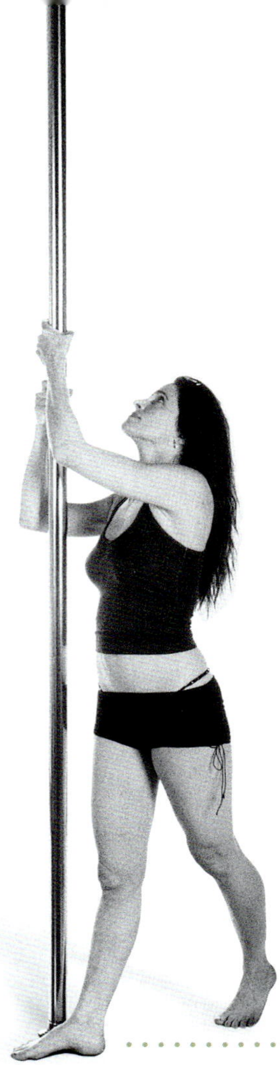

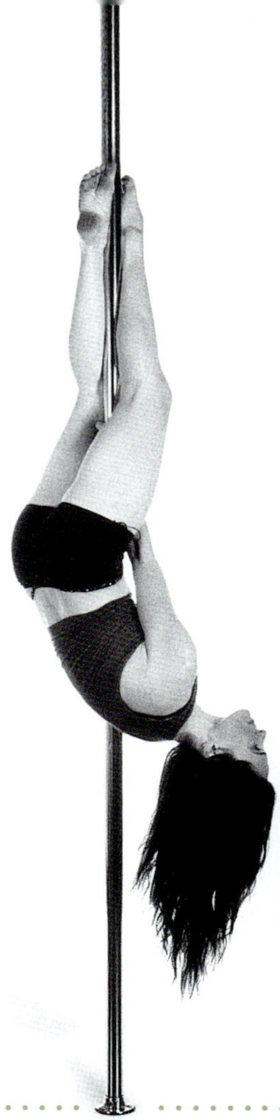

1 Stehen Sie mit dem Gesicht zur Tanzstange, die linke Hand liegt über der rechten Hand.

2 Kommen Sie in die Position der Schlange (→ Seite 208).

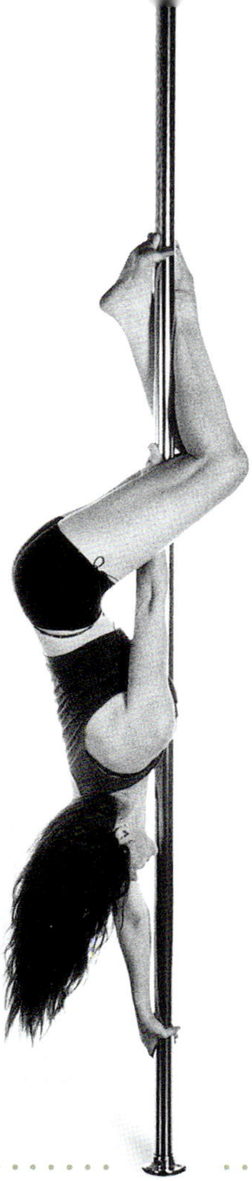

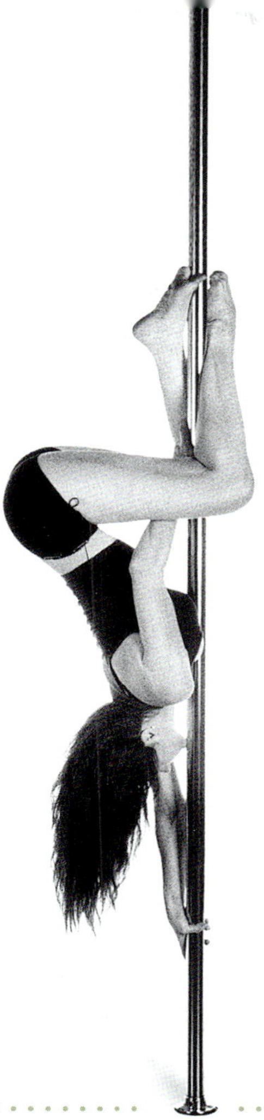

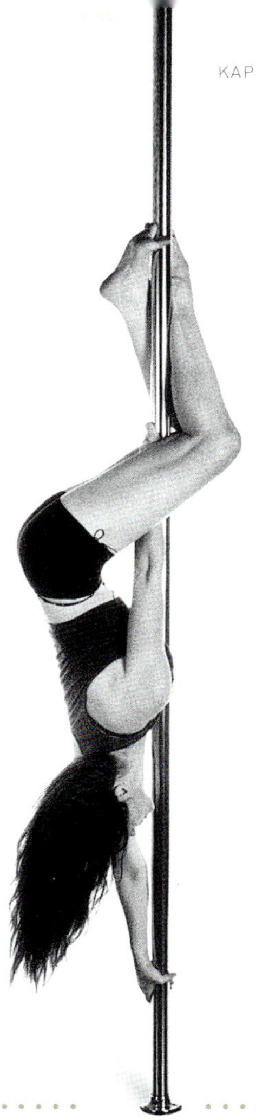

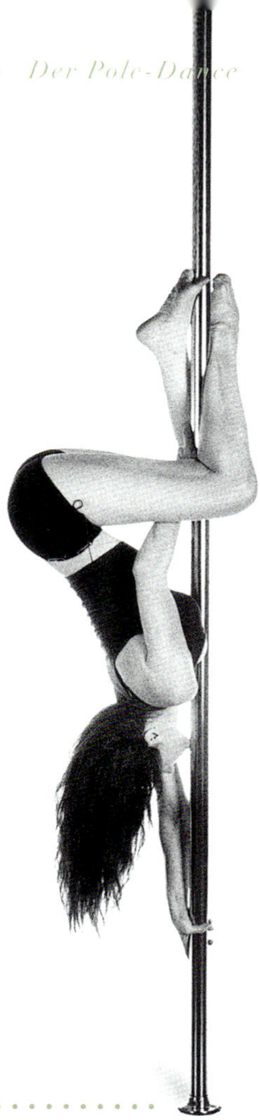

3 Strecken Sie Ihren rechten Arm und greifen Sie mit der rechten Hand nach unten an die Tanzstange (»über« Ihrem Kopf). Die linke Hand bleibt, wo sie ist.

4 Beugen Sie Ihre Knie, gehen Sie ins Hohlkreuz und schieben Sie Ihren Po nach oben außen zur Wand hinter Ihnen, so als würden Sie einen Katzensprung (→ Seite 78) an der Tanzstange ausführen.

5 Strecken Sie Ihren Oberkörper wieder nach unten, während Sie sich mithilfe Ihrer Arme abstützen und Ihren Po an der Tanzstange entlang nach unten bringen.

6 Klettern Sie wieder nach oben, indem Sie Ihren Po nach außen strecken.

Beim Absenken ziehen Sie Ihren Kopf ein und gleiten damit voran. Legen Sie Ihre Wirbelsäule langsam am Boden ab.

Für Fortgeschrittene

DER HERABSTEIGENDE ENGEL

Der herabsteigende Engel ist eine atemberaubend schöne Bewegung, die Sie wie ein Soldat einer himmlischen Armee aussehen lässt und Kraft und Flexibilität erfordert.

1 Stehen Sie mit dem Gesicht zur Tanzstange, die Stange ist dabei auf die rechte Schulter ausgerichtet. Greifen Sie die Tanzstange mit beiden Händen, die rechte Hand liegt ungefähr in Kinnhöhe und die linke Hand über Ihrem Kopf.

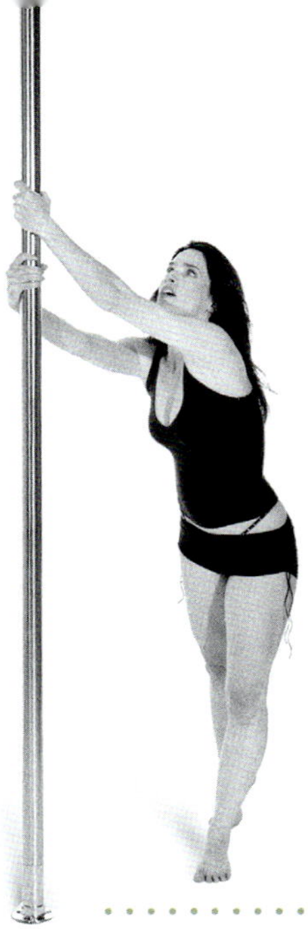

4 Haken Sie die Tanzstange mit Ihrem rechten Knie ein.

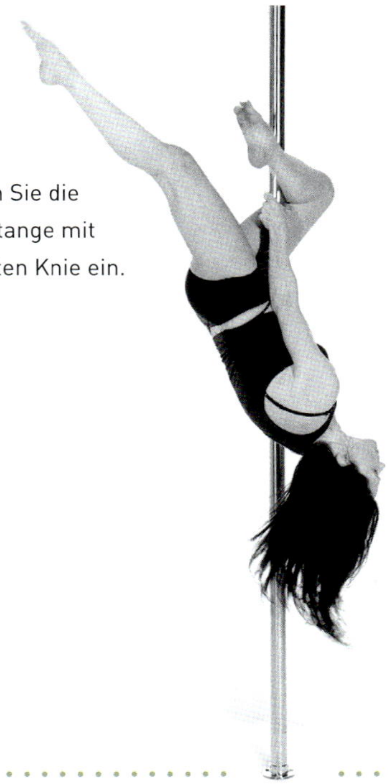

5 Lösen Sie Ihre linke Hand von der Tanzstange. Gehen Sie ins Hohlkreuz und senken Sie Ihr linkes Bein nach unten zu Ihrem Kopf ab. Das linke Knie ist gebeugt, die Zehenspitzen sind gestreckt. Lassen Sie Ihren Kopf nach hinten fallen. Für mehr Stabilität greifen Sie die Tanzstange mit Ihrer linken Hand über Ihrem Kopf. Gleiten Sie an der Stange entlang nach unten zu Boden und kontrollieren Sie das Absenken mit Ihrer rechten Hand und dem rechten Bein.

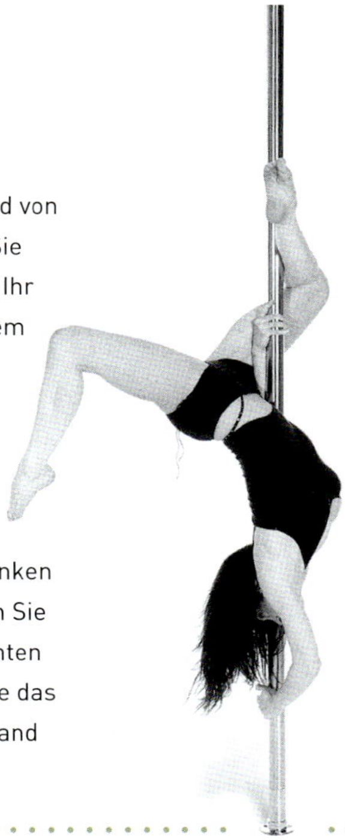

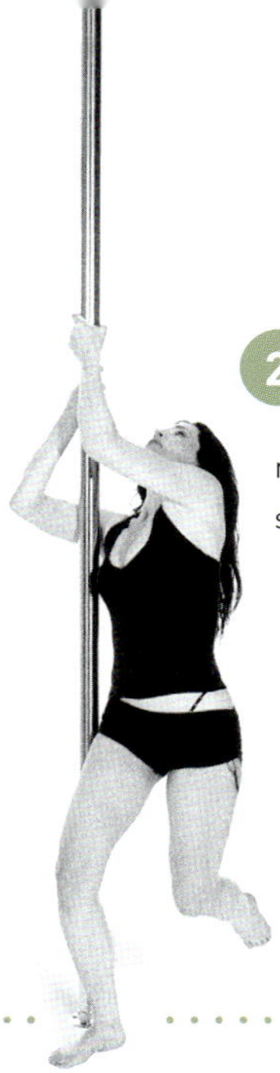

2 Machen Sie mit Ihrem rechten Fuß einen Schritt nach vorne zwischen die Tanzstange und Ihren linken Fuß.

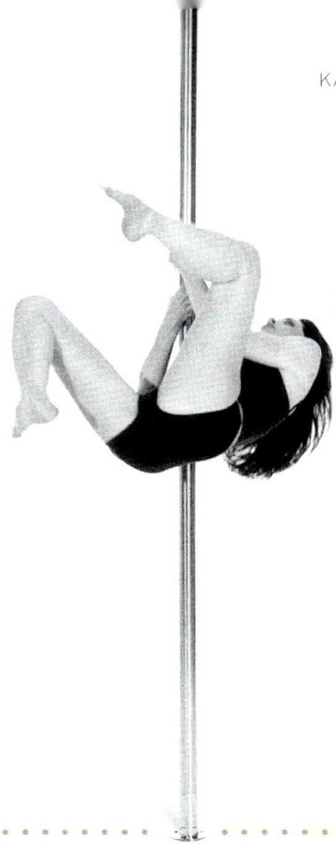

3 Schwingen Sie Ihr linkes Bein nach oben und bringen Sie dabei Ihren Körper kopfüber nach unten.

6 Wenn Ihr Kopf am Boden angekommen ist, beugen Sie ihn nach vorne, sodass Sie sanft auf Ihrem Nacken, danach auf den oberen, mittleren und tieferen Wirbeln abrollen.

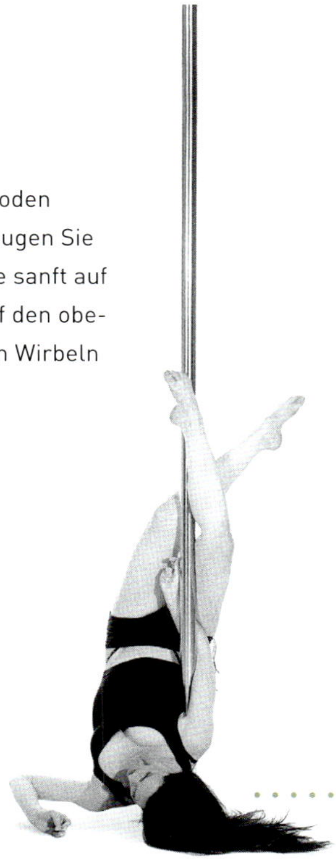

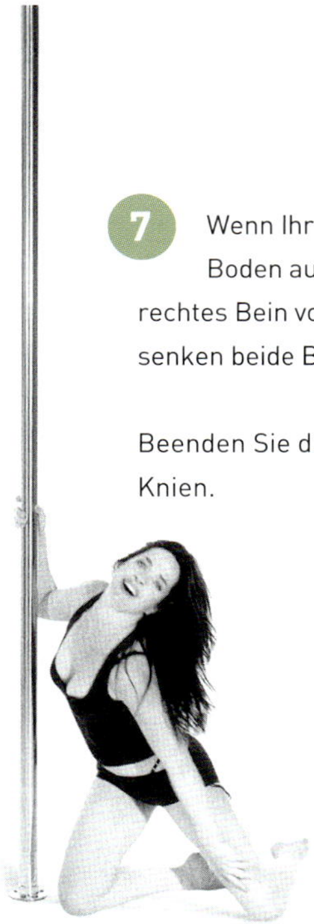

7 Wenn Ihr Rücken ganz auf dem Boden aufliegt, lösen Sie Ihr rechtes Bein von der Tanzstange und senken beide Beine zum Boden ab.

Beenden Sie die Übung auf den Knien.

Für Fortgeschrittene

DIE KÖRPER-SPIRALE

Genau wie bei allen anderen Drehbewegungen an der Tanzstange ist der Schlüssel auch hier der richtige Abstand zwischen Ihrem Körper und der Tanzstange, um die Zentrifugalkraft mit Ihrem Körpergewicht auszunutzen.

1 Stehen Sie mit dem Gesicht zur Tanzstange und greifen Sie sie mit Ihrer rechten Hand. Machen Sie mit Ihrem rechten Fuß einen Schritt nach vorne und führen Sie die rechte Schulter nach innen zur Tanzstange hin. Greifen Sie die Tanzstange mit Ihrer linken Hand über dem Kopf.

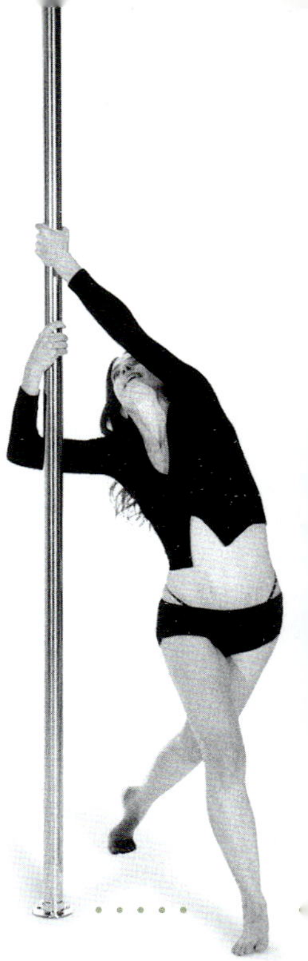

4 »Wickeln« Sie den oberen Teil Ihres Rückens im Uhrzeigersinn um die Stange, sodass Ihr Rücken auf der Tanzstange aufliegt.

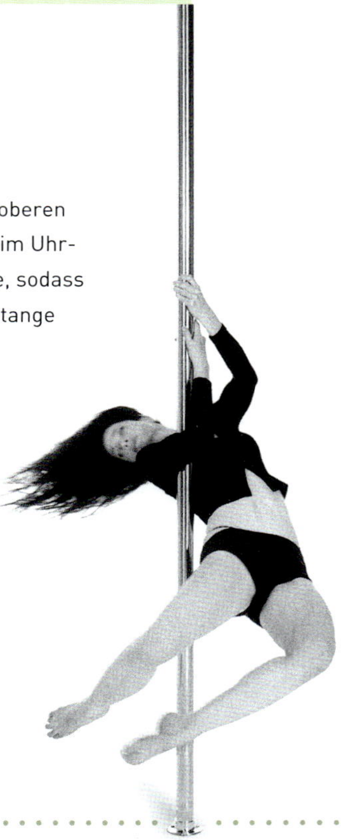

5 Gleiten Sie beim Kreisen an der Tanzstange nach unten und kontrollieren Sie die Geschwindigkeit mit Ihren Händen.

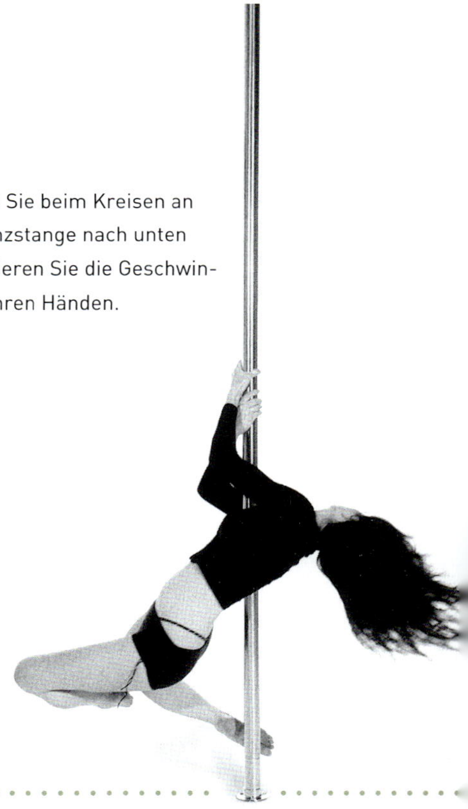

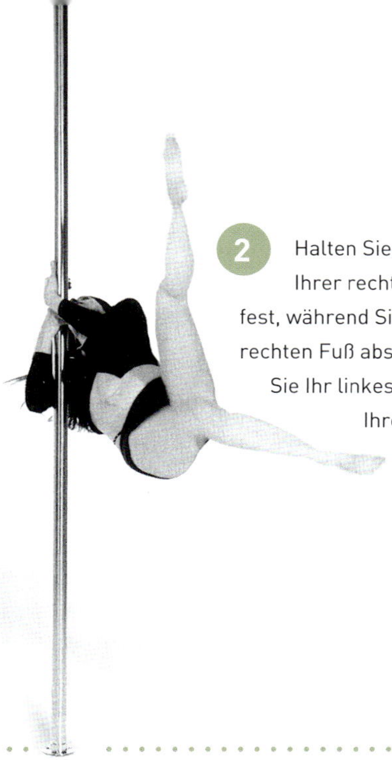

2 Halten Sie die Tanzstange in Ihrer rechten Achselhöhle fest, während Sie sich mit Ihrem rechten Fuß abstoßen. Schwingen Sie Ihr linkes Bein nach oben und Ihre Hüfte nach links außen und um die Stange herum.

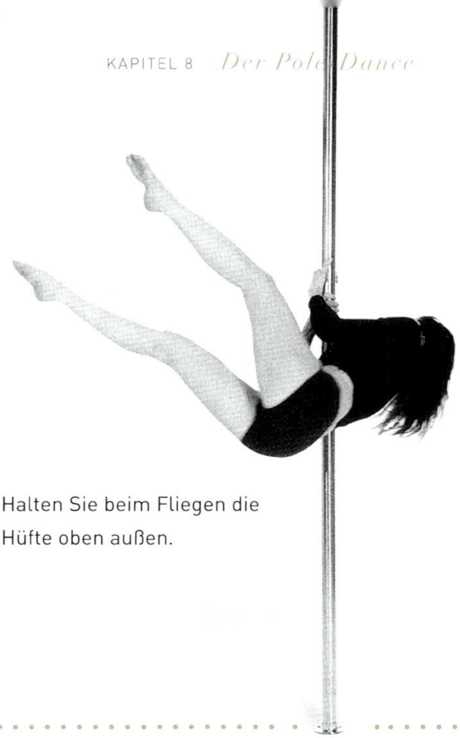

3 Halten Sie beim Fliegen die Hüfte oben außen.

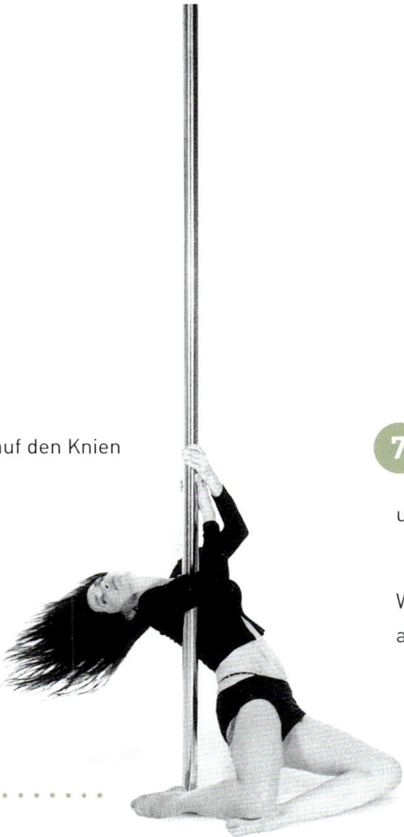

6 Kommen Sie auf den Knien zum Boden.

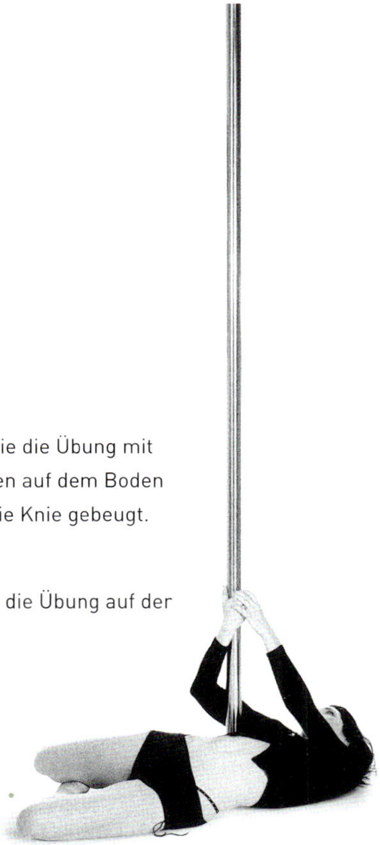

7 Beenden Sie die Übung mit dem Rücken auf dem Boden und halten Sie die Knie gebeugt.

Wiederholen Sie die Übung auf der anderen Seite.

Für Fortgeschrittene

DIE KÖRPER-SPIRALE IM FLIEGEN

Dieser Trick ist ebenso eine Herausforderung und erfordert besonders viel Kraft in den Händen. Betrachten Sie Ihren ganzen Körper als Pendel, das sich im Kreis bewegt. Ich möchte nicht von Lieblingsübungen sprechen, aber unter uns gesagt, die Körperspirale im Fliegen ist die tollste Bewegung überhaupt. Ich liebe Sie total!

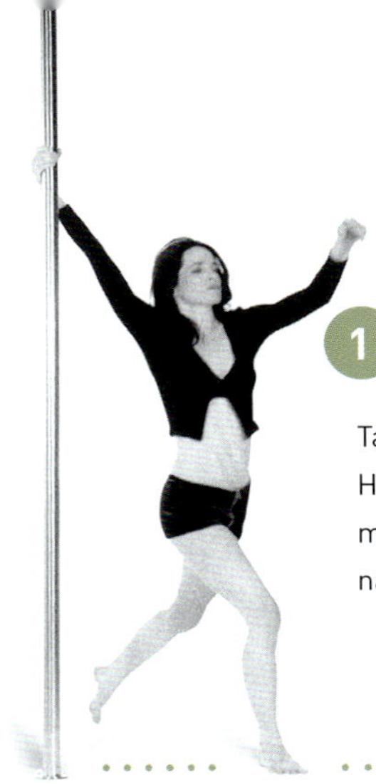

1 Die Tanzstange ist auf Ihrer rechten Seite. Greifen Sie die Tanzstange nur mit der rechten Hand über Ihrem Kopf. Machen Sie mit Ihrem rechten Fuß einen Schritt nach vorne.

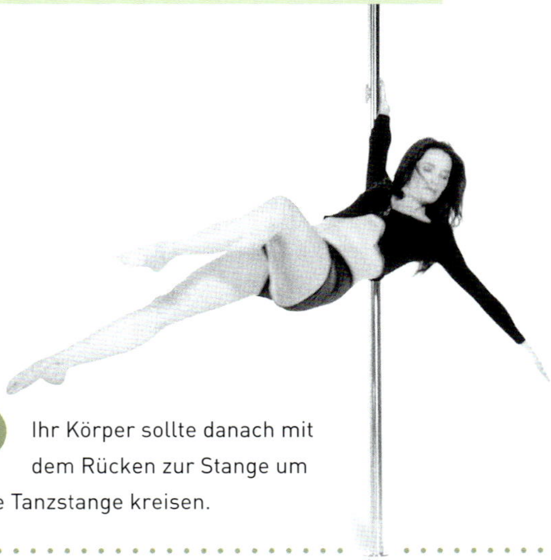

4 Ihr Körper sollte danach mit dem Rücken zur Stange um die Tanzstange kreisen.

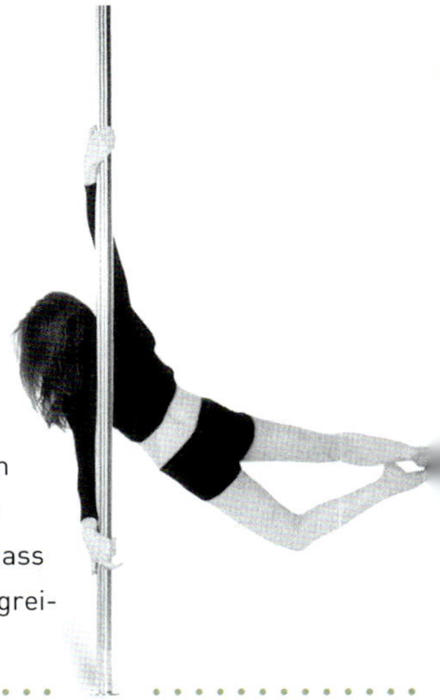

5 Greifen Sie bei der ersten Drehung mit Ihrer linken Hand hinter Ihren Rücken, sodass sie die Tanzstange hinter sich greifen können.

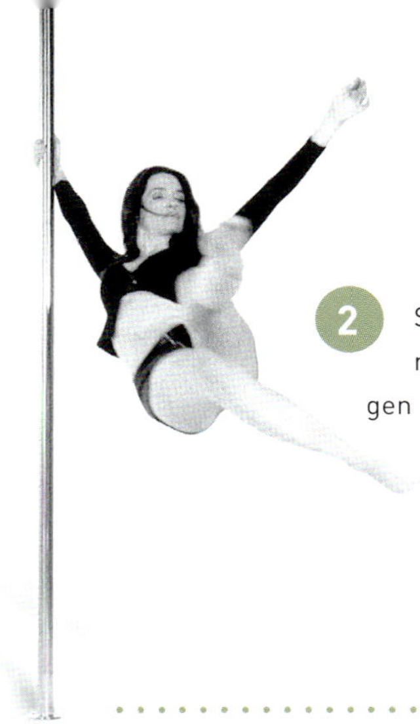

2 Stoßen Sie sich mit Ihrem rechten Fuß ab und schwingen Sie Ihr linkes Bein nach außen und rund um die Stange herum.

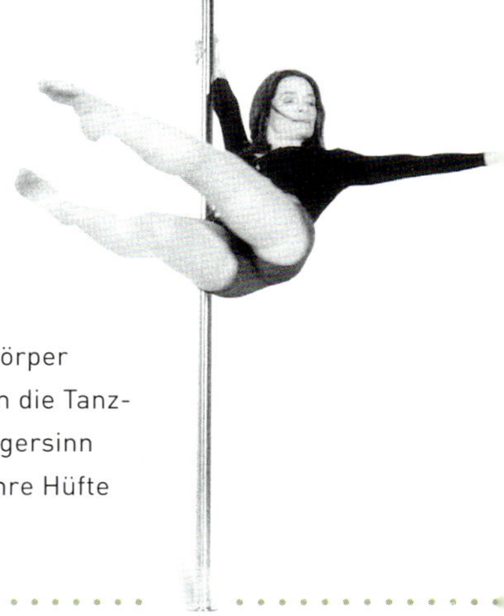

3 Lassen Sie Ihren Körper nach außen und um die Tanzstange herum im Uhrzeigersinn kreisen und halten Sie Ihre Hüfte dabei oben.

6 Halten Sie Ihre Hüfte oben, während Sie Ihren Brustkorb nach oben in Richtung Decke schieben und Ihre Knie beugen. Entspannen Sie sich und atmen Sie ein.

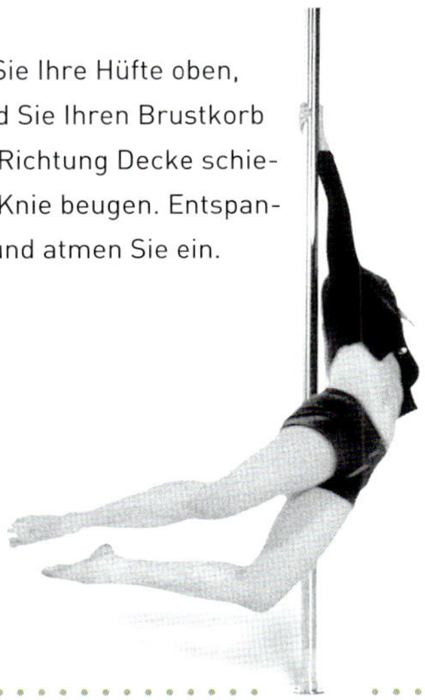

7 Während Sie kreisen, wird Ihr Körper nach unten zum Boden hin gleiten.

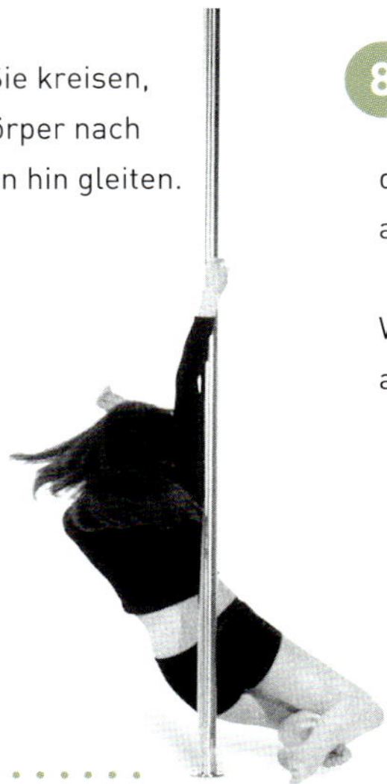

8 Kreisen Sie weiterhin nach unten, bis Sie mit den Knien auf dem Boden angekommen sind.

Wiederholen Sie die Übung auf der anderen Seite.

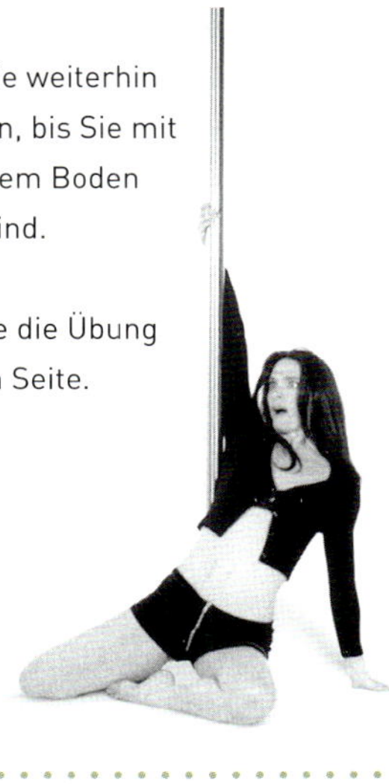

Für Fortgeschrittene

DER HUB-SCHRAUBER

Der Name dieser Bewegung kommt daher, dass Ihre gespreizten Beine eine gewisse Ähnlichkeit mit den Blättern eines Hubschrauberpropellers aufweisen. Genauso wie bei der Schlange muss man auch beim Hubschrauber mit dem ganzen Körper kopfüber nach unten gleiten. Sie brauchen dazu jemanden, der Sie dabei beobachtet und Ihnen dabei hilft, sowohl Verletzungen zu vermeiden als auch die Position zu halten, die umso schwieriger wird, je länger man darin verweilt. Sie werden dazu jedes bisschen Ihrer Bauch- und Schulterkraft benötigen, um Ihren Körper nah an der Tanzstange halten zu können und nicht aus der Position zu kommen.

DER ROTIERENDE HUBSCHRAUBER: Schwingen Sie Ihren Körper bei Schritt 4 im Uhrzeigersinn, während Sie sich kopfüber nach oben ziehen. Statt mit den Beinen zu radeln, öffnen Sie Ihre Beine ganz schnell und strecken Sie sie dabei bis in die Zehenspitzen. Das ist der Augenblick, in dem Sie in die Rotation übergehen.

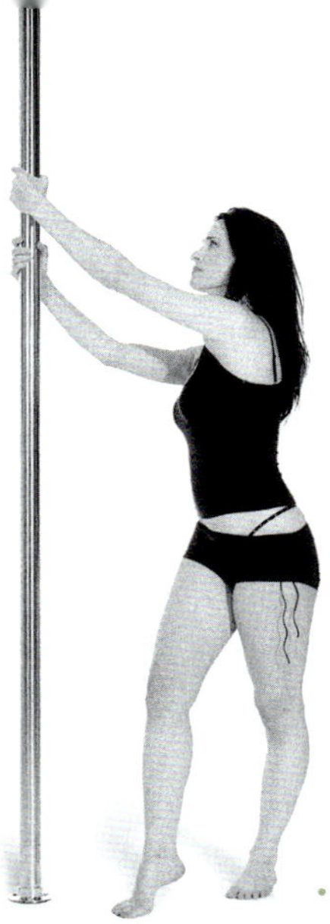

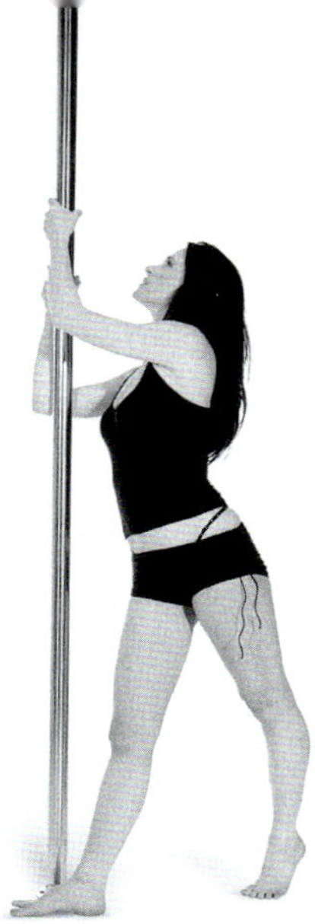

1 Stehen Sie mit dem Gesicht zur Tanzstange, die Tanzstange ist dabei auf Ihre rechte Schulter ausgerichtet. Greifen Sie die Stange mit beiden Händen etwas über Augenhöhe, die linke Hand liegt dabei über der rechten.

2 Machen Sie mit Ihrem rechten Fuß einen Schritt nach vorne zwischen die Tanzstange und Ihren linken Fuß.

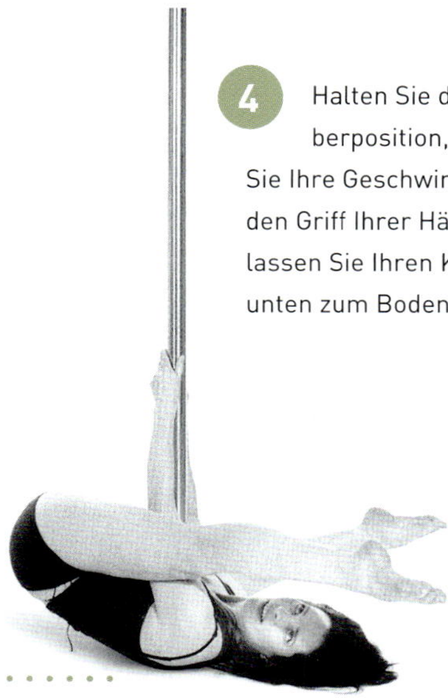

4 Halten Sie die Hubschrauberposition, kontrollieren Sie Ihre Geschwindigkeit durch den Griff Ihrer Hände und lassen Sie Ihren Körper nach unten zum Boden gleiten.

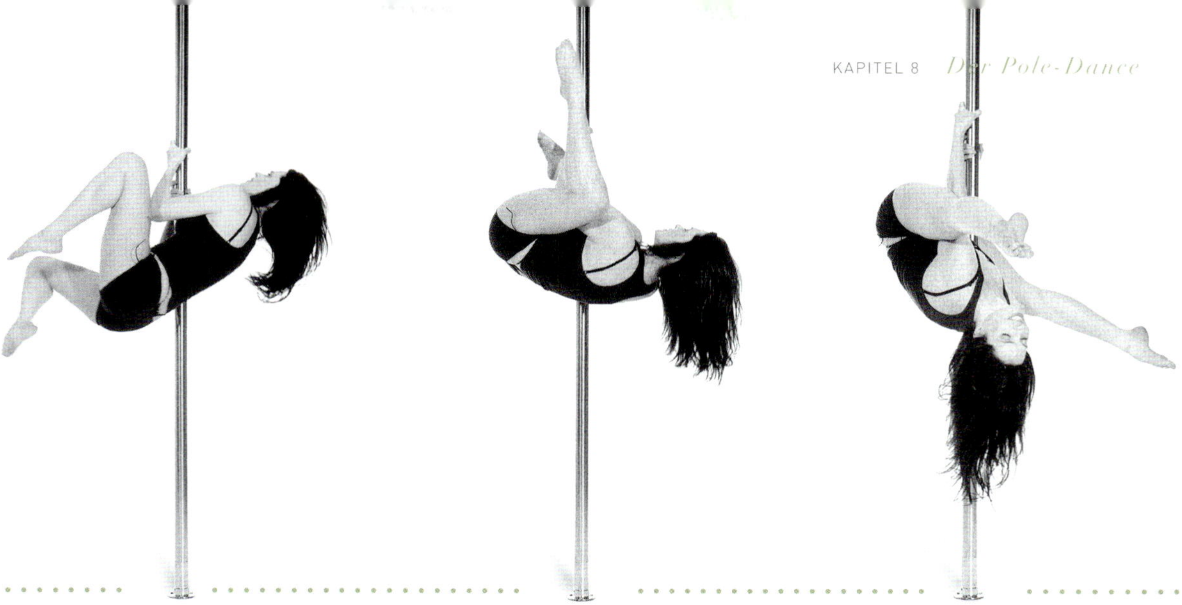

3 Schwingen Sie Ihren linken Fuß nach oben und bringen Sie dabei auch Ihren Körper kopfüber nach unten, indem Sie die Beine grätschen und die Knie zum Brustkorb wie bei der »Beingrätsche« (→ Seite 68) ziehen. Sie sollten schließlich mit parallel zum Boden gespreizten Beinen, kopfüber und mit dem Oberkörper eng an der Tanzstange hängen. Die Zehenspitzen und Beine bleiben dabei gestreckt.

5 Wenn der obere Teil Ihres Rückens den Boden erreicht hat, senken Sie langsam den unteren Teil Ihres Rückens, danach den Po und schließlich die Beine ab.

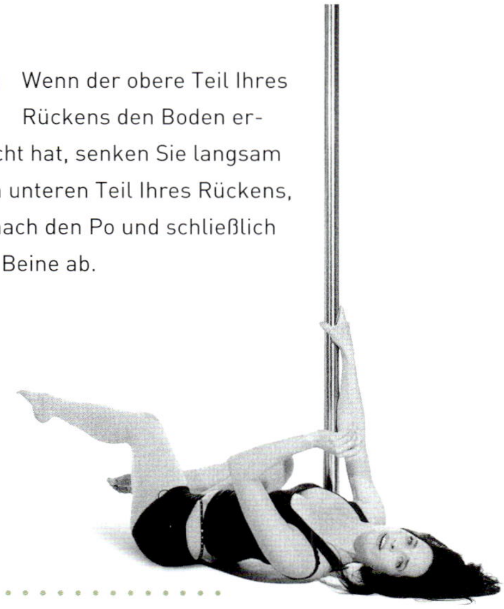

6 Ab hier können Sie die Stange nutzen, um aufzustehen oder in einen Katzensprung (→ Seite 78) zu rollen.

Wiederholen Sie die Übung auf der anderen Seite.

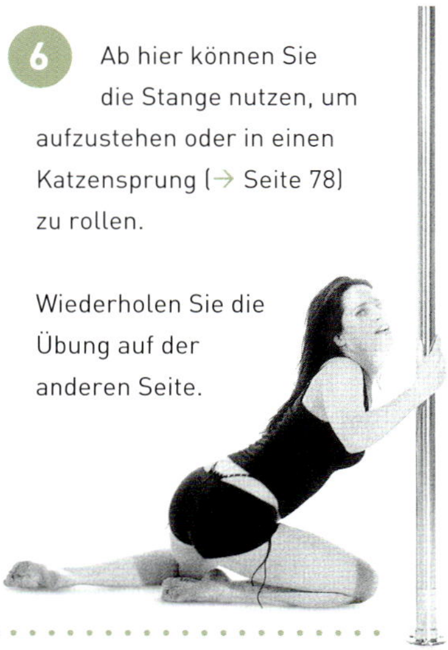

Für Fortgeschrittene

DAS KLETTERN

Erinnern Sie sich daran, wie Sie als Kind einen Baum oder eine Stange hochgeklettert sind? Erinnern Sie sich, wie einfach das war? Das Klettern an der Stange beruht auf der gleichen Bewegung, nur dass Sie diesmal mehr Gewicht hochziehen müssen. Das Wichtigste beim Klettern ist zu lernen, die Tanzstange mit den Beinen gut festzuhalten. So können Sie Ihre Beine und Arme einsetzen, um sich nach oben zu ziehen. Wenn man nicht gerade hochhackige Vinylstiefel trägt, kann man diese Bewegung am besten barfuß einüben: Ihre Haut hat eine viel bessere Haftung an der Tanzstange als Strümpfe oder Jeans.

1 Stehen Sie mit dem Gesicht zur Tanzstange. Greifen Sie die Tanzstange mit der rechten Hand über Ihrem Kopf.

2 Beugen Sie den rechten Fuß und Ihr rechtes Knie, sodass Ihr Fuß auf gleicher Höhe mit Ihrem linken Knie ist. Haken Sie Ihren rechten Fuß an der Außenseite der Tanzstange ein. Die Innenseite Ihres rechten Knies sollte auf der rechten Seite der Tanzstange liegen.

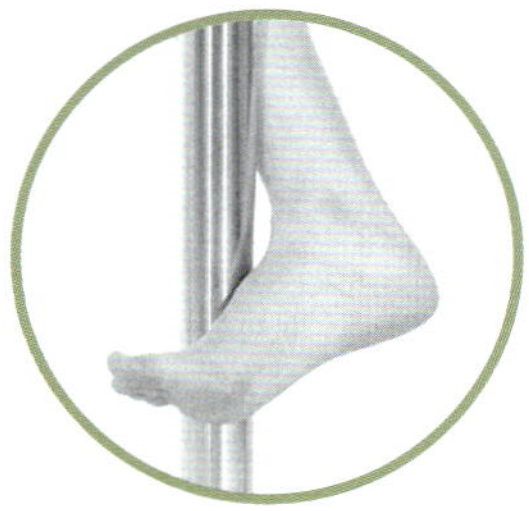

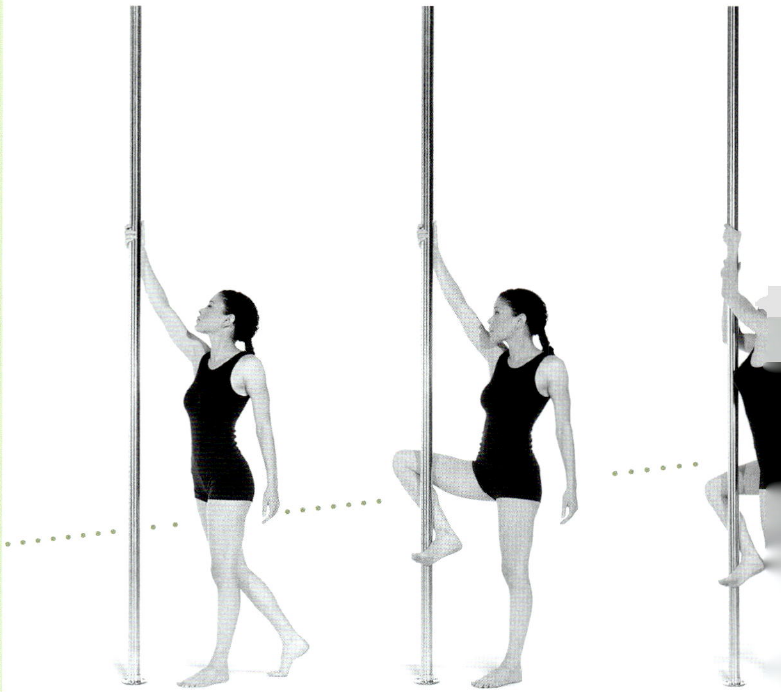

3 Greifen Sie die Tanzstange mit der linken Hand über Ihrer rechten.

4 Beugen Sie Ihr linkes Knie und legen Sie Ihr linkes Fußgelenk an die linke Seite der Tanzstange. Nun ziehen Sie sich an der Tanzstange nach oben. Jetzt sollten Sie die Tanzstange zwischen Ihren Waden und den Fußgelenken einklemmen.

5 Halten Sie die Tanzstange fest im Griff und klettern Sie so weit Sie können nach oben, indem Sie Ihr Gewicht mit Ihren Beinen abstützen.

6 Ziehen Sie Ihren Körper hoch, bis Ihr Gesicht auf gleicher Höhe mit Ihren Händen ist. Nehmen Sie beide Beine und Arme zu Hilfe.

7 Halten Sie Ihr Gewicht mit den Händen, beugen Sie Ihre Knie und ziehen Sie Ihre Fußgelenke an der Tanzstange hoch. Klettern Sie weiter, erst gehen die Arme, dann die Beine nach oben, immer weiter, bis Sie die gewünschte Höhe erreicht haben.
Beim Absenken können Sie im Feuerwehrmannstil nach unten gleiten, indem Sie sich an den Innenseiten Ihrer Schenkel nach unten schaukeln (→ Seite 224) oder sich in einen Spagat absenken (→ Seite 226).

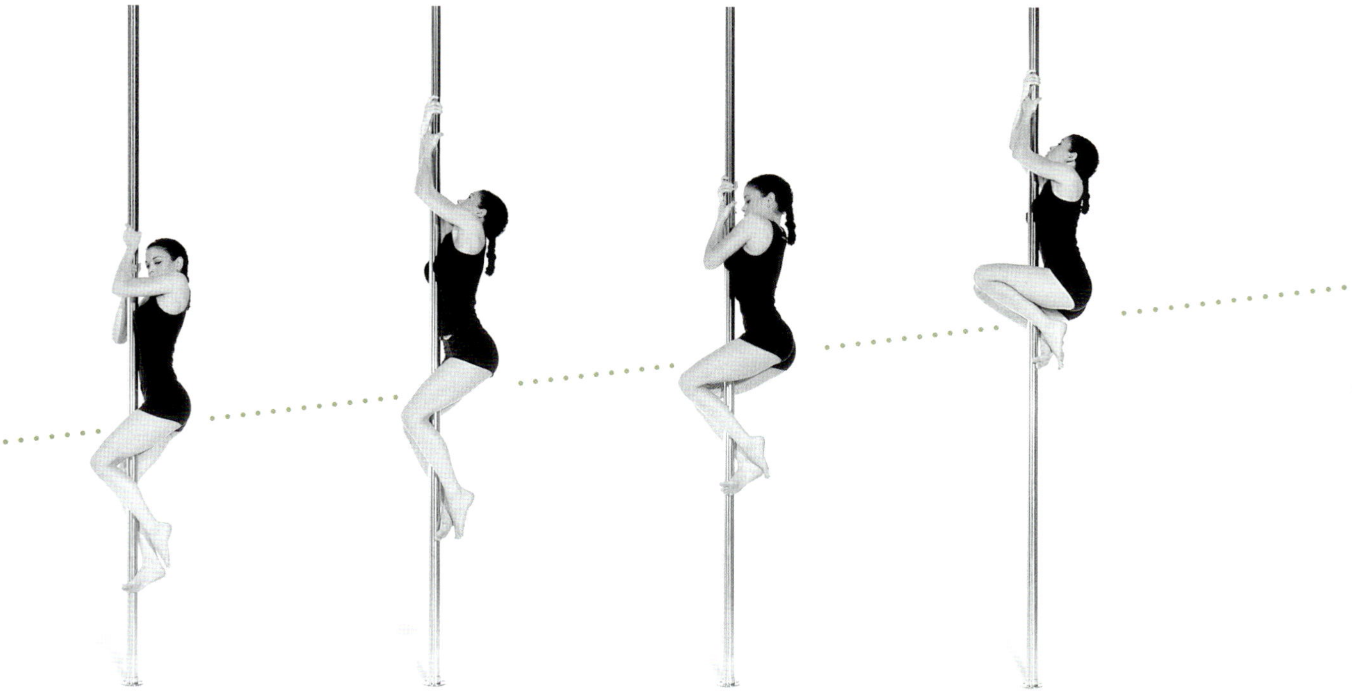

Für Fortgeschrittene

DAS SITZEN

Das Bild, das mir beim Sitzen auf der Tanzstange immer wieder in den Sinn kommt, ist ein Bild aus den 50er-Jahren, auf dem ein Mädchen in einem Martiniglas sitzt. Manche Menschen können diese Bewegung ausführen, manche nicht. Es ist eine der Übungen, die eigentlich einfacher ist, wenn man ein bisschen mehr Speck auf der Hüfte hat. Dieses zusätzliche Volumen hilft Ihnen, die Tanzstange festzuhalten.

1 Klettern Sie die Tanzstange wie beim Klettern (→ Seite 222) bis zur gewünschten Höhe hoch.

2 Strecken Sie die Beine nach vorne, sodass sie im rechten Winkel zur Tanzstange sind; drücken Sie dabei die Oberschenkel fest zusammen und halten Sie damit Ihr Gewicht.

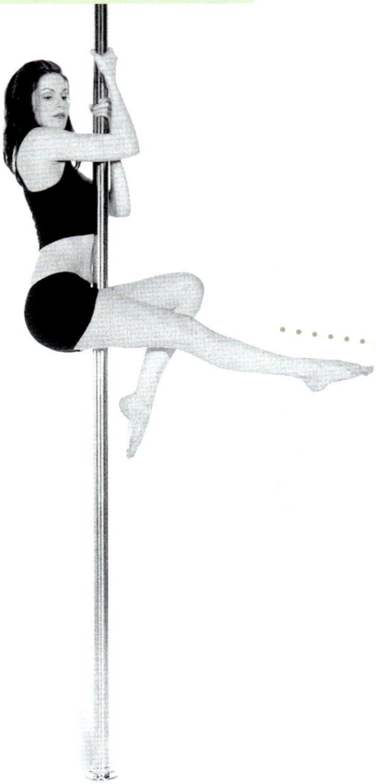

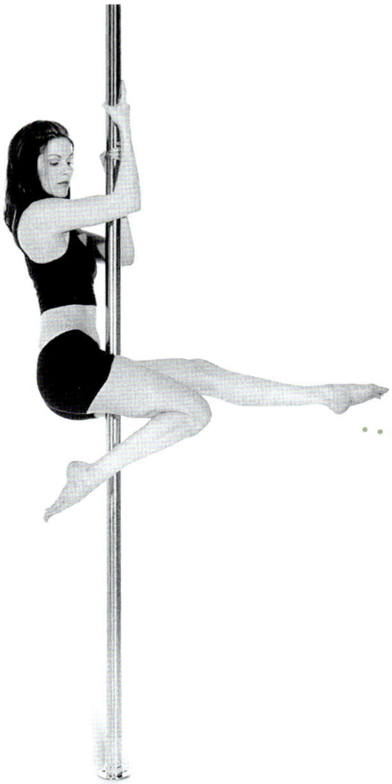

3 Tänzeln Sie mit den Beinen, indem Sie Ihre Hüfte von der einen Seite auf die andere schaukeln. Der untere Teil Ihres Rückens bleibt im Hohlkreuz.

4 Während Sie Ihr Gewicht durch das Tänzeln verlagern, schaukeln Sie sich mit Ihren Oberschenkeln nach unten.

5 Wenn Sie fast am Boden angekommen sind, beugen Sie Ihre Knie und stellen Sie sich auf Ihre Füße. Oder Sie beenden die Übung in einer Hocke, bei der die Tanzstange zwischen Ihren Knien liegt.

Es schmerzt nur kurz

Es ist fast unvermeidbar, sich beim Erlernen eines neuen Tricks einige blaue Flecken zuzuziehen. Sobald sich Ihr Körper daran gewöhnt hat, verringert sich aber auch das Problem. Erinnern Sie sich daran, wie sehr Ihre Hände und Handgelenke am ersten Tag nach dem Volleyballspiel geschmerzt haben; wenn Sie aber weiterspielen, hören die Schmerzen auf. Trainieren Sie also weiter an der Tanzstange und Ihre Schmerzen werden nachlassen und die blauen Flecken an Ihren Waden werden verblassen. Tragen Sie in der Zwischenzeit zur Behandlung eine homöopathische Salbe oder Arnikasalbe auf.

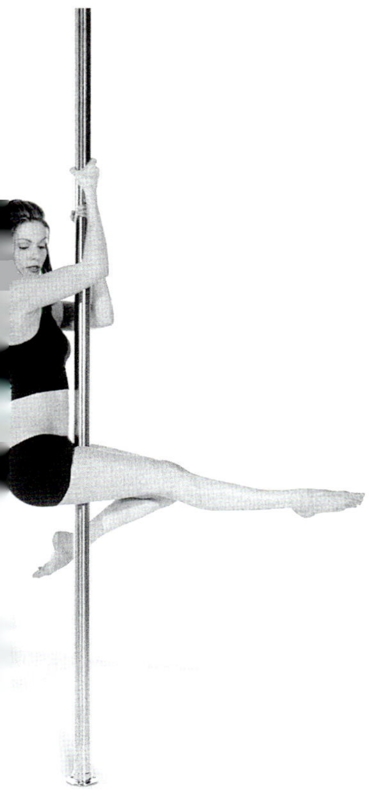

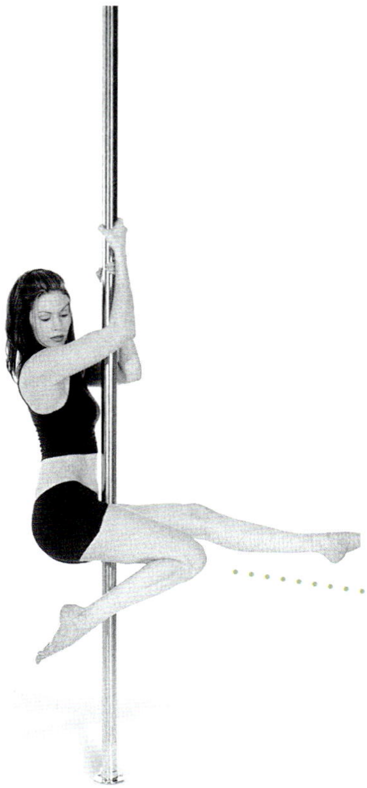

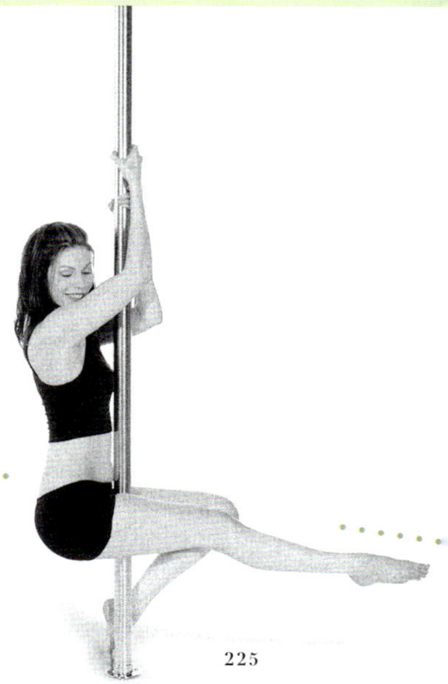

Für Fortgeschrittene

DAS ABSENKEN IN DEN SPAGAT

Um sich so elegant aus dem Klettern heraus abzusenken, muss man selbstverständlich den Spagat beherrschen. Das Absenken und der Spagat können durch den Griff Ihrer Hände, der das Gleiten kontrolliert, langsam ausgeführt werden. Sie können aber auch schnell nach unten rutschen – so wird diese Bewegung zu einem Akzent. Egal wie, Sie sollten das Absenken in den Spagat nicht wagen, so lange Sie nicht ganz nach unten kommen.

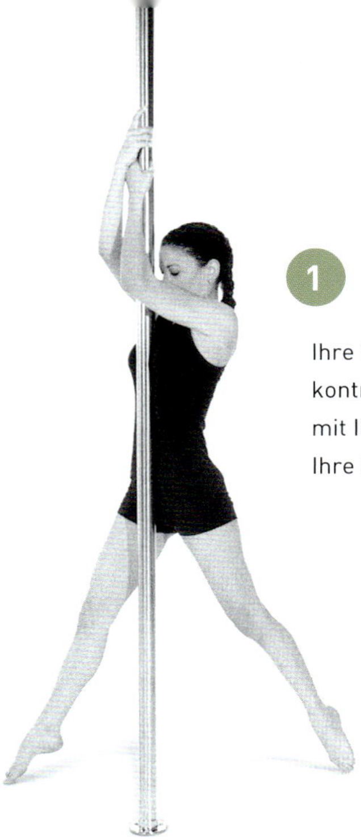

1 Um aus dem Klettern nach unten zu kommen, öffnen Sie Ihre Beine, gleiten nach unten und kontrollieren die Geschwindigkeit mit Ihren Händen. Beginnen Sie, Ihre Beine zu grätschen.

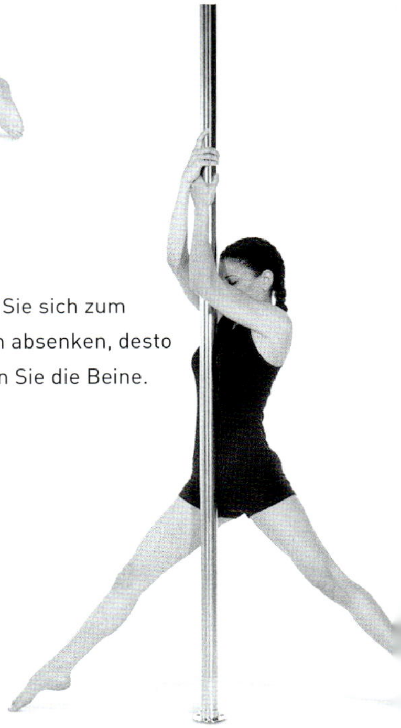

2 Je weiter Sie sich zum Boden hin absenken, desto mehr grätschen Sie die Beine.

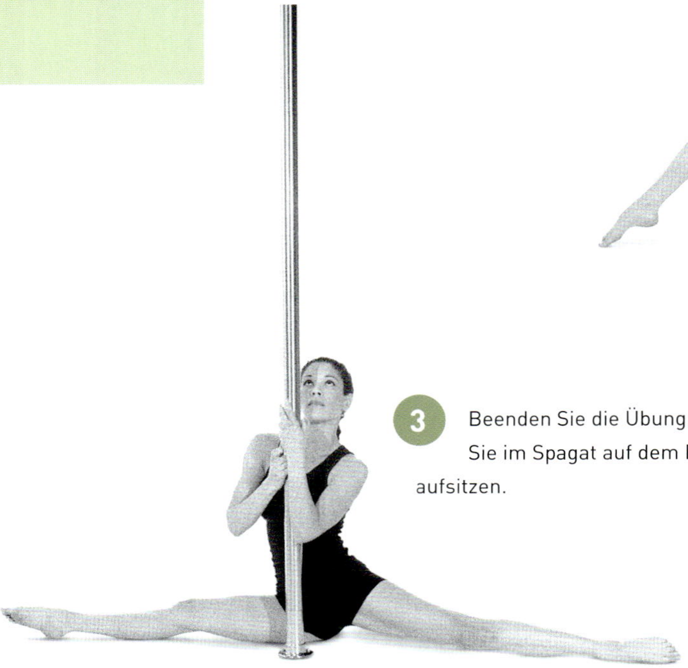

3 Beenden Sie die Übung, wenn Sie im Spagat auf dem Boden aufsitzen.

Der *Veränderungs-prozess*

Der Workout an der Tanzstange ist vermutlich das Aufregendste, das ich jemals allein erlebt habe. Nach einer Pole-Dance-Session fühle ich mich oft, als würde ich schweben. Es ist auch eine unwahrscheinlich lohnende Erfahrung, bei solch körperlich anspruchsvollen Übungen erfolgreich zu sein. Schon der Feuerflug (→ Seite 200) oder das Fliegen bei einigen Drehungen lässt die Gesichter meiner Schüler wie Weihnachtsbäume erstrahlen.

Wenn Sie es gewagt haben, sich eine Tanzstange zu besorgen, nutzen Sie sie wie einen Anker, der immer da ist, wenn Sie zittrige Knie haben und ein bisschen müde sind. Wenn es um ein gutes Workout geht, ist die Stange ihr bester Freund auf der ganzen Welt. Sobald Sie mit Ihrer Tanzstange vertrauter sind und sie als angenehm empfinden, können Sie einige Tricks und neue, improvisierte Bewegungen einbauen. Lassen Sie sich inspirieren.

Tipps zum Kauf Ihrer Tanzstange

Bevor Sie eine Tanzstange kaufen, müssen Sie sich entscheiden, ob Sie eine fest eingebaute oder eine abbaubare Tanzstange haben möchten. Eine fest eingebaute Stange ist sicherer und Sie können bis ganz nach oben klettern und Tricks für Fortgeschrittene daran ausführen. Abbaubare Stangen sind praktisch, denn man kann sie leicht wegräumen, aber man kann nicht alle Übungen daran ausführen. Und sie sind auch nicht so sicher wie Stangen, die am Fußboden und an der Decke befestigt sind. Um die passende Länge herauszufinden, müssen Sie den Abstand zwischen Boden und Decke messen. Stangen mit einem Durchmesser von 48 Millimetern werden von den meisten Tänzern genutzt. Wenn Sie jedoch kleinere Hände haben oder sich mit einem geringeren Durchmesser wohler fühlen, wird eine 43-Millimeter-Tanzstange besser für Sie sein. Es gibt Stangen mit unterschiedlicher Oberflächenbeschaffenheit, zum Beispiel aus Chrom, Messing, Edelstahl oder lackiert. Denken Sie daran, einen Handwerker zu rufen, der Ihnen die Tanzstange sicher einbaut.

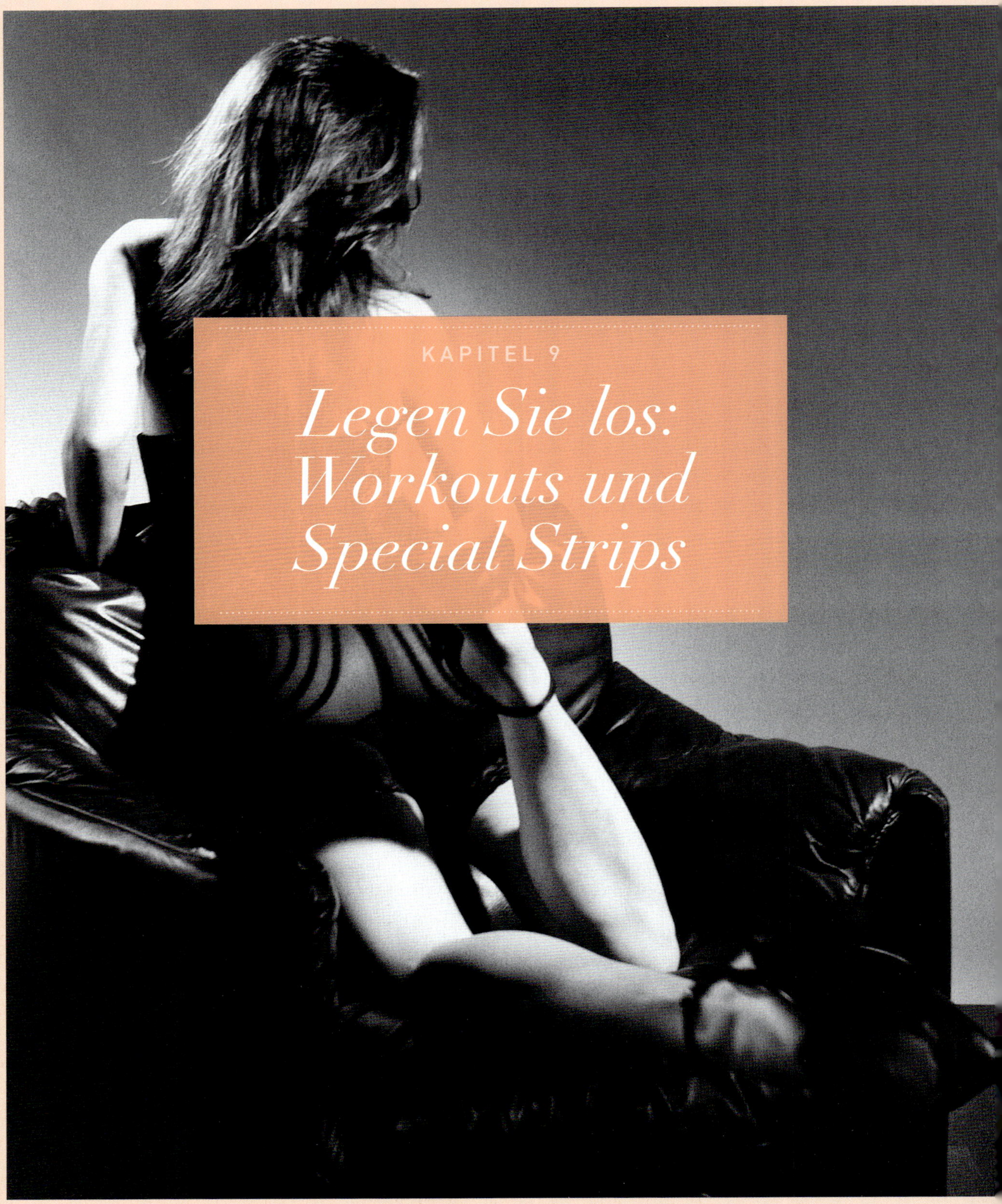

KAPITEL 9

Legen Sie los: Workouts und Special Strips

Ich habe mit einer Geschichte angefangen, und ich denke ich werde auch mit einer Geschichte enden. In einer verregneten Nacht an einem Dienstag, nachdem »Dancing at the Blue Iguana« im Kasten war, befand ich mich im Sam's, einem heruntergekommenen Club im Osten von L.A. Ich besuchte dort Symone, die zwei Jobs gleichzeitig hatte – einen im Sam's und einen im Club Crazy Girls. Als ich da saß und an meinem Drink nippte, wurde eine Tänzerin angekündigt: Lilith. Und schon stand sie da. Sie war ungefähr 1,60 Meter groß, hatte schwarze, lockige Haare, eine Zahnspange und war etwas rundlich. Als ich sie sah, dachte ich: »Wie soll das nur gehen?« Sie erinnerte mich an einen eifrigen Babysitter und keineswegs an eine sinnliche Göttin.

Und dann ging ihre Musik los: »Planet Caravan« von Black Sabbath. Lilith fing an, sich zu bewegen, und meine Kinnlade fiel herunter. Sie bewegte sich wie eine schwebende Fee aus einem Märchen, kurvig, grazil und geschmeidig. Sie kreiste ihre Hüfte und ihr Körper glitt wie bei einem eleganten Eislauf an mir vorbei. Und danach lächelte sie dem Publikum über ihre Schulter hinweg zu. Ihr Lächeln blendete einen, es strahlte wie Feuer. Die Bühnenbeleuchtung muss die Zahnspange genau im richtigen Winkel getroffen haben, denn ich spürte eine Art Blitz in meinem Kopf, der mir sagen wollte: »Wach auf Sheila, das ist die Realität!« Lilith empfand sich selbst als schön und sinnlich und das Universum verbeugte sich vor ihr. Sie strahlte etwas aus, das mich vollkommen umhaute. Ich wollte mich ihr zu Füßen werfen und um Vergebung bitten, dass ich es gewagt hatte, ihre Schönheit und Kraft anzuzweifeln. In jenem Moment war sie der Inbegriff einer sinnlichen Göttin.

Was für ein eingeschränktes Verständnis von Frauen und deren erotischer Kraft hatte ich, bevor ich Lilith sah. Von dieser Nacht an wurde mir bewusst, dass es nicht nur eine Definition von Schönheit gibt. Diese Frau hatte die Kraft, schön, sinnlich, verführerisch und überraschend zu sein. Sie war eine Offenbarung, und von diesem Tag an wollte ich alle Frauen, die ich kenne, in dieses Geheimnis einweihen.

Erweitern Sie Ihren *musikalischen Horizont*

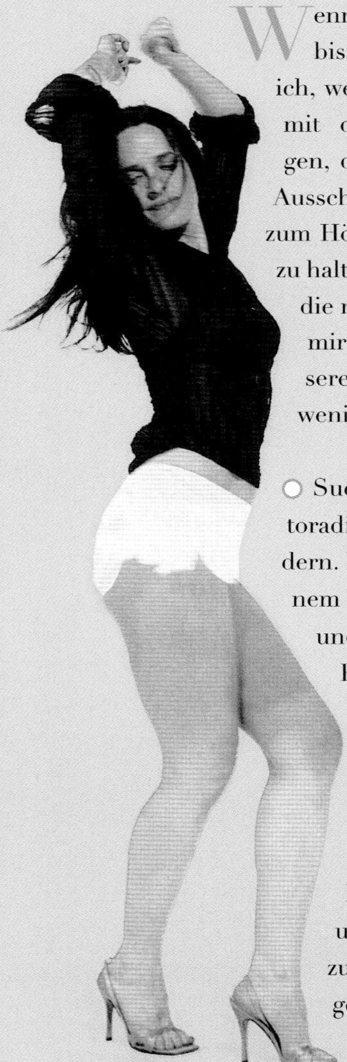

Wenn Sie auch nur ein bisschen so sind wie ich, werden Sie, sobald Sie mit dem S-Faktor loslegen, davon getrieben sein, Ausschau nach neuer Musik zum Hören und zum Tanzen zu halten. Hier einige Ideen, die meinen Schülern und mir geholfen haben, unsere Musiksammlung ein wenig aufzufrischen.

- Suchen Sie in Ihrem Autoradio nach neuen Sendern. Hören Sie sich an einem Tag alternative Musik und am nächsten einen Hip-Hop-Sender, danach Oldies, Rock, Klassik, Country, Latino-Musik, Big Bands usw. Halten Sie Papier und Stift bereit, um die Titel und Interpreten aufzuschreiben, die Ihnen gefallen. Wenn Sie den Namen eines Titels verpasst haben, rufen Sie beim Radiosender an; dort gibt es Songlisten.
- Unter www.amazon.de finden Sie einen Service, der Ihnen automatisch andere Alben empfiehlt, die Ihnen aufgrund des einen bereits ausgewählten Albums gefallen könnten. Geben Sie den Namen Ihrer Lieblings-CD im Suchfeld ein, klicken Sie dann den Titel an und Sie werden auf weitere ähnliche Interpreten und Alben verwiesen.
- Testen Sie mal kostenlose Internet-Radiostationen. Einige werden Ihnen eine Empfehlung für weitere Internetseiten geben.
- Rufen Sie gemeinsam mit einigen Freunden – am besten mit S-Faktor-Fans – einen Musikclub ins Leben. Jedes Mitglied stellt eine Sammlung (auf Kassette oder CD) mit ungefähr fünf oder sechs tollen Titeln zusammen und macht jeweils eine Kopie für alle anderen. So werden Sie alle paar Wochen zwei oder drei CDs mit neuer Musik erhalten.
- Achten Sie auf die Musik, die Ihnen in Filmen oder Fernsehshows auffällt und hören Sie sich den Soundtrack an.

Der Flow und die Zone

Es ist schon lange her, dass sich das selbstgerechte, 24 Jahre alte Mädchen seinen Weg ins Striplokal bahnte. Statt Forschungen im Dunkeln zu betreiben oder an einem Filmset zu tanzen, bewege ich mich in einem hellen, eleganten und gut durchlüfteten Studio, öffne mein Herz, genieße das Fliegen an der Tanzstange und das Gefühl des glatten Holzbodens unter meinen Füßen. Später wird eine neue Gruppe zum Unterricht kommen. Sie werden begeistert, aber auch ein bisschen aufgeregt sein. Ich werde ihnen genau das erzählen, was ich auch Ihnen gesagt habe, und sie auf die Reise mitnehmen, die Sie bald beenden werden.

Ich praktiziere den S-Faktor fast jeden Tag. Er überrascht mich immer wieder: Er hilft mir, mich aufzuraffen und Neues an mir zu entdecken, das mir bis jetzt noch nicht bewusst war. Es ist wunderschön, seinen Körper so genau zu kennen, jeden Morgen aufzustehen und dieses Geheimnis mit lernwilligen Frauen zu teilen.

Während Sie den S-Faktor praktizieren, werden Sie feststellen, dass Sie immer weniger Anweisungen benötigen. Ihre Bewegungen werden natürlich und instinktiv werden, und Sie werden wahrscheinlich bald Abwechslung in Ihr Workout bringen wollen. Dafür habe ich einige alternative Übungen und Stripabläufe am Ende dieses Kapitels aufgeführt, um Ihnen zu helfen, eine gute Mischung zu finden und die Spannung beizubehalten. Doch während Sie immer besser werden und sich wohler fühlen, möchte ich Sie ermutigen, das Buch beiseitezulegen. Haben Sie den Mut zu improvisieren, entdecken Sie neue Verbindungen zwischen den Bewegungen und experimentieren Sie damit. Schließlich werden Sie nach dem vielen Training feststellen, dass Bewegung eine Sprache Ihres Körpers ist, die er fließend spricht, ohne darin unterwiesen zu werden oder Lektionen befolgen zu müssen. Sie werden nicht darüber nachdenken müssen, was wohl die nächste Übung ist, sie wird einfach folgen. Ich nenne dieses Level der körperlichen Geschmeidigkeit den »Flow«, weil es genau so aussieht: Ihr Körper fließt wie Wasser, voller klarer Bewegungen ohne Anfang und Ende, voller unbefangener Sinnlichkeit.

Das spirituelle und emotionale Pendant, die »Zone«, geht Hand in Hand mit dieser physischen Weisheit und diesem Instinkt. Diese Ebene werden Sie dann erreichen, wenn Ihr erotisches Wesen so in Ihrem Selbstbewusstsein verwurzelt ist, dass es keinen Unterschied mehr zwischen Ihrem Wesen und Ihnen gibt. Wenn Sie die Zone entdecken, werden Sie die stärkste, schönste und vollkommene Version Ihrer selbst sein, die Sie sich vorstellen können. Niemand und nichts wird Sie verunsichern. Das Selbstvertrauen, das Sie beim Tanzen verspüren, wird Sie ins Büro und auch ins Schlafzimmer begleiten. Einmal geweckt, wird dieses erotische Wesen in Ihnen nicht mehr verschwinden. Es wird Teil Ihres Lebens werden.

S-Faktor-Aussagen

Lesen Sie folgende Liste laut vor:

1. **Das Entdecken meiner physischen Sinnlichkeit ist der Weg zur vollkommenen Selbstannahme.**
2. **Jede Frau hat ihre eigene Sinnlichkeit und Schönheit.**
3. **Wenn ich meine Sinnlichkeit annehme, muss ich andere Frauen nicht mehr bewerten und werde selbst nicht bewertet.**
4. **Ich weiß, dass niemand perfekt ist; Licht, Make-up und Airbrush-Techniken täuschen Perfektion vor.**
5. **Ich erkenne meine Sexualität, meinen Körper und meine Bewegungen an.**
6. **Ich schätze die herrlichen Kurven und Rundungen meines Körpers.**
7. **Ich werde die natürlichen Formen meines Körpers durch den S-Faktor genießen.**
8. **Meine Sinnlichkeit ist eine gute und ehrliche Sache. Ich verpflichte mich, sie zu entdecken und zu pflegen.**
9. **Ich werde mich nicht länger am Schönheitsstandard anderer messen.**
10. **Durch den Ausdruck meiner Sexualität leite ich in meinem Körper spirituelle Energie.**

Schritt eins

Übertragen Sie diese Aussagen in Ihr Tagebuch. Schreiben Sie nach jeder Aussage auf, wie es sich anfühlt, die Sätze laut zu lesen, und beachten Sie die folgenden Fragen:

1. *Identifizieren Sie sich mit den Aussagen?*
2. *Fühlen sie sich echt an? Wenn nicht, warum?*
3. *Vermitteln sie Ihnen ein schlechtes Gefühl? Warum?*
4. *Gibt es Aussagen, die Sie gerne umformulieren würden, damit sie mit Ihren Erfahrungen besser übereinstimmen? Wenn ja, dann formulieren Sie sie neu in Ihrem Tagebuch.*

Schritt zwei

Lesen Sie die Aussagen noch einmal durch, während Sie mit den S-Faktor-Übungen fortfahren. Überprüfen Sie, ob sich Ihre Gefühle oder Ihre Haltung ändern. Fühlen sich die Aussagen jetzt echter, intuitiver an?

Workouts

Ein Workout kann auch dann nutzbringend sein, wenn er nicht so lange dauert. Die folgenden Workouts sind optimal für Ihren Körper, egal ob Sie dafür eine Stunde oder nur 15 Minuten Zeit haben. Sie dehnen und stärken Ihre Muskeln, bringen Ihr Herz in Schwung und halten Ihren Körper fit und geschmeidig. Wenn Sie regelmäßig mit dem S-Faktor trainieren, werden Sie süchtig danach werden. Wenn Sie einige Tage mit dem Training aussetzen, werden Sie schnell feststellen, dass Sie angespannt sind und sich danach sehnen, sich ein wenig zu bewegen. Alle Übungen haben Querverweise zu den ursprünglichen Übungen.

15-MINUTEN-MINI-WORKOUT

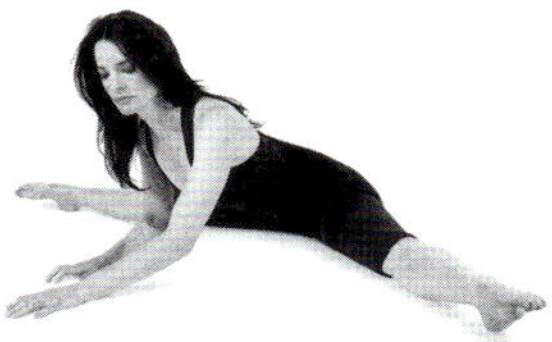

1 DEHNÜBUNGEN MIT GESPREIZTEN BEINEN (2 MINUTEN)
→ Seite 26

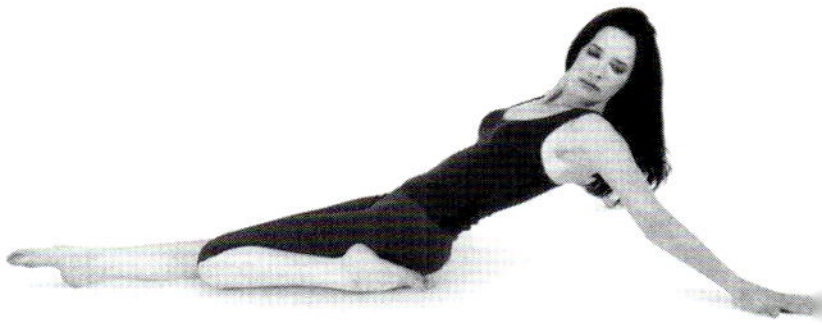

2 OBERSCHENKEL-DEHNUNG IM LIEGEN (2 MINUTEN)
→ Seite 30

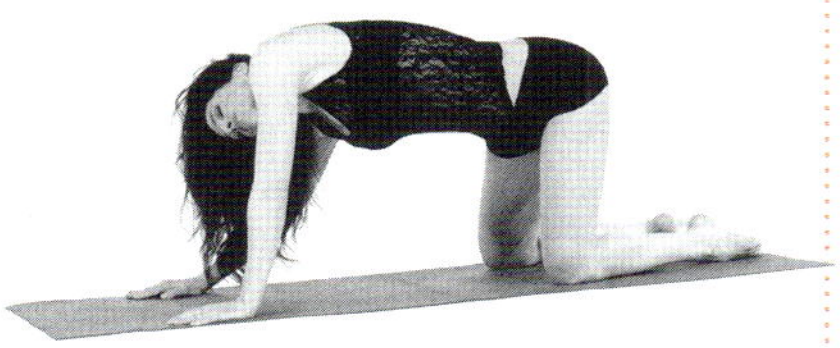

3 DIE KATZE-KUH ROLLE (4 MINUTEN)
→ Seite 42

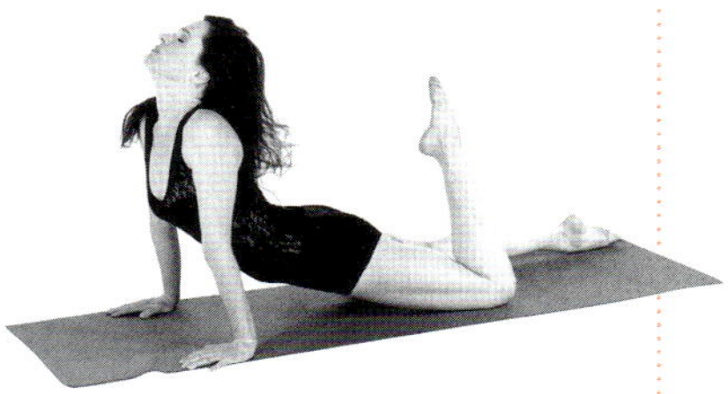

4 DIE KATZE (4 MINUTEN)
→ Seite 44

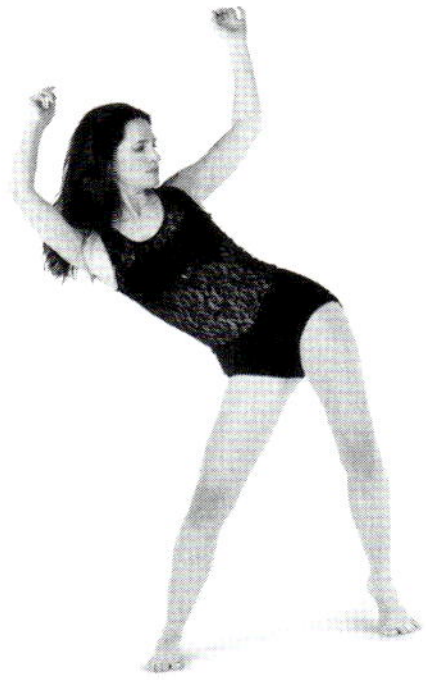

5 HÜFTKREISE IM STEHEN UND GANZKÖRPER-KREISE (3 MINUTEN)
→ Seite 48 und 50

30-MINUTEN-WORKOUT

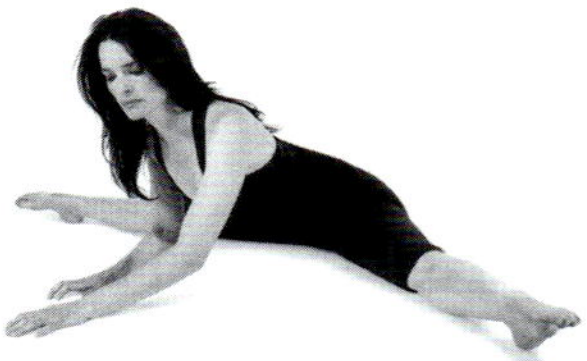

1 DEHNÜBUNGEN MIT GESPREIZTEN BEINEN (4 MINUTEN)

→ Seite 26

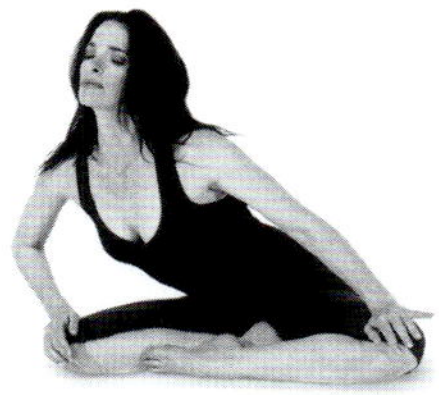

2 WIRBELSÄULENKREISE IM SITZEN (4 MINUTEN)

→ Seite 22

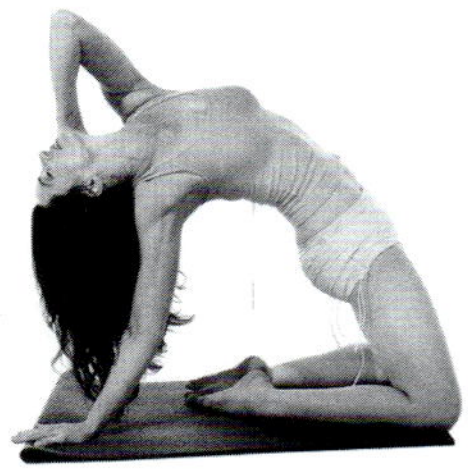

6 DER PICASSO-BOGEN (1 MINUTE)

→ Seite 80

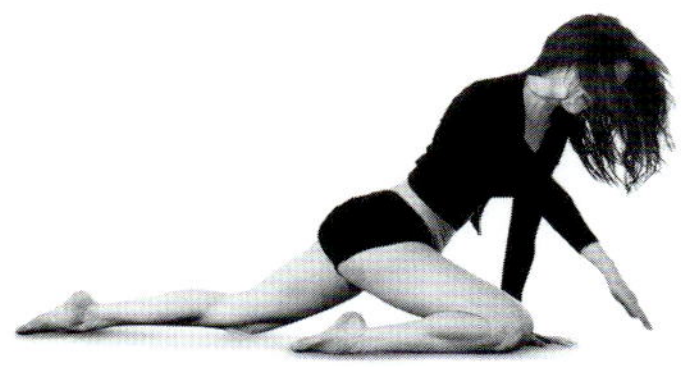

7 DER WILDKATZENGANG (1 MINUTE)

→ Seite 110

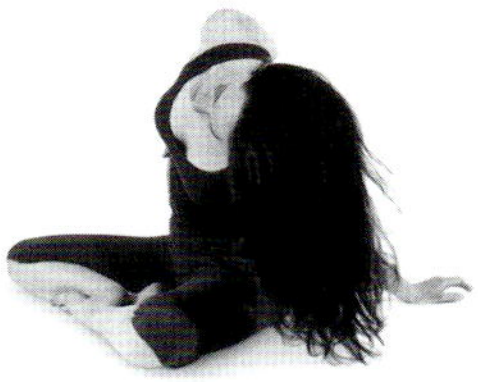

3 SEITENVERKEHRTE WIRBELSÄULENKREISE (4 MINUTEN)
→ Seite 24

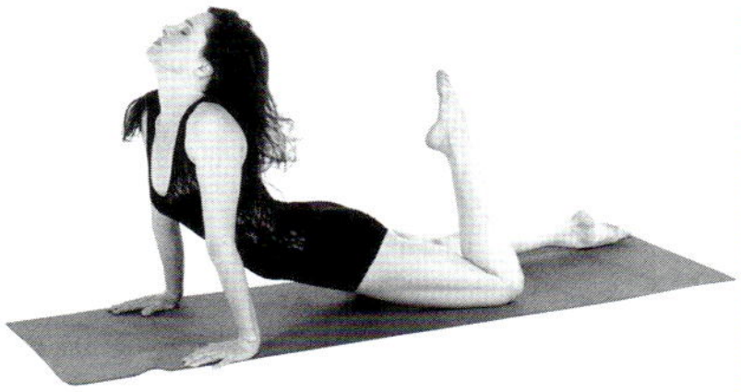

4 DIE KATZE (4 MINUTEN)
→ Seite 44

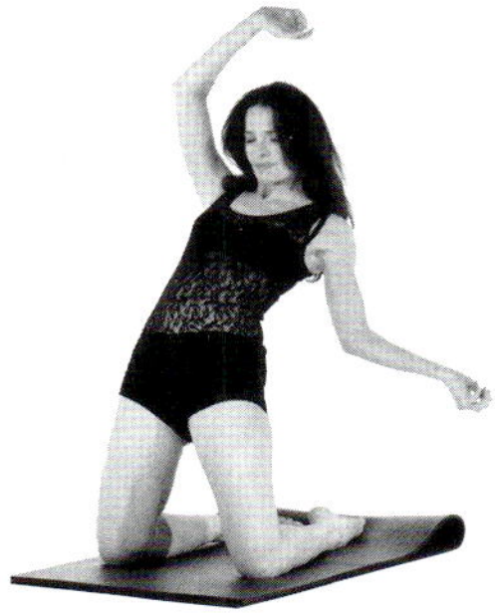

5 HÜFTKREISE IM KNIEN (4 MINUTEN)
→ Seite 46

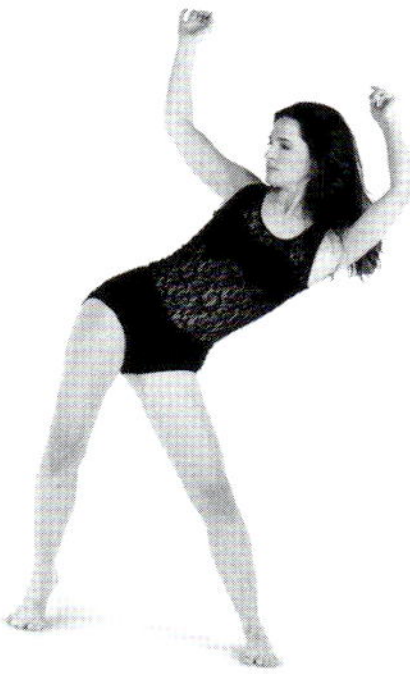

8 HÜFTKREISE IM STEHEN (4 MINUTEN)
→ Seite 48

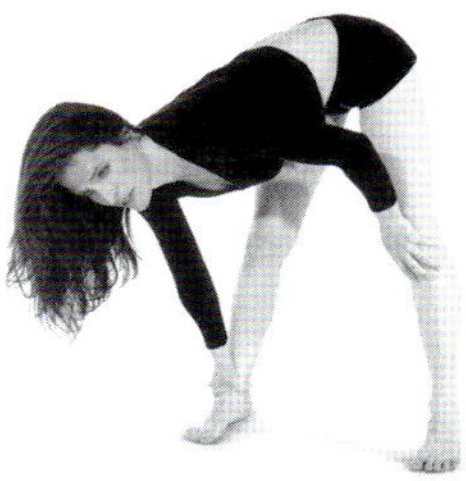

9 GANZKÖRPERKREISE (4 MINUTEN)
→ Seite 50

45-MINUTEN-WORKOUT

Die Übergangsbewegungen dauern insgesamt etwa 3 Minuten.

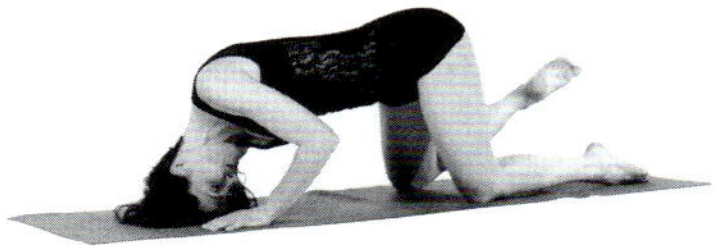

1 DIE KOPFMASSAGE (2 MINUTEN)
→ Seite 38

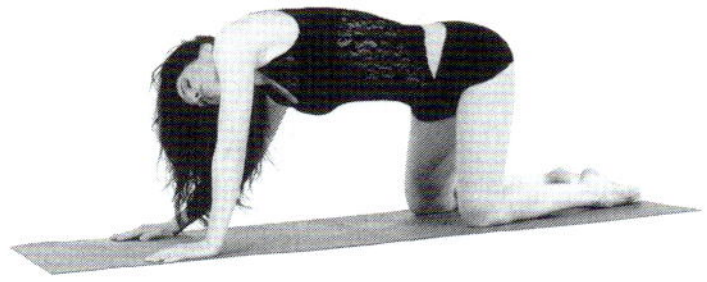

2 DIE KATZE-KUH-ROLLE (4 MINUTEN)
→ Seite 42

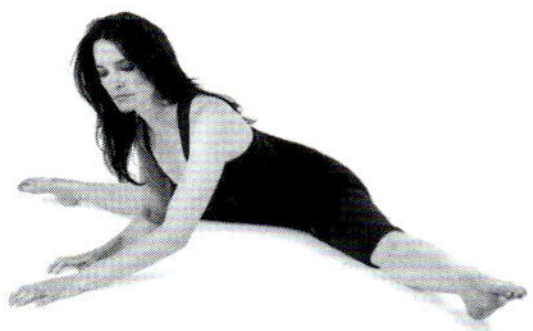

6 DEHNUNG MIT GESPREIZTEN BEINEN (4 MINUTEN)
→ Seite 26

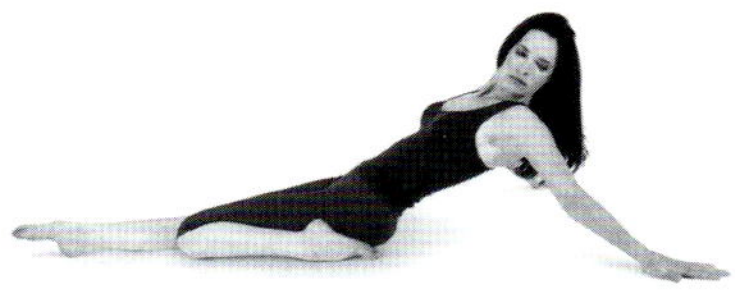

7 OBERSCHENKEL-DEHNUNG IM LIEGEN (3 MINUTEN)
→ Seite 30

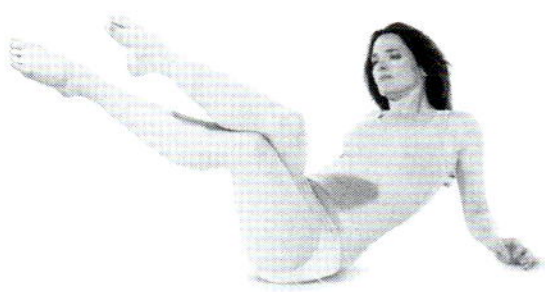

11 ÜBERKREUZEN (ÜBERGANG)
→ Seite 72

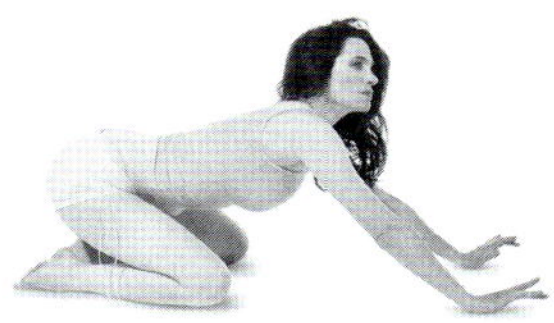

12 12. DER KATZENSPRUNG IN DIE PUMPE (2 MINUTEN)
→ Seite 78 und 84

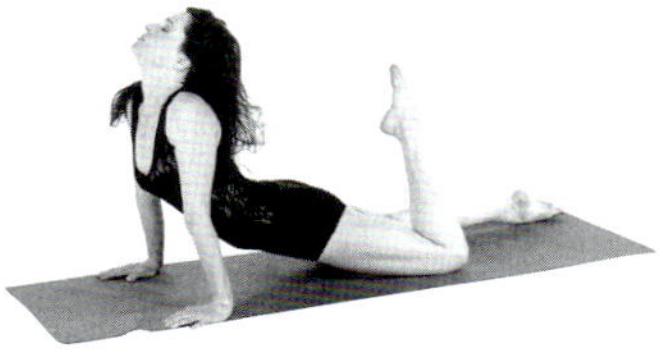

3 DIE KATZE
(4 MINUTEN)
→ Seite 44

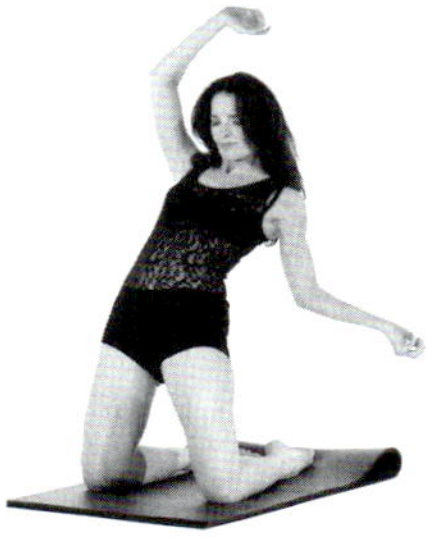

4 HÜFTKREISE IM KNIEN
(4 MINUTEN)
→ Seite 46

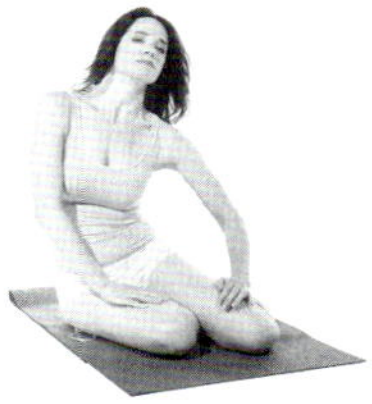

5 DIE MEERJUNGFRAU
(ÜBERGANG)
→ Seite 90

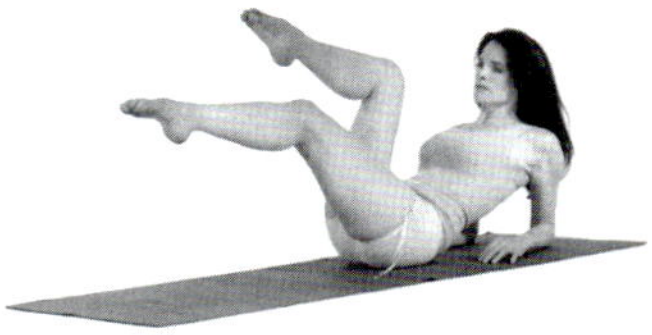

8 DIE BANANE
(ÜBERGANG)
→ Seite 60

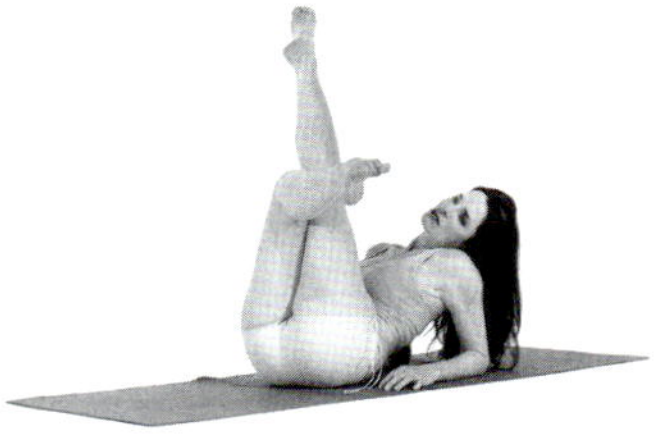

9 DER FLIRT
(2 MINUTEN)
→ Seite 66

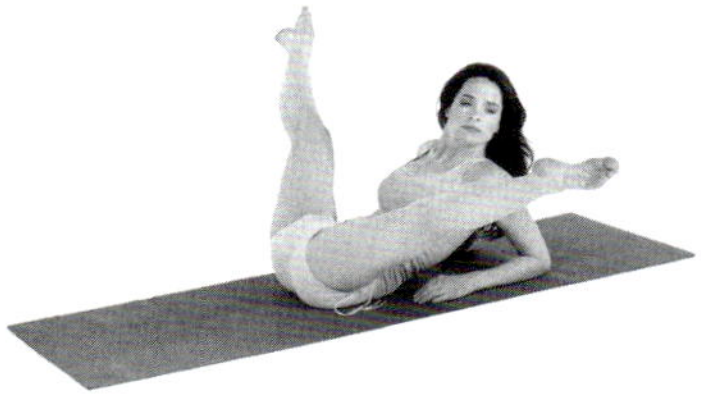

10 DIE BEINGRÄTSCHE
(1 MINUTE)
→ Seite 68

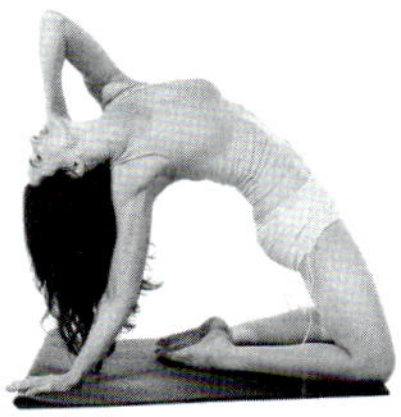

13 DER PICASSO-BOGEN
(1 MINUTE)
→ Seite 80

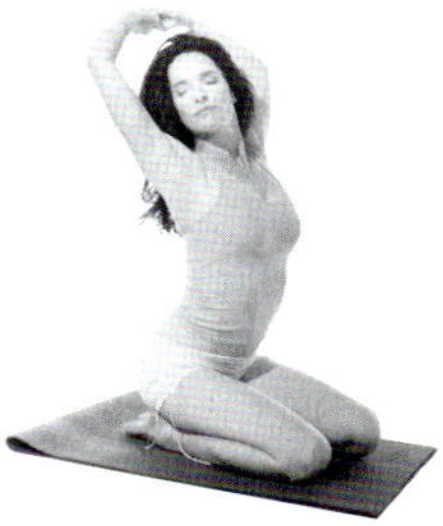

14 LANGSAMES REITEN
(1 MINUTE)
→ Seite 82

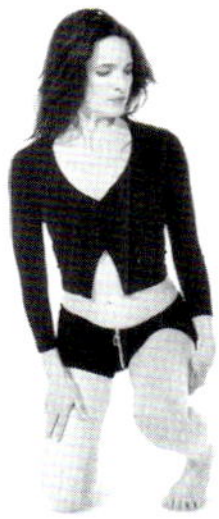

15 AUFRICHTEN
(ÜBERGANG)
→ Seite 112

45-MINUTEN-WORKOUT (FORTSETZUNG)

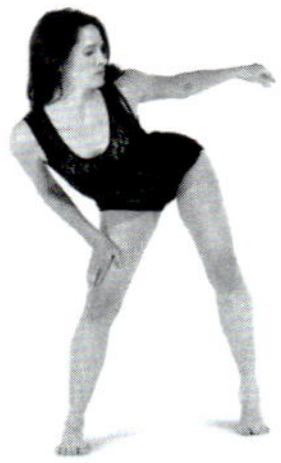

16 HÜFTKREISE IM STEHEN (4 MINUTEN)

→ Seite 48

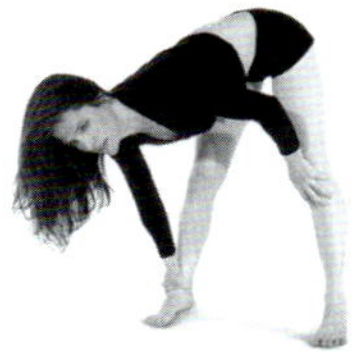

17 GANZKÖRPERKREISE (2 MINUTEN)

→ Seite 50

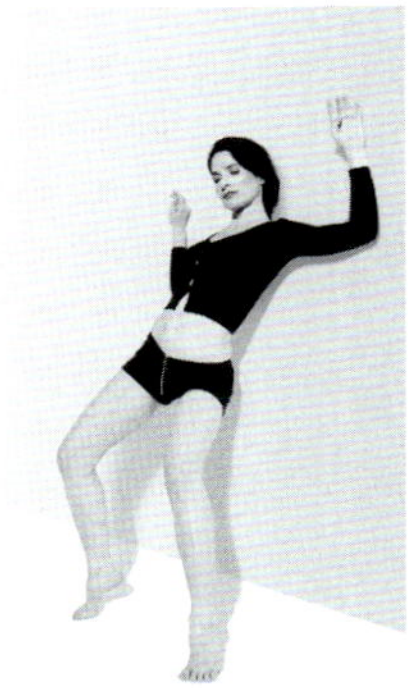

21 HÜFTKREISE AN DER WAND (3 MINUTEN)

→ Seite 118

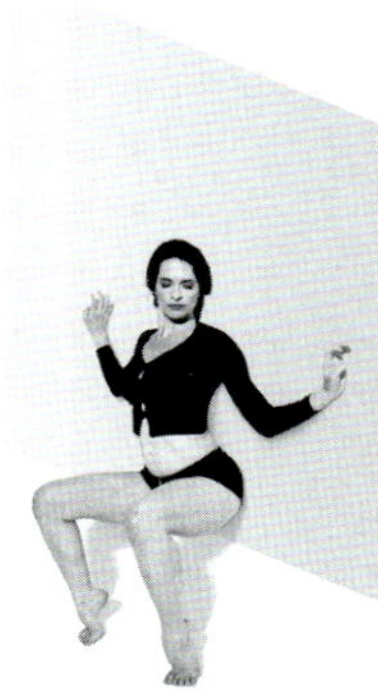

22 AN DER WAND HERABGLEITEN – 5 MAL AUF UND AB (2 MINUTEN)

→ Seite 120

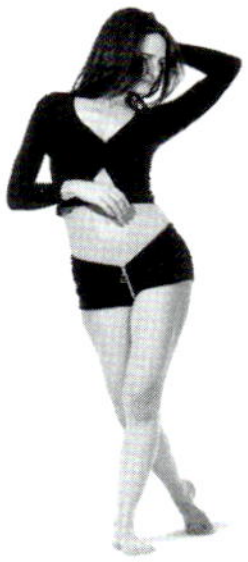

18 DER S-WALK ZUR WAND (ÜBERGANG)

→ Seite 104

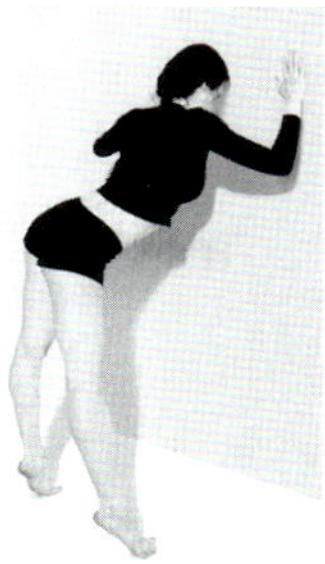

19 DIE DURCHSUCHUNG (1 MINUTE)

→ Seite 114

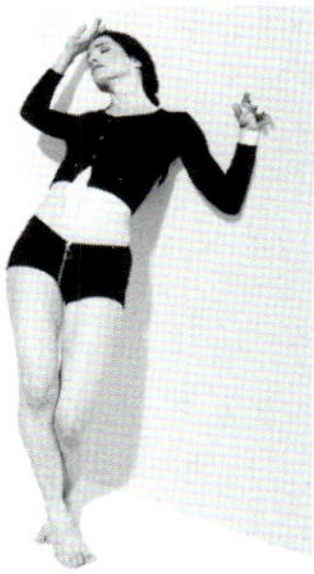

20 DIE KOPFMASSAGE MIT DREHUNG (ÜBERGANG)

→ Seite 116

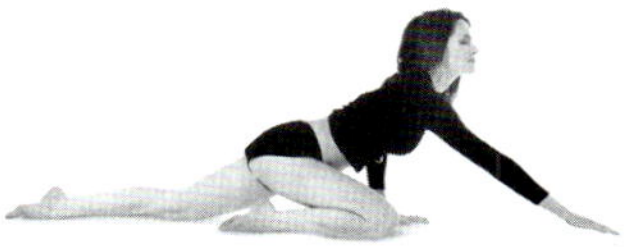

23 DER WILDKATZENGANG (2 MINUTEN)

→ Seite 110

DER S-FAKTOR-FLOW: 60-MINUTEN-WORKOUT FÜR FORTGESCHRITTENE

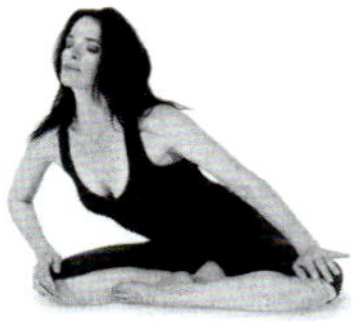

1 WIRBELSÄULENKREISE IM SITZEN (3 MINUTEN)
→ Seite 22

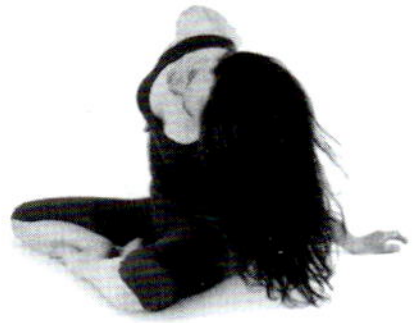

2 SEITENVERKEHRTE WIRBELSÄULENKREISE (3 MINUTEN)
→ Seite 24

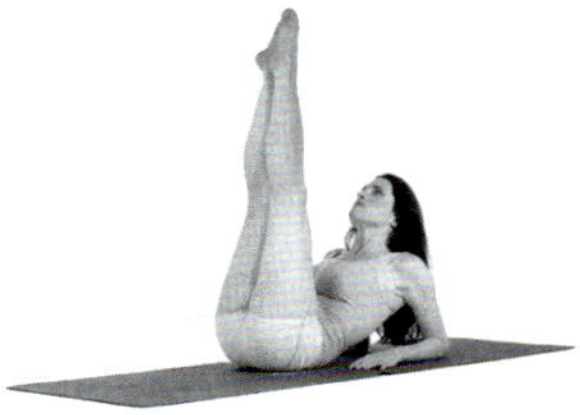

6 DIE BANANE (ÜBERGANG)
→ Seite 60

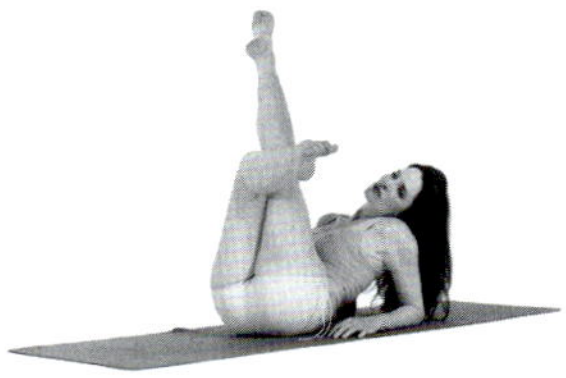

7 DER FLIRT (1 MINUTE)
→ Seite 66

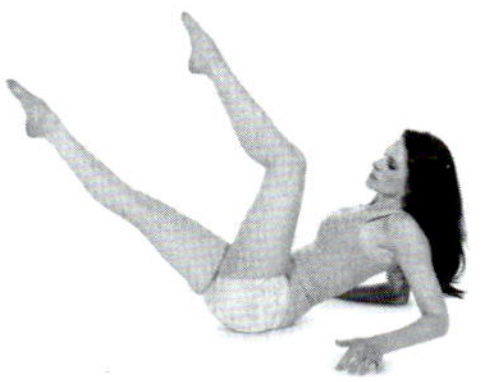

11 DER BEINTANZ (1 MINUTE)
→ Seite 64

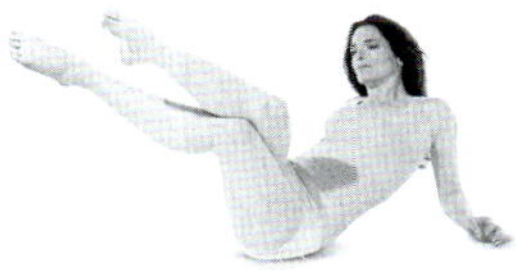

12 ÜBERKREUZEN (ÜBERGANG)
→ Seite 72

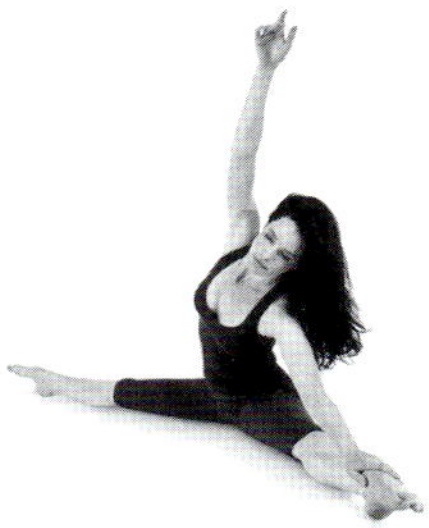

3 DEHNÜBUNGEN MIT GESPREIZTEN BEINEN (3 MINUTEN)

→ Seite 26

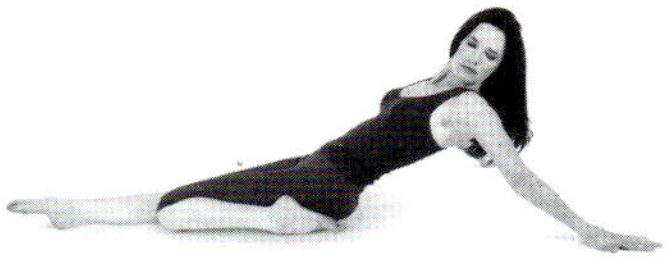

4 OBERSCHENKEL-DEHNUNG IM LIEGEN (3 MINUTEN)

→ Seite 30

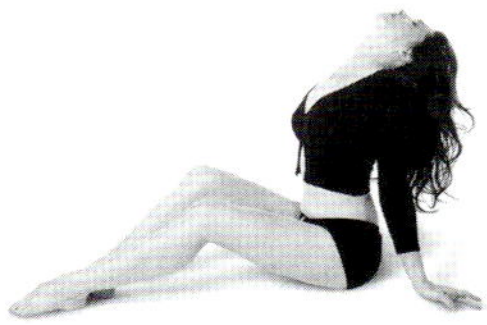

5 DAS ERWACHEN DER GÖTTIN (ÜBERGANG)

→ Seite 102

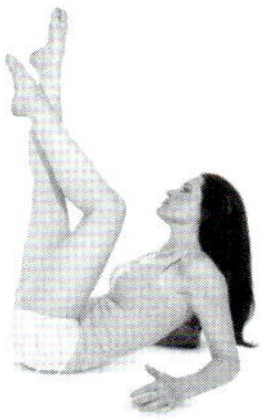

8 DER FIEDLER (1 MINUTE)

→ Seite 62

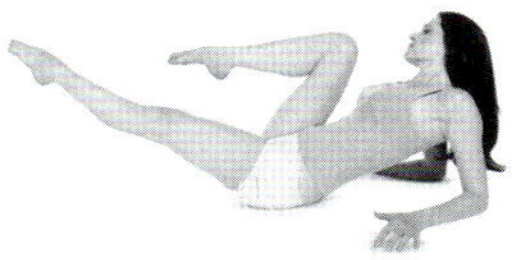

9 DER BEINTANZ (1 MINUTE)

→ Seite 64

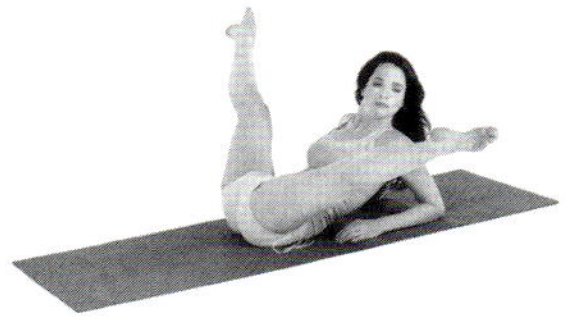

10 DIE BEINGRÄTSCHE (1 MINUTE)

→ Seite 68

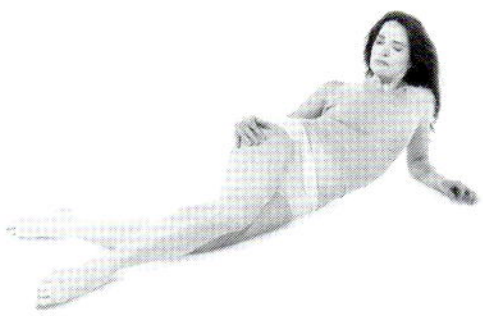

13 DIE GÖTTIN IN SEITEN-LAGE (ÜBERGANG)

→ Seite 72

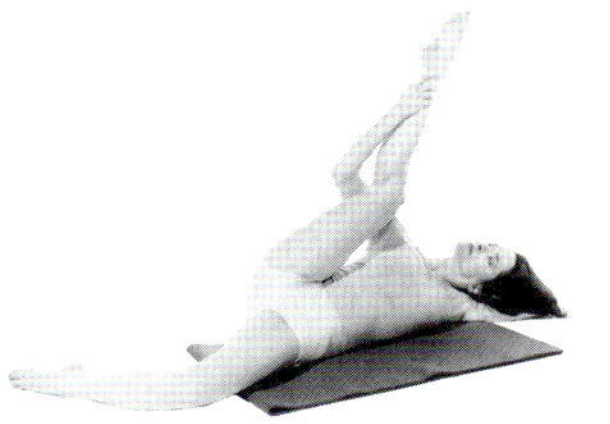

14 DIE SICH ÖFFNENDE BLUME MIT DEM RECHTEN BEIN (1 MINUTE)

→ Seite 74

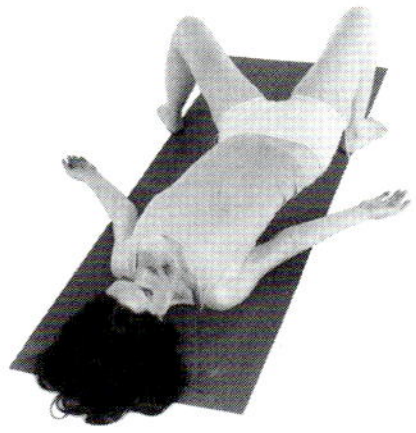

15 DIE SCHWINGENDE BRÜCKE (2 MINUTEN)

→ Seite 70

DER S-FAKTOR-FLOW: 60-MINUTEN-WORKOUT FÜR FORTGESCHRITTENE (FORTSETZUNG)

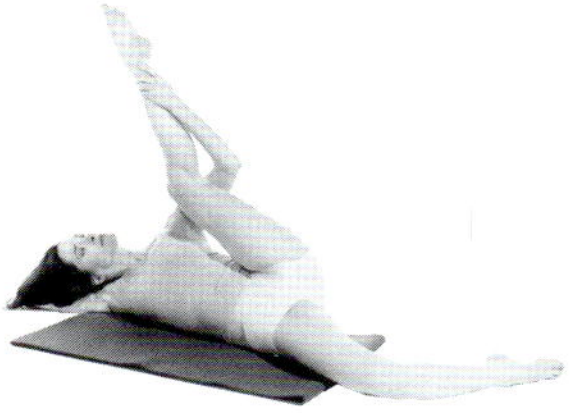

16 DIE SICH ÖFFNENDE BLUME MIT DEM LINKEN BEIN (1 MINUTE)

→ Seite 74

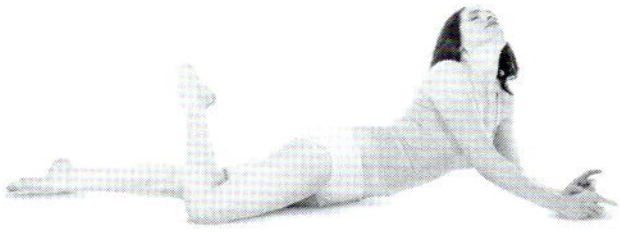

17 DIE BAUCHROLLE (ÜBERGANG)

→ Seite 76

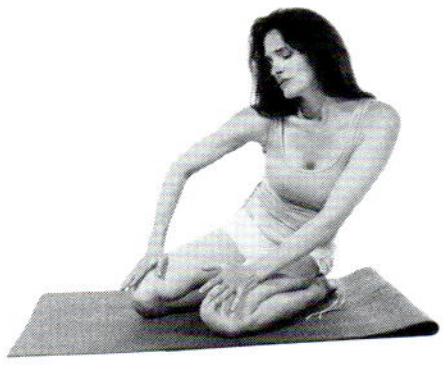

21 BECKENKREISE (3 MINUTEN)

→ Seite 88

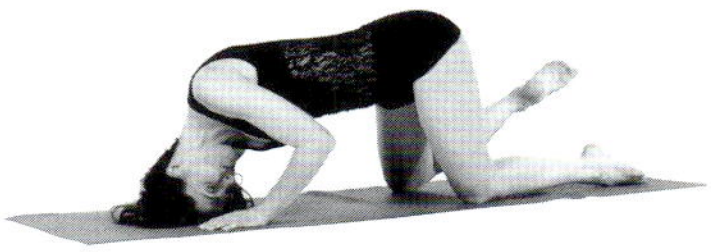

22 DIE KOPFMASSAGE (2 MINUTEN)

→ Seite 38

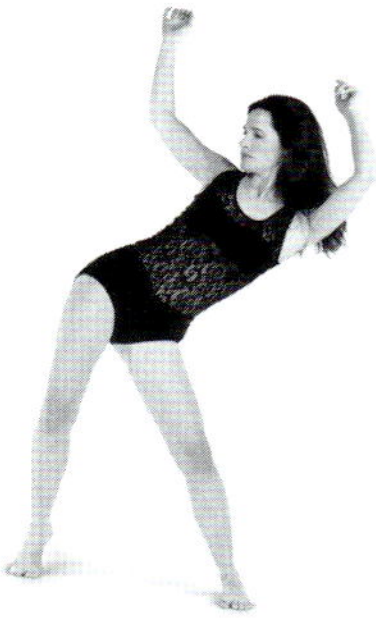

26 HÜFTKREISE IM STEHEN (3 MINUTEN)

→ Seite 48

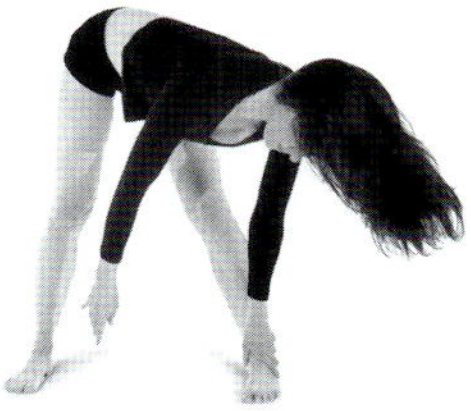

27 GANZKÖRPERKREISE (3 MINUTEN)

→ Seite 50

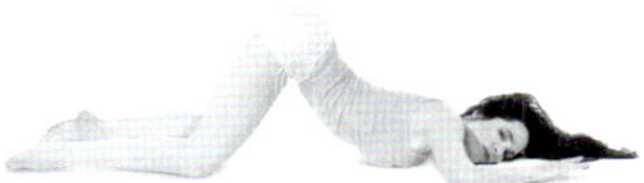

18 DER KATZENSPRUNG (1 MINUTE)
→ Seite 78

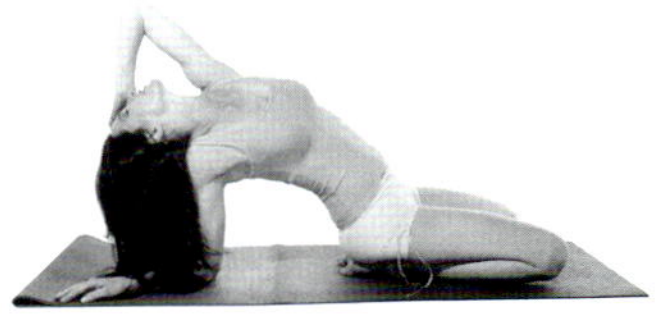

19 DER PICASSO-BOGEN AUF BEIDEN SEITEN (2 MINUTEN)
→ Seite 80

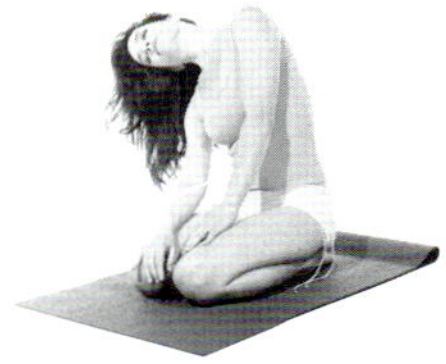

20 OBERKÖRPERKREISE IM SITZEN (3 MINUTEN)
→ Seite 86

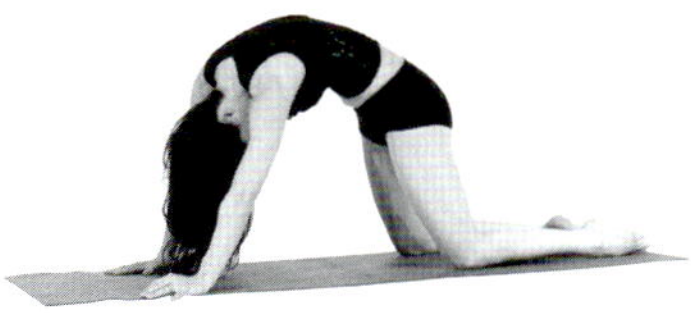

23 DIE KATZE-KUH-ROLLE (3 MINUTEN)
→ Seite 42

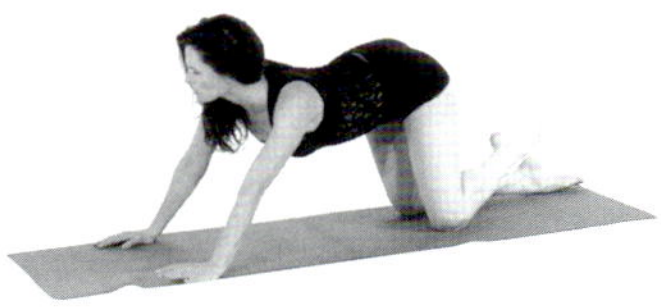

24 DIE KATZE (3 MINUTEN)
→ Seite 44

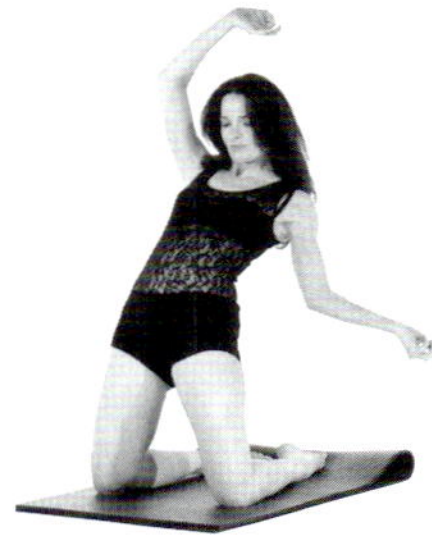

25 HÜFTKREISE IM KNIEN (3 MINUTEN)
→ Seite 46

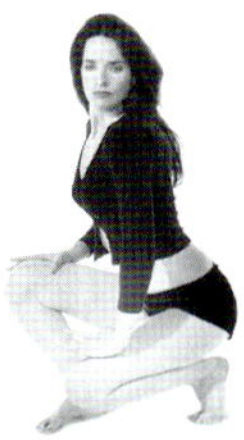

28 ABSENKEN (ÜBERGANG)
→ Seite 106

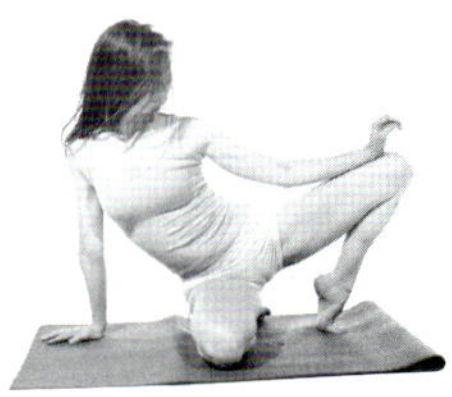

29 DIE PUMPE (2 MINUTEN)
→ Seite 84

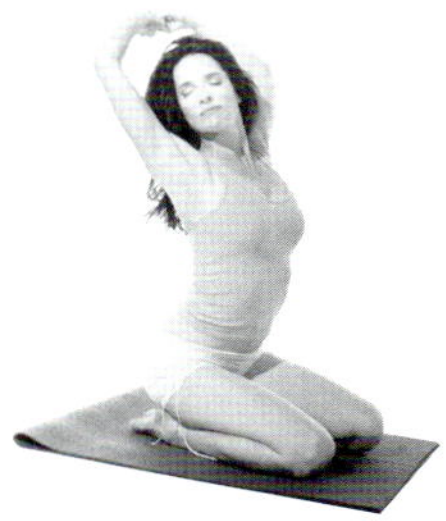

30 LANGSAMES REITEN (1 MINUTE)
→ Seite 82

DER S-FAKTOR-FLOW: 60-MINUTEN-WORKOUT FÜR FORTGESCHRITTENE (FORTSETZUNG)

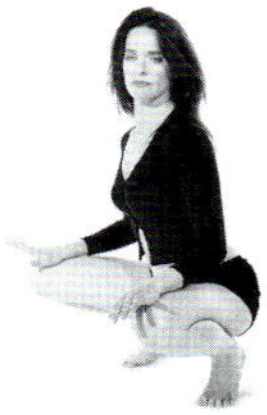

31 AUFRICHTEN (ÜBERGANG)

→ Seite 112

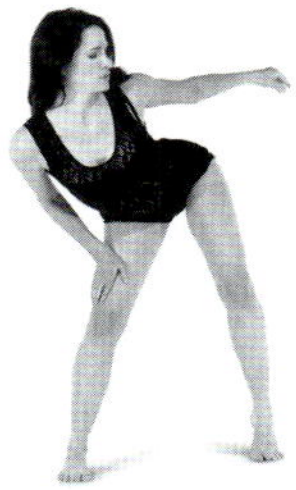

32 HÜFTKREISE IM STEHEN (3 MINUTEN)

→ Seite 48

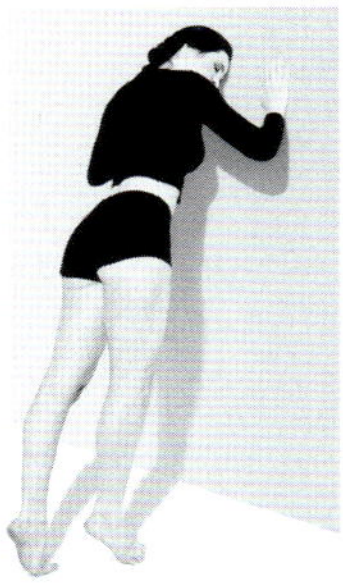

36 DIE KOPFMASSAGE MIT DREHUNG (ÜBERGANG)

→ Seite 116

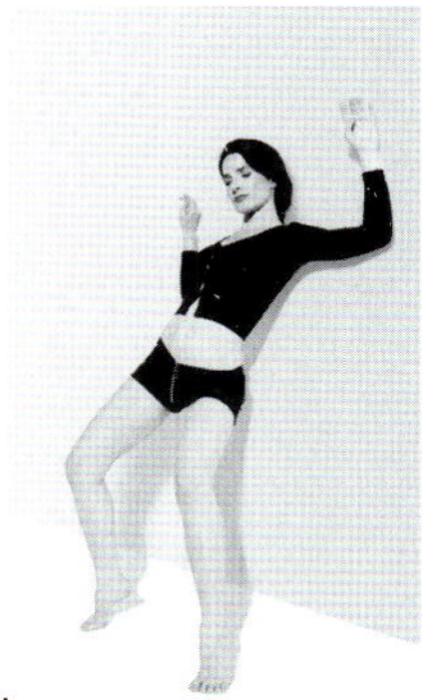

37 HÜFTKREISE AN DER WAND (3 MINUTEN)

→ Seite 118

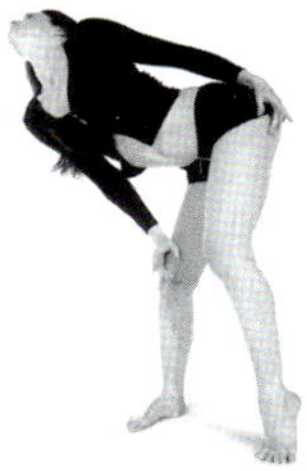

33 GANZKÖRPERKREISE (3 MINUTEN)

→ Seite 50

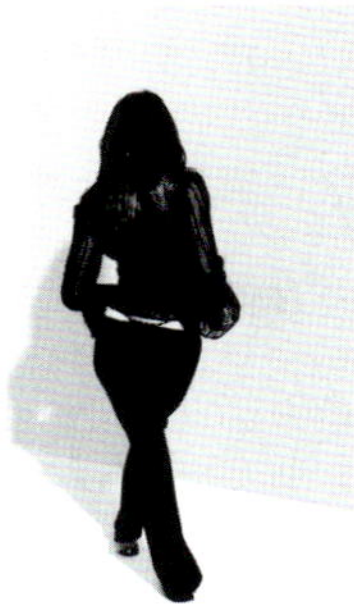

34 GEHEN SIE AUF DIE WAND ZU (ÜBERGANG)

→ Seite 164

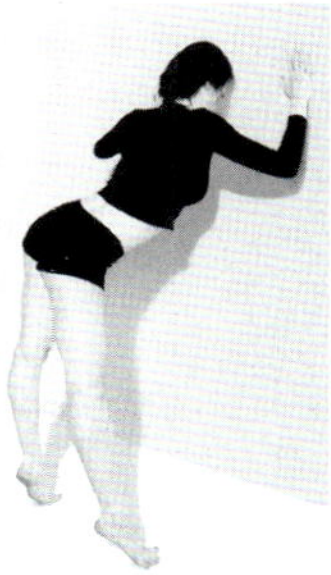

35 DIE DURCHSUCHUNG (1 MINUTE)

→ Seite 114

STRIPPEN FÜR BESONDERE ANLÄSSE

SELBSTVERSTÄNDLICH BRAUCHT ES NICHT IMMER DEN EINEN BESONDEREN ANLASS, UM FÜR JEMANDEN ZU STRIPPEN. DOCH EIN PAAR SPEZIELLE MOMENTE BIETEN SICH EINFACH AN …

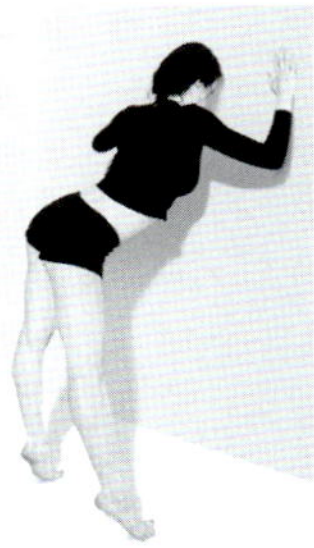

1 BEGINNEN SIE AN DER WAND
→ Seite 114

DER QUICKIE: 5-MINUTEN-STRIP

Das ist kein Workout. Bewegen Sie sich fließend von einer Bewegung in die nächste.

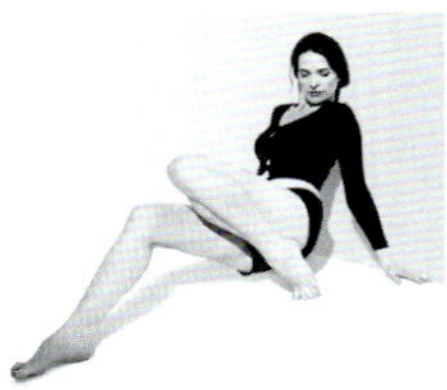

5 DER AUSRUTSCHER
→ Seite 122

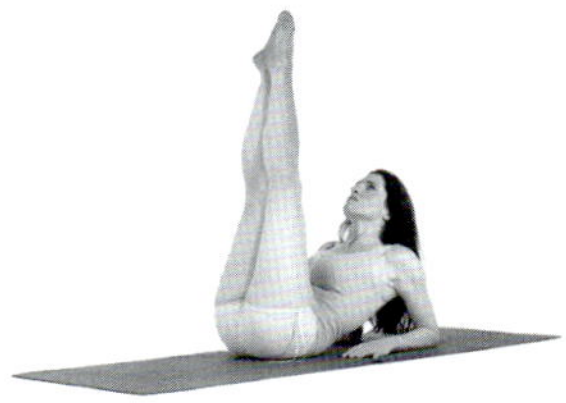

6 DIE BANANE
→ Seite 60

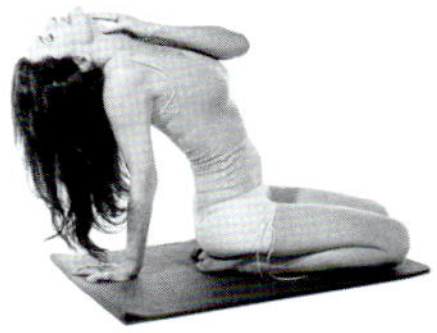

10 DER PICASSO-BOGEN
→ Seite 80

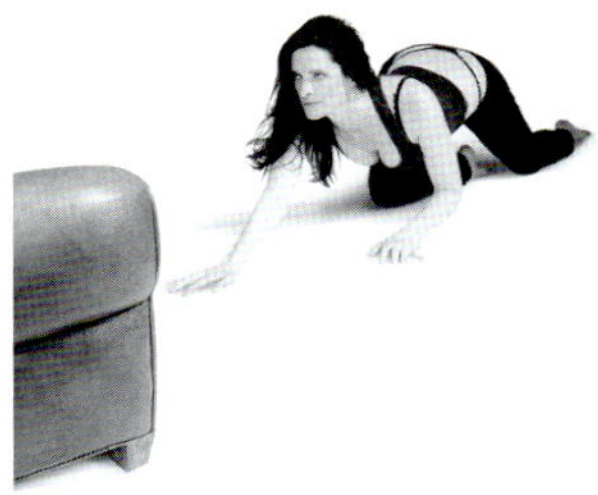

11 DER KATZENGANG
→ Seite 108

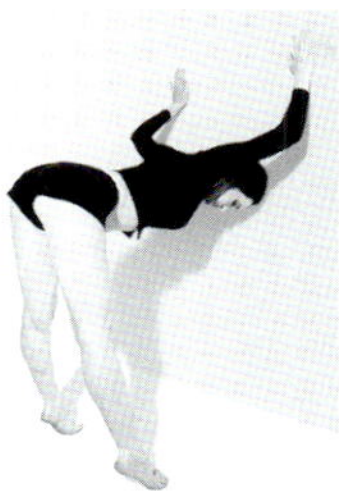

2 DIE DURCHSUCHUNG
→ Seite 114

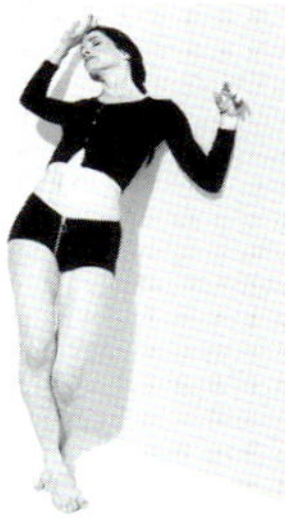

3 DIE KOPFMASSAGE MIT DREHUNG
→ Seite 116

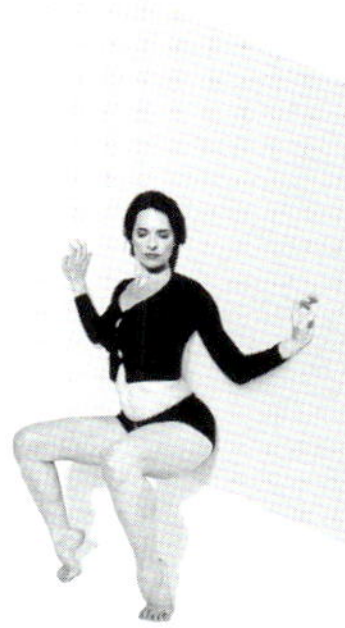

4 AN DER WAND HERABGLEITEN
→ Seite 120

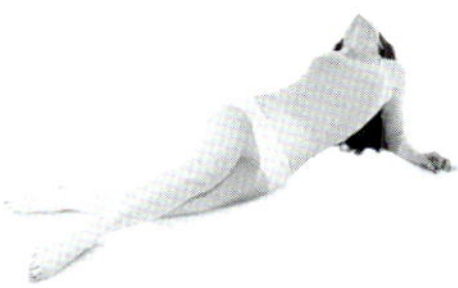

7 ÜBERKREUZEN
→ Seite 72

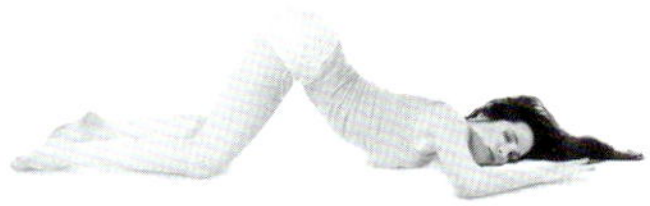

8 DER KATZENSPRUNG
→ Seite 78

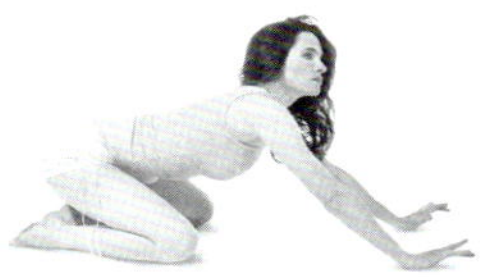

9 DER KATZENSPRUNG MIT HÜFTKREISEN
→ Seite 78

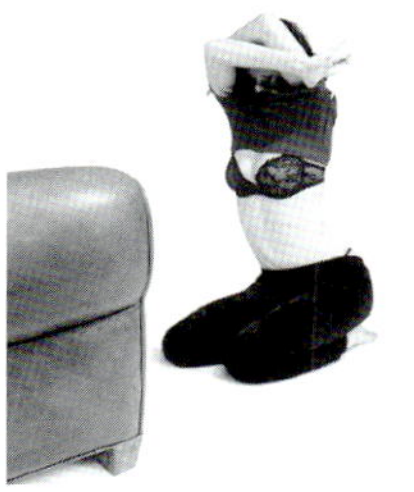

12 ZIEHEN SIE DAS TOP AUS
→ Seite 144

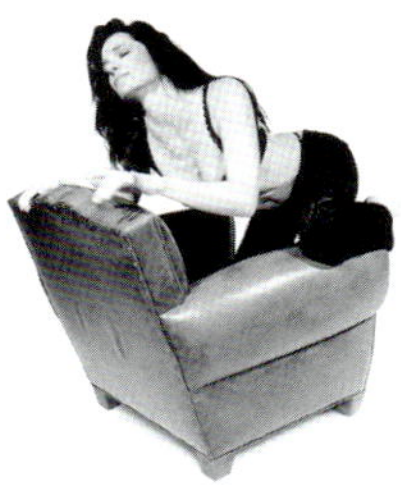

13 DER LAP-DANCE
→ Seite 171

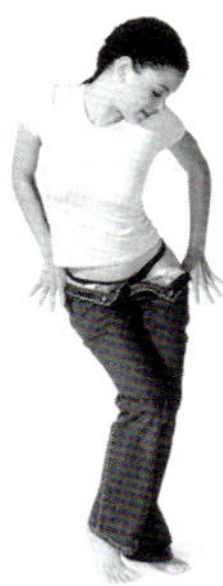

14 RAUS AUS DER HOSE!
→ Seite 150

STRIPPEN FÜR DEN »NEUEN« MANN

Gibt's einen Neuen in Ihrem Leben? Wecken Sie sein Interesse, indem Sie ihm nur ein bisschen Haut zeigen. Gehen Sie es langsam an und ziehen Sie nicht die ganze Show auf einmal durch – noch nicht.

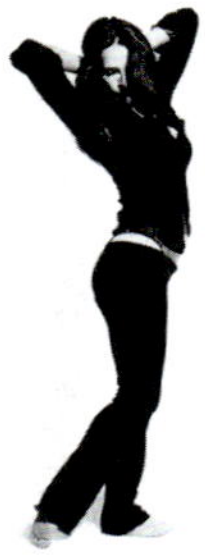

1 S-WALK ZUR WAND
→ Seite 104

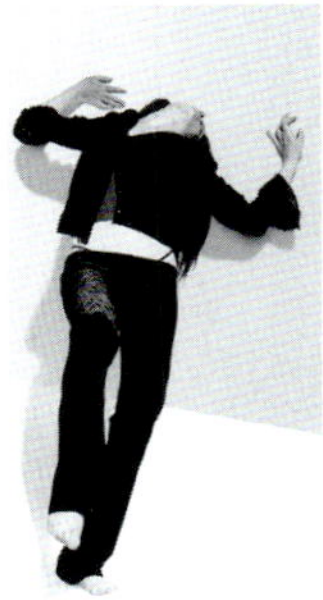

2 DIE KOPFMASSAGE MIT DREHUNG
→ Seite 116

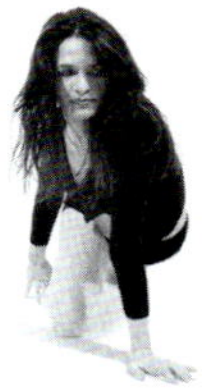

6 DER KATZENGANG
→ Seite 108

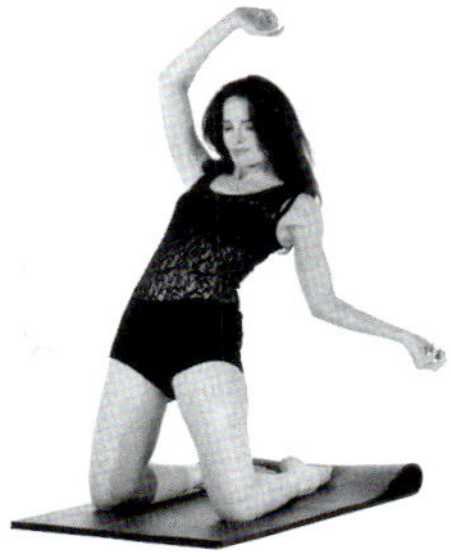

7 HÜFTKREISE IM KNIEN (KNÖPFEN SIE DABEI DEN ZWEITEN KNOPF AUF)
→ Seite 46

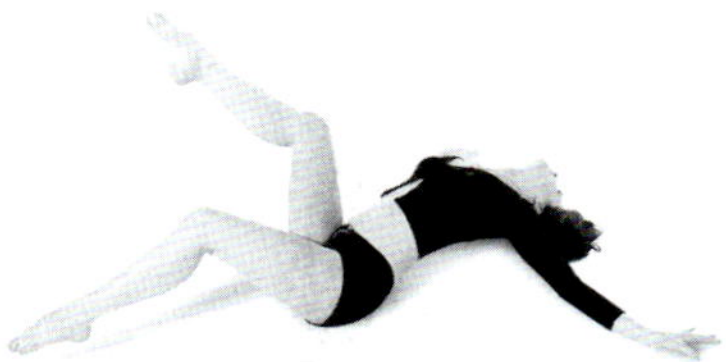

11 DIE TÄNZELNDE GÖTTIN
→ Seite 100

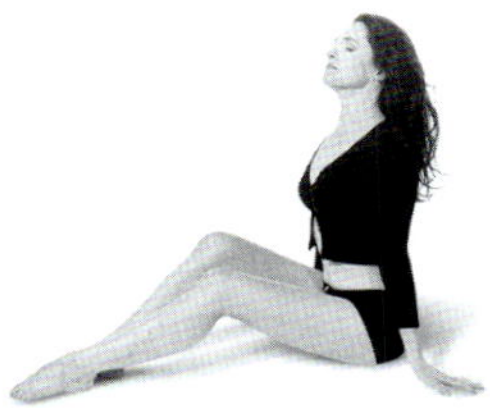

12 DAS ERWACHEN DER GÖTTIN
→ Seite 102

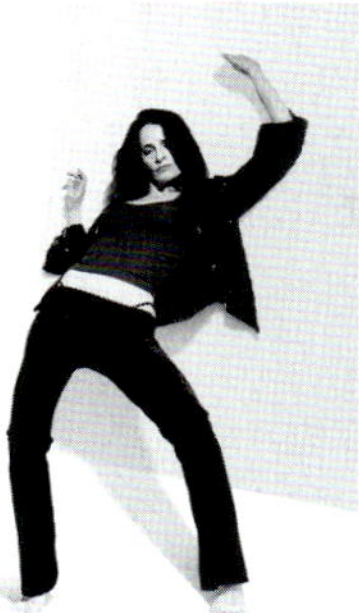

3 HÜFTKREISE AN DER WAND
→ Seite 118

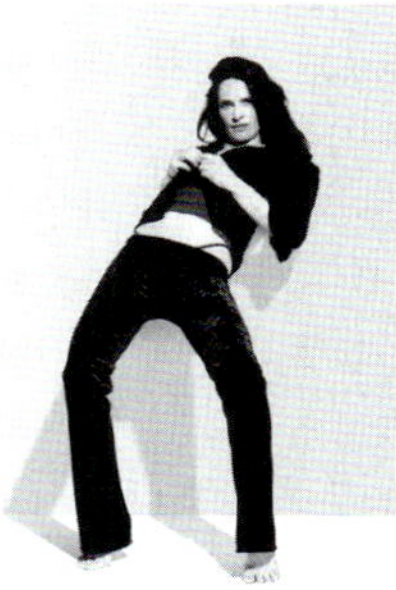

4 KNÖPFEN SIE DEN ERSTEN KNOPF AUF
→ Seite 142

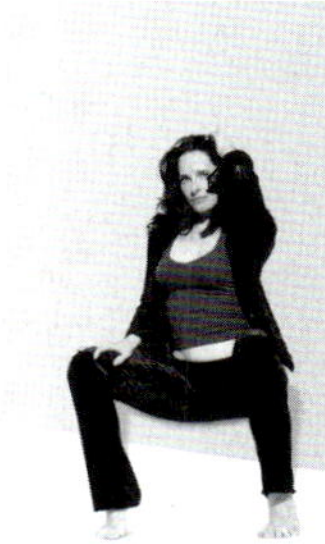

5 AN DER WAND HERABGLEITEN
→ Seite 120

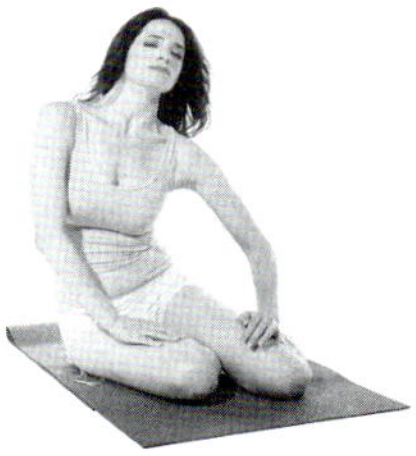

8 DIE MEERJUNGFRAU (BIS SIE AUF DER RECHTEN POBACKE SITZEN)
→ Seite 90

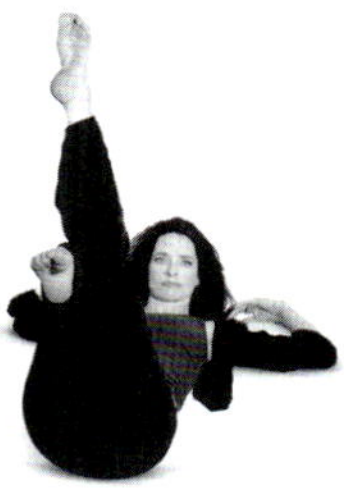

9 DIE BANANE
→ Seite 60

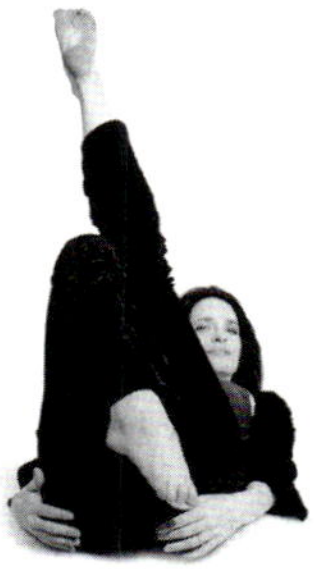

10 DER FLIRT
→ Seite 66

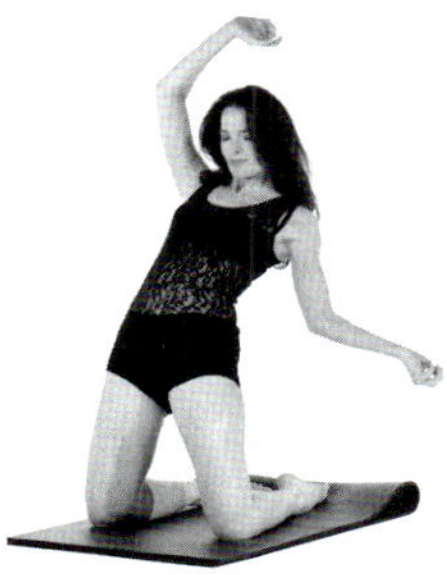

13 HÜFTKREISE IM KNIEN (KNÖPFEN SIE DEN DRITTEN KNOPF AUF)
→ Seite 46

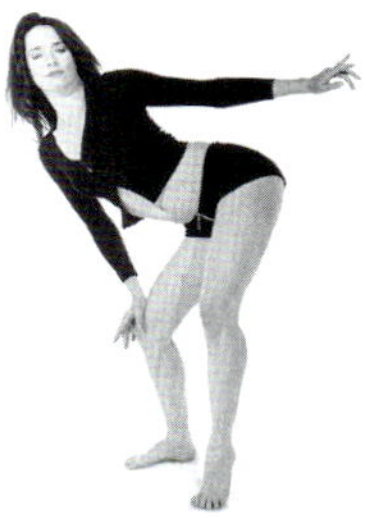

14 AUFRICHTEN
→ Seite 112

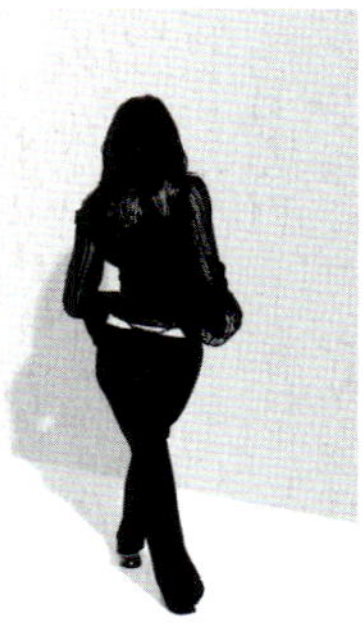

15 ENTFERNEN SIE SICH
→ Seite 164

DER BESONDERE STRIP ZUM VALENTINSTAG

Ein Strip zum Valentinstag ist der schnellste Weg zum Herzen Ihres Mannes – mit mehr Sex-Appeal als Pantys, aufregender als eine Schachtel Zigarren und sehr viel stärker als Amors Pfeile.

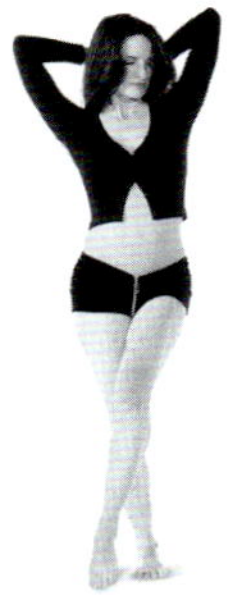

1 GEHEN SIE AUF IHN ZU
→ Seite 104

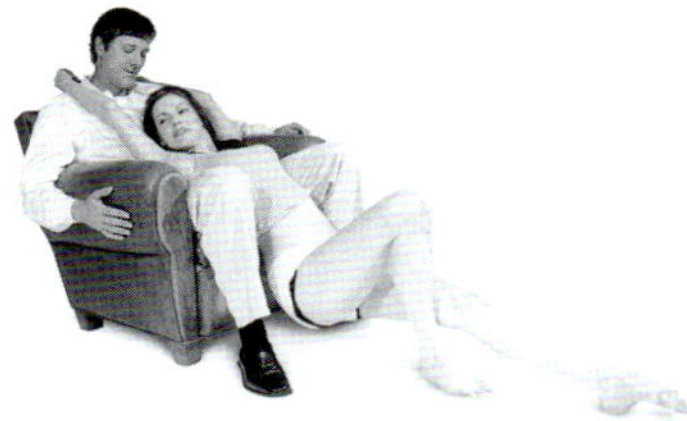

2 DER LAP-DANCE MIT EINER RÜCKENRUTSCHE
→ Seite 159

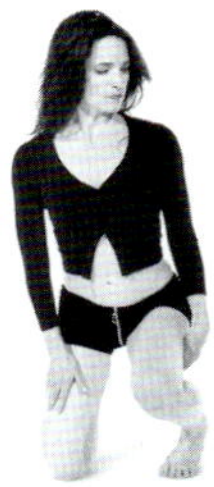

6 AUFRICHTEN
→ Seite 112

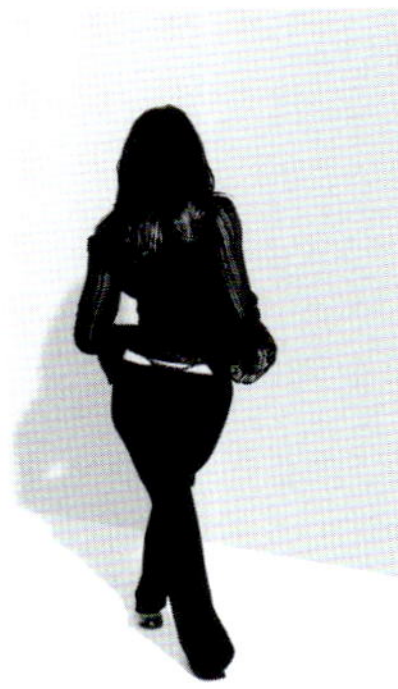

7 GEHEN SIE AUF DIE WAND ZU
→ Seite 164

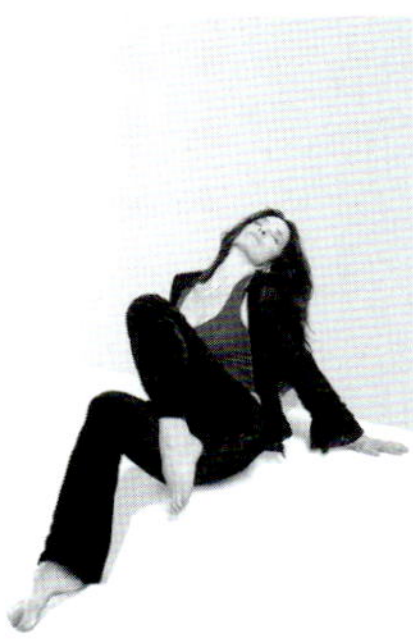

11 DAS AUSRUTSCHER
→ Seite 122

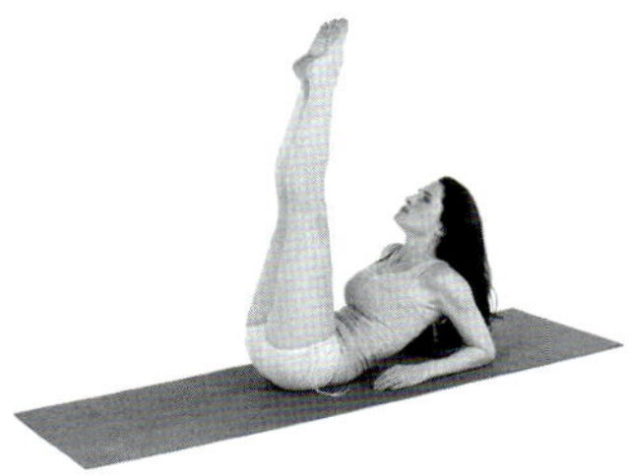

12 DIE BANANE
→ Seite 60

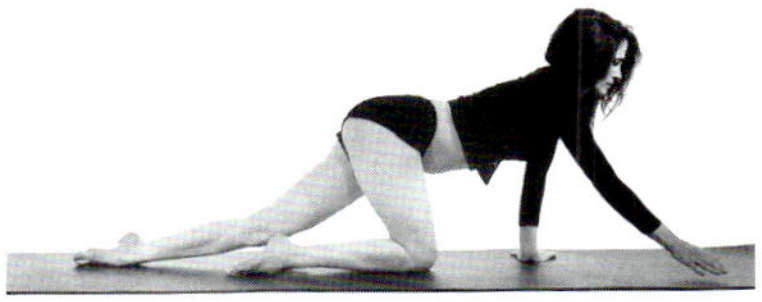

3 ENTFERNEN SIE SICH IM KATZENGANG

→ Seite 108

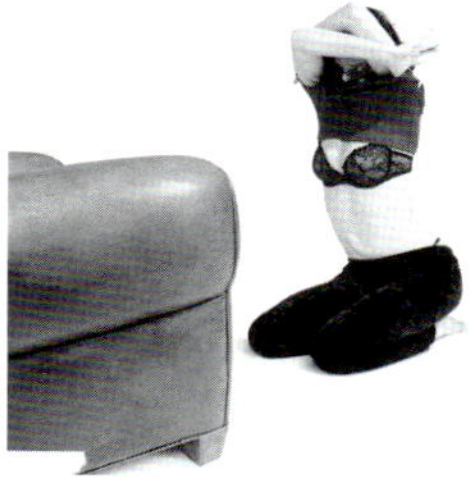

4 ZIEHEN SIE DAS TOP AUS

→ Seite 144

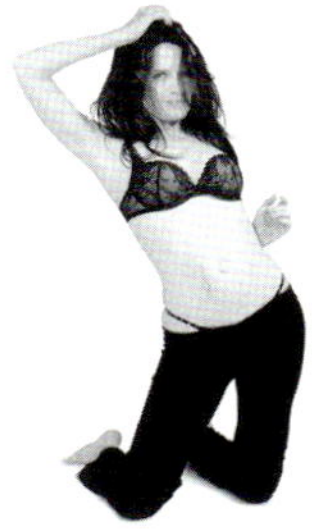

5 HÜFTKREISE IM KNIEN

→ Seite 46

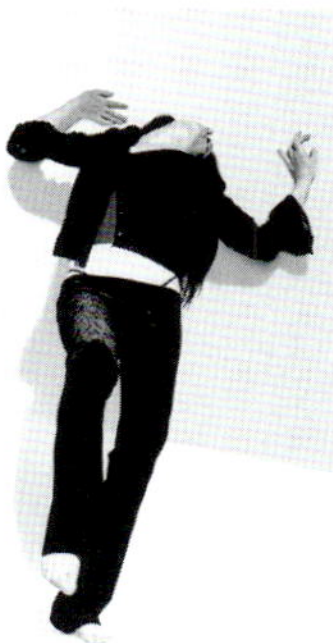

8 DIE KOPFMASSAGE MIT DREHUNG

→ Seite 116

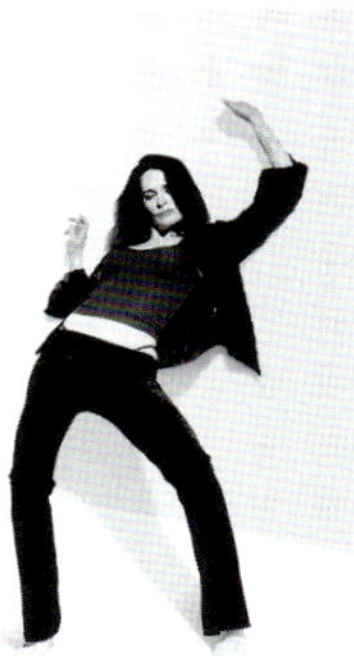

9 HÜFTKREISE AN DER WAND

→ Seite 118

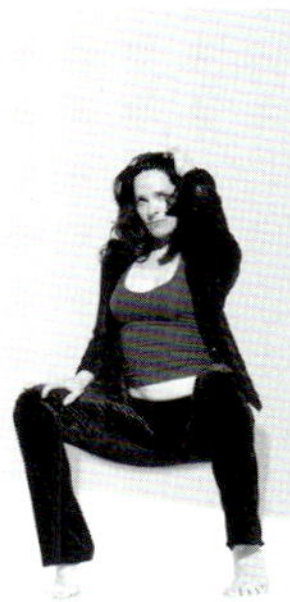

10 AN DER WAND HERABGLEITEN

→ Seite 120

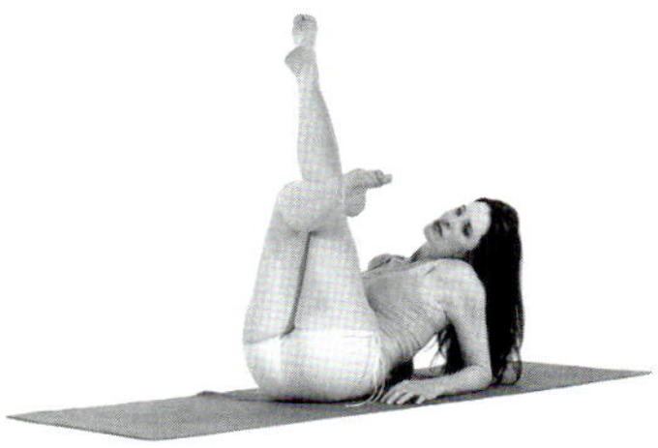

13 DER FLIRT

→ Seite 66

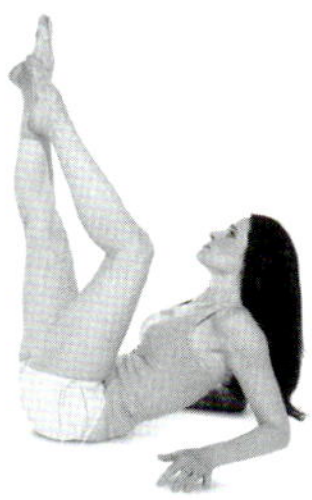

14 DER FIEDLER

→ Seite 62

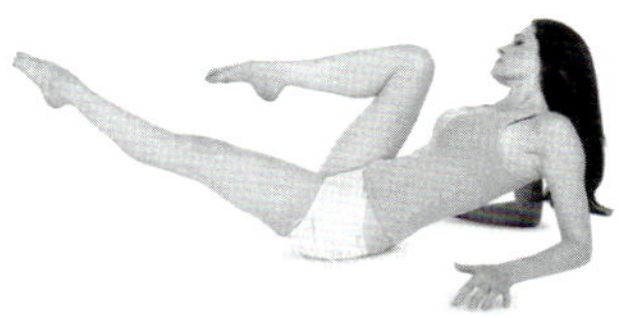

15 DER BEINTANZ

→ Seite 64

DER BESONDERE STRIP ZUM VALENTINSTAG (FORTSETZUNG)

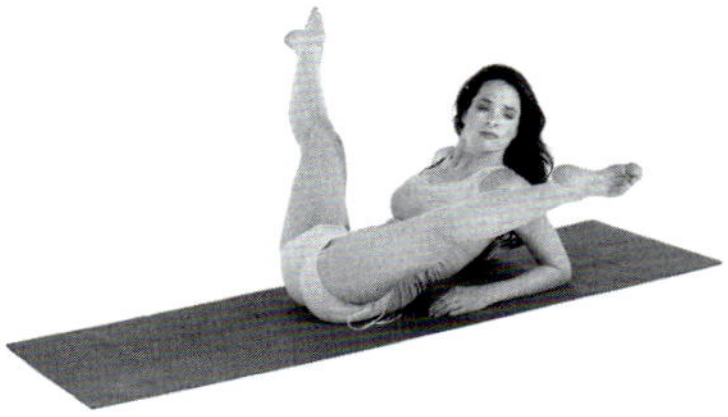

16 DIE BEINGRÄTSCHE
→ Seite 68

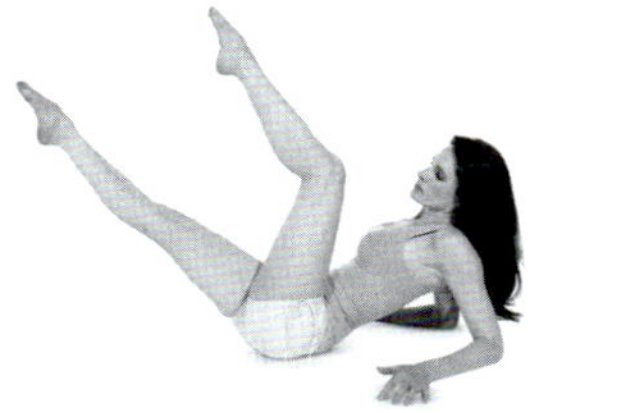

17 DER BEINTANZ
→ Seite 64

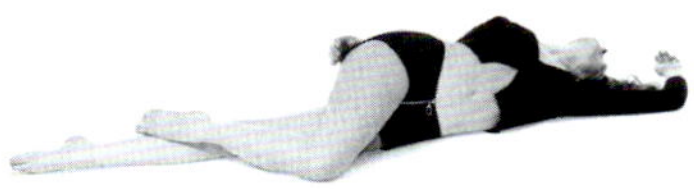

21 ÜBERKREUZEN
→ Seite 72

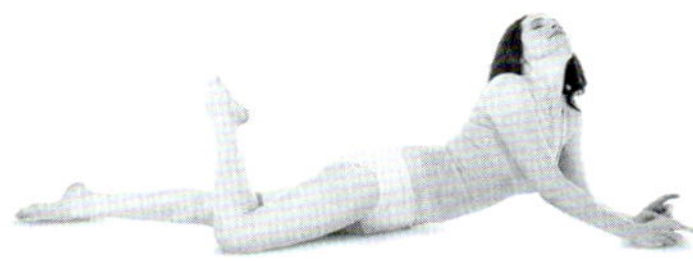

22 DIE BAUCHROLLE
→ Seite 76

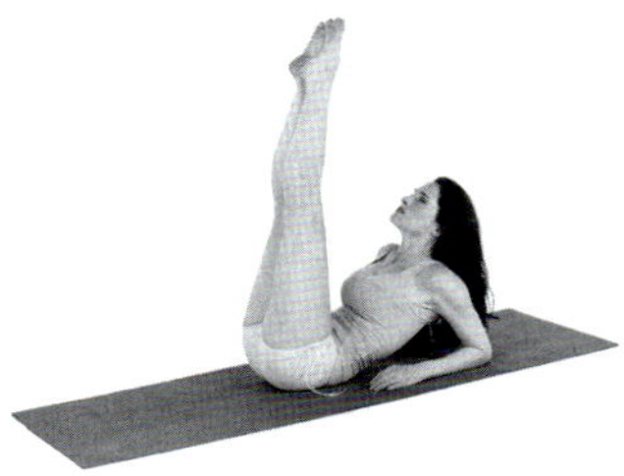

26 DIE BANANE
→ Seite 60

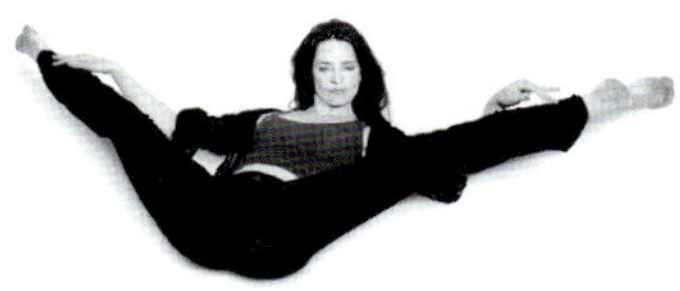

27 DIE BEINGRÄTSCHE
→ Seite 68

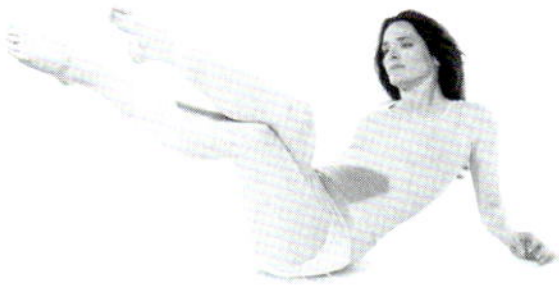

18 ÜBERKREUZEN
→ Seite 72

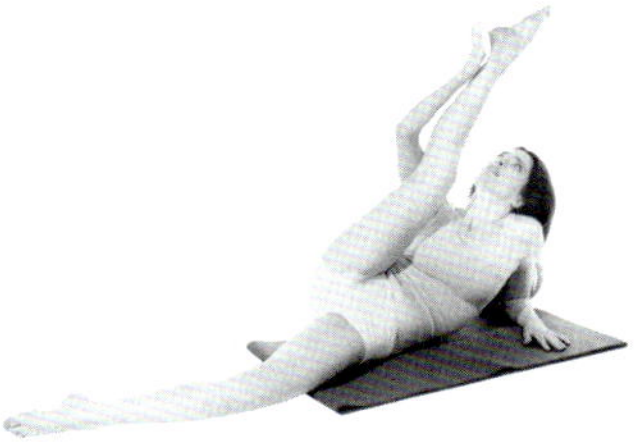

19 DIE SICH ÖFFNENDE BLUME
→ Seite 74

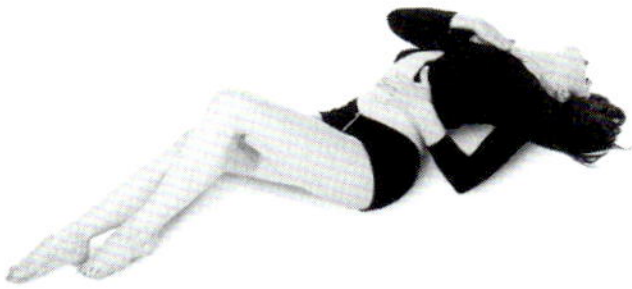

20 DIE SICH WINDENDE GÖTTIN
→ Seite 98

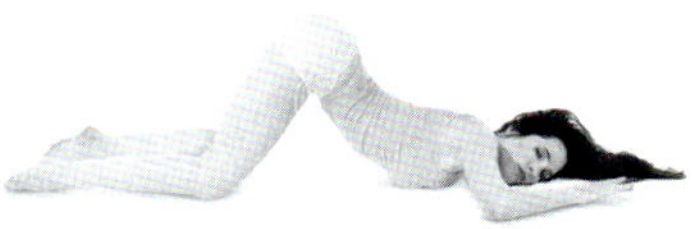

23 DER KATZENSPRUNG
→ Seite 78

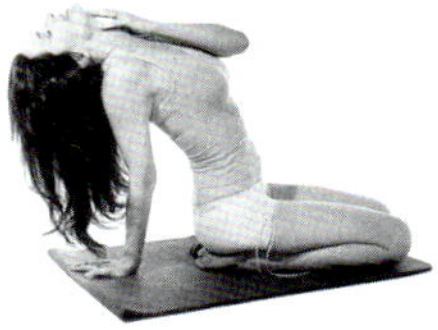

24 DER PICASSO-BOGEN
→ Seite 80

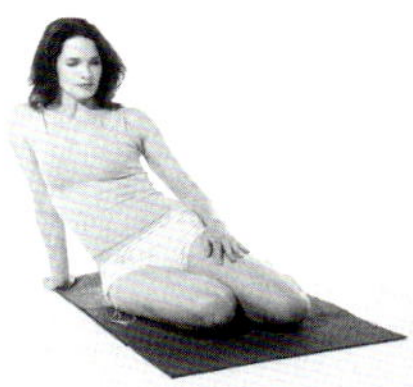

25 DIE MEERJUNGFRAU
→ Seite 90

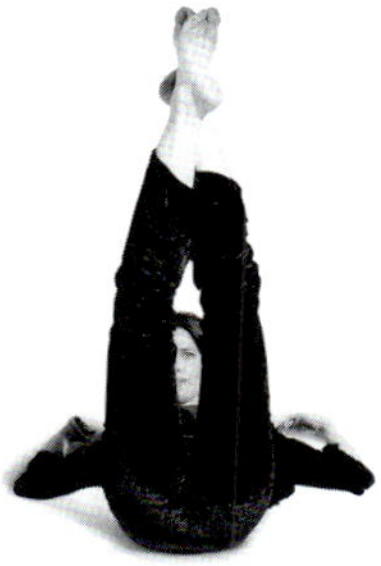

28 DER FIEDLER
→ Seite 62

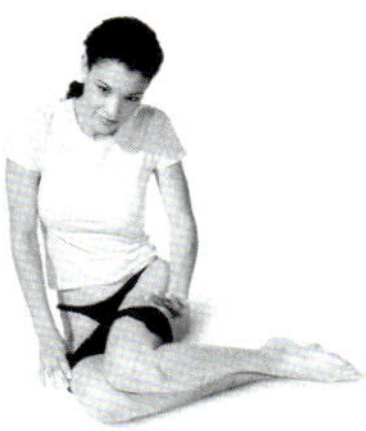

29 DIE MEERJUNGFRAU (ZIEHEN SIE DEN SLIP AUS!)
→ Seite 90

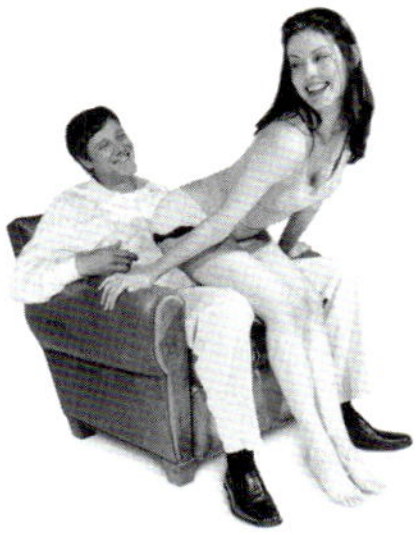

30 DER LAP-DANCE (SIE SOLLTEN IN UNTERWÄSCHE TANZEN.)
→ Seite 159

DER BESONDERE STRIP ZUM VALENTINSTAG (FORTSETZUNG)

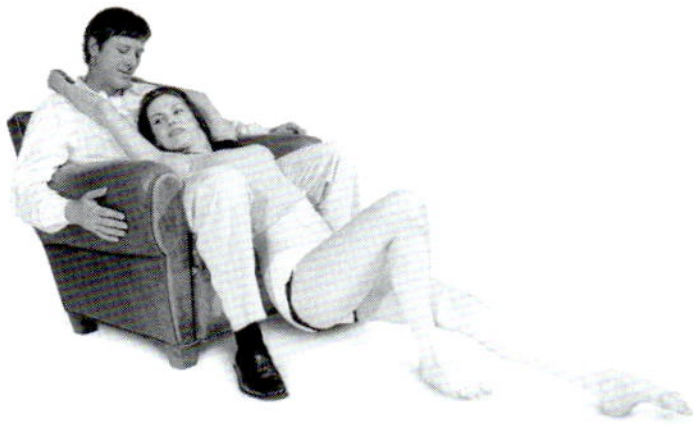

31 DIE RÜCKENRUTSCHE
→ Seite 159

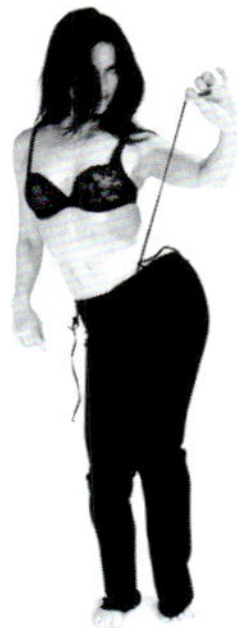

32 HÜFTKREISE IM STEHEN (ZIEHEN SIE AM G-STRING)
→ Seite 48 und 154

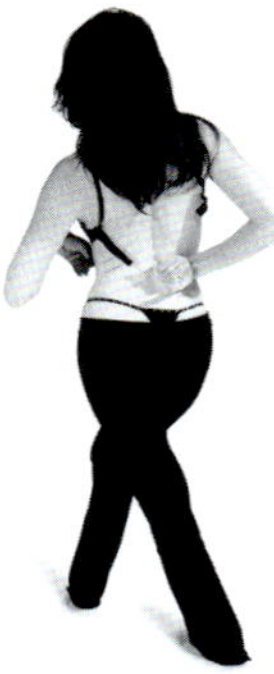

33 ENTFERNEN SIE SICH, WÄHREND SIE IHREN BH ÖFFNEN
→ Seite 152

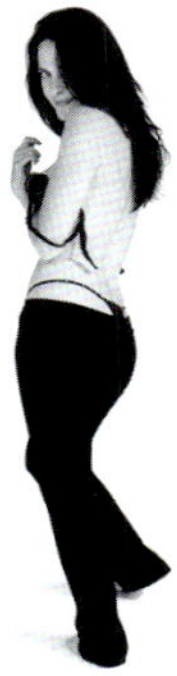

34 ZIEHEN SIE DEN BH AUS!
→ Seite 152

XXX!

35 WEG MIT DEM G-STRING!
→ Seite 154

36 DER REST IST GESCHICHTE!

Bonus: Suchen Sie sich Ihren *Stripper-Namen* aus

Über die Jahre hinweg haben sich die Tänzerinnen besondere Namen gegeben – Blaze Starr, Tempest Storm, Lily St. Cyr, um nur einige zu nennen. Sie können sich sicher sein, dass die Namen der Stripper nur Pseudonyme sind. Sie sagen zwar von sich, die Namen würden ihre Identität wahren – aber warum verwenden sie dann nicht schlichte Namen wie Jane und Sue? Meiner Meinung nach sind all diese Namen witzige, farbenprächtige Beschreibungen ihres erotischen Alter Egos.

Im Anschluss finden Sie einige der vielen Namen, die ich in den verschiedenen Lokalitäten gehört habe. Sie können einfach für sich zwei Namen miteinander verbinden. Als Vorname wählen Sie einen Namen unter A, der Ihr erotisches Wesen beschreibt, und unter B suchen Sie sich einen Namen aus, der Ihren sinnlichen Geschmack und Ihre Gelüste beschreibt. Viel Spaß dabei!

A

Jungenhaft: Frankie, Alex, Charlie, Joey, Danny, Devon, Rocky, Spike

Goldgräber: Gold/Goldie, Silver, Diamond, Platinum, Emerald, Ruby, Opal, Porsche, Mercedes, Lexus, Fendi, Chanel, Sterling, Mink, Tiffany, Crystal, Sparkle, Jewel, Jade

Wunder der Natur: Lake, Everest, River, Amazon, Mirage, Oasis

Erdverbunden: Dune/Duney, Ivy, Eartha, Willow, Meadow, Woodstock

Frankophil: Colette, Gigi, Coco, Lulu, Lola, Lolita, Fifi, Simone

Königlich: Queen, Duchess, Princess, Lady

Hardliner: Sin, Jezebel, Blaze, Delilah, Cleopatra/Cleo, Xena, Eva, Lilith, Poison Ivy

Aus der ganzen Welt: China, India, Europe, Argentina, Dakota, Montana, Carolina, Houston, Dallas, Paris, Sahara, Russia, Asia, Jamaica, Havana, Riviera, Arizona, Cheyenne, Phoenix

B

Berauschend: Bourbon, Tequila, Brandy, Martini, Champagner, Crystal, Merlot, Chardonnay

Himmlisch: Sky/Skye, Cloudy, Misty, Storm, Rain, Sunny, Starlight/Star, Luna, Venus, Snowy, Icy, Dusty, Tempest, Mercury

Wild: Lynx, Cobra, Mink, Cheetah, Ibex, Gazelle, Puma, Jaguar, Tiger, Cougar, Falcon

Blumenkind: Violet, Daisy, Begonia, Rose, Jasmine, Heather, Poppy, Holly, Deflora

Spice Girl: Ginger, Pepper, Anise, Cayenne, Cardamom

Zum Auffressen: Apple, Cherry, Strawberry, Peaches, Sugar, Cookie, Candy, Honey

Süß: Barbie, Bunny, Angel, Kitten, Bambi, Birdie, Baby/Babydoll, Betty, Sweet

Jahreszeiten Tage: Summer, Autumn, Winter, June, May, April, December, Spring, Tuesday

Zum Anfassen: Velvet, Satin, Lacy, Silk, Cashmere, Angora, Velour

Bunt: Ruby, Azur, Silver, Chartreuse, Neon, Amber, Ebony, Pink, Scarlet, Turquoise

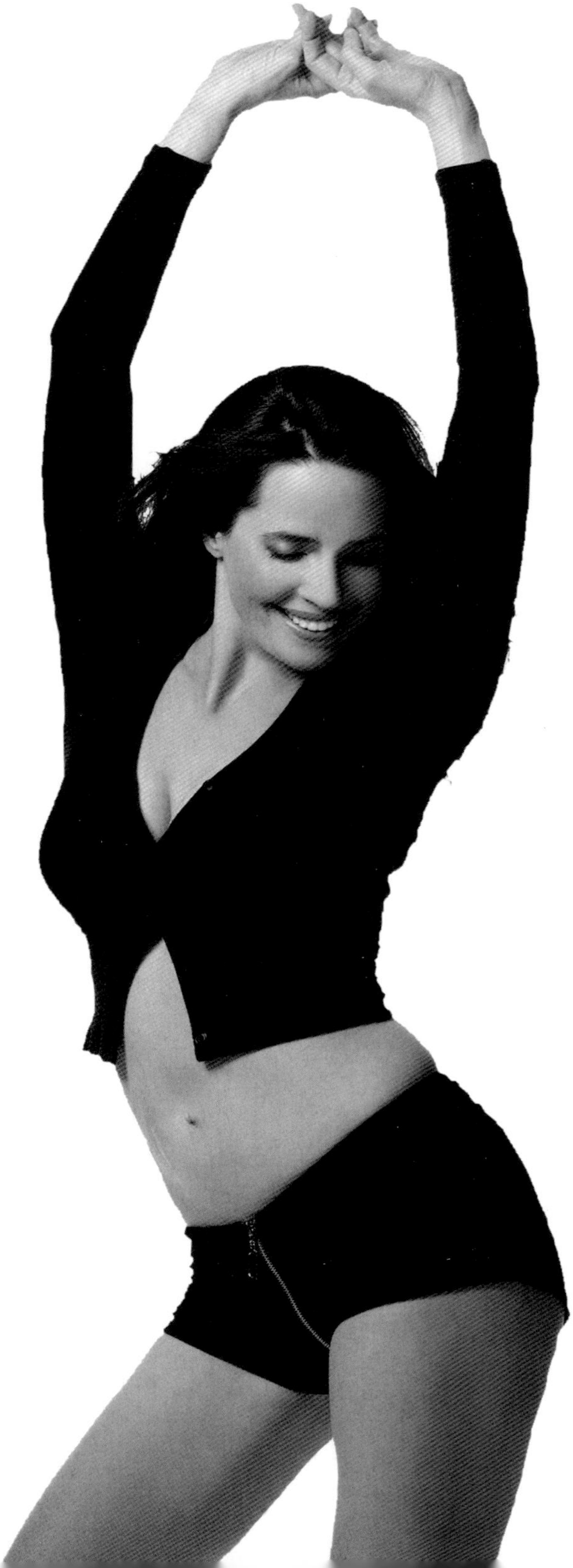

Sheila Kelley

Die Schauspielerin Sheila Kelley, bekannt durch die US-Fernsehserien »L.A. Law« und »Sisters«, ist Gründerin der S-Faktor-Bewegung, deren Strip-Workouts sich wie ein Phänomen in zahlreichen Fitnessclubs in ganz Amerika ausgebreitet haben. Ihr erstes Studio eröffnete sie 2003 in Los Angeles, wo sie auch mit Ihrem Mann Richard Schiff und ihren zwei Kindern lebt.

Ausbildungen, Adressen, Stripbedarf

Bitte beachten Sie, dass Sie bei einigen Online-Bestellungen nur mit US-Dollar oder Kreditkarten bezahlen können

Der S-Faktor

Sheila Kelley hat mittlerweile eine ganze Reihe von Studios in den USA eröffnet. Ihre Studios sind zu finden in: Los Angeles, Encino, Orange County, San Francisco, Santa Monica (Kalifornien), Chelsea (New York City), Roslyn (New York), Chicago (Illinois), Houston (Texas)

Weitere Informationen finden Sie unter www.sfactor.com

Zusätzlich zu den S-Faktor-Workouts bietet der Onlineshop Tanzstangen, T-Shirts, G-Strings, Videos und viele andere interessante Dinge.

Ausbildungen

Dance Movements
Workshops | Ausbildungen | Fitness
22083 Hamburg
Tel. 040-5556416-5
Fax 040-5556416-6
www.dance-movements.de
www.polebatics.de
www.dance-n-strip.de

Polebatics® ist Deutschlands erstes Pole-Dance-Konzept und sowohl für Laien als auch für Profis geeignet. Dance'n Strip® ist ein mitreißender Mix aus originalen Striptease-Bewegungen und klassischem Jazz. Es werden Kurse, Workshops und Trainerausbildungen in Deutschland, Österreich und der Schweiz angeboten.

Kleidung, Schuhe und Accessoires

Frederick's of Hollywood
Phoenix (Arizona)
www.fredericks.com
Unterwäsche, High Heels, Perücken, Kostüme und sexy Kleidung

Forplay
Templay City/Los Angeles (Kalifornien)
www.forplaycatalog.com
Kleidung, Dancewear und Schuhe

Lady Studio Shoes
Hollywood (Kalifornien)
www.ladystudioshoes.com
Hier gibt's 15 bis 20 Zentimeter hohe High Heels in unterschiedlichen Stilen und Farben.

Sensual Looks
Creedmoor (North Carolina)
www.sensuallooks.com
Stripperkleidung, einschließlich Kostüme für Zimmermädchen, Cowgirls, den Armee-Look sowie Babydolls und Schuhe (Stiefel, Stilettos, Plateauschuhe)

The StripperZone
Roseville (Kalifornien)
www.stripperzone.com
Accessoires, Kleidung, Unterwäsche und Schuhe

Patricia Field
New York City (New York)
www.patriciafield.com
Der Sex-and-the-City-Stylist kauft dort Hotpants aus Vinyl, Perücken, Glitzer für den Körper, Unterwäsche und Boas.

Pennangalan.com
Slough (Großbritannien)
www.pennangalan.co.uk
Hier sind vor allem Stiefel im Angebot.

Sexy Unterwäsche

Biatta
Los Angeles (Kalifornien)
www.biatta.com

Agent Provocateur
London (Großbritannien)
www.agentprovocateur.com

La Perla
Bologna (Italien)
www.laperla.com
Victoria's Secret
Columbus (Ohio)
www.victoriassecret.com

Only Hearts
New York City (New York)
www.onlyhearts.com

Tanzstangen

The S Factor
www.sfactor.com

KegWorks
Kenmore (New York)
www.kegworks.com
Unter »Commercial Equipment« finden Sie Tanzstangen (Dancer Poles).

The Stripperzone
(Adresse siehe oben)
Hier finden Sie ein breites Sortiment an Tanzstangen.

Dry Hands
Baton Rouge (Louisiana)
www.dryhands.com
Eine nicht klebrige Lösung, die Ihre Hände für den Workout an der Tanzstange trocken hält.

Register

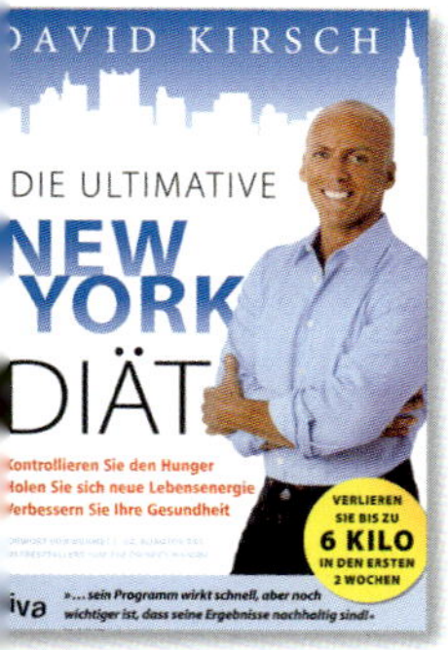

eis: 19,90 €
BN 978-3-936994-36-0

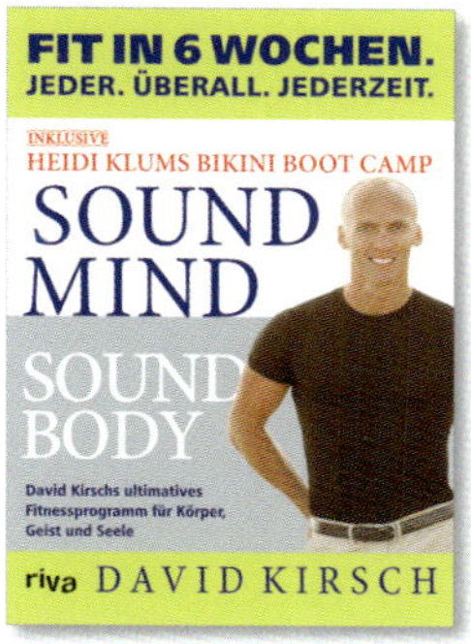

Preis: 19,90 €
ISBN 978-3-936994-21-6

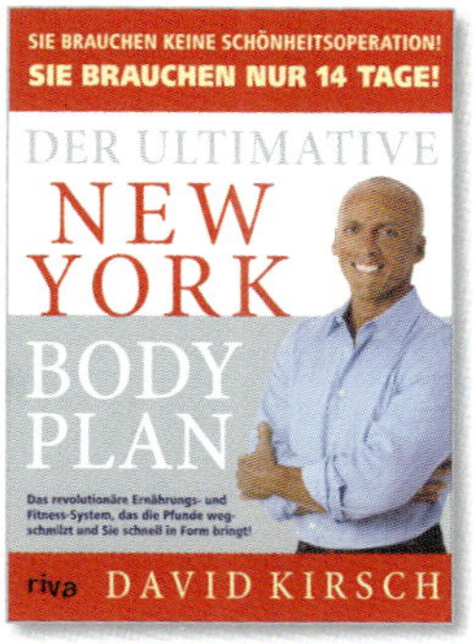

Preis: 19,90 €
ISBN 978-3-936994-09-4

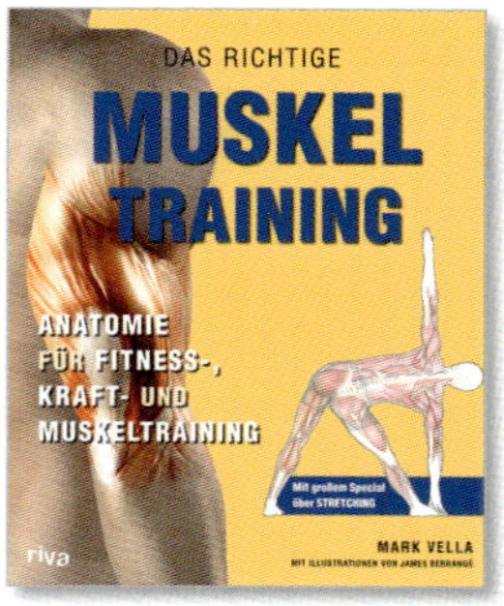

Preis: 19,90 €
ISBN 978-3-936994-35-3

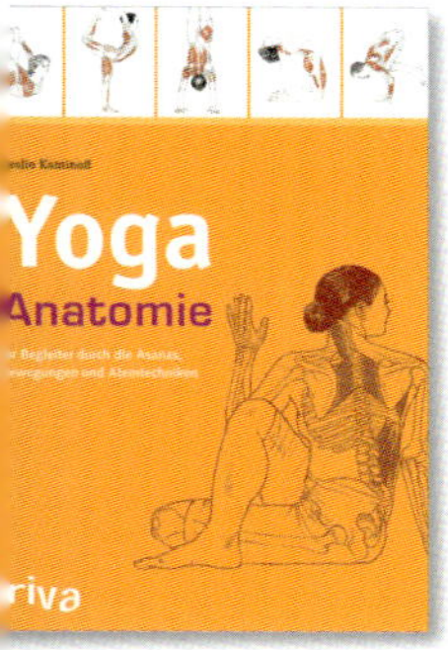

eis: 22,00 €
BN 978-3-936994-79-7

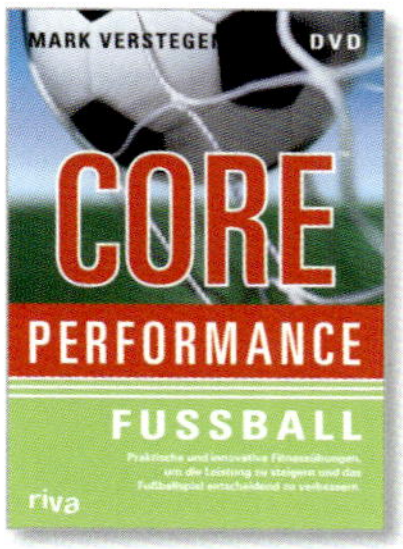

Preis: 39,90 €
ISBN 978-3-936994-42-1

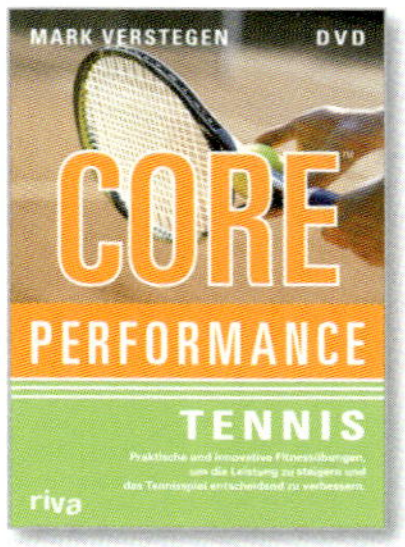

Preis: 39,90 €
ISBN 978-3-936994-70-4

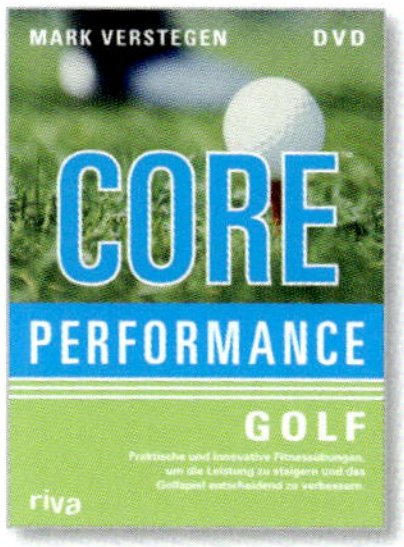

Preis: 39,90 €
ISBN 978-3-936994-51-3

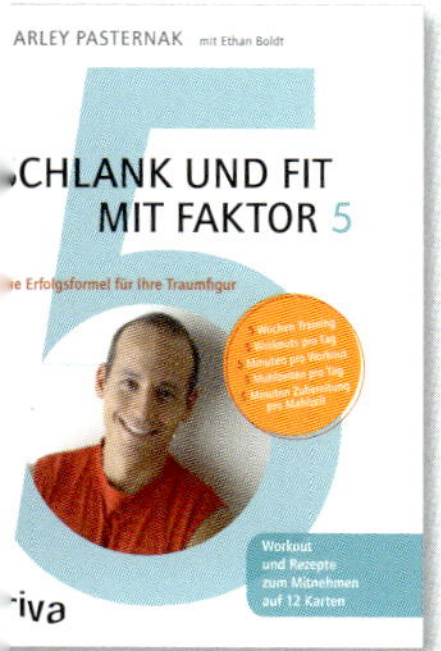

eis: 18,90 €
BN 978-3-936994-80-3

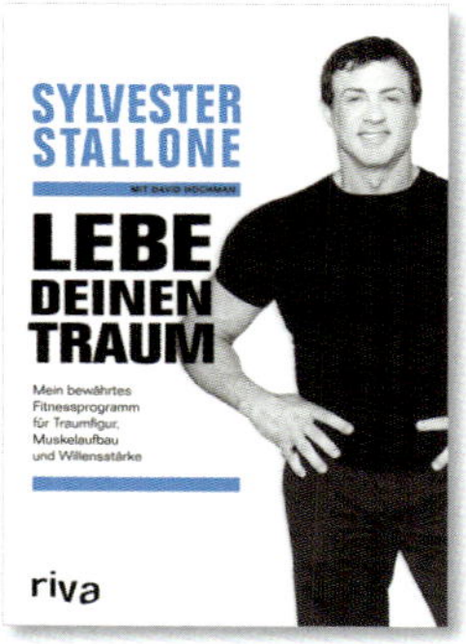

Preis: 19,90 €
ISBN 978-3-936994-75-9

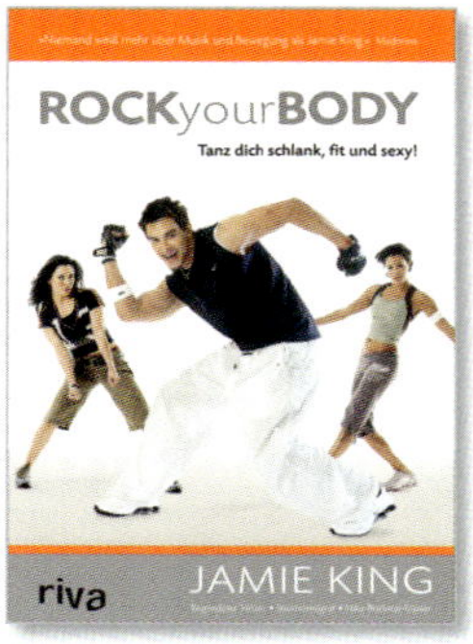

Preis: 16,90 €
ISBN 978-3-936994-76-6

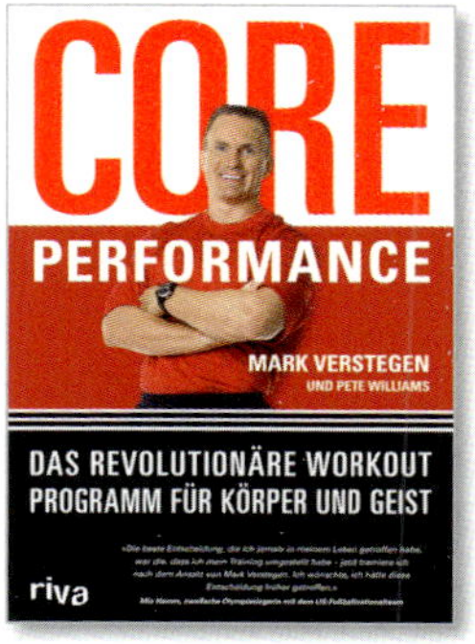

Preis: 19,90 €
ISBN 978-3-936994-31-5

www.rivaverlag.de

riva

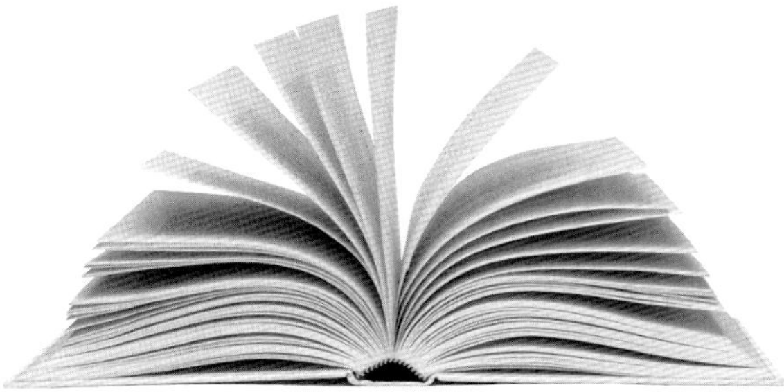